Cruciate Ligament Surgery

膝关节交叉韧带外科学

国家"十一五"重点图书

Cruciate Ligament Surgery

膝关节交叉韧带外科学

主编 敖英芳

北京大学医学出版社

图书在版编目（CIP）数据

膝关节交叉韧带外科学／敖英芳主编．—北京：北京大学医学出版社，2009

国家"十一五"重点图书
ISBN 978-7-81116-825-9

Ⅰ.膝… Ⅱ.敖… Ⅲ.膝关节－关节韧带－外科学
Ⅳ．R686.5

中国版本图书馆CIP数据核字（2009）第080144号

膝关节交叉韧带外科学

主　　编：	敖英芳
出版发行：	北京大学医学出版社（电话：010-82802230）
地　　址：	（100191）北京市海淀区学院路38号 北京大学医学部院内
网　　址：	http://www.pumpress.com.cn
E－mail：	booksale@bjmu.edu.cn
印　　刷：	北京圣彩虹制版印刷技术有限公司
经　　销：	新华书店
责任编辑：	白　玲　　责任校对：杜　悦　　责任印制：郭桂兰
开　　本：	889mm×1194mm　1/16　印张：21.25　字数：615千字
版　　次：	2009年10月第1版　2011年9月第2次印刷　印数：2001-3000册
书　　号：	ISBN 978-7-81116-825-9
定　　价：	199.00元

版权所有，违者必究

（凡属质量问题请与本社发行部联系退换）

编者名单
CONTRIBUTORS

主　　编　敖英芳

主编助理　龚　熹

编　　者（按姓氏笔画排序）

马　勇	北京大学第三医院	陈临新	北京大学第三医院
王　成	北京大学第三医院	郑卓肇	北京大学第三医院
王　健	北京大学第三医院	徐　雁	北京大学第三医院
王永建	北京大学第三医院	敖英芳	北京大学第三医院
王健全	北京大学第三医院	郭秦伟	北京大学第三医院
冯　华	北京积水潭医院	梅　宇	北京大学第三医院
刘　平	北京大学第三医院	黄红拾	北京大学第三医院
闫　辉	北京大学第三医院	龚　熹	北京大学第三医院
何震明	北京大学第三医院	焦　晨	北京大学第三医院
余家阔	北京大学第三医院	程　序	北京大学第三医院
杨渝平	北京大学第三医院	薛海滨	北京大学第三医院

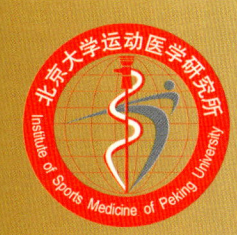

主编简介

EDITOR

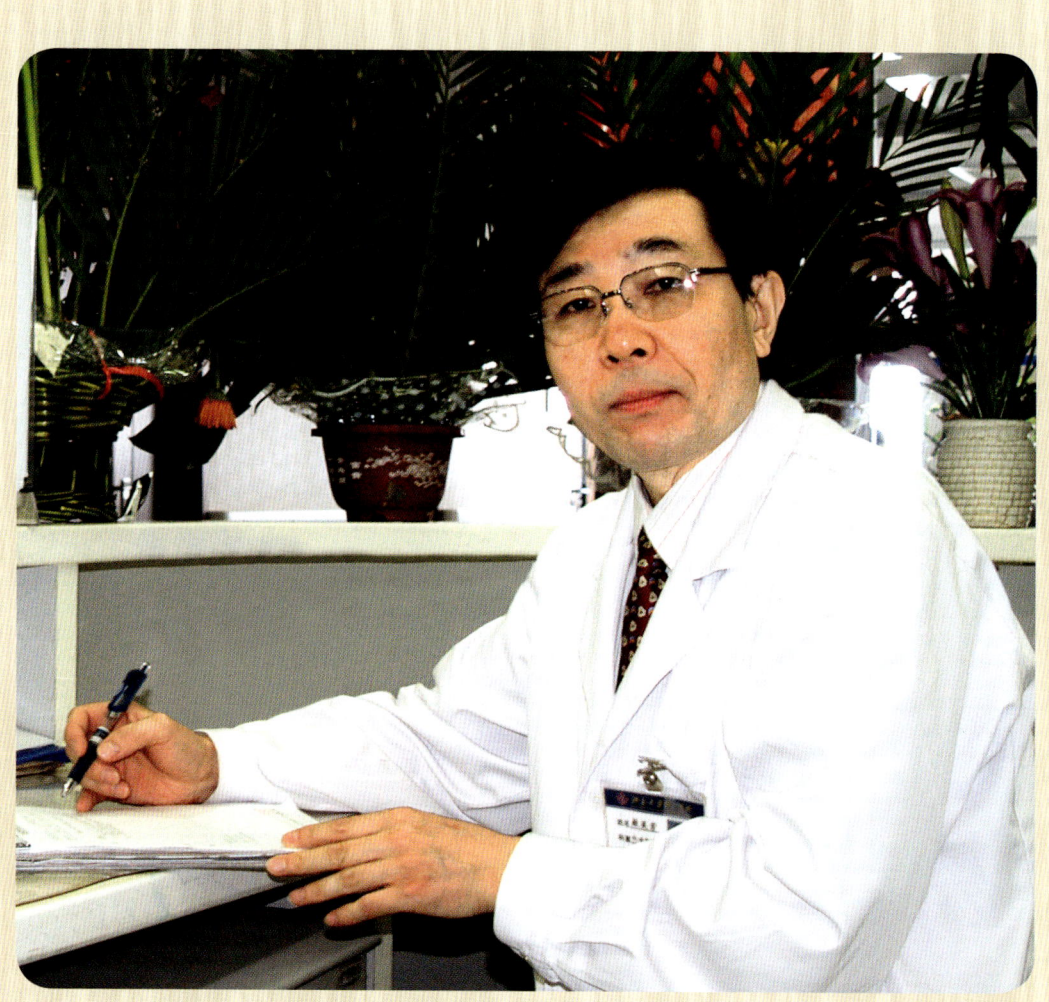

敖英芳教授，博士生导师，主任医师，运动医学研究所所长，北京大学医学部党委书记。主要研究方向为膝关节损伤、韧带损伤的修复与重建，主要研究成果有膝关节交叉韧带的临床与实验研究，关节镜下微创重建交叉韧带以及关节镜微创外科在膝关节损伤中的应用等。为全国运动创伤外科与关节镜微创外科学术领域的带头人，享受政府特殊津贴。已培养毕业硕士研究生8名、博士研究生16名，已发表学术论文120余篇。主编专著有《膝关节镜手术学》、《运动创伤手术操作与技巧》，副主编有《实用运动医学》，《骨科手术学》，参编《关节镜手术学》、《现代运动创伤学进展》、《外科学》、《中学百科全书》等多部专著。获国家科技进步二等奖1项、省部级科技进步奖6项；获第九届吴阶平医学奖—保罗·杨森药学奖一等奖（运动医学）。现任亚洲关节镜学会主席，中华医学会运动医疗分会副主任委员、秘书长兼下肢学组组长，中国运动医学学会副主任委员兼运动创伤学组组长，中华医学会骨科分会关节镜外科学组组长，北京市关节镜外科学组组长，北京骨科专业委员会委员。《中国微创外科杂志》副主编，《中国骨伤杂志》副主编，《中国运动医学杂志》常务编委，《中华外科杂志》编委，《中华骨科杂志》编委，《实用骨科杂志》编委，《中国骨科杂志》编委；国际骨科运动医学、关节镜外科、膝关节外科学术委员会（ISAKOS）会员；国际关节镜学会委员。

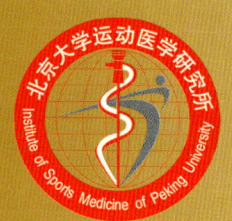

前 言

PREFACE

膝关节是运动创伤发生最多的关节之一，交叉韧带断裂是其中严重而又多发的运动损伤。一直以来，交叉韧带损伤的修复与重建是临床治疗与研究的重点课题。目前，我国随着运动人群的渐年增多，运动创伤相关性伤病也逐年增加，膝关节交叉韧带断裂发生率增高、患者明显增多，同时也使交叉韧带损伤的临床治疗与基础研究成为运动创伤与骨科领域中的热点与难点问题。国内对于交叉韧带损伤的研究较国外起步晚，但发展速度很快，整体在向国际水平发展，有些研究已达到国际先进水平。

笔者单位北京大学第三医院运动医学研究所长期从事运动损伤性伤病的治疗与研究，积累了丰富的经验。在膝关节交叉韧带损伤修复与重建研究中做了大量卓有成效的工作，尤其在关节镜下微创重建交叉韧带、交叉韧带的重建解剖学、重建生物力学、止点愈合与韧带的塑形改建、改进固定方法与固定物的材料、应用有效的移植物、解剖重建、术后康复、研发与应用有效的重建手术设备等方面有了许多深入的研究，取得了很好的成效。为了更好地开展工作，将自己的经验介绍给大家，我们在总结自己多年有关交叉韧带损伤修复重建临床治疗与基础研究的基础上编写了这本专著，与广大从事骨关节与运动创伤工作的同人共享。

本书从临床实际出发，总结编者的临床经验、体会及研究结果，结合国内外相关研究，从循证医学的角度全面和系统介绍了膝关节交叉韧带的基础与临床研究现状。全书共分四篇八章。第一篇为交叉韧带损伤与重建总论，介绍交叉韧带解剖与生物力学，交叉韧带损伤的流行病学，临床检查，交叉韧带损伤重建设备、器械，以及重建现状等；第二篇为前交叉韧带损伤的修复与重建，介绍了前交叉韧带断裂的镜下诊断，伴随及继发损伤的临床观察，重点讲述了前交叉韧带的各种重建方法，包括单双束重建、异体肌腱重建、人工韧带重建等，并对前交叉韧带的翻修重建进行了详细的阐述。此外，还对前交叉韧带重建后的康复以及重建后移植物的组织学变化进行了阐述；第三篇后交叉韧带损伤的修复与重建，介绍了各种类型后交叉韧带断裂的继发损伤及临床诊断，详细介绍了后交叉韧带的各种重建方法，包括单双束重建、人工韧带重建、Inlay（嵌入）技术、联合损伤及后外侧结构损伤的修复重建等，并对后交叉韧带重建的失败与翻修重建进行了详细的阐述；第四篇为交叉韧带重建的相关问题，详细介绍了交叉韧带重建后移植物、半月板、关节软骨的变化，以及重建后骨道的改变，取腱后取腱区内组织结构的变化，并对临床实践中常见的并发症的处理，如关节感染、骨折等进行了详细的分析与总结。书内附有大量交叉韧带损伤检查及手术操作的彩色图片，图文并茂使读者更清楚地了解交叉韧带手术及继发病损的关节镜下的病理特征，更有利于掌握各种交叉韧带的重建手术技术。

本书是参编者临床经验和十余年研究成果的总结，是集体智慧的结晶。本书在编写过程中除撰稿者的努力精心编著外，还得到了研究所许多同事的帮助，宋为民同志在镜下图片的采集方面给予了大力的协作。在此，谨对参加编写本书的同志和所有关心支持出版本书的同志致以诚挚的谢意。同时，借本书出版之际，深深感谢研究所名誉所长曲绵域教授和田得祥教授的关心帮助，感谢研究所全体同志们在工作中的大力支持。他们的关心、帮助和支持使相关的临床与研究工作正常、良好开展，才使相关的工作得以成效并编写成专著。本书的出版得到了北京大学医学出版社的大力支持和帮助。值此本书出版之际，谨向所有帮助与支持我们工作的同人表示衷心的感谢。

限于主编的实践和理论水平，编写内容难免存在不足之处，望读者海涵并批评指正。

敖英芳
2009 年 8 月

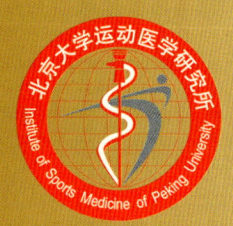

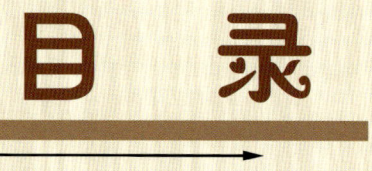

目 录

CONTENTS

第一篇　交叉韧带损伤与修复重建总论

第一章　交叉韧带损伤与修复临床基础 ······ 003
第二章　关节镜下交叉韧带重建基础 ······ 045

第二篇　前交叉韧带损伤的修复与重建

第三章　前交叉韧带修复与重建临床基础 ······ 075
第四章　前交叉韧带修复与重建手术 ······ 133

第三篇　后交叉韧带损伤的修复与重建

第五章　后交叉韧带损伤与重建临床基础 ······ 219
第六章　后交叉韧带修复与重建手术 ······ 239

第四篇　与交叉韧带重建相关的临床问题

第七章　韧带重建后韧带、骨道与关节内外结构变化 ······ 281
第八章　主要并发症的处理 ······ 299

附录一　IKDC2000 膝关节主观功能评分 ······ 319
附录二　Lysholm 膝关节评分表 ······ 321
附录三　Tegner 运动水平评分表 ······ 322
附录四　常用英文缩略语 ······ 323
索引 ······ 325

第一篇

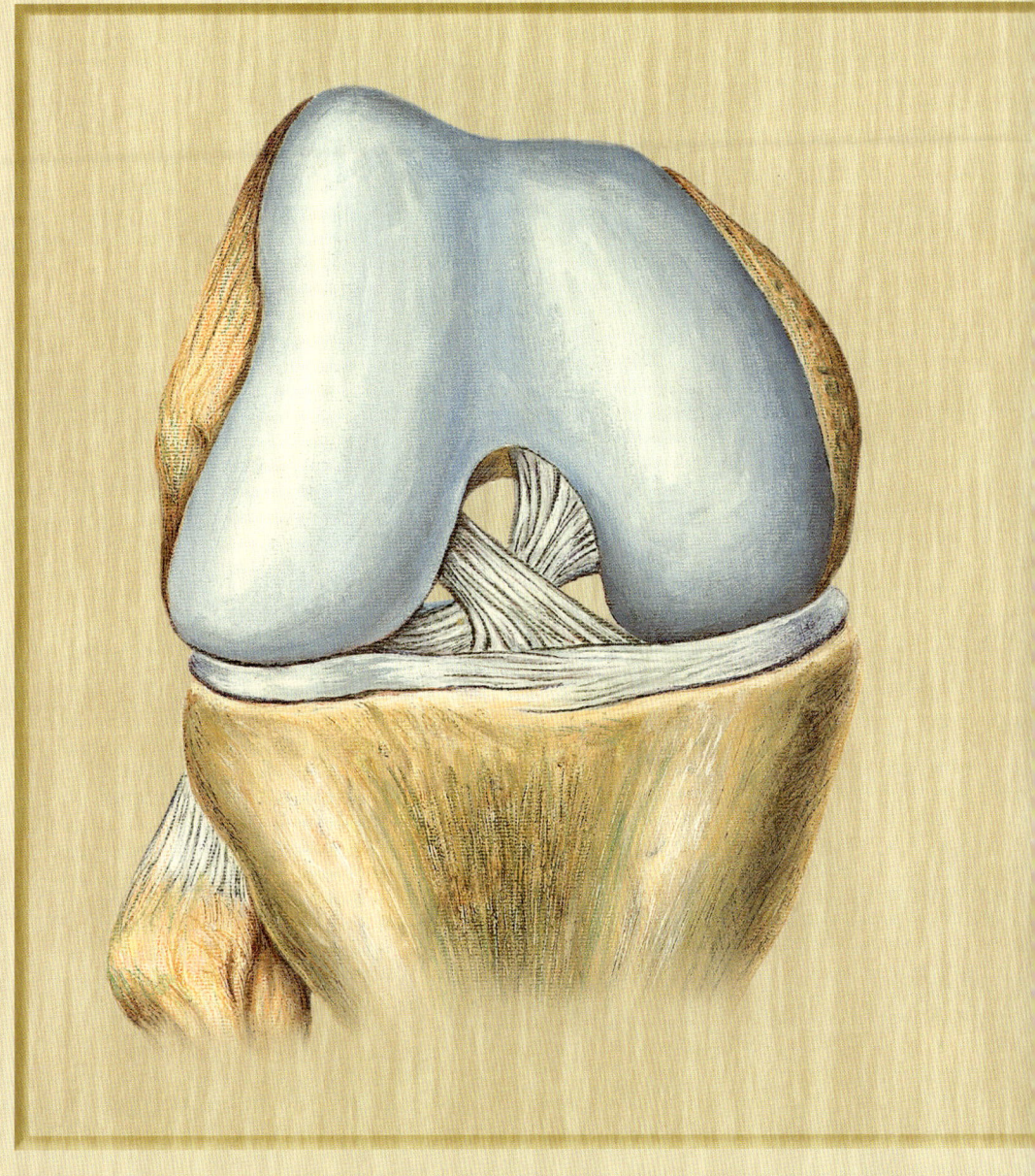

交叉韧带损伤与修复重建总论

第一章 交叉韧带损伤与修复临床基础

第一节　概述 / 3
第二节　交叉韧带重建生物学基础 / 5
第三节　前交叉韧带损伤临床流行病学 / 17
第四节　后交叉韧带损伤临床流行病学 / 19
第五节　膝关节交叉韧带损伤相关体格检查法 / 21
第六节　生物力学检查 / 25
第七节　膝关节交叉韧带损伤的影像学检查 / 32
第八节　人工韧带在交叉韧带重建中的应用 / 35
第九节　同种异体移植重建前交叉韧带研究进展 / 39

第一节　概　　述

膝关节交叉韧带包括有两根独立而又相互协调发挥作用的韧带即前交叉韧带（anterior cruciate ligament，ACL）与后交叉韧带（posterior cruciate ligament，PCL），是膝关节重要的稳定结构。交叉韧带断裂后可导致膝关节不稳并会引起膝关节继发损害而严重影响膝关节功能。目前，膝关节交叉韧带重建已成为治疗交叉韧带缺失膝关节的有效的方法。国内外有关交叉韧带损伤与治疗的基础与临床研究已较广泛和深入，主要集中在韧带的重建解剖学、重建生物力学、止点愈合与韧带的塑形改建、改进固定方法与固定物的材料、应用有效的移植物、解剖重建、关节镜微创重建、术后康复、研发与应用有效的重建手术设备等方面。

随着研究的深入，目前已提出早期手术重建的观点，以尽早恢复膝关节的稳定性，阻止、延缓、减轻关节内继发损伤。同时早期手术可以在早期处理合并损伤，最有效地治疗与保护半月板，处理不同程度的关节软骨损伤，尽可能恢复软骨结构与功能的完整性，在损伤修复的最佳时间内处理合并韧带的损伤，从而保证膝关节的整体稳定性与功能。这些在实验与临床研究的基础上建立的理论、观点与临床处理原则已逐渐被人们所接受并应用于临床治疗中。

重建后的交叉韧带都要经历重新塑形改建与止点重建的过程。由于重建交叉韧带塑形改建后其生物力学强度要失去原强度的50%，因此，在韧带生物力学研究的基础上，人们充分认识到要遵循以强代弱进行重建原则的重要性，也一直在寻求更为理想的韧带替代移植物。以往，鉴于自体髌腱中1/3具有良好的抗拉、抗张强度，移植重建后经塑形改建其抗拉、抗张强度仍近乎于正常ACL最大断裂强度，加之移植物取材时两端可带有骨块，利于直接固定，为骨－髌腱（中1/3）－骨（B-PT-B）移植重建ACL提供了良好的生物学基础，一度成为国际上重建ACL的金标准。但由于取材所引起的局部变化不同程度影响到临床效果，人们试图寻找其他的移植物，以克服B-PT-B法的不足。此后，由于半腱肌腱和股薄肌腱重建ACL对关节局部的影响较小，以此作为移植物重建ACL是人们继B-PT-B后研究的热点。实验研究与临床观察表明，利用半腱肌腱和股薄肌腱四股合一进行重建明显提高了整体抗拉、抗张强度，重建韧带经塑形改建完全可以达到甚至高于正常ACL的断裂强度，避免了利用髌腱重建对膝关节局部的影响，同时利用微孔钢板固定股骨端，应用Intra-Fix固定胫骨端，改进了传统固定方法，使固定更加牢靠，又便于全镜下完成手术，术后利于早期康复。

随着组织移植研究的深入，同种异体移植物重建交叉韧带已在国内外开展，相关临床报道不断增多，已显现出异体移植是解决自体移植所存在问题的有效方法。同自体移植物重建交叉韧带一样，异体移植物也要经历植入物的坏死、细胞长入、再血管化和胶原重塑，最终被小胶原纤维与受体成纤维细胞形成新的韧带样结构所取代，经过同样的愈合过程后变成类似于交叉韧带的新的韧带结构。目前，同种异体移植物的种类较多，常用的有B-T-B、跟腱、阔筋膜、半腱肌腱和股薄肌腱等，其中B-T-B、半腱肌腱和股薄肌腱最为常用。最近应用胫前肌腱重建ACL的临床研究显示出良好的临床效果，这又为临床应用提供了新一种同种异体移植物。然而，应用异体移植物重建交叉韧带，疾病传播是人们最关心的问题。此外，免疫反应是引起移植物延迟愈合及失败的另一原因。因此，如何最大限度地降低移植物的免疫反应仍需要进行探索和研究。关于异体移植物应用的适应证目前尚无统一标准，也没有完全统一的认识。通常对于ACL重建翻修手术以及膝关节的复合损伤，由于缺乏材料以及考虑供区的病损，异体移植物是一个可用的选择。总之，同种异体移植重建交叉韧带经过近20年的研究和发展，取得了很大的进展，在临床上取得了令人比较满意的效果。但目前仍有许多问题有待于进一步研究，例如移植物的选择、移植物的愈合等，临床上仍需要较长时间的对比观察研究。国内更广泛应用同种异体移植物重建交叉韧带临床工作的开展与研究有待于国家认定与许可的组织库提供安全有效的组织移植物，以及需要更广泛的同种异体移植物的组织来源。

人工韧带的研究与临床应用亦是人们一直在关注的问题。与自体移植物和异体移植物相比，人工韧带可避免其不足，同时手术操作方便，用时短，手术创伤小，术后即刻获得足够的抗拉强度，术后可以早期活动，康复快。因此，人工韧带重建前交叉韧带在20世纪80至90年代曾经得到广泛的临床应用。后来由于人工韧带在关节内发生降解和变性，强度下降，长期效果不能肯定；组织相容性尚未完全解决，可能导致关节内渗出和滑膜炎等，其临床应用明显减少直至现在。然而人们对此并没有因此而停止探索，仍在研究并有新型人工韧带引入临床应用中。理想的人工韧带应具备与正常人交叉韧带相同的生物力学特性，而实际上这是很难达到的。人们对人工韧带引入临床应用到现在，全世界已有大量人工韧带被用于重建交叉韧带，并有大量相关的文献报道，比较一致的观点是：人工韧带重建ACL的实验结果和短期临床效果令人鼓舞，但仍存在许多问题，韧带与骨面的磨损和应力疲劳是人工韧带重建韧带失败的主要机制。但人工韧带有其固有的优点，对于重建失败的翻修病例以及不宜应用自体移植物的患者，人工韧带至少为临床医生提供了另一选择。随着生物材料技术的发展和对ACL研究的不断深入，我们相信在不久的将来，一定会有更理想的人工韧带被研发与应用于临床。

传统而又经典的ACL重建技术主要侧重于ACL前内束（AMB）重建即单束重建，并作为重建标准而广泛应用，已获得使运动员恢复训练与运动比赛再取得世界冠军成绩的良好临床效果。尽管如此，人们仍在寻求技术进步与发展，在单束重建的基础上，开始了重建ACL前内束和后外束（PLB）的双束重建ACL的基础与临床研究，并将其称为"解剖重建技术"。在尸体上的单束重建与双束重建的生物力学研究发现双束重建具有更好的稳定性，更接近正常的ACL解剖；同时临床研究近期观察结果也显示出双束重建具有较好稳定性的优势。但亦有学者通过临床单束重建与双束重建的对比研究，认为与单束重建相比双束重建在关节稳定性和本体感觉方面未体现出任何优势，故认为不需要进行双束重建。国内相关研究较晚，临床应用与研究报道不多，主要为近期临床随访观察结果的报告，同样也认为双束重建优于单束重建。笔者单位的初步观察与对比研究结果显示双束重建与单束重建临床上没有显著差别。PCL的重建也与ACL一样，在单束重建的基础上进行着双束重建的研究，临床效果有待于进一步观察。不论怎样，双束重建的研究表明人们在不断更新观念、改进技术，在不断模拟正常的交叉韧带结构，向着"解剖与生物力学重建"方向发展。

交叉韧带损伤的修复与重建是一个多年以来的课题。目前，随着膝关节交叉韧带损伤的发生率不断增高，更需要认真加以研究解决。尽管国内开展关节镜下交叉韧带重建工作较国外起步要晚，但发展较快。首先在认识上整个学术界趋同一致。交叉韧带断裂后除主要产生明显的膝关节前后向不稳外，还可以出现侧方不稳、旋转不稳，继发关节软骨、半月板等主要结构损害，严重影响膝关节功能；同时由于本体感觉功能障碍，保证膝关节稳定的防御性神经肌肉反射功能丧失、肌肉萎缩，导致膝关节的反复扭伤，以及关节退变和骨关节病的早期发生，进一步加重膝关节损害。最近的临床观察还发现，一侧膝关节ACL损伤可以影响到对侧膝关节，由于两侧膝关节稳定性的平衡与协调关系紊乱，对侧膝关节易发生损伤而引起ACL断裂。

目前，临床基础研究在促进重建韧带的塑形改建止点以及生物力学变化方面愈趋深入并指导了临床实践。临床治疗方面在不断引进和应用国际上新的固定方法，例如Intrafix、Transfix等，使固定更加牢固，利于早期康复；重建方法在单束单隧道重建的基础上开展了双束双隧道重建，使重建的韧带更趋于符合交叉韧带的生物力学特点和解剖；计算机导航技术应用与韧带重建，使骨道定位定点更加准确；同种异体腱和新型人工韧带的应用，又使重建移植物有了更多的选择。同时，射频技术的应用以及半月板快速缝合方法的使用，使交叉韧带重建手术中合并半月板损伤的处理更为快捷，整体提高了临床效果。总之，国内在交叉韧带损伤的修复与重建、康复等方面取得明显的成绩，临床研究趋于国际同步，重建技术方法达到国际先进水平。

国际上交叉韧带损伤修复与重建的临床研究在镜下微创手术的前提下，符合交叉韧带生物力学特性与解剖结构的重建日益成为发展方向，人们在不断寻求更好的移植物和固定方法力求达到解剖重建，并促进其尽快愈合成熟。此外，复杂的复合韧带损伤的修复与重建、韧带缺失后各间室结构的损害问题、软骨损害严重时的处理与修复、韧带重建后失败原因的研究与翻修手术等亦成为临床关注的重点。尽管交叉韧带损伤修复与重建及其相关研究在基础理论与技术上已取得很大进展，但许多临床争论、新观点和新的课题仍有待于研究，要真正完成由分布着毛细血管和神经末梢的许多微型韧带组成的结构非常复杂的交叉韧带的解剖修复与生物学重建，尚需要不懈的研究与探索。

第二节　交叉韧带重建生物学基础

一、交叉韧带生物学特点

（一）ACL的组织、生物学特点

1. ACL的血运　主要来自膝中动脉，远端的血运还来自膝内下和膝外下动脉的分支，表面的滑膜血管网是由膝中动脉和膝下动脉的终末分支构成，韧带内有纵向排列的血管网，它又与表面的滑膜血管网相吻合。其近端血运相对比远端血运好，也有研究也证实了这一点。另外在ACL的上下止点部位没有发现血管通过。

2. 组织学形态的特异性　组织学上属于致密胶原组织。主要含梭形的成纤维细胞，孤立地分布于平行排列的胶原纤维束之间，胶原纤维束的直径是70～150μm。在人的ACL有一个"类软骨区"，该区同时也是无滑膜和无血管区，位于ACL前部，距下止点5～10mm处，类软骨区细胞呈圆形或椭圆形，多呈串状排列，每串3～15个细胞。胶原纤维也不是绝对平行排列，有的呈锐角交叉，胶原纤维束的直径是130～250μm。透射电镜显示该区细胞具有典型的软骨细胞特性，细胞周围基质主要是Ⅱ型胶原。类软骨区的形成可能与膝关节伸直时该部位与髁间窝前壁顶部的撞击有关。人ACL组织学与扫描电镜下表现见图1-2-1、2。

3. 超微结构与特点　人ACL的超微结构复杂，致密的Ⅰ型胶原排列成束，被膜性结构分隔，束内胶原纤维走行基本一致。纤维的走行模式可分为两种：平行波纹和螺旋盘绕。平行波纹是一组纤维沿韧带长轴平行走行，同时弯曲形成类似正弦的波形（图1-2-2），每根纤维可以在二维的平

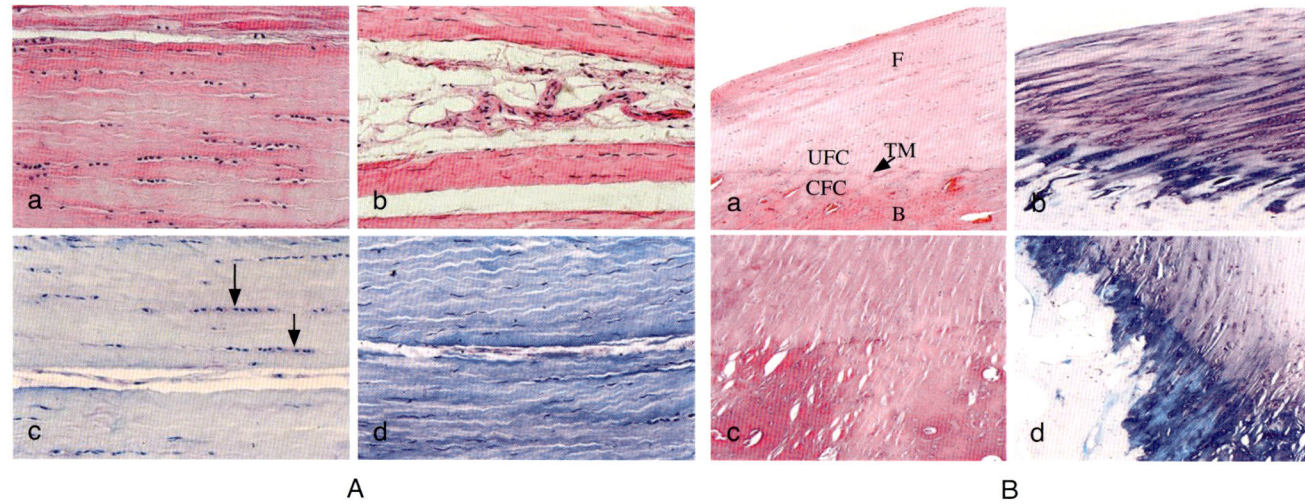

图 1-2-1 人 ACL 组织学表现

A. 韧带组织：a. 椭圆形和圆形成串状排列的细胞，有的周围有陷窝（HE，×200）；b. 将韧带胶原纤维分隔成束的疏松结缔组织，其中有血管组织（HE，×200）；c. 椭圆形和圆形成串状排列的细胞周围有异染（箭头所示）（甲苯胺蓝，×200）；d. 梭形细胞，有异染（甲苯胺蓝，×100）。B. 下止点结构（与常用实验动物兔的比较）：典型的四层结构：a 与 b（兔）韧带纤维组织（F）、纤维软骨（UFC）、钙化软骨（CFC）和骨（B），在纤维软骨和钙化软骨之间是嗜碱性染色的潮线（TM）（HE，×100）；b 纤维软骨和钙化软骨异染（甲苯胺蓝，×100）；c 与 d（人）。

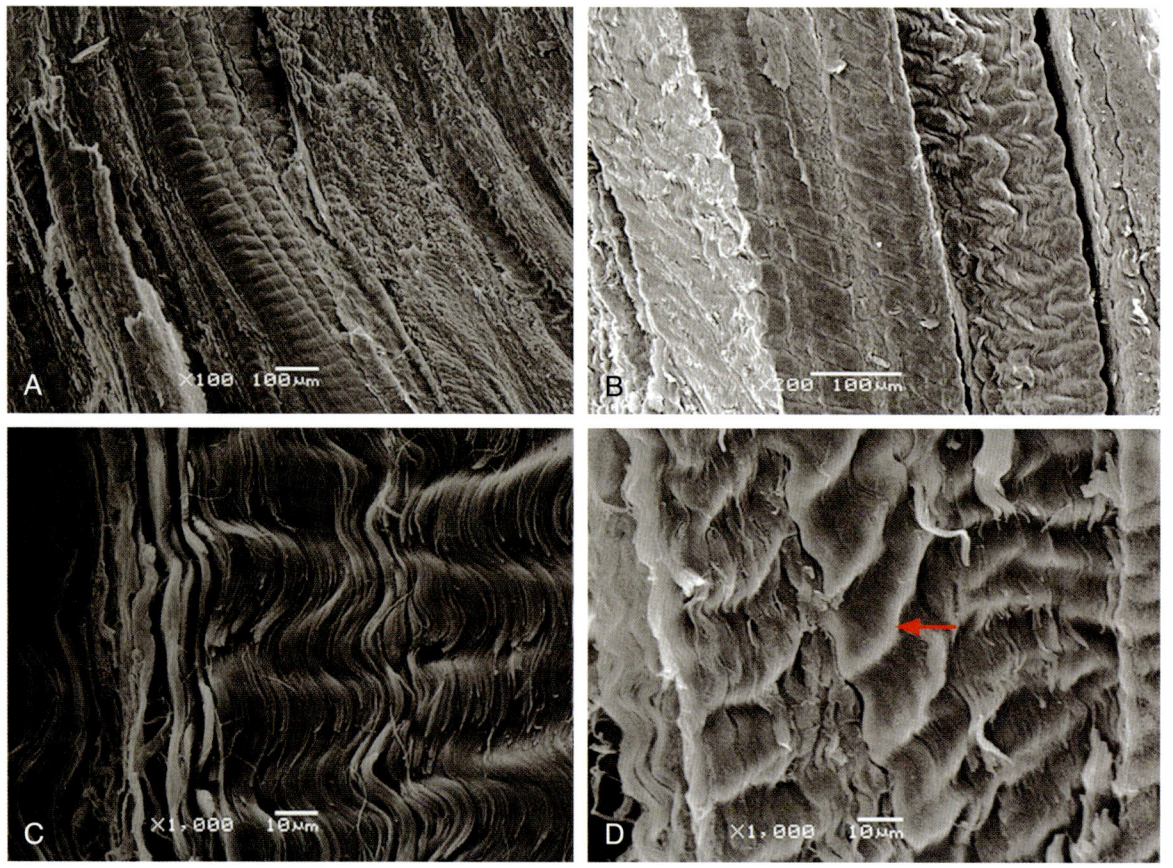

图 1-2-2 人 ACL 扫描电镜照片

可见分束及束膜，束内胶原走行一致，可见平行波纹（←处），但波纹的振幅和波长并不相同（D 图明显）。另有一些纤维走行成螺旋状，A、B、C 中均可看到纤维螺旋的痕迹，C 图中可以观察到纤维同时在冠状面及矢状面弯曲，有螺旋的趋势。

面上分解为波长和振幅两个方向。螺旋盘绕是由一束纤维顺韧带长轴方向螺旋形旋转，形成三维空间内的立体环绕，由于扫描电镜只能观察到切面的情况，笔者观察到的螺旋并不完整，但是可以看出纤维同时在两个相互垂直的方向上有弯曲，即可推断出纤维的螺旋走行模式。

在致密的韧带中段，胶原主要以上述两种方式紧密排列，但相邻两胶原束的螺旋方向或弯曲方向可能不同，同样是平行波纹的两束纤维也可能有不同的波长和振幅，使得ACL内部看起来并不平整（图1-2-2A、D）。ACL近骨止点处的韧带纤维排列较中段松散，走行方向更加复杂，各束间的方向变化更加明显，在矢状面上可见到不同方向的胶原层交叉叠加（图1-2-3），这样的排列可能有利于形成扇形止点以及力在韧带与骨之间的传递。

在大部分沿韧带长轴排列的胶原纤维束周围，有部分纤维较细小，不能形成束状结构，走行方向复杂，有些甚至与长轴垂直，横向行走于纤维间。这些纤维有的散开，有的又聚集成束，方向不规则，彼此交织形成一个复杂的网络结构（图1-2-4）。

另有一些较疏松的纤维束贯穿整根韧带（图1-2-2C、1-2-5），尤其在近止点处居多。这些纤维束较细小，直径一般在5μm以下，向各个方向随机走行，形成的空隙内偶尔可见细胞样圆形或梭形结构，但由于样本制作过程中的冲洗、脱水等，暴露于表面的细胞不能被完整保存，我们所见的细胞数量很少。

观察发现组成ACL的胶原呈现出了不同的角度和方向。同一个视野下的胶原纤维被自然间隔分隔成束，每束纤维有自己的走行方式，可以将其分为平行波纹和螺旋盘绕两种模式。由ACL的功能可以推断出，平行波纹的纤维主要吸收沿韧带长轴的牵张，抵抗拉力，而螺旋盘绕的纤维除了上述作用外，还在阻止膝关节过度内旋和维持韧带在屈伸过程的形变起重要作用。

尽管我们没有准确测量胶原的直径，但是仍可以观察到在不同的部位，胶原的直径有明显的不同。在胶原束间的小纤维明显较束内的纤维细，且排列极不规则。纤维的直径与其行使的功能有关，直径大的纤维主要承受牵拉力，维持韧带强度，而小纤维主要完成韧带的三维运动。交织成

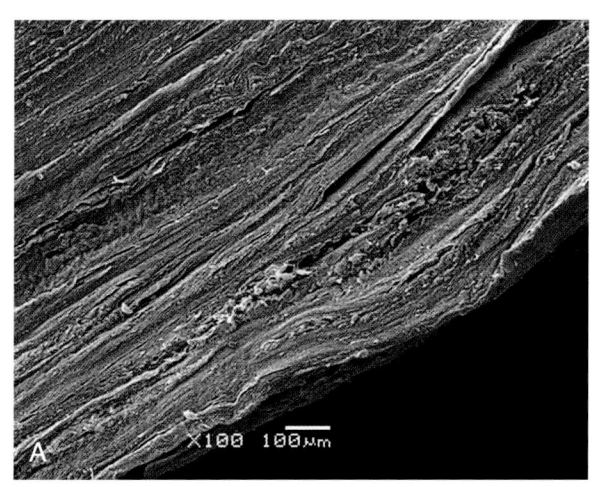

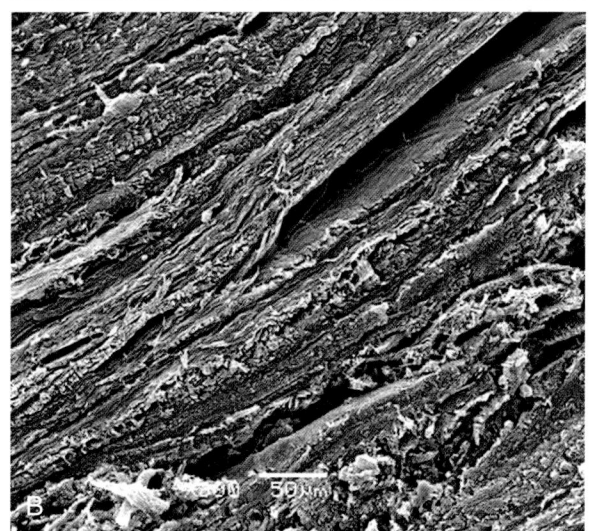

图1-2-3 人ACL近止点处矢状面图片，可见明显分层痕迹，各层纤维走行方向不同，放大后明显。

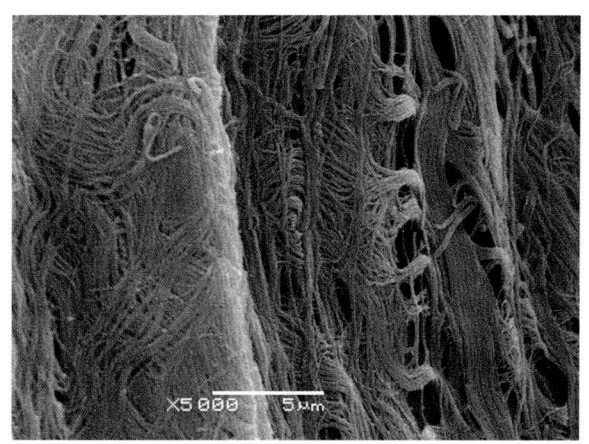

图1-2-4 纤维束间交叉成网状的小纤维，随机走行，有些与韧带长轴垂直走行。

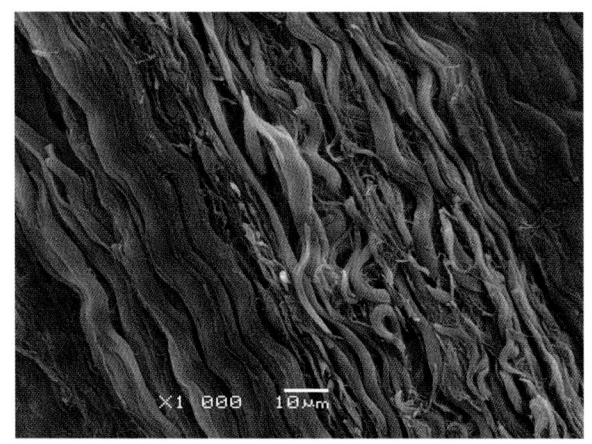

图 1-2-5 ACL下段致密的纤维束间可见疏松的纤维排列，粗细不一，走行复杂，彼此间形成了较大的空隙，其中偶见细胞样结构。

网的小纤维可以在ACL处于不同角度时选择性地发挥作用，为ACL提供一个持续的张力，同时也可保持韧带的柔韧性。

ACL中疏松的纤维束贯穿于整根韧带，在上下两段比中段更宽，纤维束更多。光镜下ACL近止点处纤维分束更明显，束间结缔组织增多，间隙变大，细胞明显增多。据此可以推断，这些疏松结缔组织形成的空隙，可能与光镜下观察到细胞的陷窝样结构有关。而弹性纤维和糖蛋白等也可能参与构成这些束间的疏松结构，组成弹性系统。

4. 胶原　人ACL主要含Ⅰ型胶原，Ⅲ型胶原位于Ⅰ型胶原束间的疏松结缔组织内。Ⅱ型胶原位于上下止点的纤维软骨和钙化软骨层内。以往研究通过半定量的方法测量兔ACL中Ⅲ型胶原的含量（约10%）比半腱肌腱高（约5%），并认为ACL在功能和代谢上都比较活跃，具有更强的适应能力。

5. 生物力学　有文献报道正常成人ACL的最大负荷是1 725N±269N，而另有测量结果是2 160N±157N。作为ACL重建的常用移植物，测量宽14mm的髌腱最大抗拉力为2 900N（168%ACL），测量10mm宽的髌腱最大抗拉力为2 646N。有文献报道单股半腱肌腱和单股股薄肌腱的断裂负荷是1 216N（70%ACL）和838N（49%ACL）。当这两种移植物复合后的测试结果是：单股半腱肌腱加单股股薄肌腱为2 054N（119%ACL），四股半腱肌腱为3 560N（206%ACL），双股半腱肌腱加双股股薄肌腱为4 108N（238%ACL）。关于移植物的刚性（stiffness），有文献报道髌腱为正常ACL的3~4倍，而半腱肌腱和股薄肌腱则与正常ACL相似。

（二）PCL的生物学特点及其与ACL的比较

PCL起自胫骨后缘中部，向前、内、近侧止于股骨内髁外侧面，平均长度38mm，平均宽度为13mm。半月板股骨韧带对PCL有增强作用。起自外侧半月板后角，止于股骨内髁外侧面PCL止点附近，位于PCL前方的是Humphry韧带，后方的是Wrisberg韧带，二者经常缺如。PCL横截面积自胫骨向股骨逐渐增大，PCL横截面积为ACL的150%，PCL由起点向止点延伸呈现为内螺旋结构，分为前外侧束和后内侧束。屈膝角度可以改变交叉韧带的形状，但横截面积无明显变化。

人的前、后交叉韧带二者在组织学和组织化学方面都很相近，都主要由Ⅰ型胶原构成，Ⅲ型胶原主要分布于纤维间隔区。胶原纤维呈平行排列，细胞主要为狭长的成纤维细胞，规律地分布于胶原纤维束间。ACL和PCL的组织结构都不均一，在ACL前部距胫骨止点5~10mm处存在纤维软骨区，该区域与股骨髁间窝相对应，在PCL中1/3的中部也存在着纤维软骨区，在电镜下观察纤维软骨区内的细胞具有典型的软骨细胞特征，其周围存在Ⅱ型胶原，所有的纤维软骨区均为无血供区。ACL中的纤维软骨区可能是由于伸膝时ACL与髁间窝之间产生了压应力所致，PCL中的软骨区可能是由于纤维束扭转过程中造成压应力和剪切应力所致。

然而，ACL、PCL的组织成分也不完全相同，PCL中的层粘连蛋白、内功素含量较ACL高，ACL中Ⅳ、Ⅵ型胶原含量较PCL高。可见ACL和PCL在组织学和组织化学方面很相近，都是特殊的韧带组织，与其他韧带明显不同，与肌腱组织差别更显著。

对人ACL和PCL的超微结构的比较研究发现，ACL中的胶原纤维从近端向远端由单峰分布（单纯小直径胶原纤维）逐渐转变为双峰分布（小直径胶原纤维和大直径胶原纤维），胶原纤维的平均横截面积逐渐增大，由7 304nm^{2}上升到10 085 nm^2；PCL与ACL相反，其近端胶原纤维为双峰分布，向远端逐渐转变为单峰分布，胶原纤维的平均横截面积由 10 027 nm² 下降到 6 313 nm²。可见在胶原纤维分布方面 PCL 与 ACL 非常相似，起点处胶原纤维均为单峰分布，平均横截面积小，止点处均为双峰分布，平均横截面积大，并且相对应部位胶原纤维平均横截面积很相近，只是二者起止点位置相反而已。

交叉韧带的生物力学特性主要包括结构力学特性和材料力学特性，由于韧带的主要生理功能是抗拉伸载荷，所以这也是目前评价重建后 ACL 和 PCL 的常用生物力学指标。结构力学特性可以用载荷 - 位移曲线（load-deformation curve）描述，曲线可分为坡脚区（toe region）、线性区（linear region）、屈服区、平台区和断裂区。在坡脚区，载荷与韧带的拉长量（位移）不成线性关系，载荷变化较小，而位移变化较大，韧带内的胶原纤维越来越多地被募集，纤维的波状结构被拉直，临床上查体时检查者所发现的"末端抵抗感"（end point）就是坡脚区与线性区的交界点；在线性区，所有的胶原纤维均被拉直，曲线也变为直线，载荷与位移呈线性关系，其斜率为韧带的刚度（stiffness），该区表现为韧带的弹性变形；在屈服区，载荷与位移不成线性关系，载荷变化较小，而位移变化较大，与坡脚区不同的是韧带的即时刚度在不断变小，韧带内胶原纤维束发生进行性断裂；在平台区，负载基本不变，而位移继续增加，此阶段韧带的连续性虽然维持，但组织破坏已经很严重；断裂区在屈服点（yield point）之后，载荷迅速下降，韧带完全断裂，屈服点处韧带的即时载荷为最大载荷，也称为韧带的强度（strength），韧带的拉长量为最大位移。

结构力学特性代表的是韧带整体的力学性能，受到韧带具体几何形状的影响（主要是横截面积和长度），不能代表韧带材料方面的力学性能（即材料力学性能）。测量研究表明，人正常 ACL 的生物力学特性，其测量值长期被认为是 ACL 的正常值。结果为：年轻人（16～26 岁）正常 ACL 最大载荷（强度）为 1 730N ± 660N，刚度为 182kN/m ± 56kN/m，最大应力为 37.8MPa ± 9.3 MPa，弹性模量为 111MPa ± 26MPa，长度为 26.9mm ± 1.5mm，横截面积为 44.4mm² ± 9.7mm²；年老者（48～86 岁）正常 ACL 最大载荷（强度）为 734N ± 0.266N，刚度为 129kN/m ± 39kN/m，最大应力为 13.3MPa ± 5MPa，弹性模量为 65.3 MPa ± 24 MPa，长度为 27.5mm ± 2.8mm，横截面积为 57.5mm² ± 16.2mm²。有实验测量正常骨 -ACL- 骨复合体生物力学特性结果为：年轻人（22～35 岁）正常 ACL 最大载荷（强度）为 2 160N ± 157N，刚度为 242 kN/m ± 28 kN/m；中年人（40～50 岁）正常 ACL 最大载荷（强度）为 1 503N ± 83N，刚度为 220kN/m ± 24kN/m；老年人（60～97 岁）正常 ACL 最大载荷（强度）为 658N ± 129N，刚度为 180kN/m ± 25kN/m。

最早测量 PCL 强度，发现 PCL 强度是 ACL 强度的近 2 倍。有人测量 PCL 的最大载荷为 855N。另有测量 PCL 最大载荷为 1 627N ± 491N，刚度为 204 kN/m ± 49kN/m。还有测量 PCL 最大载荷为 739N。有研究认为上述测量结果偏低，原因是 PCL 中的纤维排列为多方向的，单轴力学测试时各纤维束紧张程度不一，造成各束相继断裂而不是同时断裂。有实验测量了 PCL 前外侧束和后内侧束的强度分别为 1 620N 和 258N，横截面积分别为 43mm² 和 10mm²，最大应力分别为 35.9MPa 和 24.4MPa，供体年龄为 53～98 岁，笔者认为考虑到年龄因素的影响，年轻人 PCL 的强度可能为 4 000N。

总之，PCL 和 ACL 在组织学、组织化学、解剖学、超微结构及材料力学特性方面都很相近，而且 PCL 的强度明显大于 ACL（2 倍），长度也较 ACL 长。

二、交叉韧带止点结构与重建后转归及其影响因素

（一）正常交叉韧带止点结构

韧带止点是指韧带、肌腱或关节囊与骨连接的部位，交叉韧带的止点是连接股骨与胫骨的部位。交叉韧带止点的末端结构有着重要的生理与生物学作用，不单纯起到传递、缓冲应力的作用，同时还在肌腱或韧带组织的生长中、在胶原重塑中有调控作用。所以，重建的韧带只有形成正常的止点，韧带才能够真正起到其生理功能。交叉韧带重建后的止点即肌腱在骨道中的部分是韧带重建早期的薄弱环节，重建能否成功取决于肌腱和骨的愈合情况。

根据交叉韧带的止点结构不同可以分为直接止点（纤维软骨止点）和间接止点（纤维止点）。直接止点在形态学上分深、浅两层，浅层成锐角与骨膜相连（Sharpey 纤维），而深层以垂直方向与骨相连，并分为腱性组织、纤维软骨层、钙化软骨层、骨 4 层结构；间接止点主要是与骨膜成锐角连接的浅纤维[27]。间接止点又可根据结构不同分为两种：骨膜型间接止点和骨型间接止点，前者的纤维组织间接通过骨膜连于骨，后者则直接连于骨。有些骨膜型纤维止点随着年龄的增加转变成骨型纤维止点。直接止点多位于干骺端，如：ACL、PCL 的上下止点、髌腱和跟腱的止点、内侧副韧带的上止点等。正常 ACL 止点是典型的直接止点，其解剖结构具有典型的 4 层移行结构，从韧带向止点方向分别为韧带、纤维软骨、钙化软骨和骨（图 1-2-6）。纤维软骨和钙化软骨之间有嗜碱性染色的潮线。韧带止点因其高度分化的止点结构，刚度自韧带到骨逐渐增加，使张力得到梯度分布，主要起应力缓冲作用。间接止点又称纤维止点，多见于那些止于干骺端的韧带和肌腱。一般认为间接止点由 3 层结构组成，腱组织、Sharpey 纤维和骨，其特征性结构是 Sharpey 纤维，即在移植肌腱与骨道壁之间形成排列有序的胶原纤维连接。

（二）重建交叉韧带后韧带止点与组织转归

1. 重建后韧带止点的转归　移植物重建交叉韧带的关键之一是能否在骨道中形成坚固的止点。目前，腱骨之间愈合的过程尚未完全研究清楚。重建交叉韧带的移植物可以是末端带有骨块（如骨 - 髌腱 - 骨），也可以是完全的腱性组织（如腘绳肌腱），而骨块和腱组织在骨道内愈合的情况是不同的。研究表明骨骨愈合，较腱骨更牢固、更快速，且容易形成直接止点。比较了用双股屈肌腱和骨 - 髌腱 - 骨重建狗的 ACL 观察骨道内的变化，在骨 - 髌腱 - 骨重建组 3 周时骨栓和骨道间隙有新骨生成，同时骨栓中的骨细胞出现坏死；6

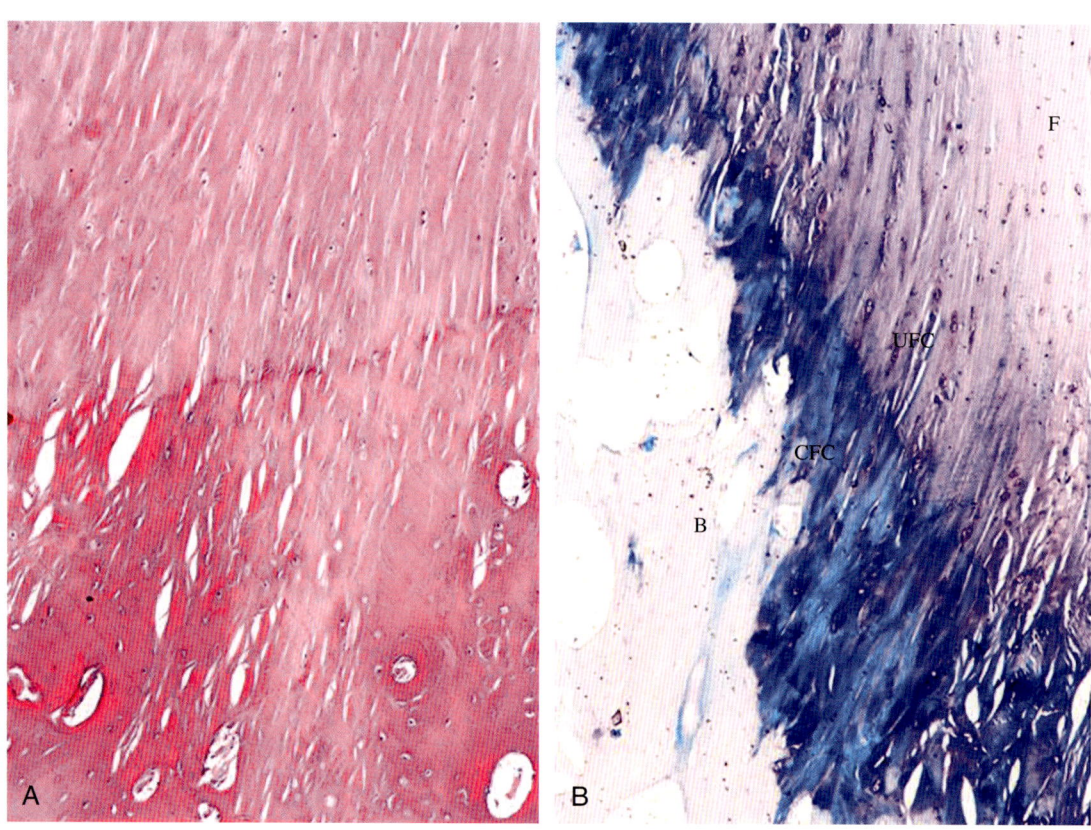

图 1-2-6　正常人 ACL 下止点

A. 上方为韧带纤维组织，下方为骨组织，中间横形的为潮线（HE，×100）；B. 在该甲苯胺蓝染色的切片上，可较清晰地看到正常止点的 4 层结构：韧带纤维组织（F）、纤维软骨（UFC）、钙化软骨（CFC）和骨（B）。UFC 和 CFC 之间的分界则相当于潮线的位置（甲苯胺蓝，×100）。

周原来的直接止点结构出现退化，软骨细胞变少、变小，基质染色变浅；12 周时，重塑完成并形成新的直接止点。双股屈肌腱重建组肌腱与骨道连接最初出现肉芽组织，逐渐有胶原纤维生成，形成 Sharpey 纤维，而且骨道前侧比后侧的纤维密集。Tomita[1] 认为骨道前侧所受应力大，刺激纤维的生长和胶原的沉积。有文献在兔 ACL 重建的动物模型上发现，ACL 重建后腱骨间形成胶原纤维、新生骨和结缔组织，最终 Sharpey 纤维即间接止点形成。但关于腱骨愈合的组织学转归，至今各家观点并不一致。有研究用异体韧带重建狗 ACL 结果形成了直接止点。有文献报道通过动物实验观察发现，5 周时界面（腱-骨愈合）不连续，在 12 周时两者之间有 1 层薄的纤维软骨，38 周时形成止点的 4 层结构。蒋青等比较前交叉韧带重建后两种韧带止点（腱-骨愈合和骨-骨愈合），发现骨-骨愈合在 1 年时有类似韧带止点的移行结构，但 4 层结构分界不明显，没有"潮线"形成。腱-骨愈合在 1 年时可见分界清楚的韧带止点 4 层结构，"潮线"也比较规律。结论：腱-骨愈合的转归成熟比骨-骨愈合快。有文献用羊半腱肌重建 ACL 8 周出现胶原纤维连接腱骨，24~52 周直接止点形成。

2. 重建后韧带组织的转归 Roux 功能适应定律认为，一个器官为了适应变化，会按照其承担功能的质和量来改变其自身的结构。ACL 重建术后，移植物在被植入关节内的特殊内环境下，为了适应新的化学、物理环境，也会改变自身结构向正常 ACL 结构和功能转化。

关于 ACL 重建术后关节腔内重建韧带的生物学转归，在既往用生物移植物来移植重建 ACL 的实验研究中，无论使用自体还是异体的生物移植物，也无论采用何种动物模型，比较一致的观点是关节腔内重建韧带在重建后均会经历一个组织坏死-新生组织长入替代-塑形改建成熟的过程，术后 2~6 周发生移植物的坏死，4~12 个月移植物的组织学形态类似正常 ACL。至于时限的不同可能与移植物及实验动物的不同有关，一般认为兔比狗或羊的组织愈合过程更快。临床上也有 ACL 重建术后行关节腔内重建韧带活检的报道。早期有文献报道关节腔内重建韧带多为瘢痕组织，这显然与他们应用切开手术及使用不同的移植物有关。有文献报道了 B-PT-B 重建术后 3 周到 6.5 年行 23 例关节腔内重建韧带活检的结果，发现两点与动物实验不同，一是在术后 3 周的活检标本中未见到移植物的坏死表现；二是移植物的塑形成熟期比动物实验长，术后 3 年才与正常 ACL 组织形态相似。有研究在术后 20 天到 44 个月对 19 例患者行关节腔内半腱肌腱移植物的活检则发现：术后 20 天未见细胞数目的减少，3 个月未见炎症浸润反应，4 个月的组织学结构已与正常 ACL 相似。但临床活检患者多数是由于关节内合并症而行二次手术患者，而且只能做局部活检，不可能像动物实验那样对移植物重塑做整体评价。

关于 PCL 重建后的愈合情况，实验室研究多采用髌腱自体移植物重建 PCL 来观察其转归，在研究中发现，关节内部分经过坏死、细胞重新长入、胶原形成和重塑阶段，最后在 1 年时接近成熟。在重建后早期（2 周）移植物坏死，同时可见滑膜样的组织包绕在移植物表面，并伴有血管的侵入，此时周边可见Ⅲ型胶原染色阳性，6 周时移植物的成纤维细胞数目增多，Ⅲ型胶原染色强阳性；12 周时可见胶原组织形成明显增加，但排列稍紊乱，在术后半年，胶原纤维排列整齐，在术后 1 年接近正常 PCL。但实验中发现，术后 2 年重建后的韧带在组织形态学上仍和正常的 PCL 及髌腱都有明显的差异。生物力学研究显示，术后的移植物横截面积较正常 PCL 明显增粗，而术后半年时的最大负荷仅为正常 PCL 的 60% 左右，直到术后 2 年时才比较接近正常 PCL。采用髌腱重建 PCL 后，无论在胶原的构成及韧带中的基质都发生了较大的改变。髌腱自体移植物经过重建后，发现小直径的胶原纤维比例增加，术后 2 年 <100nm 的小直径胶原纤维占所有胶原纤维的 99%，其横截面积占 91.6%，其胶原的平均直径在术后 26 周时仅为正常的 45%，并一直维持到术后 2 年。术后 2 年，重建韧带中黏多糖和硫酸软骨素较正常韧带增加到 144% 和 170%。胶原纤维是韧带组织对抗机械负荷的最主要的结构。

关于应用纯腱性结构重建 PCL 后韧带与韧带止点转归的实验室研究在笔者单位发表论文前未见有报道，多数借鉴 ACL 有关研究结果与理论。

3. 北大运动医学研究所的实验研究与观察

结果

(1) 单股半腱肌腱 ACL 重建：以新西兰大白兔做实验对象，利用单股半腱肌腱进行自体半腱肌腱单束 ACL 重建。研究表明：①术后 2 周关节腔内重建韧带表现为组织坏死，术后 1 个月有新生组织从重建韧带边缘向中心长入替代，2 个月富含细胞，胶原纤维排列无序，4 个月细胞数目减少，胶原纤维纵向排列较规则，6 个月类似正常 ACL，9 个月进一步成熟，12 个月组织学形态与正常 ACL 基本相同；②免疫组化染色显示：术后各组关节腔内重建韧带以 I 型胶原为主，III 型胶原分布于长入替代的新生组织中，术后 4 个月以后移植物中 III 型胶原呈弥散分布。实验侧和对照侧腱骨间愈合的组织学转归无差别。腱骨间首先形成肉芽组织的界面，然后形成 Sharpey 纤维连接和纤维软骨带，术后 4 个月形成潮线样结构，6 个月形成正常止点结构，12 个月更加成熟；③腱骨间愈合在越靠近骨道内口处越完善，在重建后 2 个月内，下骨道腱骨间愈合相对较上骨道快。关节腔内的重建韧带经历组织坏死、新生组织长入替代和塑形改建，其组织学形态在术后 6 个月与正常 ACL 相似，12 个月基本正常，但其 III 型胶原仍呈弥散分布，与正常 ACL 不同；④腱骨间愈合是骨源性的渐进过程，在术后 6 个月形成正常止点，12 个月更加成熟，此愈合过程受应力、腱骨间相对运动和血运等因素的影响。

(2) 四股半腱肌腱 ACL 重建：以新西兰大白兔做实验对象，利用四股半腱肌腱进行自体半腱肌腱单束 ACL 重建。研究表明：①术后 3 周关节腔内重建韧带表现为组织坏死；术后 6 周滑膜覆盖、有新生组织长入，重建韧带仍有分束；12 周各束改建进一步进行，部分束间间隙被填充；26～52 周各束改建基本完成，有些束间融合，但有些束间仍有结缔组织相隔，有些仍呈分束游离状态，没有形成一体化的韧带结构。12 个月更加成熟，受应力、腱骨间相对运动和血运等因素的影响。研究结果表明，四股肌腱重建 ACL 后的移植物也要经过坏死、细胞重新长入、胶原形成和重塑阶段，不同的是，各束改建的过程不十分平行，在观察的 52 周时间内，束间仍有结缔组织相隔，仍有呈游离状态者，考虑与各束之间的相对运动有关，也隐含着多股肌腱合为一束重建交叉韧带能否最终塑型改建为一体化的韧带组织结构的问题。

(3) PCL 重建：以新西兰大白兔为实验对象，利用双股自体半腱肌腱重建 PCL，观察研究移植物的组织学与胶原表型的变化。研究表明：常规组织化学染色见正常半腱肌腱和 PCL 在细胞构成上有明显的差别。重建后的移植物要经过坏死、细胞重新长入、胶原形成和重塑阶段，52 周时形成的结构类似于正常 PCL，但在纤维排列上和正常 PCL 仍有差距。免疫组织化学染色结果见正常 PCL 纤维内部仅有 I 型胶原表达，重建韧带 I 型胶原染色从少到多，III 型胶原染色从多到少，52 周时移植物内局部仍有表达。结论：应用半腱肌腱重建 PCL（术后 52 周），韧带改建后的细胞形态及胶原构成上与正常 PCL 相似。

(三) 腱骨愈合的影响因素

1. 肌腱在骨道内的活动度　目前认为移植物在骨道间的微动是目前关于交叉韧带重建术后影响腱骨愈合导致骨道增宽的主要原因。无论采用何种移植物或固定方式，均不可能完全模拟正常交叉韧带的附着点，都仍然会出现移植物在骨道中活动。移植物在骨道内的活动有两种表现方式，一是移植物沿骨道纵轴方向的运动，即蹦极效应（bungee effect）；二是移植物垂直于骨道轴方向的活动，即雨刮效应（windshield wiper effect）。蹦极效应，是指在 ACL 重建术后，固定移植物均采用的是非紧密的远离关节线的固定方式，而在这两个附着点之间的骨道内的韧带则相对不固定，可以允许移植物纵向产生有更大的延展性移动，类似蹦极运动中的弹性绳索，故将此不稳定的机制称为"蹦极效应"。最多见于使用 Endo-button 作为固定方式的 ACL 重建。"雨刮效应"由于移植物和骨道间在外形上并不是完全匹配，因此在术后早期进行屈伸活动时，移植物与骨道间在矢状面上就会有微动像雨刮一样摆动，与骨壁之间产生摩擦。术后的膝关节康复过激，以及移植物与骨道的不匹配（移植物直径太小、骨道太大）、悬吊固定、骨质疏松等因素都可能增加肌腱在骨道内的活动度，破坏腱骨愈合早期在肌腱和骨道壁形成的纤维结缔组织，影响 Sharpey 纤维的形成，延迟止点愈合，甚至造成骨道扩大。

2. ACL 重建后肌腱的固定方式　ACL 重建早期稳固的固定，可防止在腱骨止点生物学愈合前，关节活动产生的反复负荷使重建韧带松弛或拉脱。移植物的固定分间接固定和直接固定。直接固定是直接在骨道内的固定，包括挤压钉等，可以防止或减少移植物在骨道内的轴向和矢状移位即蹦极效应和雨刮效应。有文献报道在羊模型上利用自体跟腱移植可吸收挤压固定重建ACL，术后24周时在骨道入口处可见到大量规则排列的韧带长入区域，该区域含有钙化的软骨，形成四区明显的直接止点。而间接固定是骨皮质外固定，如Endo-button等，容易增加移植物在骨道的活动性，阻碍腱骨愈合，造成骨道增宽。肌腱在骨道中的活动度与固定方式紧密相关，实验比较双股屈肌腱移植和骨-髌腱-骨（bone-patellar tendon-bone, B-PT-B）移植组采用悬吊固定重建ACL，6周时双股屈肌腱组新生纤维结缔组织连接区位于骨道内的移植肌腱，而B-PT-B组则位于移植骨块近端。由此认为固定方式可影响肌腱移植物在骨道内的愈合情况。另有研究对两组分别应用腘绳肌腱和骨-髌腱-骨重建ACL的患者进行1年追踪，发现腘绳肌腱组骨道增宽的数量明显高于骨-髌腱-骨组。还有文献报道同时对采用Transfix和Endo-button固定的腘绳肌腱重建ACL的患者进行追踪，发现Transfix固定后骨道增宽的例数明显低于Endo-button。他认为固定位置、固定方式对ACL重建术后腱骨止点愈合有重要影响：远离关节线（解剖位置）固定可能增加移植物在骨道中的活动度，影响腱骨愈合，甚至造成骨道增宽。尽管交叉韧带重建术后影像学检查会出现骨道扩大的表现，但目前的临床研究结果表明影像学上表现出的骨道扩大与临床效果之间没有明显的关系，对重建后的稳定性没有影响。

3. 移植物对腱骨愈合的影响　移植物主要分为自体组织，异体组织和人工韧带组织。自体组织还是目前应用最广泛的韧带重建手术常用自体移植物，主要为骨-髌腱-骨和半腱肌腱和股薄肌腱。在生物力学上，正常成人ACL的最大负荷是1 725N±269N，髌腱最大抗拉力为2 900N（168%ACL），单股半腱肌腱和单股股薄肌腱的断裂负荷是1 216N（70%ACL）和838N（49%ACL），四股半腱肌腱为3 560N（206%ACL），双股半腱肌腱加双股股薄肌腱为4 108N（238%ACL）。髌腱的刚性为正常ACL的3~4倍，而半腱肌腱和股薄肌腱则与正常ACL相似。由于骨-髌腱-骨在骨道内为骨骨愈合，较腱骨更牢固、更快速，且容易形成直接止点。但骨-髌腱-骨取材创伤较大，存在供区疼痛、股四头肌萎缩、屈曲性挛缩等并发症。术后康复困难，部分患者存在膝关节屈曲性挛缩有僵硬感。自体半腱肌和股薄肌，由于其良好的生物力学性质，取材简单、损伤小、并发症少、临床效果好，目前被越来越广泛地使用。许多学者也对骨-髌腱-骨和腘绳肌腱重建的腱骨止点愈合进行比较研究，发现自体腘绳肌腱移植物有更高的骨道增宽发生率。有文献比较了14例患者（6例腘绳肌腱和8例骨-髌腱-骨）ACL重建后止点愈合的情况，通过活检标本进行组织学和Ⅰ、Ⅱ、Ⅲ胶原免疫组化的观察。结果发现腘绳肌腱在骨道内的愈合由三部分组成——致密结缔组织、网状骨、板层骨。致密结缔组织表达Ⅰ、Ⅲ型胶原，网状骨、板层骨只表达Ⅰ型胶原，形成典型纤维化愈合（间接止点）。骨-髌腱-骨重建止点的愈合包括肌腱、纤维软骨、钙化软骨、骨四层结构，为软骨化愈合（直接止点），与ACL正常止点相同。其中1例B-PT-B为下止点肌腱较长，骨块固定于皮质外，肌腱在骨道内也为纤维化愈合。因此认为导致腘绳肌腱和骨-髌腱-骨止点愈合类型的不同可能的原因为固定方式不同，腘绳肌腱为皮质外固定易产生骨道内微动，形成间接止点。

同种异体肌腱近年随着保存技术和消毒技术的提高也被更多地采用于韧带重建。近期回顾性研究指出使用同种异体肌腱组织重建ACL可导致更明显的骨道增宽。有文献回访了自体和同种异体骨-髌腱-骨术后1年的X线结果，发现同种异体移植物重建后平均骨道增宽1.2 mm（−2.5~6.0mm），而自体移植物重建后平均骨道增宽0.26 mm（−2.5~2.7mm）；KT-1000测关节稳定性，两种移植物没有差异。同种异体肌腱导致骨道增宽的原因可能为：①宿主对移植物的免疫排斥反应（细胞或体液性的）；②移植物消毒方式，早期应用环氧乙烷消毒，沉积物可能引起滑膜炎症反应，改用深低温冷冻消毒后临床效果有所改善，但比较自体肌腱仍有明显的骨道扩大的发生率。

4. 骨道位置对腱骨愈合的影响　许多研究表明，位置不准确的胫骨和股骨骨道可导致骨道增宽。ACL重建时胫骨骨道矢状位过度偏前和股骨骨道在冠状位髁间顶部的偏内可导致髁间窝撞击，从而增加移植物应力，使移植物活动过度，在骨道中的微动增加，从而影响腱-骨愈合。临床研究发现胫骨骨道位置越偏前，术后X线片上骨道增宽也越显著，并且不正确的骨道位置与临床效果有明显的联系。有文献回顾性调查了87例自体腘绳肌腱重建ACL（Endo-button固定）的患者，研究股骨及胫骨骨道位置与骨道增宽的关系。根据Blumensaat线定位股骨骨道位置；胫骨平台定位胫骨骨道位置，同时测量股骨骨道与Blumensaat线形成的角度。结果发现：股骨骨道增宽组，股骨骨道定位普遍比未增宽组偏前且股骨骨道角明显偏小；胫骨骨道增宽组也同样发现胫骨定位比未增宽组偏前。由此Segawa[2]得出结论：骨道的定位和角度是引起骨道增宽的主要因素。骨道定位不准确使移植物张力发生变化，增强了移植物的"雨刮效应"；股骨骨道与Blumensaat线形成的角度过小，可能增加股骨骨道前缘的机械应力；这些原因可能致使骨道的增宽。

5. 移植物在骨道中的应力对腱骨愈合的影响　有学者认为，愈合情况的不同源于移植肌腱在骨道内所受应力的分布不一有关。在骨道下部移植物所受应力为压应力，在骨道口则是张应力。移植肌腱承受的张应力影响其在骨道内的愈合，易形成间接止点，压应力可促进软骨形成，易形成直接止点，提高腱骨愈合的质量。有文献报道将趾长伸肌的股骨端切断后植入垂直于胫骨的骨道内，观察腱骨愈合情况。6周时在骨道上部有类似Sharpey纤维的胶原纤维连接，在骨道下部可见新生的编织骨；12周时骨道内的纤维连接变薄，但在骨道口处纤维连接排列更加有序。同时他观察到骨道口的压力侧成骨活跃，并有类软骨细胞出现，而张力侧形成间接止点，从而认为肌腱在骨道内不同部位的愈合情况与移植物的应力分布有关。还有人研究发现，远离关节腔骨道新生编织骨的生长和塑形活动是先增强后减弱的过程，甚至会出现部分吸收。原因可能为当骨道近关节腔的内口的腱骨连接逐渐成熟后，由于应力遮挡，骨道内的腱骨连接逐渐失去了应力刺激，新骨生成缓慢。

6. 移植肌腱与骨道的接触面积对腱骨愈合的影响　移植肌腱与骨道的接触面积越大，越有利于肌腱在骨道中的愈合。因此许多人通过改变移植肌腱在骨道内的长度及骨道的直径研究其对腱骨愈合的影响。有实验研究建立狗的关节外腱骨愈合动物实验模型。将试验组分为四组：按骨道长度分为1cm组和2cm组；按骨道直径分为4.2cm组和6cm组。6周测生物力学发现，平均最大拉脱强度骨道长度1cm组为153.7N±78.6N，骨道长度2cm组为265.5N±93.3N，骨道直径4.2mm组为301N±61N，骨道直径6mm组为228N±65N。结果表明移植肌腱在骨道内的长度越长，肌腱和骨道直径越匹配，其抗拉脱的生物学强度就越强。有研究认为肌腱在骨道内长度的增加以及肌腱和骨道直径越匹配都使得腱骨接触面积增加、腱骨之间间隙减少，促进腱骨愈合。组织学观察研究表明骨道直径越小，腱-骨间重塑的胶原纤维越致密、成熟、排列有序。因此，肌腱和骨道直径的匹配度在ACL重建后腱骨止点成熟和重构中起着重要的作用。

7. 关节液对腱骨愈合的影响　一些研究表明在膝关节损伤时，如ACL急性创伤、ACL重建后、同种异体移植物和钻骨道引起的骨坏死等，由于创伤性炎症刺激或免疫反应，膝关节滑膜液的成分会有变化，细胞因子及炎症介质等的含量增高。有研究发现ACL重建术后在膝关节液中表达的细胞因子有：白介素-1（IL-1）、IL-6、IL-8、肿瘤坏死因子-α（TNF-α）、骨形态发生蛋白（BMP）和一氧化氮（NO）等多种因子，它们与ACL重建后病理性骨道扩大密切相关。有无滑液的存在，移植物在骨道内的生物愈合存在显著的差别。有实验将膝关节滑膜切除后将ACL暴露于关节滑液中，发现关节滑液中存在的一些生物因子可阻止细胞迁移，使ACL中胶原酶活性增强，导致ACL自身降解。关节液中的蛋白水解酶可以抑制骨生长，延缓腱-骨愈合，引起骨道扩大。有文献报道在兔模型上，保留正常ACL条件下，平行于ACL方向钻出3.2mm的股骨和胫骨骨道。将骨道分为远离关节腔、接近关节腔及中间区域3部分，不同时间点进行组织学形态测定的方法进行观察。术后2周时，远离关节腔的骨道内部分充满新生骨99%替代，而最接近关节腔的骨道内新骨生长缓慢替代不完全，尤其股骨骨道。术后12周时，骨道中间区域 69.1% 的体积被新骨替代。无论股骨骨道还是胫骨骨道，在各个时间点远离关节腔区域的新骨生成量明显高于接近关节腔区域的骨道。Berg[3] 认为肌腱移植物在骨道内的愈合是由骨道远端向关节腔内生长，越靠近关节腔，愈合所需时间越长，这可能与关节内滑液所含的蛋白水解酶、细胞因子、生长因子抑制剂影响有关。

8. 康复过程对腱骨愈合的影响　早期康复锻炼可刺激 DNA 和蛋白质的合成，促进移植肌腱的愈合和再塑形。但过激的康复训练，尤其对于采用较弱的下止点固定方式的腘绳肌腱，可能增加肌腱移植物在骨道内微动，导致腱-骨结合部的松动，腱-骨愈合不良，甚至骨道的扩大。Paessler 等[4] 将 65 例用四股半腱肌腱、股薄肌腱重建 ACL 的患者分为 2 组，A 组 33 例，术后用激进的康复程序进行功能康复，B 组 32 例均用保守的康复程序进行康复治疗。结果发现，采用保守康复程序的 B 组患者术后 6 个月膝关节正、侧位 X 线片上，胫骨骨道的前后径和横径的上、中、下部的增宽程度均比采用激进康复程序的 A 组要明显减小。激进的康复会导致骨道增宽的原因可能为激进康复程序中移植物在骨道中的微动比在保守康复程序中明显；也许激进康复过程中诱发的炎症反应比较明显，多种细胞因子的作用比保守康复程序强烈，导致了骨道增宽更加明显。

（四）促进腱骨愈合的研究

1. 骨膜在促进腱骨愈合中的作用　有文献用骨膜包裹踇长屈肌腱穿过跟骨，骨膜的生发层朝向骨道壁，观察腱骨愈合的情况。发现腱骨止点局部的新骨生成增加、纤维连接增强，6 周时最大拉出负荷大于对照组，因此认为骨膜可以加速腱骨愈合，促进重建止点结构完整性。还有实验用骨膜包裹伸肌腱，植入胫骨近端骨道，分别于 3 周、6 周从组织学和生物力学观察，发现在各个时间点，骨膜包裹组在移植腱周围的新骨生成量都明显高于对照组，生物力学检测最高拉脱力都高于对照组。文献报道在重建 ACL 时移植肌腱止点用骨膜包裹，术后 12 周胶原纤维固定于骨组织，在腱骨界面有纤维软骨形成，力学检查明显优于对照组。研究分析骨膜促进腱骨愈合的机制：骨膜包括生发层和纤维层，生发层细胞的血管丰富，含有大量的未分化间充质干细胞。干细胞在特定诱导环境下可分化成成骨细胞和软骨细胞，钙盐沉积形成骨组织，可促进新生骨组织长入胶原组织，同时骨膜包裹还有助于防止关节液流入骨道的作用，促进腱骨愈合。

2. 利用间充质干细胞促进腱骨愈合　间充质干细胞是一种未分化的前体细胞，具有多向分化能力、可再生性和长期生存能力，在特定的诱导条件下可分化为脂肪细胞、软骨细胞、骨细胞、成肌细胞等，是细胞治疗的重要来源，根据间充质干细胞的来源不同可分为骨髓来源间充质干细胞、脂肪来源间充质干细胞、软骨间充质干细胞等。据报道有用兔拇长屈肌腱穿过跟骨骨道，在腱骨界面注入自体骨髓来源间充质干细胞，组织学观察腱骨愈合的情况。4 周时骨髓来源间充质干细胞组与对照组相比，在腱骨界面产生大量胶原纤维连接和新生的类软骨样细胞，Ⅱ型胶原染色阳性。证明大量骨髓来源间充质干细胞可促进纤维软骨的生成，从而促进腱骨愈合。也有文献报道报道用骨髓来源间充质干细胞可促进兔跟腱止点的愈合。

3. 磷酸钙骨水泥（CPC）对腱骨愈合的促进作用　有实验研究分别将磷酸钙骨水泥植入兔和犬的胫骨和肌肉中，1 个月、2 个月、6 个月分别进行组织学观察。结果表明：在胫骨和肌肉中均无异物的排斥反应，无炎症和坏死现象。并且沿着 CPC 糊剂及硬固有新骨的爬行替代，其中可见破骨细胞陷窝，内有破骨样细胞。表明了 CPC 良好的生物相容性及可吸收性，可作为诱导成骨的介质。有文献用自体腘绳肌重建 ACL 的兔模型上，在移植肌腱与骨道间隙之间填充了磷酸钙骨水泥，在术后 1 周、2 周分别进行组织学和生物力学的观察。发现 CPC 组在腱骨止点处有弥漫性大量的新骨长入而对照组只有薄层新骨。同时 2 周时生物力学检测 CPC 组的腱骨止点的最大拉脱力是对照组的 3 倍以上。实验结果显示磷酸钙骨水泥能够增强、固定重建后 ACL 止点并促进腱-骨愈合。ACL 止点愈合时间需 6 个月以上，而 CPC 在体内降解的时间需 6～10 个月，保证了在腱-骨愈合过程中 CPC 长期发挥促进作用。也有文献报道 CPC 可直接促进腱骨止点再生。CPC 还可以充当药物载体，有报道 BMP-2 的 CPC 复合体植入大鼠肌肉中，2 周即可见有软骨样组织生成，3 周软骨样组织发生骨化，结果表明 BMP-CPC 复合体具有良好的诱导成骨和成软骨作用，但目前无人应用于腱-骨愈合的研究。

4. 基因治疗促进腱骨愈合　Urist 首先于 20 世纪 60 年代从脱矿物质的骨基质中发现了一种骨诱导活性低分子量的糖蛋白，命名为骨形态发生蛋白（BMP）。BMP 属于 TGF-β（transforming growth factor-β，TGFβ）超家族的成员，其中 BMP-2、4、7、9 的骨诱导活性最强。大量研究表明，BMP 是胚胎发育和出生后组织和器官继续发育过程中所必需的信号分子，是胚胎骨形成的骨发生信号。对 BMP 的生物活性分析中发现，极其微量的 BMP 在成年个体中被分泌和储存在骨基质和成骨、成软骨等细胞中，当骨折时，这些 BMP 在骨折局部释放，诱导周围的间充质细胞发生化学趋化、聚集、分化并形成软骨，这些软骨细胞随后发生肥大和钙化，从而最终形成成熟的骨结构。因此，有学者将 BMP 应用于促进腱骨治疗的研究，并取得了较好的结果。文献报道用兔进行的 ACL 重建手术，将腱骨止点分为三种情况处理：第一组加入人的 BMP-2 蛋白；第二组加入 Noggin 蛋白（BMP 特异性抑制剂）；BMP-2 蛋白和 Noggin 蛋白均以 CPC 为载体；第三组为无添加的 CPC 对照组。分别于 2 周、4 周、8 周进行组织学观察。结果表明：2 周时，BMP-2 蛋白组在腱骨界面新生骨的厚度（0.24～0.35 mm）明显高于对照组（0.13～0.16 mm），而 Noggin 蛋白组的新生骨的厚度仅为 0.06～0.1mm。2 周、4 周、8 周时，与原 CPC 载体比，BMP-2 蛋白组新生骨替代厚度分别为 81%、89% 和 113%，明显高于对照组，骨道直径较原来依次递减了 15%、25% 和 42%。新骨生成量和骨道直径在 4 周、8 周无明显差别，分析可能是由于 Noggin 蛋白的半衰期短，不能长期持续抑制作用。但两组都显著低于 BMP-2 蛋白组。有实验研究联合 BMP-2 蛋白和骨膜前体细胞促进兔趾长伸肌腱在胫骨骨道中的愈合。组织学观察 6 周时在腱骨界面形成有大量纤维软骨和新骨，生物力学最大拉脱力在 3 周和 6 周都明显高于对照组。由此得出：BMP-2 具有强大的诱导成骨能力，可促进腱骨愈合。有文献报道在羊 ACL 重建模型上，将 BMP-7 蛋白用于重建韧带的腱骨止点。6 周组织学发现，相对于对照组 BMP-7 蛋白组在腱骨交界有更多新骨生成，在新生的骨小梁的结构中有大量纤维组织侵入。BMP-7 蛋白组最大抗拉强度 368N，对照组 214 N。由此得出：BMP-7 蛋白可促进新骨生成和肌腱侵入骨小梁，并促进 ACL 重建后止点的愈合。

人们利用骨形态蛋白的治疗在临床上较有成效，但也存在一些问题：①蛋白量的不可控；②缺乏合适的缓释载体，一过性释放；③宿主植入区缺乏足够的反应靶细胞；④半衰期短；⑤免疫排斥等限制了 rBMP 在临床的进一步扩展应用。因此人们开始探索用基因治疗的方法促进腱骨愈合。将促成骨基因转染入载体细胞中再植入腱骨止点表达促成骨蛋白。

有文献报道用兔自体双股半腱肌腱重建 ACL。实验分为三组：第一组在体外预先将移植肌腱转染 BMP-2 的腺病毒重组体；第二组转染空病毒组；第三组移植肌腱转染 BMP-2 的腺病毒重组体后植入体内。分别在术后 2 周、4 周、6 周、8 周进行组织学观察。结果：体外实验证明转染 BMP-2 的腺病毒重组体的半腱肌腱可表达报告基因，体内 8 周时被转染细胞的数量并未减少，还有大量韧带深层的细胞被转染。4 周时在腱骨交界处，可见新生的类软骨基质；6 周时新生层面积扩大并分层为纤维软骨、钙化软骨和骨，腱骨愈合为直接止点。对照组则为 Sharpey 纤维样间接止点愈合。转染 BMP-2 组的生物力学最大载荷 108.8N ± 50.8 N，对照组为 45.0N ± 18.0 N。

（敖英芳）

第三节　前交叉韧带损伤临床流行病学

前交叉韧带（ACL）损伤是临床上较为常见而又严重的运动损伤。ACL 的解剖基础、组织结构和生物力学作用，以及区域性的经济和社会因素，共同决定了 ACL 的流行病学特点，使其在人群分布、损伤机制及合并损伤等方面，显现出与其他膝关节损伤疾病不同的特征。文献报道，目前美国人群的 ACL 发病率估计为 1/3 000，而从事足球运动者中每年 ACL 损伤的发病率为 60/10 万，滑雪运动者为 70/10 万，明显高于一般人群[5]。敖英芳等对我国现役集训运动员进行调查发现，我国现役集训运动员 ACL 损伤的总体发病率为 0.43%[6,7]。笔者单位对 1993 年 1 月至 2005 年 4 月间收治的 ACL 断裂患者共 2 000 人进行了回顾性临床流行病学研究并总结出国人 ACL 损伤的临床流行病学特点。

一、性别因素

运动员 225 例中，其中女性 121 例，占 53.8%，男性 104 例，占 46.2%；非运动员 1 775 例，其中女性 406 例，占 22.9%，男性 1 369 例，占 77.1%。

研究表明，女性运动员 ACL 损伤的比例明显高于男性运动员[8]，这与国外一些流行病学资料的报告基本相符[9]。根据文献分析[5]，女性 ACL 损伤发生率高，多与女性生理特点有关，如女性大腿后肌群肌力较差，肌肉韧带松弛度大，本体感觉较差，ACL 较细，承受负荷较小等因素有关。雌激素水平会影响 ACL 细胞的代谢，继而影响 ACL 的结构和强度，由于雌激素水平的波动，引起神经肌肉活动的改变，使 ACL 在某段时间易受伤，且同时发现女性在排卵期似乎较卵泡期更易损伤 ACL；此外髁间窝相对狭小、膝关节 Q 角增大、肢体力线有改变[10,11]等身体特征都是女性 ACL 易损伤的高危因素。

相反，非运动员中男性的 ACL 损伤发生率明显高于女性，主要是因为在一些强度较大、有接触性的体育运动中（如篮球、足球等），男性体育爱好者明显多于女性，而女性体育爱好者大多参与冲撞很少、强度不大的体育运动（如健身、游泳、瑜伽等）。

二、致伤因素

全部 2 000 例患者中，运动性损伤 1 455 例，占 72.8%，非运动性损伤（包括车祸伤、技巧演出、生产生活意外等）占 27.2%。而在运动损伤中，根据损伤时是否存在外在暴力，将损伤因素分为接触性和非接触性损伤：运动员的非接触性损伤占 67.3%，接触性损伤占 32.7%；非运动员的接触性损伤占 74.9%，非接触性损伤占 25.1%。

研究表明：运动性损伤仍然是 ACL 损伤的最主要因素。原因如下：

（一）运动中 ACL 的负荷增加

ACL 是控制膝关节前向稳定及旋转稳定的重要结构之一，运动特别是身体变向较多的一些体育项目，对于膝关节稳定性要求很高，对 ACL 的牵拉和扭转负荷很大，并且与日常生活中膝关节的活动不同，运动中往往存在更多不可预测的致伤风险，因而 ACL 损伤的发生率明显增加。

（二）参与体育运动的人数增多

随着全民健身和体育卫生事业的发展，城市中体育设施日益完善，人们对于健康和生活质量的追求增加，参与体育运动更加方便，且多数人以篮球、足球、羽毛球等一般性运动项目为主。另一部分值得关注的人群是在校大学生，随着近年大中院校扩招，在校学生人数连年增加，校园内易于开展的一些群体性项目如篮球、足球等，以及体育课上开展的一些跳跃性项目（跳远、跳箱等）都是 ACL 损伤的好发项目。

（三）体育爱好者缺乏专业技术指导

体育爱好者受伤的原因有别于专业运动员，他们在专注于自己喜爱的体育项目的同时，往往忽视身体素质训练，很少分配一定比例的时间进行肌肉力量练习，使膝关节在运动中缺乏必要的肌肉保护，增加了交叉韧带及其他稳定性结构的损伤风险。同时由于缺乏专项技术指导和如何防范损伤的知识，这一人群较职业运动员更容易受伤，或者在对抗中误伤对手。

（四）高风险体育项目的普及

在经济发展和人民生活水平不断提高的今天，曾经只在专业运动员中开展，被视为奢侈运动的项目，如滑雪、跆拳道等也渐渐为普通的体育爱好者所接受，这些运动项目在膝关节损伤的致伤率和严重程度都很高，发生膝关节联合伤、脱位伤的比例高，近年也呈现增长趋势。

三、运动项目因素

运动员的 ACL 损伤（表 1-3-1）多见于足球（19.1%）、篮球（17.8%）、武术（4.9%）、柔道（8.4%）、田径（4.0%）、摔跤（8.9%）、跆拳道（4.4%）等项目，其中男、女运动员相比，除足球、武术、体操、摔跤项目外，在篮球、柔道、田径、滑雪等方面的 ACL 损伤，女性高于男性，而在柔道、滑雪和田径中，男女差异显著；非运动员的 ACL 损伤多见于一般性体育项目，如足球（21.9%）、篮球（30.9%）、跳跃性项目（包括跳箱、跨栏、跳高等）（2.2%）、排球（1.6%）、羽毛球（2.7%）、滑雪（2.1%）、跆拳道（1.0%）等，其中男性在足球、篮球等项目中比例高，而女性在跳箱、跨栏、跳山羊等跳跃性项目中比例较高。

四、受伤动作的因素

运动性 ACL 损伤中，95% 的患者都有明确的损伤动作，运动员中技术性失误占多数，受伤动作以屈膝外翻伤最多（占 55.6%）；非运动员主要是被对方误伤，同样也有明显的受伤动作，也以屈膝外翻伤最多（68.0%）。此外，屈膝内翻伤（18.1%），内旋伤（3.3%），外旋伤（2.7%），过伸伤（3.5%）均占有一定比例。

五、非运动性 ACL 损伤的因素

非运动性原因所致的 ACL 损伤占总病例数的 27.2% 中，其中生产生活意外最多，占 10.0%，交通伤占 4.8%，技巧演出（包括杂技、舞蹈、戏剧等）占 0.8%。

非运动员中存在一些从事特殊工作的人群，其 ACL 的发病率和损伤特点日益受到关注：如技巧演员，包括杂技、舞蹈、戏曲演员，他们在排练和演出时一些技巧动作可以导致 ACL 损伤，并且出于对体型体重的要求，这些演员的下肢肌肉力量往往欠缺，这也增加了 ACL 损伤的风险；军人和刑警，其工作包括一些专业的体能和职业训练，有些是高致伤风险的动作，需要引起重视。

六、受伤后的就诊时间

运动员的就诊时间为 1 小时～17 年，平均为 1 年 4 个月；非运动员的就诊时间为 1 天～30 年，平均为 2 年 3 个月。根据受伤至手术前的时间，可以将 ACL 损伤分为三期：急性期（6 周之内），亚急性期（6 周～1 年），慢性期（1 年以上）。

七、ACL 的合并损伤

ACL 是膝关节稳定性的重要结构，ACL 损伤后膝关节内的其他结构也会发生退变和损伤，这种伤害与 ACL 损伤的时间密切相关。我所敖英芳、龚熹、何震明等将 ACL 损伤按时间分为 3 周内组、1 年内组、1～2 年组和 2 年以上组，研究表明，随着膝关节损伤时间变化，内、外侧半月板损伤发生率明显不同，内侧半月板损伤由急性期（3 周内）22.5% 增至 1 年期时 43.9%，2 年期 62.8%，2 年以上的 79.2%，有显著性差异，随着受伤时间的延长，内侧半月板损伤率明显增高。

表 1-3-1 运动员 ACL 损伤运动项目分布情况

项目	足球	篮球	体操	武术	柔道	摔跤	跆拳道	排球	手球	滑雪	田径	棒垒球
男性（人）	25	17	4	6	6	11	5	2	2	1	2	1
女性（人）	18	23	1	5	13	9	5	2	2	3	7	2
合计（人）	43	40	5	11	19	20	10	4	4	4	9	3
%	19.1	17.8	2.2	4.9	8.4	8.9	4.4	1.8	1.8	1.8	4.0	1.3

表 1-3-2 ACL 损伤急性期（6 周内）的合并损伤

损伤类型	急性期		亚急性期		慢性期	
	n	%	n	%	n	%
总数	372	19.6	1 034	54.4	494	26.0
单纯 ACL 损伤	178	86.0	12	5.8	17	8.2
ACL+ 半月板损伤	284	19.6	650	44.9	513	35.5
ACL+ 髌股关节损伤	166	24.5	324	47.8	188	27.7
ACL+ 胫股关节损伤	203	24.8	391	47.9	223	27.3
ACL+MCL 损伤	58	63.0	23	25.0	11	12.0
ACL+PCL 损伤	25	43.9	23	40.4	9	15.8
ACL+LCL 损伤	8	57.1	5	35.7	1	7.1

外侧半月板损伤急性期发生率高达 53.5%，但随着时间变化不大，差异无显著性。

ACL 损伤后继发关节软骨损伤的研究中，1 年内组在各部位软骨损伤程度与 3 周内组无明显差异，1～2 年组在滑车和内髁软骨损伤程度比≤1 个月组重。2 年以上组在髌骨、滑车、内外髁和内侧平台软骨损伤比≤1 个月组重。随着重建前时间的延长，不仅软骨损伤的部位逐渐增多，软骨损伤的程度也逐渐加重[12]。

ACL 合并 PCL、内外侧副韧带的损伤，多数都是在很严重的外力（如车祸）或高速、强力撞击的运动伤中同时发生的。由于伤情重，就诊相对及时，在急性期中所占的比例较高。

了解 ACL 临床流行病学的特点，总结其损伤发生的规律，有利于我们对 ACL 损伤及合并损伤、继发损伤做出更准确的评估，有利于我们选择最佳的处理方法和最适宜的手术时机[13]，有利于我们对于不同人群、运动项目制定有针对性的措施来预防和减少 ACL 损伤的发生。

（梅　宇）

第四节　后交叉韧带损伤临床流行病学

后交叉韧带（PCL）是维持膝关节后向稳定性和旋转稳定性的重要结构。PCL 损伤是一种严重的膝关节韧带损伤。虽然其总体发生率不高，但 PCL 损伤会引起患者膝关节后向不稳，进而引起半月板损伤、软骨损伤等一系列继发损伤，使患者运动能力下降，最终导致骨性关节炎的发生。以往对于 PCL 损伤重视不足，诊断水平较低。近年来，大众健身的广泛开展及现代体育运动水平日益提高，技术动作的难度越来越大以及交通伤的不断增加，PCL 损伤在临床工作中日益增多。PCL 损伤也越来越受到运动创伤和骨科医生的重视。有关 PCL 损伤的创伤机制、诊断、治疗、康复等各方面的相关研究也随之增多。

国内外文献报道，PCL 损伤在普通人群中发生率为 3%，在急性膝关节创伤中为 1%～44%，在各种膝关节损伤中为 5%～20%[14]。北京大学运动医学研究所从 2000 年 1 月 1 日至 2007 年 9 月 30 日收治的 14 369 例各类损伤患者，其中 PCL 损伤 360 例，占 2.5%，与普通人群的发生率相近。并从 2000 年的 0.3% 到 2007 年的 3.3% 逐年上升。男性和女性 PCL 损伤的发生率相差悬殊，360 例患者中 277 例为男性，83 例为女性，与女性参与剧烈对抗性运动、开车或驾驶摩托车明显少于男性有关，这些项目有明显男性化倾向。女性运动的激烈和对抗程度较低也是原因之一。360 例患者中 247 例（68.6%）年龄在 40 岁以下，113 例（31.4%）年龄在 40 岁以上，多数为年轻患者，考虑到单纯 PCL 断裂的治疗方式目前仍以保守治疗为主，其远期效果以及继发损伤的发生对膝关节功能带来的影响值得探讨，其结果可能对治疗方式的选择带来根本上的影响。

以1个月为界限，PCL损伤可以划分为急性期和慢性期。北京大学运动医学研究所360例PCL损伤中急性期107例，其中28.3%为运动伤；慢性期253例，交通事故伤占68.69%。Schulz[16]等对494例急慢性PCL损伤的患者进行了回顾性研究，其中急性期运动伤（70%）为主，慢性期交通事故伤（60%）居多，显示了相同的倾向。在交通事故这种高能量创伤中危及生命的损伤发生率很高，往往容易忽略PCL损伤，造成漏诊。因此，在处理这类交通事故损伤病例时应仔细、全面检查，防止遗漏PCL损伤。

文献报道[15-20]，PCL损伤中单纯伤占3%~27%，大多数还是联合伤，多为高能量伤造成。PCL损伤中56.5%~60%为意外伤，以摩托车祸最多见，运动伤则占32.9%~40%。Schulz[16]等的研究结果中交通事故伤占45.3%，运动损伤占39.9%，摩托车伤居所有损伤原因的首位，占28.1%，足球运动损伤占24.7%，居次席。交通事故伤中63.8%为膝关节联合损伤，明显多于运动损伤中联合伤47.5%的发生率。国内有关报道很少，根据北京大学运动医学研究所对360例PCL损伤的研究显示，交通事故伤占总体发生率的38.3%，运动损伤占38.3%。所有创伤因素中交通事故伤发生率最高，其中车祸（汽车）占16.9%，摩托车伤为14.2%。自行车伤占7.2%。运动伤中足球伤发生率最高，为32.3%。单纯PCL损伤205例，联合伤92例，81例合并半月板损伤。联合伤包括合并ACL损伤54例，外侧副韧带损伤11例，后外侧结构损伤4例，ACL加内侧副韧带损伤3例，ACL加外侧副韧带损伤15例，ACL加后外侧结构损伤5例。联合伤中45.61%为运动伤，交通事故伤占29.82%。从以上数据中可以发现，与Schulz[16]等的研究相同点是交通事故和运动损伤是PCL损伤的主要创伤因素，不同点在于交通事故中车祸（汽车）所占比率高于摩托车伤，与我国汽车数量激增和摩托车使用数量下降有关；自行车伤比率较高，这与我国是自行车王国，自行车使用人数多有关，应当说具有中国特色；联合伤中运动损伤较交通事故更多见，因而损伤程度较轻者（合并单个韧带损伤）居多，而合并两个以上韧带损伤者相对较少。

屈膝外翻的患者中，合并伤比例最大为68.7%。其次是屈膝内翻伤为55.9%。这是因为，屈膝位受伤往往伴有胫骨的旋转。外翻时往往伴有胫骨的外旋，较易损伤内侧副韧带及半月板。内翻时伴有胫骨内旋，较易损伤内侧半月板，外侧副韧带及后外侧结构。胫前伤的患者例数最多为101例，但合并伤比例为31.7%，排在第3位。多数为膝关节脱位伤，造成多韧带的复合伤。

急性期患者合并伤病例最多，占52%；这是由于很多合并伤为较大暴力所致，有些为交通伤，患者膝关节肿痛，活动受限较重，往往早期就诊早期发现。

360例PCL损伤患者中192例合并软骨损伤，占全部患者的53.3%。这与既往文献报道相似（55%）。急性期、亚急性期及短期慢性PCL损伤患者软骨损伤的发生率相差不多，但病程大于5年的患者中占75%，高于其他各期。表明PCL损伤会继发关节软骨损伤，PCL断裂后亦应尽早予以手术重建，恢复关节稳定性，预防继发损伤的发生。

运动员发生PCL损伤较少，一般在高速及高对抗性运动中发生，如橄榄球、足球、滑雪等。360例PCL损伤中，运动员组29例全部为运动伤。PCL损伤主要发生于足球、跆拳道、摔跤、滑雪、篮球等项目。其中足球最多（有6例，男性5例，女性1例），占运动员组的20.7%。其次是重竞技项目，如：柔道5例、跆拳道4例、摔跤2例；还有滑雪2例，手球、排球、散打、橄榄球、撑竿跳高、短跑、篮球、舞蹈、羽毛球各1例。非运动员组中，70例为运动伤，主要发生于足球、篮球、冰雪项目、跳远、跑步等项目。其中62例为男性（88.6%），8例为女性（11.4%）。损伤发生最多的项目是足球为26例，占35.7%，且均为男性。其次是篮球15人，占21.4%，也均为男性。冰雪项目11人，9人为男性，2人为女性。跳远、跑步各5例。跆拳道、旱冰、排球、铅球、跳箱、舞蹈和拔河各1例。足球在运动员组与非运动员组均是发生PCL损伤最多的项目。但运动员组重竞技项目是除足球之外，PCL损伤发生最多的项目，而在非运动员组中则为篮球。在非运动员组中，冰雪项目亦为损伤发生较多的项目。从运动项目分布来看，PCL损伤多发生于强度大、对抗性强或损伤所受暴力较大的项目中，这也是 PCL 损伤与 ACL 损伤等损伤比较总体发病率不高的原因之一。当然，很多医生对该病认识不足，造成漏诊也是原因之一。病例资料显示在非运动员的运动伤中仅有 8 例女性，占 11.4%，低于运动员中女性的比例，这是由于男性与女性在运动和生活方式上的不同所造成的。男性参加运动较多，而且多为对抗性较强的运动，如足球、篮球等，而女性参加运动的次数、持续时间及对抗强度都远不及男性。

PCL 断裂的创伤机制包括胫前伤、过伸伤、过屈伤和屈膝内外翻伤。通常认为运动伤中最常见的创伤机制是过屈伤，它更易造成单纯 PCL 断裂，受伤时暴力直接作用于胫骨近端，使胫骨突然向后半脱位，胫骨平台后缘与髁间窝顶壁间发生撞击，可截断 PCL[21]。同时屈曲时前外侧束紧张，如超过极限也使 PCL 断裂。意外创伤中最常见的是摩托车祸造成的胫前伤，或称挡板伤（dashboard injury），为胫骨前方受到直接后向暴力造成 PCL 断裂，如合并旋转则可引起膝关节其他结构损伤。根据北京大学运动医学研究所研究结果显示，这四种创伤机制均可以引起 PCL 断裂，胫前伤在所有创伤机制中最多见。在意外伤中，胫前伤为主要创伤机制，以车祸和摩托车伤最常见，其原因为通常车祸或摩托车伤时膝关节处于屈曲位，暴力来自于胫骨前方，直接作用于胫骨结节附近，而发生后向作用力，致使 PCL 损伤或断裂。在运动伤中屈曲内外翻伤多于胫前伤，可能与运动中膝关节旋转动作较多而致扭伤的发生率高有关。PCL 具有限制胫骨过度旋转的作用，因而旋转暴力可引起 PCL 断裂，常合并内外侧结构损伤。过伸伤、过屈伤发生率相对较小，与文献报道不同。

有关 PCL 损伤 MRI 研究显示在损伤部位中，实质部撕裂占 68%，近端撕裂占 19%，远端撕裂占 4%，说明 PCL 损伤中大多数是实质部撕裂[22]。对 360 例 PCL 损伤的患者进行了关节镜检查，发现 285 例为 PCL 实质部断裂，占 79.2%；部分断裂 30 例，占 8.3%，其中有 9 例患者明确为后内束断裂，占 2.5%；下止点撕脱 32 例，占 8.9%；上止点撕脱 7 例，占 1.9%；另有 6 例患者在镜检时无法辨认明确的损伤部位，但 PCL 松弛。由此可见，PCL 损伤以实质部断裂为主，下止点撕脱比上止点撕脱比例高。

膝关节不稳是 PCL 损伤后的主要症状，360 例 PCL 损伤的患者中共有 231 例受伤后出现了不同程度的膝关节不稳的症状，伤后出现不稳的平均时间为 1.55 个月。在这些患者中，167 名患者于急性期内出现了关节不稳的症状，占 72.3%；亚急性期内为 62 例，占 26.9%；绝大多数患者不稳症状出现在伤后 1 年之内。在 78 例慢性 PCL 损伤患者中仅有 2 名患者有明显关节不稳的症状。这些未出现不稳的患者来就诊时，主要的症状为运动后膝关节疼痛。此外，26 例患者在初次受伤后进行了患膝石膏固定，但仍然出现了膝关节不稳。出现不稳的平均时间为 1.44 个月，而其平均固定时间为 1.33 个月。临床观察表明，PCL 的自然愈合能力并不像以往认为的那样强。尽管有些患者进行了石膏固定，但仍难以维持稳定，需要手术重建。

（程　序）

第五节　膝关节交叉韧带损伤相关体格检查法

接诊运动创伤患者时，详细询问病史有助于提供诊断线索，并为体格检查提供切入点及检查重心，使体格检查及辅助检查既全面仔细又有的放矢。

膝关节前交叉韧带（ACL）一般均有外伤史，多为膝内翻或外翻扭伤，也可是过伸损伤屈曲位支撑受伤。伤时可有组织撕裂感，有时可听到响声，随即产生疼痛及关节不稳，不能完成正在进行的动作和走动，继而关节出血肿胀，肌肉的保护性痉挛，拒绝任何搬动或活动。ACL 断裂超过 6 周属陈旧性损伤。陈旧性 ACL 断裂多有不稳症状，不稳表现在以下几个方面：①反复扭伤；②不敢急加速、急停；③不敢急转。

后交叉韧带（PCL）损伤多为意外伤，以摩托车祸最多见，运动员发生 PCL 损伤较少，一般在高速及高对抗性运动中发生，如橄榄球、足球、滑雪等。急性伤就诊时多数诉伤时有响声，伴疼痛、活动受限、膝关节肿胀，检查会加重疼痛。陈旧伤的症状多集中于骨关节病症状，如前膝痛、上下楼疼痛、长距离行走及快跑痛等。其他症状有不稳及错动感，尤以下楼时重，快速转向能力下降等。联合伤者可出现明显脱膝感及打软腿的症状。

在仔细询问了上述情况后，我们应有重点地开始对患者进行详细的物理检查。膝关节检查最重要的几点：①要按一定的顺序进行，以防遗漏；②双侧对比，最好先检查健侧；③尽量多暴露肢体，使膝关节检查在不受任何约束的状况下进行（裤腿过紧会影响检查结果的真实性）；④按望诊、触诊、测量、动诊以及特殊检查顺序进行。

ACL 断裂后膝向前活动度加大，PCL 断裂导致后向活动度增加，同时有些患者也会出现膝的旋转失稳，常用的前向、后向稳定性检查如下：

一、前向稳定性检查

（一）前抽屉试验（anterior drawer test，ADT）

患者仰卧位，屈膝 90°，放松，检查者以臀部固定患者双足，双手握住小腿上段、拇指压在胫骨结节下方做前拉动作（图 1-5-1），如胫骨平台相对于股骨明显前移（移位大于 5mm），则为 ACL 断裂。

（二）垂腿前抽屉试验

患者坐于床缘，双膝屈 90° 垂于床下，检查者双膝夹住患足，双手握胫骨上端做前向抽动（图 1-5-2）。因为此位置患者肌肉更能放松，更有利检查结果的准确，阳性意义同前抽屉试验。

（三）屈髋屈膝 90°位前抽屉试验

令患者仰卧屈髋屈膝 90°，医生可以一侧腋窝夹持患肢，另一前臂置于小腿近端后侧，用力上提小腿近端，如胫骨明显向前移位则为阳性，注意双侧对比。该方法因患者易于放松，同时其自身大腿及躯干重量作后向对抗，易于获得阳性结果。阳性意义同前抽屉试验。

（四）Lachman 试验

患者仰卧位，放松，检查者以同侧手握持同侧患肢胫骨上段内侧，另一手握股骨远端外侧，微屈膝 15°~20°，双手反向用力（使胫骨向前股骨向后，图 1-5-3），如见胫骨明显向前移位则试验阳性，考虑前交叉韧带断裂可能。

（五）注意事项

1. 韧带检查时尤其是前交叉韧带检查时，终末抵抗感（end point）的体会尤其重要，一般分为强抵抗、弱抵抗和无抵抗。弱抵抗及无抵抗多为前交叉韧带断裂。有一定移位后的强抵抗分以下情况：如患者双侧一致则正常，如移位较对侧大，则前交叉韧带有部分损伤或损伤后与交叉韧带等组织粘连，或半月板桶柄状撕裂卡于髁间窝内（内侧多见）。MRI 检查可助区分。

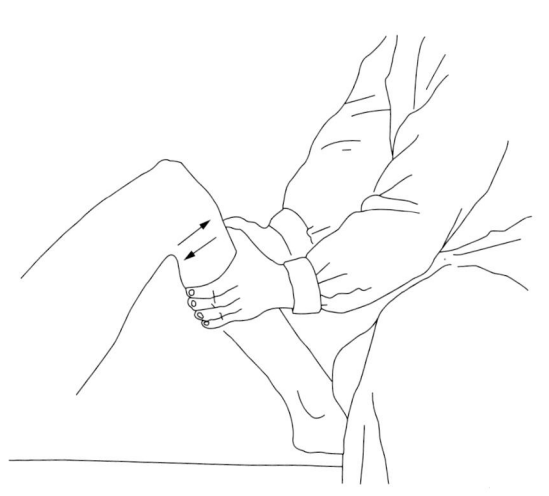

图 1-5-1 前抽屉试验

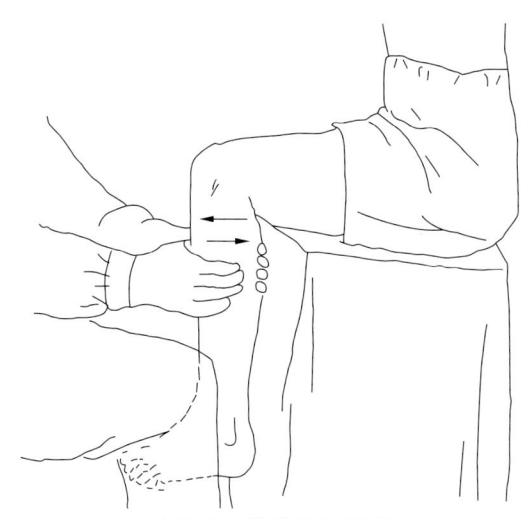

图 1-5-2 垂腿前抽屉试验

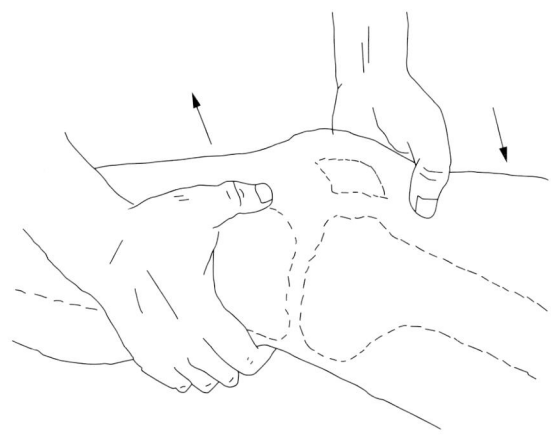

图 1-5-3　Lachman 试验

2. Lachman 检查较前抽屉检查阳性率高，原因如下：①患者易于放松；②许多患者尤其是急性伤患者屈膝困难；③屈膝 90°位时圆凸的股骨内髁在相对较厚的内侧半月板的楔形阻挡下使移位不明显，而伸膝 15°~20°位时股骨髁平滑的一面使半月板间楔形阻挡作用减弱，易于检查出前向移位。

3. 注意检查时胫股关节正常位置。

（六）KT-1000、KT-2000 等关节测量器的检查

其检查方法同 Lachman 试验，但可从其刻度中明确读出前向移位的距离，有利于客观地对比韧带及关节松弛的程度。

（七）轴移试验

1. Macintosh 外侧轴移试验（Macintosh lateral pivot shift test）　以右膝为例，患者仰卧，检查者右手握持患肢足踝使小腿内旋，伸直膝关节，左手置于腓骨小头下方，双手施加外翻力，并逐渐使患膝逐渐屈曲。此时由于股骨后沉及髂胫束等的前向牵拉作用（此时髂胫束位于股骨外侧髁瞬时中心前侧）造成胫骨外侧髁的前向半脱位。当屈膝到 20°~30°时，由于髂胫束移到股骨外侧髁瞬时中心后侧，对胫骨外侧髁产生强烈的后向牵拉力，迫使半脱位的关节复位，检查者可感觉或者看到复位时的弹跳及错动，患者因其与平时的产生症状的错动感一致，常有恐惧、疼痛，拒绝多次重复检查。

2. Hughston 外侧轴移试验（Jerk-test）　其检查方法与 Macintosh 外侧轴移试验相反，小腿内旋后膝关节由屈曲 90°到逐渐伸直，在伸直到 30°左右时，可感到胫股关节外侧半脱位的弹跳感，即为阳性，表示前交叉韧带松弛。

3. Slocum 外侧轴移试验（Slocum test）　是上述轴移试验的改良方法，因患者易于放松，阳性率较高。患者健侧卧，健肢屈曲，患肢在上，伸直膝关节并用其足内缘支撑床面，上身逐渐向患侧旋转平卧，此姿势造成膝外翻，小腿内旋位，检查者双手分别握持股骨下段及胫骨上段，双拇指分别置于股骨外侧髁及腓骨小头后方，示指位于关节隙处，轻柔向前挤压膝关节使之逐渐屈曲，大约在 20°~40°屈曲位时可触及或听到膝关节从胫骨前外侧半脱位被迫复位的错动感，即为阳性。

4. 屈曲旋转抽屉试验（flexion-rotation drawer test）　它的检查机制与 Macintosh 及 Slocum 外侧轴移试验一样都是先造成胫骨外侧髁的前向半脱位，再使之复位，体会其复位时的弹跳感。检查时屈膝 20°，检查者双手握住小腿上段，肘部及髂嵴夹持患足，施加轴向压力、外翻力及内旋力，当屈至 25°~30°位时关节弹跳复位，此方法较敏感，可检查出其他方法所漏过的轻度半脱位。

二、后向稳定性检查

（一）胫骨近端塌陷（Sag sign）

患者仰卧，屈髋、屈膝 90°、足支撑于床上，胫骨近端向后下塌陷即为阳性，用力向后推时更明显（图 1-5-4）。注意双侧对比，多提示 PCL 断裂或（和）后外侧结构损伤。

（二）塌陷试验（drop back test）

患者仰卧位，屈髋 90°、屈膝 90°，检查者托持其足踝部，观察双侧胫骨前缘曲线，如患侧胫

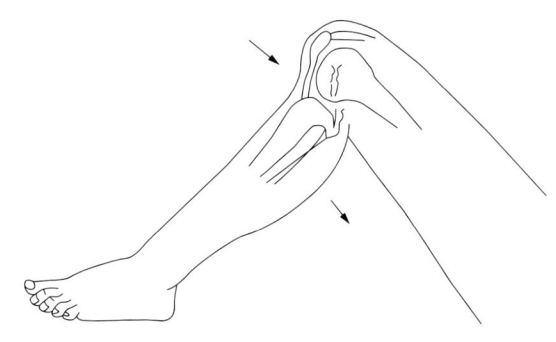

图 1-5-4　胫骨结节塌陷

骨结节塌陷则提示 PCL 撕裂（图 1-5-5）。

（三）后抽屉试验（posterior draw test，PDT）

检查体位同前抽屉试验，检查者向后推胫骨，如有移位，则支持有 PCL 损伤（图 1-5-6）。

【注意】前、后抽屉试验检查时体位应一致，有时易造成偏差。如后交叉韧带断裂的患者，因胫骨后移，做前抽屉时可出现假阳性，而前后交叉韧带均有损伤的患者更易发生，故检查前应尽量先使双侧肢体位置一致，使胫骨及股骨回复正常位置，再前后推动检查，以免误诊。

（四）反向轴移试验

以检查右膝为例，检查者以右手握住患者足踝部并将其固定于自己骨盆右侧，左手掌在胫骨近端轻托小腿，屈膝 70°～80°，同时外旋小腿（在此位置上造成外侧胫骨骨平台向后半脱位）这可以从胫骨结节的塌陷上明显看出，逐渐伸膝，并施加轴向压力及外翻力，当屈膝接近 20°～30°时，可听到关节复位回到正常旋转状态时的错动感，此试验阳性提示后交叉韧带、弓形韧带、外侧副韧带完全断裂。

（五）俯卧位胫骨外旋试验

此检查可在 30°及 90°位上分别进行。俯卧位后，以中立位足的内缘作为外旋起点，用力外旋足部，通过测量足内缘及大腿角衡量外旋角度（图 1-5-7）。双膝角度相差 10°，可确定为异常。如 30°(+)、90°(−) 则提示单纯后外侧角损伤（外侧副韧带、弓形韧带、腘肌腱等）；如 30°(+)、90°(+) 收提示 PCL 和后外侧角均有损伤。

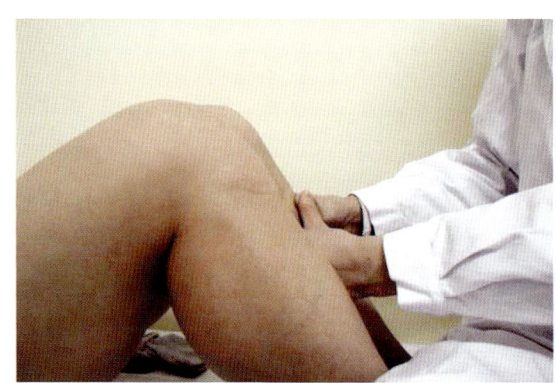

图 1-5-6　后抽屉试验

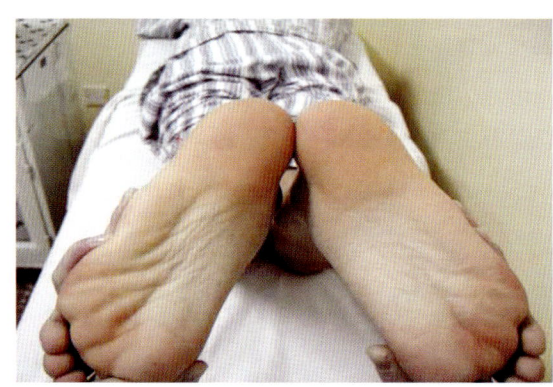

图 1-5-7　俯卧位胫骨外旋试验

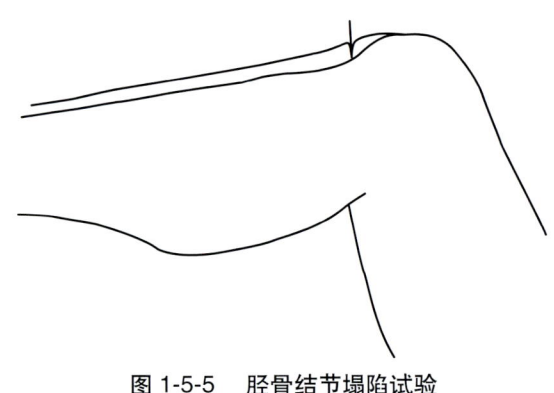

图 1-5-5　胫骨结节塌陷试验

（龚 熹）

第六节　生物力学检查

一、KT-2000 检查

KT-2000 是一种可以测量膝关节前、后向稳定性的关节测量仪，通过测量胫骨与股骨间的前后移动距离来量化膝关节的松弛程度。与物理诊断与影像学诊断共同组成交叉韧带损伤的三种主要诊断方法。KT-2000 与以往应用的 KT-1000 在设计原理及使用方法上基本一致，KT-2000 增加了图像描记装置，可以记录在某一拉力下胫骨相对于股骨前后移动的瞬间距离，能最大限度地减少测量误差。关于 KT-1000 的研究很多，有很多基础研究及测量标准都是在 KT-1000 的基础上进行的，考虑到二者相似性，这些研究结果基本上可以通用[23]。

（一）KT-2000/KT-1000 检查特点

X 线、CT 及 MRI 等影像学检查提供了膝关节交叉韧带形态学信息，而 KT-2000/KT-1000 提供了膝关节前后向稳定方面的功能学信息，对于交叉韧带损伤的治疗具有更好的指导意义。与其他诊断方法相比有以下特点：①量化膝关节前后向松弛程度；②无需麻醉；③免受 X 线照射；④无创，患者能够充分放松膝关节；⑤测量费用较低；⑥具有良好的准确性与可重复性[24]。

（二）KT-2000/ KT-1000 检查适应证

1. 膝关节交叉韧带损伤的诊断。
2. 交叉韧带重建术后效果评价。
3. 对膝关节稳定性进行研究，指导运动员的训练。

（三）KT-2000/ KT-1000 测量步骤

1. 前交叉韧带测量　一般在屈膝 30°位与屈膝 90°位分别进行测量（图 1-6-1）。

（1）调整体位：患者取仰卧位，双手置于体侧，放置膝下支架，垫高膝关节，屈膝至 30°，放置足部支架并用固定带固定大腿，调整下肢旋转角度，使其保持中立位；90°位测量时，患者仰卧位，屈膝 90°（用量角器进行测量），无膝下支架及足部支架。

（2）固定 KT-2000 关节度量计：固定于小腿前方，使设备上的关节线箭头对准膝关节间隙，髌骨感受器垫置于髌骨上，完全位于髌腱的近侧，通过旋钮调整其方向，使髌骨感受器垫下表面与胫骨感受器垫下表面平行。

（3）调零及测量：一手固定髌骨感受器于髌骨上，另一手向前牵拉操作手柄，听到第一声响声后松开操作手柄，观看刻度盘指针是否回到原来位置，反复几次，转动刻度盘确定"0"刻度的位置，调零的关键在于患者是否完全放松。然后进行测量，持续向前牵拉操作手柄，在拉力达到 15 磅（1 磅 = 0.4536kg）、20 磅、30 磅时可以分别听到音调不同的三个响声，在第三声响过以后，应继续牵拉直到胫骨不再向前移位，分别记录三声响及牵拉最后时刻度盘的数值，它们分别代表 15 磅、20 磅、30 磅及最大提拉力时胫骨前移的情况。

2. 后交叉韧带测量　步骤与前交叉韧带测量基本相同，一般只在屈膝 90°位测量，设备固定及刻度盘调零同上，测量时向后推动操作手柄，分别记录 15 磅、20 磅、30 磅及最大后推力时胫骨后移的情况。

（四）KT-2000/ KT-1000 测量诊断标准

关于 KT-1000 的测量标准很多，Danial 等[25]研究结果示：正常人胫骨前移距离为 7.2mm，后移距离为 2.8mm，前移双膝间差值平均为 2mm（最大 3.5mm，最小 0.2mm），后移平均差值为 0mm（最小为 0 mm，最大为 2mm）。95% 正常双侧膝关节前向差值小于 3mm，因此双膝前向松弛度差值超过 3mm 时，提示有 ACL 损伤。

目前文献报道[23]，KT-1000 测试中，负荷大小一般为 20 磅，ACL 损伤的诊断标准定为 3mm 时，

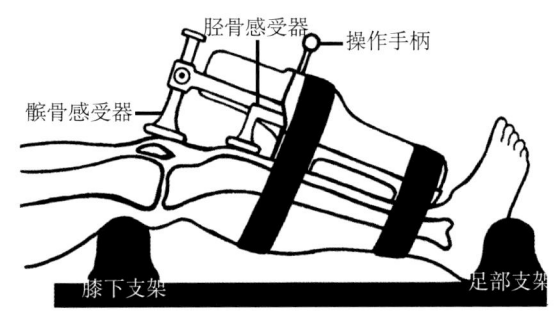

图 1-6-1　KT-2000 测量示意图

其准确率为 70% ~ 95%。也有人[26]将健侧与患侧的差值大于 2.5mm 作为 ACL 损伤的诊断标准，这可能与操作方法及人种差异有关，目前关于中国人的研究未见报道，一般将 3mm 定为诊断标准。KT-2000 是 KT-1000 的换代产品，其性能与后者基本相同，目前关于 KT-2000 的研究很少，诊断标准与 KT-1000 相同。

文献报道[25, 27, 28]，最大提拉力试验、最大手动试验和 30 磅提拉试验均较 20 磅提拉试验具有更高的诊断准确率；也有人证明麻醉状态下 KT-2000 对交叉韧带损伤的诊断的阳性率较未麻醉条件下高，这可能与麻醉状态下肌肉得到充分放松有关[26, 29]。为了提高诊断的准确性，KT-2000 的负荷设为 15 磅、20 磅、30 磅及最大提拉力四档。

关于 KT-1000/2000 对 PCL 损伤诊断标准的研究不多，Hewett 等[30]的研究结果是 PCL 损伤胫骨平均前移距离为 7.6mm。其诊断标准一般定为 3mm。

（五）准确性、可重复性及影响因素

KT-2000/KT-1000 能够量化膝关节前后松弛度，具有很高的准确性和可重复性。Danial 等[24]利用尸体来验证 KT-1000 的可靠性，试验发现胫骨与股骨间的实际移动距离与 KT-1000 的测量值无明显差别，在理论上为 KT-1000 提供了测量依据。

KT-1000 对单膝 ACL 损伤诊断的准确率为 70% ~ 95%，Sherman 等[31]的实验结果显示 KT-1000 对 ACL 损伤的患者 95% 的诊断正确率。

KT-1000/KT-2000 的测试结果主要受到操作准确性及患者肌肉放松程度的限制，另外下列情况也会影响测量的准确性，应该引起注意。例如：ACL 的部分损伤；半月板损伤后嵌顿于关节间隙内；关节内纤维连接形成；损伤后 ACL 与 PCL 或其他组织粘连愈合；年龄较大患者或 ACL 损伤时间很长的患者由于关节周围骨赘形成限制了关节的前后活动；肌肉很发达的患者伴有其他损伤导致关节内急性滑膜炎形成。

二、Cybex 与 Biodex 检查

Cybex 与 Biodex 都是目前进行等速测试与训练的常用设备，二者的功能基本相同。20 世纪 70 年代初美国 Cybex 公司制造出世界上的一台等速肌力训练仪器，此后许多国家开始了等速技术的研究与应用，并且被认为是肌力测试与训练的一次重大创新。Cybex 的型号不断更新，从 Cybex Ⅱ plus、Cybex340、Cybex350 到目前应用较多的 Cybex6000 与 Cybex Norm。Biodex 诞生于 1985 年，由美国 Biodex 医疗系统公司制造，目前已经由系统 Ⅰ 发展到系统 Ⅲ PRO。

新一代等速设备可同时提供详细的测试数值与力矩曲线。可提供等速向心、等速离心、等长、等张及持续被动运动等不同运动方式的测试与训练模式，集多种运动模式于一身，明显提高了肌肉测试与训练水平。通过各种附件可以进行多关节测定与训练，如膝、踝、髋、肩、肘、腕及腰等关节。

（一）常见运动方式

1. 向心运动　肌肉张力增加使力臂加速运动，纤维变短，起点和止点逐渐靠近，通常指主动功。

2. 离心收缩　肌肉张力增加使力臂减速运动，纤维变长，起止点逐渐分开，通常指被动功。离心收缩可以产生 400% 的向心收缩肌力。

3. 等长运动　等长收缩时，肌肉产生张力，纤维收缩，但是力臂没有运动，速度保持为 0，阻力随着施加的力而自动变化。

4. 等张运动　利用一个恒定或预定变化阻力进行等张练习，由于肌肉骨骼杠杆系统的变化，肌力需要在不同的关节位置发生相应变化。因此肌肉仅在关节最薄弱的机械点才能得到最大负荷，而在中间阶段几乎是无效的负荷。等张练习分为向心和离心运动。

5. 等速运动　等速运动的概念由 Hislop 与 Perrine 在 1967 年首先提出[32]。又称为可调节抗阻运动[33]、恒定角速度运动[34]，需要在专用设备上进行，关节运动的角速度是预先设定的，其阻力是根据肢体输出力量大小而变化的，即阻力永远与肢体输出力量相等，因此其阻力被称为顺应性阻力。在运动中，肌肉用力只能增加输出力矩，而不能改变运动角速度。可见该运动方式在日常活动中并不存在，只是人为地借助于器械调节相应阻力，控制收缩速度的一种特殊运动形式，在肌肉测试与训练中有明显优点。

40 年来，等速肌肉测试与训练技术在运动医学、矫形外科及康复医学的临床和科研中得到了

广泛的应用和不断的发展。国内于20世纪80年代开始引进等速设备，开始主要应用于运动员的肌肉功能评价和运动创伤后肌力的训练，近10年来逐渐应用于康复医学领域。

（二）等速运动测试

在 Cybex 与 Biodex 上可以进行多种运动方式的测试，等速运动测试是其特点，最常用，且最具临床意义，其他运动测试方式均为传统测量，以往多有论述。下面介绍一下等速运动测量。

1. 等速运动的特点

（1）测量的准确性与可重复性都很高。与以往临床上应用的徒手肌力测试相比有着明显优势。徒手肌力测试（MMT）于1912年由 Robert Lovett 首先提出[35]，目前得到广泛的应用。但其分级不够细致，而且主观性强[36-38]。Wilke 等[39]证明应用 MMT 确定为双侧肌力正常时，膝关节伸膝力量在等速测试中发现缺失23%~31%。Ellenbecker 等[40]在肩关节测试中也发现类似现象。因此有人认为 MMT 的测定结果是不能接受的[41]。

（2）等速运动有着明显的安全性。因为其阻力为顺应性阻力，总是等于肢体所输出的力量，肢体在运动中不易受到损伤。它可以随着患者疼痛与不适而调节阻力，可以采用不同的练习模式，例如次最大量练习及设定练习范围与速度，在膝关节损伤时，可以采用肌力输出最小的练习速度。

（3）等速运动具有高效性。顺应性阻力可以在全活动范围内提供最大阻力，即肌群可以在全活动范围内发挥最大潜能进行练习。例如，在活动范围中部时，肌肉处于理想肌动蛋白与肌球蛋白收缩长度，等速测量仪保持预定的活动速度，肌力输出将明显增大；相反，如果在活动范围的边缘测试时，肌肉在生理与力学方面均处于不利状态，等速测量仪仍将保持预定速度，而肌力输出将明显减小。由于等速运动无固定阻力，因此可以使肌力输出在全活动范围中均处于最大状态。

另外，加载大小可以与疲劳及疼痛相适应。例如当患者进行等张运动时，疲劳状态下即无法完成全活动范围的运动；而进行等速运动中，疲劳时阻力会相应减少，所以患者仍可以完成全范围的运动；如果活动范围中存在疼痛弧，阻力也会相应减小，使患者能够完成全范围的运动。等速运动是唯一可以全活动范围使肌肉处于最大收缩状态的训练方法。

（4）具有生理溢流（overflow）效应。包括两种，一方面为训练速度生理溢流效应，即在某特定速度下训练的效果会传递到其他速度上，使得在该速度上的肌力也有改善，以往认为只有高速条件下获得的肌力可以向低速运动发生溢流，目前多数学者认为溢流效应具有双向性；另一方面存在运动角度的溢流现象，例如在髌股关节病的患者中，某些角度不适合进行加载练习，可以在该活动区域的两侧进行等速运动练习，由于生理溢流想象的存在，该区域的肌力也会相应增加。当然，这种现象在其他运动方式中也存在，但等速运动中该现象的作用更明显。

2. 等速运动进行测试的特点及用途

（1）等速运动测试具有良好的准确性与可重复性。它不是简单的肌力测试，而是测试肌肉综合的功能性表现，并且可以提供多项客观指标。目前应用的其他运动方式都不能提供如此全面和客观的测试，以至于进行其他运动方式锻炼时也要采用等速运动来进行测试与评估。另外，可以单独测量各肌群情况，避免因强壮肌群对弱小肌群的代偿而出现的误差。

（2）等速运动测试指标与肢体功能存在强烈的正相关关系。例如股四头肌峰力矩与功能存在明显的正相关关系，肢体加速与减速能力及功能测试与主观功能水平存在着强烈的正相关性。可以准确告诉我们何时真正适合开始功能练习。

（3）对康复过程有着明确的指导价值。运用等速测试仪器对运动系统伤病进行功能评价，可提供较为准确的肌肉功能评价方面的定量指标及力矩曲线，有助于判断肌肉关节病变的可能部位，对设计合理的、有针对性的康复方案有指导意义[42]，避免根据主观经验进行康复。

3. 等速测试的缺点

（1）评估可靠，但局限于单独的肌群。

（2）测量主要采用非负重条件下的开链练习姿势。

4. 等速测试的禁忌证

（1）骨、关节或软组织损伤的急性期。

（2）严重疼痛与严重滑膜炎。

（3）骨与软组织损伤愈合不牢或关节不稳。

（4）关节活动严重受限。

(5) 严重心血管疾病。

5. 等速肌肉测试的步骤

(1) 测试前准备：首先应很好地指导患者，使其了解等速测试的方法和要领，让患者通过加快运动速度达到最大肌力。测试前应让患者做好准备活动，所测关节和肌群进行适当的牵伸练习。

(2) 测试顺序：对健康者应先测优势侧肢体，对患者应先测健侧，便于患者熟悉测试过程，消除对测试的顾虑。

(3) 体位与关节轴心：关节活动轴心与设备动力臂旋转轴心应尽可能一致，以使肌肉力矩输出达到最大。

(4) 固定：测试时良好的固定可以确保被测试肌群被充分独立开来，将协同肌的影响降到最低，避免了替代运动。除了被测关节的固定外，腰部和胸部也需要固定。如果对下肢测试，手臂应交叉于胸前，或紧握动力仪两侧的把手。在测试上肢时，双下肢应处于不负重的状态。测试中各绷带应松紧适宜，紧张而舒适。

(5) 肢体称重：在竖直面上测试肌力时，由于部分运动是在重力位或抗重力位上完成的，因此，应考虑重力的影响。如坐位测量膝关节屈伸肌力时，伸膝肌力应克服重力，即克服小腿重量；而屈膝时则借助了重力，即增加了屈肌力量。这些重力因素将影响测试结果，尤其是评价主动肌与拮抗肌比值时影响更大。肢体称重时应尽量使受试者放松肢体，对一些肢体痉挛或肌力增高的患者应重复几次。

(6) 设定运动范围，每次测试前都要重新设定，该范围不能超出受测关节活动范围所允许的最大安全范围。

(7) 等速肌肉测试的速度：慢速测试，常用速度为60°/s或30°/s，主要用于最大肌力的测试；快速测试，常用速度为180°/s、240°/s、300°/s（运动员多用），主要应用于肌肉功率及耐力的测试，如果受试者不能完成上述快速运动，可适当降低运动速度，如90°/s或120°/s。

(8) 测试次数：慢速或中速运动（90°/s或120°/s），常设定3~5次重复运动；快速运动，一般重复运动20~25次，可观察到肌肉疲劳程度和衰竭曲线。两种运动速度之间的间歇为1分钟，以使肌肉收缩后得到短暂休息。

（三）等速运动测试指标的分析及意义

目前等速运动测试在临床上应用最多的是膝关节等速肌肉功能测试，可能与膝关节损伤发病率高及膝关节测试结果可信度较高、力矩曲线清晰等有关。其他关节等速测试的研究也越来越多，例如肩关节[43,44]、肘关节[45,46]、腕关节[47]、髋关节[48]、踝关节[49]、腰背肌[50]等。

1. 测试数据分析及意义

(1) 最大力矩（peak torque）：肌肉输出的最大力。相当于等张测量时的最大力。可进行双侧比较或与基线比较。

(2) 最大力矩与体重比值（peak torque to body weight ratio，PEAK TQ/BW）：最大力矩与体重比值可以消除体重对最大力矩的影响，有利于个体间比较，另外还可以与已定的目标进行比较。

(3) 到达最大力矩时间（time to peak torque）：为肌肉开始收缩至到达最大力矩时的时间。代表肌肉快速产生力矩的能力。

(4) 最大力矩时角度（angle of peak torque）：肌肉在等速运动中产生最大力矩时的屈膝角度。运动类型及速度相近时，该角度基本固定，一般存在于活动范围的中部。

(5) 屈膝30°位时力矩（torque at 30°）：屈膝30°位时肌肉产生的力矩，因为该屈膝角度是膝关节稳定的重要位置，因此该力矩对于评价膝关节稳定性具有重要意义。

(6) 运动0.2秒时力矩（torque at 0.2 seconds）：是评价肌肉产生力矩能力的指标，Wilk认为伸膝肌力在伸膝运动开始0.2秒时应该达到最大力矩的80%~90%。

(7) 变异系数（coefficient of variance）：代表试验的可重复性。变异系数增大可能是由于一些潜在因素造成的，例如：疼痛、担心、缺乏指导、测试时不努力。大肌肉群≤15%，小肌肉群≤20%。如果变异系数过大，则应该重新测试。

(8) 单次最大功（max rep total work）：代表运动范围内每个运动单位产生最大功的能力。

(9) 最大功位置（max work rep）：表明最大功产生时刻居于测试过程中的位置，一般出现在测试的开始阶段。

(10) 单次最大功与体重的比值（work to body weight ratio）：类似与最大力矩与体重比值，消除体重对最大功的影响，利于个体间比较。

（11）总功（total work）：测试全过程所作的功。较最大力矩更能有效地反映肌肉的功能。

（12）测试过程前 1/3 与后 1/3 时间内所作功的比值（work 1st 1/3 last 1/3）：反映肌肉的耐疲劳能力。

（13）疲劳指数（work fatigue）：测试过程中后 1/3 时间内所作功与前 1/3 时间内所作功差别的百分数。反应肌肉的耐疲劳能力。

（14）平均功率（average power）：单位时间内所作功。功率代表肌肉快速产生力量的能力。

（15）到达等动速度的时间（acceleration time）：肢体由静止状态达到等速运动状态的时间，代表神经肌肉系统在运动开始时募集肌肉及快速移动肢体的能力。

（16）等动运动速度恢复到静止的时间（deceleration time）：肢体由等速运动状态恢复到静止状态的时间，代表神经肌肉系统在运动结束时对肢体的离心控制能力。

（17）主动肌 / 拮抗肌比值（agonist/antagonist ratio）：主动肌群与拮抗肌群肌力的比值，为关节肌力平衡的评价指标。

（18）交互支配时间（reciprocal innervation time）：为主动肌收缩结束到拮抗肌收缩开始的时间。为评价关节主动肌与拮抗肌功能转换能力的指标。

2. 力矩曲线分析及意义

（1）力矩形成时间（time rate of torque development，TRTD）：在时间 - 力矩曲线上表现为曲线的上升段，将曲线分为 3 个 30°区，TRTD 曲线应该位于 60°~90°区内（图 1-6-2），否则说明力矩快速形成能力方面存在问题。

（2）力矩衰减率（force decay rate）：时间 - 力矩曲线的下降段，正常情况下应该是向上凸起或直线形，如果出现凹形，则说明肢体在伸直的终末期出现肌肉收缩困难。例如在前交叉韧带断裂的患者，凹形一般发生于伸膝 20°~30°位时，经常发生于轴移试验（pivot shift test）时（图 1-6-3）。

（3）交互支配时间（reciprocal innervation time）：正常情况下 RIT 应该表现为"V"形（图 1-6-4），如果表现为"U"形（图 1-6-5），则提示

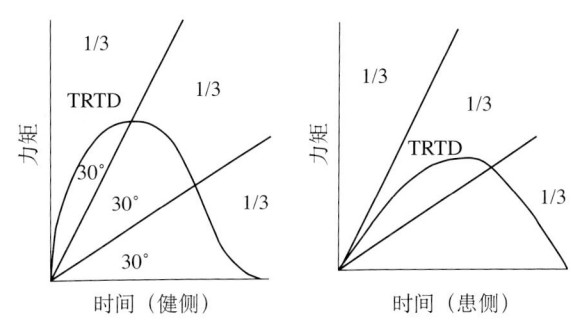

图 1-6-2　力矩形成时间示意图

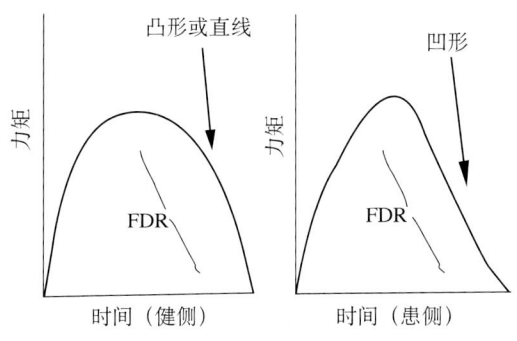

图 1-6-3　力矩衰减率示意图

神经肌肉水平上出现运动单位募集困难。该指标很重要，尤其在评估再损伤风险时。

（4）窗口显示资料与全部资料：前者将角速度低于设定角速度 70% 的运动波形全部忽略，后者则全部记录。图 1-6-6 为窗口显示资料，图 1-6-7 为全部资料，可见二者在波形记录上有明显不同。

（5）髌骨软骨软化症：最大力矩明显减小，波峰低平，时间 - 力矩曲线变异大（图 1-6-8）。

（6）股骨干骨折：股骨干近端骨折时时间 - 力矩曲线的前半部分基本正常，但力矩小于正常值，后半部分力矩突然下降。股骨远端骨折时力矩 - 时间曲线为低平状（图 1-6-9）。

（7）滑膜嵌入综合征：时间 - 力矩曲线表现为双峰，第二峰明显高于第一峰，力矩衰减率（FDR）变快，曲线的后半支可为凹形。第二峰高于第一峰的原因是膝关节伸直时嵌入的滑膜脱出，疼痛消失（图 1-6-10）。

（8）髌骨半脱位：时间 - 力矩曲线也为双峰状，第一峰明显高于第二峰，波形变异大，可分为 3 种波形。因为髌骨脱位多发生于 20°~30°位，所以出现双峰，并且第二峰明显低于第一峰（图 1-6-11）。

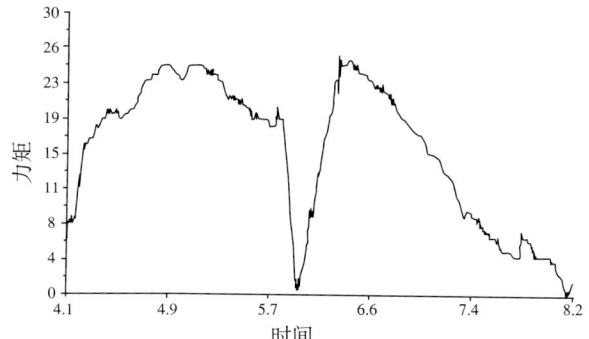

图 1-6-4　交互支配时间示意图

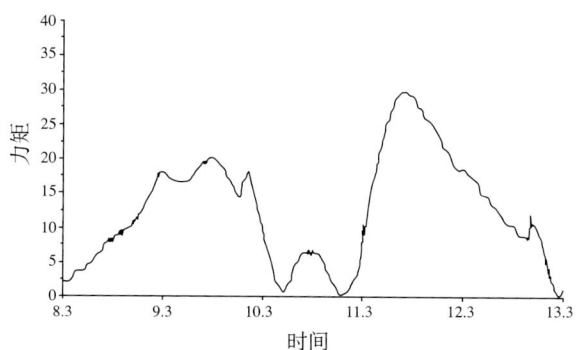

图 1-6-5　交互支配时间示意图

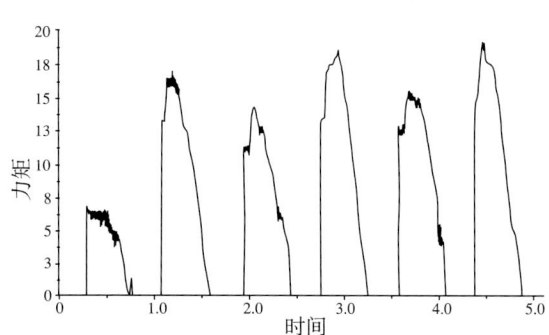

图 1-6-6　窗口显示资料示意图

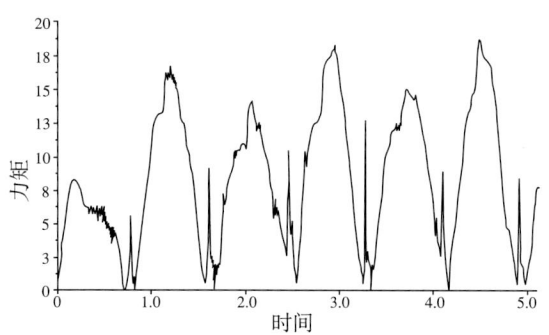

图 1-6-7　全部资料示意图

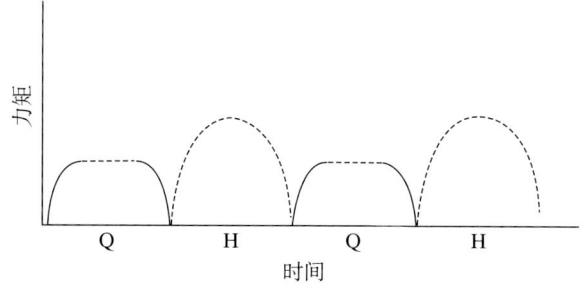

图 1-6-8　髌骨软骨软化症曲线示意图

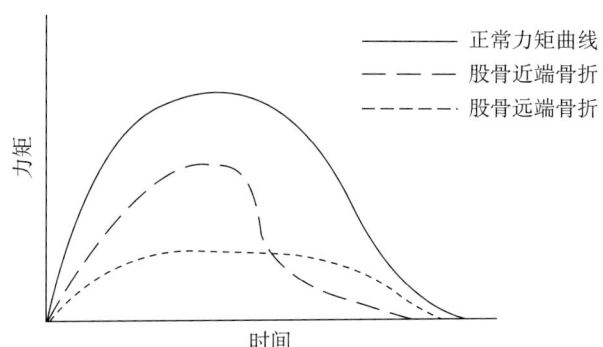

图 1-6-9　股骨干骨折曲线示意图

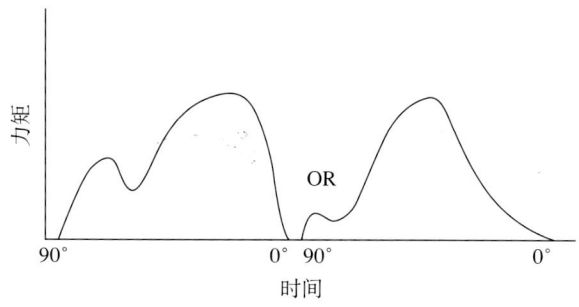

图 1-6-10　滑膜嵌入综合征曲线示意图

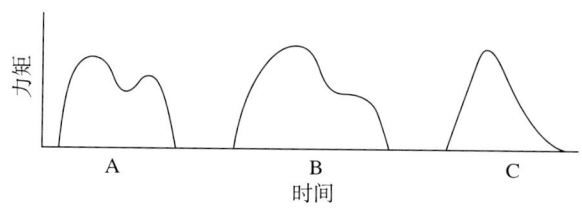

图 1-6-11　髌骨半脱位曲线示意图

（9）肌肉－肌腱拉伤：时间-力矩曲线的波形基本正常，力矩明显变小，波形变异大（图1-6-12）。

（10）前交叉韧带损伤：在无明显关节失稳时，时间-力矩曲线类似于正常曲线；伸膝早期出现明显前向不稳时，曲线的上升支会出现异常下沉现象（波形A）；伸膝后期出现轴移现象时，

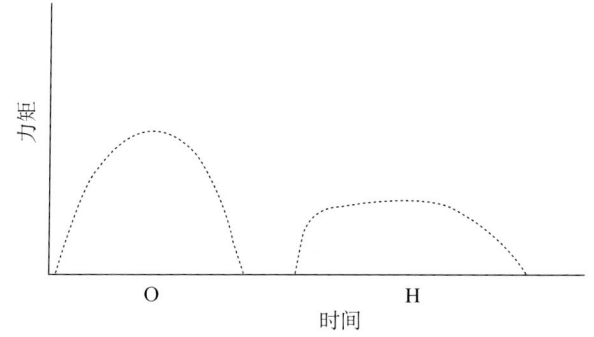

图 1-6-12　肌肉-肌腱拉伤曲线示意图

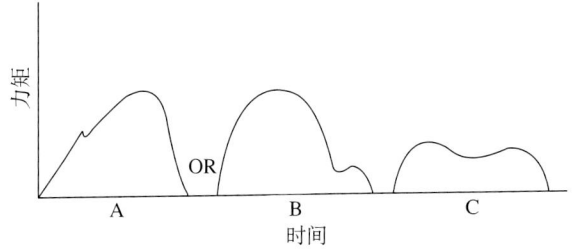

图 1-6-13　前交叉韧带损伤曲线示意图

则会在曲线的降支出现异常下沉现象，类似于双峰（波形 B）；前交叉韧带断裂时间较长，关节失稳明显，肌肉明显萎缩，在伸膝中部发生轴移现象，且力矩明显变小，出现低平波形（波形 C）（图 1-6-13）。

（11）半月板损伤：波峰低平，波形变异较大（图 1-6-14）。

（12）髌股关节病：多种疾病都可以引起髌股关节功能障碍，其时间-力矩曲线有着共同特征，力矩明显变小，中期出现平台，波形不规则，常由疼痛造成，是疼痛性抑制的典型例子。

3. 测量结果中的比值

（1）双侧肢体对比：曾被认为是非常准确的分析方法，双侧相差超过 10% 即认为异常，但是如果对照的肢体也存在病理情况，这种对比就非常不准确了。

（2）主动肌/拮抗肌比值：应用主动肌与拮抗肌肌力比值评价肌力平衡情况，肌力平衡对于预防再损伤很重要。下面以膝关节为例，列出主动肌/拮抗肌（伸肌/屈肌）正常值范围。

　　60°/s：60%～69%
　　180°/s：70%～79%
　　300°/s：80%～95%
　　450°/s：95%～100%

ACL 断裂时，比值经常升高 10%；PCL 断裂时经常下降 10%。

（3）力矩/体重比值：是关节功能的良好指标，参考值如下：

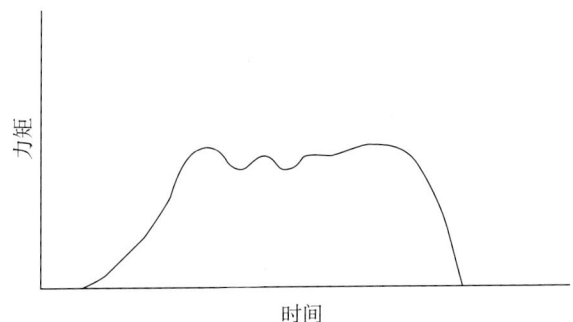

图 1-6-14　半月板损伤曲线示意图

男性：
60°/s，110%～115%
180°/s，65%～75%
300°/s，45%～55%
450°/s，35%～40%

女性：
60°/s，85%～95%
180°/s，55%～65%
300°/s，35%～45%
450°/s，25%～30%

上述比值中的体重来源于标准量表，不是实际体重。

4. 测量结果分析注意事项

（1）与临床检查结果相结合，不应仅根据时间-力矩曲线分析进行诊断。

（2）利用已经建立的标准进行解释。

（3）确认测试的可靠性与可重复性，否则要重做。

（4）等速运动试验不应是唯一的测试，该测试仅记录肌肉情况。对于关节松弛可以进行关节动度计测量，对于关节功能状态可以进行功能测试。其他一些有价值的试验也应该成为关节功能评价中的一部分。

（刘　平）

第七节　膝关节交叉韧带损伤的影像学检查

一、膝关节交叉韧带损伤的 MRI 检查

当前，MRI 检查在大关节创伤性疾病的诊断中占据重要的位置。对于关节创伤性病变，MRI 检查的优势总体上可以概括为两点，即"直视下诊断"和"全面诊断"。结合 MRI 优越的软组织分辨率和多方位任意成像能力，实际上 MRI 可以直观地显示关节内和关节周围的各种组织结构，达到"直视下诊断"的效果，从而大大增加了诊断的客观性。此外，由于 MRI 可以分辨不同的组织结构，如关节软骨、肌腱、韧带、半月板、滑膜、骨质等，所以一次 MRI 检查即可以对关节各种组织的病变均进行诊断，从而达到"全面诊断"的目的。膝关节是 MRI 技术应用最为成熟的关节，也是 MRI 应用最为普及的关节。

（一）前交叉韧带（ACL）

MRI 的矢状面和冠状面是评价 ACL 的主要方位。在 MRI 图像上，正常 ACL 表现为低信号的条状影，起自胫骨髁间前窝处，向外上方止于股骨外侧髁的内侧面。通常，ACL 的胫骨起点处可表现为扇形，各纤维间可夹杂条状、线形中等至高信号影，注意不要将正常表现误认为异常。

ACL 撕脱骨折主要发生于韧带的胫骨起点处（图 1-7-1）。MRI 的主要表现包括：① ACL 本身的连续性和信号尚可，但其张力可有所下降；②大的撕脱骨折块在 MRI 上可以直接观察，但若撕脱骨折块较小，则需结合 X 线平片进行观察；③胫骨髁间前窝处的骨床缺损或骨髓水肿。

ACL 完全断裂主要发生于韧带的中上部，其 MRI 表现可概括为形态和信号变化两个方面。从形态学的角度，完全断裂的典型表现为韧带的连续性中断，断端游离并失去张力。但是，ACL 完全断裂还可能出现一些特殊的形态学改变（图 1-7-2）：①急性完全断裂时，由于 ACL 各断裂纤维的相互嵌插，韧带断裂处局限性肿胀增粗，有

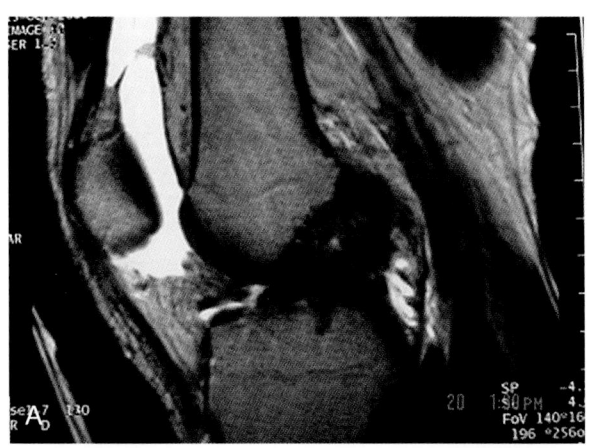

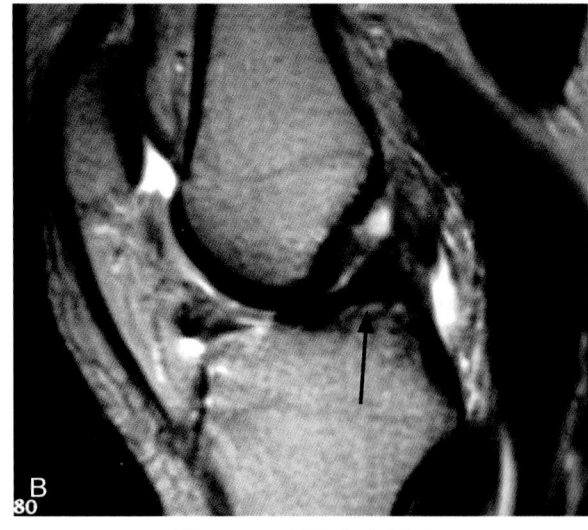

图 1-7-2　ACL 完全断裂
A. 显示 ACL 肿胀，信号增高，轮廓不清；B. 显示 ACL 上部断裂，残端与 PCL 粘连

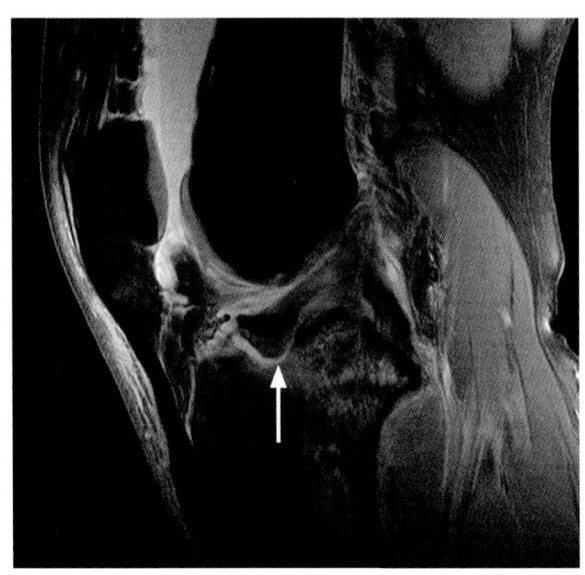

图 1-7-1　ACL 撕脱

时可呈散开的"马尾状";②由于ACL的完全断裂多发生在韧带的中上部,上部韧带残端常显示不清,而下部韧带残端常呈水平走行;③慢性完全断裂时,由于血供的中断,ACL的残端可以完全萎缩消失;④偶尔,ACL的残端可以粘连于PCL之上,从PCL的表面滑膜获得血供,从而不发生萎缩。从信号变化的角度,ACL的完全断裂可分为急性和慢性两种情况:①急性断裂时,韧带内部出现水肿、出血或关节液聚集,从而在MRI图像上出现相应的信号变化,主要表现为长T1、长T2的异常信号;②慢性断裂时,韧带内部的出血、水肿均消退,韧带以瘢痕化为主要病理改变,从而在MRI上主要表现为低信号。

ACL部分断裂相对少见,MRI诊断比较困难,其主要发现包括:①韧带内的局限性高信号;②韧带的边缘呈波浪状,张力下降;③部分韧带纤维的走行异常等。

应用MRI评价ACL异常时,韧带形态和信号的变化应为MRI诊断的主要依据,这些即为ACL异常的"直接征象"。此外,文献中还介绍了很多种MRI的"间接征象",可以辅助诊断ACL断裂。在这些"间接征象"中,最值得一提的是特定部位的骨挫伤,常见于股骨外侧髁的中部或(和)胫骨平台的后部,MRI上表现为网状的骨髓异常信号(图1-7-3)。在MRI诊断中,这些特定部位的骨挫伤强烈提示ACL损伤。

随着ACL重建术在临床的广泛开展,评价ACL移植物的再次损伤也成为MRI的重要任务之一。利用MRI评价重建的ACL时,需要注意以下几点:①由于ACL移植物内部的血管化和肉芽组织增生,在MRI检查时,正常的ACL移植物内部常常出现高信号,这种高信号可能持续至2年或2年以上;② ACL移植物的再次断裂主要表现为韧带连续性的中断(图1-7-4);③"独眼征(Cyclops lesion)"指的是ACL移植物前方的局限性结节,在MRI上表现为不均匀的低信号影,其本质为局限性的纤维化。

(二) 后交叉韧带(PCL)

PCL的损伤相对少见,大多数联合其他损伤存在,临床容易漏诊,但MRI具有极高的诊断准确性。PCL的断裂最常发生在韧带的中部,完全断裂者表现为韧带的连续性中断,断端可回缩膨

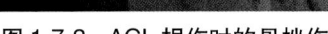

图1-7-3　ACL损伤时的骨挫伤

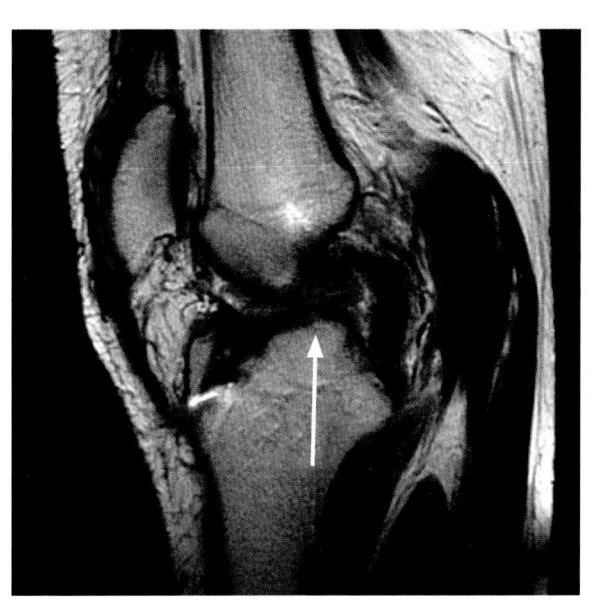

图1-7-4　ACL移植物的再次断裂

大;部分断裂者韧带的连续性尚可,但韧带内部出现局限性长T1、长T2异常信号,或韧带局限性变薄,或韧带的局部边缘呈波浪状(图1-7-5)。若发生PCL撕脱骨折,则于胫骨平台后部可见线形的骨折线,有时可见骨折碎块的移位和PCL张力的下降。

二、X线平片检查

虽然膝关节MRI检查具有很大的优势,但

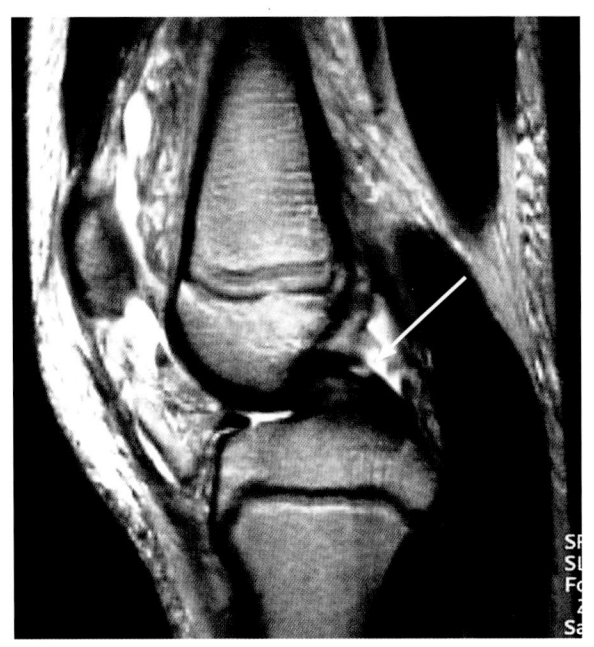

图 1-7-5 PCL 部分断裂

MRI 并不适合于细微骨性病变和钙化性病变的诊断，如 MRI 检查可以遗漏很多韧带撕脱骨折及关节内小的游离体。由于 X 线检查对骨性病变和钙化性病变具有高的诊断率，从而可以与 MRI 检查形成互补。在临床实践中，MRI 检查应该在常规 X 线平片的基础上进行，而且此两者的结合也基本可以解决关节疾病的全面诊断问题。常规 X 线平片和 CT 检查均不能直接显示膝关节韧带的损伤，但对于下列病变有一定的诊断价值。

（一）交叉韧带撕脱骨折

ACL 撕脱骨折一般发生于韧带的胫骨附着处（髁间嵴），更常见于儿童和青少年，侧位 X 线片是观察此种骨折的最佳方位。若撕脱骨折块没有移位，则常在胫骨关节面前部出现水平的低密度骨折线；如果发生移位，撕脱骨块的前部向后上方移位，有时骨块可完全脱落分离，甚至出现反转。

后交叉韧带撕脱骨折更为少见，一般发生于韧带的胫骨后部附着处，若骨折块发生移位则可在 X 线片上显示（图 1-7-6）。

（二）Segond 骨折

Segond 骨折为胫骨外后缘的骨折，强烈提示 ACL 断裂，其形成原因可能是 ACL 断裂引起的关节不稳，最终导致外侧关节囊韧带胫骨附着处的撕脱。在正位 X 线平片上，此撕脱骨折块常位于关节间隙的外下方（图 1-7-7）。

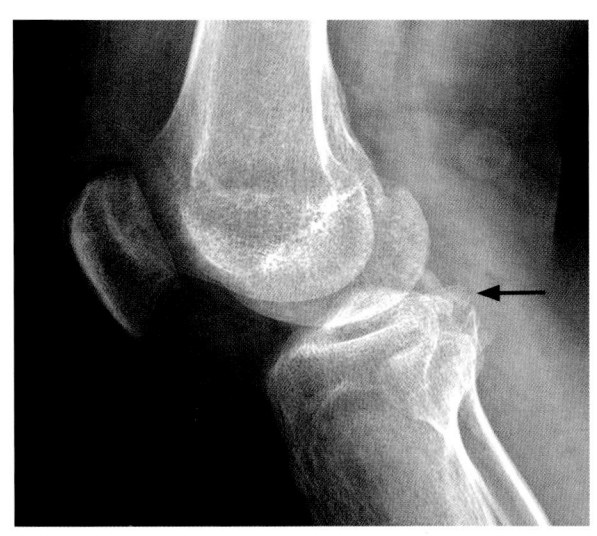

图 1-7-6 PCL 撕脱

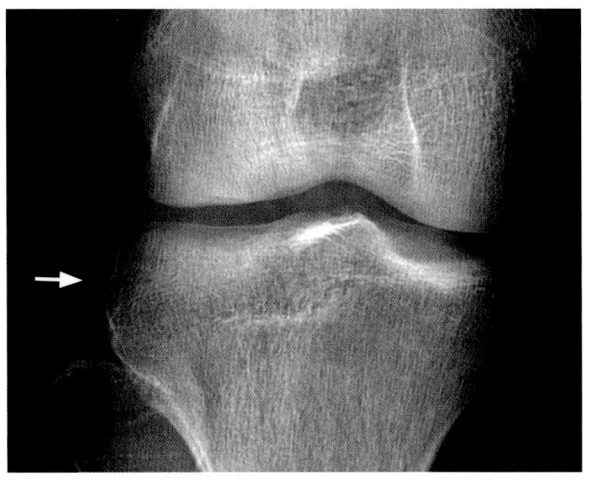

图 1-7-7 Segond 骨折

（郑卓肇）

第八节　人工韧带在交叉韧带重建中的应用

用于交叉韧带重建的移植物可以分为：自体移植物、同种异体移植物和人工韧带。人工韧带的优势在于：它既避免了取自体移植物所带来的取材部位并发症，也克服了应用同种异体移植物可能存在的疾病传播和免疫排斥反应，同时又不会受到移植物来源的限制。人工韧带的手术操作相对更简单，术后康复更快。然而人工韧带很难被宿主自身组织取代，所以它的耐久性问题始终限制着它的发展。

用人工韧带重建交叉韧带的历史可以追溯到1914年，Corner用银丝来重建ACL；1918年Aiwyn-Smith则用丝线重建ACL。随着合成材料的发展，在20世纪80至90年代，人工韧带被大量用于临床重建ACL；重建PCL则罕有报道。然而随着术后人工韧带疲劳断裂和磨屑引起的滑膜炎等并发症逐渐被人们认识，其临床应用逐渐减少，近年来有了一些长期随访的临床报道，并且随着LARS韧带的出现，人工韧带重建交叉韧带的报道又有所增加。

20世纪80年代以来有大量的人工韧带面世，比如：Intergraft, ABC, Ployflex, Stryker-Dacron, Gore-Tex, Kennedy LAD, Telos, Apex, Ligastic, Trevira, Leed-Keio, LARS等。根据其设计理念，大体可以分为3种：永久型、加强型和支架型，而实际上，永久型和支架型的韧带有时也被用做加强型韧带。下面选择其中的代表，做一简要的介绍。

一、永久型人工韧带（permanent prosthetic ligament）

（一）碳素纤维韧带（carbon fiber prosthetic ligament）（图1-8-1）

1977年由Jenkins提出，碳素纤维有诱导自身组织长入的作用，所以也有人将其归类为支架型人工韧带，该韧带曾引起广泛兴趣，但最终被弃用，原因是：①退变快，不能提供足够的抗拉强度；②组织相容性差，裂解颗粒引起较重的炎性反应；③柔顺性差，手术操作困难，在骨道口处容易发生断裂。有人曾尝试外裹可吸收材料来克服上述缺点，效果并不理想。广义地说，属于碳素纤维韧带的还有ABC韧带（active bioprosthetic composite/ Surgicraft Ltd, Redditch UK），它是由碳素纤维和聚酯纤维编织而成（图1-8-2）。Mody等（1993）[51]报道了33例用这种韧带重建ACL平均34个月的随访，4例需二次手术，优良率仅41%，并出现进行性膝关节不稳，因此不推荐此韧带的临床应用。可以说碳素纤维韧带已经退出交叉韧带重建的临床应用。值得一提的是，新型的ABC韧带最终放弃了碳素纤维，而单用聚酯纤维制造（图1-8-1）。希腊的Petrou等（2006）[52]报道了71例应用该聚酯ABC韧带重建ACL，平均5年（4~7年）的随访，效果满意。然而很明显，该韧带并没有得到广泛的应用。

图1-8-1　碳素纤维韧带

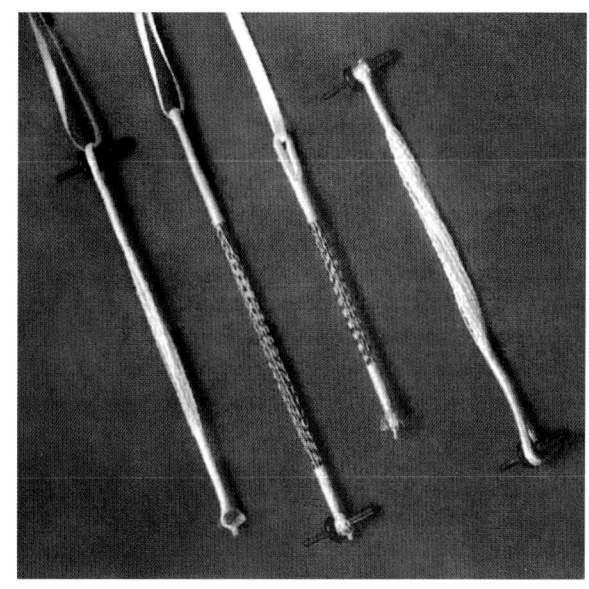

图1-8-2　ABC韧带

胫骨的固定装置有两种，外围的两根是纯聚酯韧带，中间两根则含碳素纤维

(二) Gore-Tex 韧带

材料是聚四氟乙烯（polytetrafluorethylene，PTFE），有 Gore-Tex 和 CDGL（compact diameter gore ligament）两代产品（图1-8-3）。Gore-Tex 可能是机械强度最优越的人工韧带，其抗拉强度为 4448N。两端带有小环，用螺钉固定。1982年10月在美国开始用于临床，1986年通过 FDA 批准用于 ACL 重建失败的翻修病例。因此随着临床病例报道的积累，人们逐渐认识到虽然重建早期其临床效果尚好，但是作为永久型韧带，它无法克服自身固有的缺点，那就是随着时间发生的磨损和疲劳断裂，远期效果不能令人满意。Muren 等（2005）[53] 对17例 ACL 重建后 13~15 年的随访，6例接受了二次手术，根据 IKDC 评分，只有5例功能尚可。而实际上，生产该韧带的公司于1993年将 Gore-Tex 和 CDGL 两代产品同时撤出市场。

(三) Dacron 韧带

材料是涤纶，化学名为聚对苯二甲酸乙酯（polyethylene terephthalate）。其中 Stryker-Dacron 韧带（图1-8-4）在1989年获得美国 FDA 批准用于 ACL 重建失败的翻修病例，抗拉强度 3 631N。虽然厂家声称它可以诱导自身组织细胞的长入，但是临床报道显示用 Dacron 重建 ACL 后，随着时间延长失败率明显增加[54]。可见，Dacron 韧带远远未能达到永久型人工韧带的要求。

(四) LARS 韧带（ligament advanced reinforcement system，Arc-sur-Tille，France）（图1-8-5）

1985年由法国 Laboureau 开发，于1992年开始用于临床。其材料也是涤纶。LARS 韧带由两部分组成，关节内部分由平行的纵行纤维组成，并且扭转以模仿人体 ACL 纤维的生理排列方向，关节内纤维有 30~50μm 小孔，有利于宿主组织长入，从而增加韧带的黏弹性，理论上说可以减少

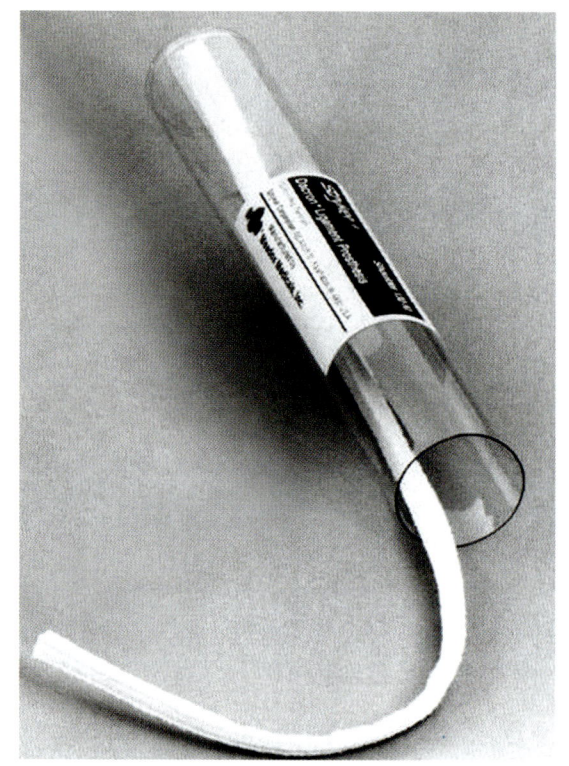

图1-8-4　Dacron 韧带

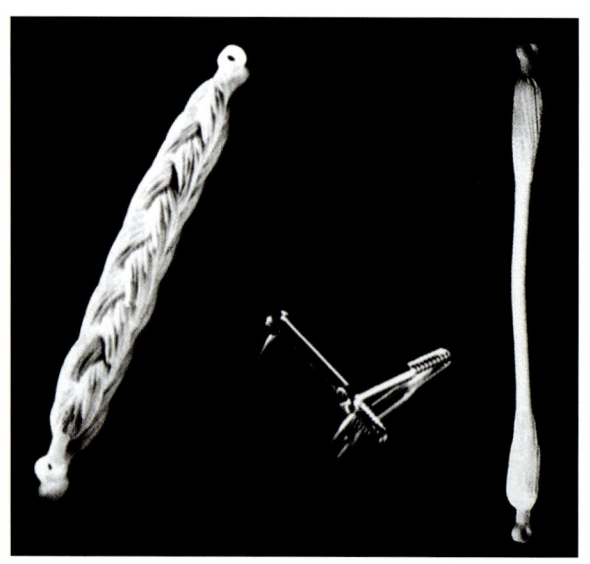

图1-8-3　Gore-Tex 韧带的两代产品

左侧为第一代 Gore-Tex，右侧为第二代，称为 CDGL，两代产品两端均有小环，用螺钉固定

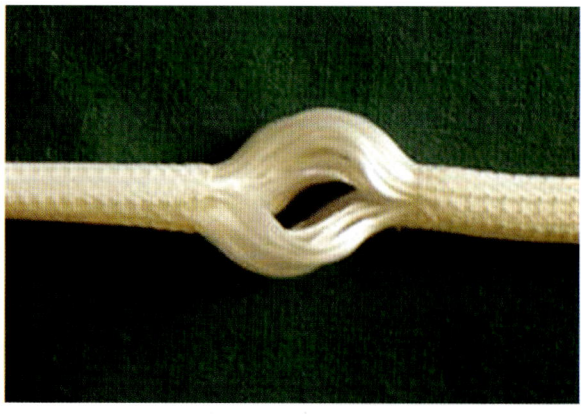

图1-8-5　LARS 人工韧带

骨道口和韧带纤维间的磨损。LARS 韧带的抗拉强度按组成韧带纵向纤维的数量变化而不同，如 60 根纤维时达 2 500 N，80 根时达到 3 600 N。胫骨和股骨骨道均采用钛挤压螺钉固定。Dericks（1995）报道 220 例用 LARS 韧带重建 ACL，随访 2.5 年，无滑膜炎及韧带断裂发生。Lavoie 等（2000）[55] 对 47 例患者随访 8～45 个月，结果显示术后患者主观评价满意，运动水平虽然明显提高，但未达到伤前水平。3 例固定失败（其中 1 例发生在术后 3 个月外伤后），需重新固定，另 1 例皮肤切口感染，无滑膜炎病例。他们认为 LARS 韧带是重建 ACL 的安全装置，但是其长期效果尚待更进一步的研究。同一组作者在 2002 年[56] 对 27 例用自体骨-髌腱-骨移植物重建 ACL 和 26 例用 LARS 韧带重建 ACL 的患者进行了随机对照研究，随访 6 个月、12 个月时 LARS 组的主观评分优于骨-髌腱-骨组，24 个月时这种差别消失，提示应用 LARS 韧带的术后康复更快，而应力位 X 线片测量的前向松弛则是骨-髌腱-骨组始终优于 LARS 韧带组（24 个月时为 2.38mm : 4.86mm，为与健侧膝关节的差值之比）。只有髌腱组发生 1 例取腱部位的感染，两组各有 1 例因膝关节明显松弛而失败，LARS 韧带组失败的 1 例发生在术后 6 个月，关节镜探查韧带完整，是股骨侧固定的失败，于是取出原来的螺钉，换用大 1mm 的螺钉重新固定。Talbot 等（2004）[57] 将 LARS 韧带用于膝关节脱位伤的治疗，共 20 例随访平均 27.4 个月，结果其主客观评价都没有自体移植物的重建效果好。Brunet 等（2005）[58] 报道 14 例 PCL 重建，平均年龄，随访 36 个月，效果一般。Trieb 等（2004）[59] 在 LARS 韧带移植术后 6 个月对 LARS 韧带进行活检，可见 LARS 韧带中有细胞和结缔组织长入，他们在体外实验中将成纤维细胞或成骨细胞种植到 LARS 韧带上培养后进行组织学分析，结果显示成纤维细胞和成骨细胞形成细胞网包裹 LARS 韧带纤维，认为 LARS 韧带有良好的组织相容性，并且韧带纤维间因有组织长入而减少了相互摩擦。国内自 2004 年 8 月开始应用 LARS 韧带重建 ACL 和 PCL[60-63]，其中手术技术上强调尽量保留交叉韧带的残端，短期的随访报道效果满意，并认为相对于自体移植物其术后康复更快，但其远期疗效有待于进一步随访观察。

二、加强型（LAD）人工韧带

也称为韧带加强装置（ligament augmentation device，LAD）。ACL 重建后，无论是自体还是异体的生物移植物都要经历缺血坏死、新生血管和细胞长入替代的过程而强度下降，LAD 在术中和生物移植物一起植入膝关节，术后在这一段易损期起到应力保护作用，理论上说，随着生物移植物的成熟，生物移植物承担的应力将逐渐增加，直至承担全部应力。Kennedy 于 1980 年首先提出 LAD 概念，Kennedy LAD 也就成为最具代表性和最广泛使用的此型韧带，它的材料是聚丙烯（polypropylene），抗拉强度 1 700N，编织成扁平带状或圆柱状（图 1-8-6），由 3M 公司生产。Kennedy LAD 曾被用来加强各种不同移植物的重建手术，如：髂胫束、股薄肌腱、半腱肌腱、骨-髌腱-骨以及同种异体移植物等，也有人尝试在急性期行断裂 ACL 的修复加 LAD。随着临床应用和病例总结，学者们已经基本达成了共识，那就是：在临床上，应用 LAD 加强重建 ACL 并没有优势，无论是加强自体或者异体移植物，还是加强急性期单纯缝合的 ACL；而且使用 LAD 意味着在膝关节内植入了一个异物，可能导致反应性渗出和滑膜炎，增加感染的机会。其他材料如：碳素纤维、Gore-Tex、Dacron、Leeds-Keio、PDS（可吸收材料）等也曾被当作 LAD 使用，远期效果均不肯定[64-66]。因此目前文献中已经极少看到应用 LAD 加强重建 ACL 的报道。然而，对于重建手术效果欠佳而自身愈合能力较强的 PCL，

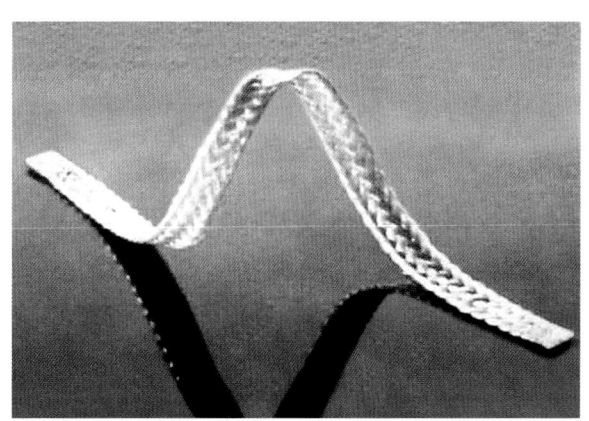

图 1-8-6　Kennedy LAD

一些学者仍在尝试用 LAD 加强重建或者修复 PCL 断裂。

三、支架型（scaffold）人工韧带

该型韧带的最大特点是采用网状结构，设计者们希望这样的结构能允许和刺激宿主胶原纤维的长入，最终形成一条新的生物的 ACL。它的初始强度虽然低于永久型韧带，但随着胶原纤维的长入抗拉强度可能逐渐增加。最主要的代表是 Leeds-Keio 韧带（Neoligaments Ltd, UK）（图 1-8-7）。它是 1980 年由英国 Leeds 大学的 Seedhom 和日本庆应（Keio）大学的 Fujikawa 联合研制开发的，1982 年开始用于临床，材料是 Dacron，最大抗拉强度约 2 200N，刚度约为 200N/mm，在体内不完全降解，一直起着分担负荷的作用。它不但采用特殊编织的网状结构，有利于宿主组织长入，而且联合使用门形钉和骨栓生物固定法，即：将钻骨洞时取下的骨栓在植入韧带后重新打回骨洞里，从而取得良好的生物固定（图 1-8-8）。Leeds-Keio 韧带在美国应用不多，而其他许多国家积累了较多的临床资料，据统计全世界已有超过 5 万条 Leeds-Keio 韧带用于临床，但在 ACL 重建方面的临床评价不尽相同，很少有应用于 PCL 重建的报道。作为该韧带主要研发和倡导者，日本的 Fujikawa 20 余年来一直致力于 Leeds-Keio 韧带重建 ACL 的临床应用，并不断进行改进，他们报道的实验和临床结果均较满意，其中包括 135 例超过 5 年的随访[67]，2003 年他们又开始应用第二代 Leeds-Keio 韧带（LK Ⅱ）[68]，该韧带通过特殊的射线处理，从而使它诱导宿主组织长入的功能得到增强，同时术中尽量保留

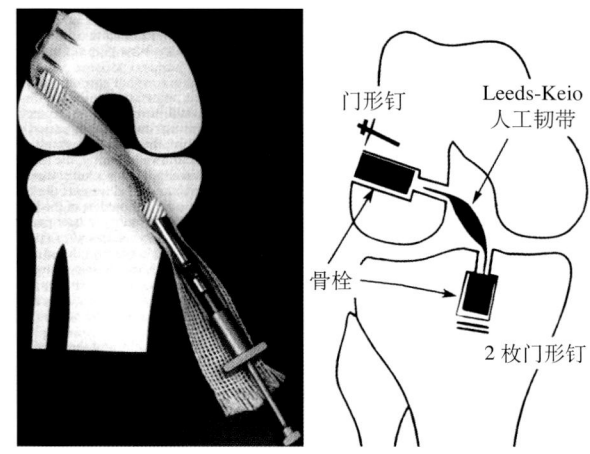

图 1-8-8 Leeds-Keio 韧带重建 ACL 手术示意图

ACL 残端，他们报道了 13 例术后 12 个月的随访结果满意。而另一些作者报道的临床效果则有争议，他们认为 Leeds-Keio 重建 ACL 的效果并不满意，或者说至少没有自体移植物重建效果好。对于长期随访的效果方面似乎也有不同意见，苏格兰的 Murray 等（2004）[69] 报道了 18 例平均 13.3 年（10～16 年）的随访结果，其中 5 例经关节镜证实 Leeds-Keio 人工韧带断裂，IKDC 评分较差。英国的 Jones 等（2007）[70] 报道 50 例平均 11.9 年的随访则主观评价满意，然而有 6 例（12%）发生了韧带断裂。我们研究所用 Leeds-Keio 加强自体髌腱（中 1/3）重建 ACL32 例，其中 27 例得到随访，平均 8 年（7～9 年），主观效果满意，其中 16 例在术后平均 16 个月取内固定物时进行了关节镜观察，重建韧带外形及张力好。只有 1 例因为术后创伤发生了断裂，1 例因为明显异物反应取出 Leeds-Keio 韧带。总之，临床应用 Leeds-Keio 人工韧带重建 ACL 仍有争议，单从临床效果来说，与自体移植物重建相比没有优势。

总而言之，目前已有大量人工韧带被用于重建交叉韧带，主要是重建 ACL，并有大量相关的文献报道，比较一致的观点是：人工韧带重建交叉韧带的实验结果和短期临床效果令人鼓舞，但仍存在许多问题，远期效果不如生物移植物重建。研究表明人工韧带与骨面的磨损和应力疲劳断裂是人工韧带重建 ACL 失败的主要机制。有统计资料显示：855 例人工韧带重建 ACL 手术，40%～78% 在超过 15 年的随访中随时间延长而失败，其

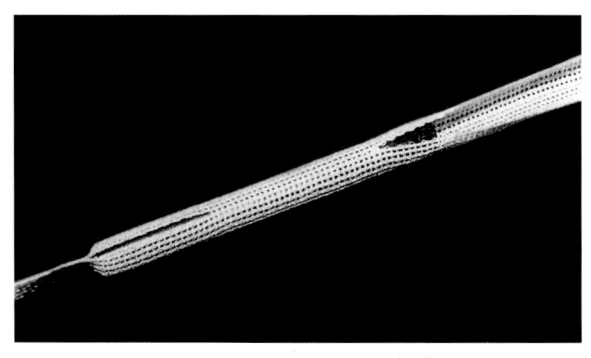

图 1-8-7 Leeds-Keio 韧带

并发症也较生物移植物对照组高。但人工韧带重建交叉韧带有其固有的优点，对于交叉韧带重建失败的翻修病例以及不宜应用自体移植物重建交叉韧带的患者，人工韧带至少为临床医生提供了另一选择。随着生物材料技术的发展和对交叉韧带研究的不断深入，在不久的将来也许会有更加理想的人工韧带被应用于重建前、后交叉韧带。

（王永健）

第九节　同种异体移植重建前交叉韧带研究进展

一、同种异体移植物的发展历史

1983 年 Webster 和 Werner [71] 第一次报道了用冻干屈肌腱在狗身上进行 ACL 重建；1986 年 Shino 等 [72] 报道了新鲜冰冻移植物的临床应用。其后，异体移植发展经历了飞跃期。但也发现存在不足，有长期失败及疾病传播风险的考虑。由于对人类获得性免疫缺陷病毒（HIV）传播的恐惧，异体移植重建 ACL 经历了一次低谷。后来引入了二次消毒方法，并对 HIV 传播的进一步认识，同种异体移植进入了发展稳定期。

二、同种异体移植物的组织学愈合过程

异体移植与自体移植愈合过程相似，经历了植入物的坏死、细胞长入、再血管化和胶原重塑，最终被小胶原纤维与受体成纤维细胞形成新的韧带样结构所取代。

移植术后早期移植物坏死，受体细胞长入，长入细胞来源尚不清楚，但各种实验表明来源于移植物以外滑膜内衬成纤维细胞。Jackson 等 [73] 在山羊模型上研究，第 4 周时用 DNA 探针分析移植物抽提液发现已不存在供体 DNA。

再血管化很快发生，血管网可能来源于周围组织，远端源于髌下脂肪垫，近端源于后方滑膜组织。血管网由周边向中央长入，大约于植入后 1 年表现出正常的血管网结构，血管网的起源可能是长入的受体细胞，但确切来源不清。

当完成血管化过程后，进入胶原重塑过程。正常成年人的胶原纤维分为大小直径两种模式，小的直径为 $25\sim50\mu m$，大的直径为 $77\sim120\mu m$。应用异体移植物重建 ACL，移植物中的大胶原纤维被小直径的胶原纤维替代。不同移植物重建 ACL 的胶原重塑过程时间不一致。Shino 等 [74] 在人体用异体骨-髌腱-骨重建 ACL 术后 6 个月形成单一模式小直径胶原纤维，植入 18 个月后才成熟。Horstman 用异体阔筋膜重建 ACL，植入 20 个月尚处于成熟中。

无论最初的移植物是何种，经过同样的愈合过程后，都变成类似于 ACL 的结构。这种结构不同于最初的结构，与正常 ACL 也不完全相同。在愈合过程中移植物的生物力学性质变化较大。初期由于移植物坏死，强度明显下降，后由于细胞长入和胶原重建而强度增加，但由于原发结构改变，最终强度也会有改变。各项研究表明，异体移植物的愈合时间长于自体移植物，因此在同一时间内两者的强度会有差别。

三、同种异体移植物的选择

可供选择的异体移植物种类较多，不同的移植物的特性不同以及临床医师的要求不同，现在还没有完全统一的认识。

B-PT-B 是最常用的异体移植物，15mm 的中 1/3 移植物其张力是正常 ACL 的 1.5~2 倍，刚度是 3 倍，两端的骨块易于固定，能早期愈合，是目前最常用的移植物。

跟腱移植有许多有利之处，跟腱强度是 ACL 的 2.5~3 倍，其横截面积较大，增加生物力学强度。跟骨骨块可用于固定。Levitt 等报道 181 例异体移植重建 ACL 随访 4~8 年的结果，其中 120 例行跟腱移植，余为髌腱移植，满意率达 79%，韧带完全成熟约需 18~24 个月，术后 1 年客观松弛测量无明显变化，前后移行相差小于 5mm 的占 87%，主观结果好和极好达 70%。Linn 等在 35 例新鲜冰冻跟腱移植重建 ACL 2~4 年随访结果发现满意率达 85%，部分病例（63 例）发现骨道扩大，但与临床结果无关。

阔筋膜作为移植物的发展越来越广泛。初期认为阔筋膜强度较低，但用 75~85mm 的阔筋膜

折叠成 11mm 宽的管型移植物，其强度完全符合要求，不利是两端无骨性附着物，腱骨间愈合慢，腱性移植物在骨道口摩擦等。Noyes 等用新鲜冰冻非辐射 B-PT-B 和干冻环氧乙烷消毒的阔筋膜重建 ACL，结果显示 BPB 组术后前后移位明显减少，归因于 B-PT-B 应用界面螺钉的坚强固定。

值得一提的是骨-ACL-骨复合物，异体骨-ACL-骨复合物重建可最大限度恢复 ACL 的解剖和功能，Jaskulka 等[75]在羊模型上证实，52 周后移植物愈合后，组织结构几乎等同于正常韧带。但移植物在愈合过程中要损失约 50% 的初强度，而其不能像阔筋膜那样通过增加数量的方法来增加初始强度，因此愈合后的强度不理想，因此异体骨-ACL-骨复合物就目前情况而言，用于临床强度不够。

采用同种异体 ACL 重建 ACL 不适合的主要原因是因为生物力学强度不足，是否可用生物力学强度更高的同种异体 PCL 重建 ACL？我所在兔动物模型上进行了实验研究[76, 77]。兔前、后交叉韧带生物力学特性和人相反，兔的 ACL 的生物力学强度高于 PCL，因此根据"以强代弱"原则，兔须用 ACL 重建 PCL。经过动物实验研究表明，采用兔同种异体骨-ACL-骨复合物重建 PCL 取得良好结果，术后 52 周移植物在细胞形态、大小及排列上接近正常，胶原纤维束排列规律、致密，类似于正常 PCL；生物力学测试显示移植物平均长度在 52 周时为对照组正常 PCL 的 101%，平均横截面积为 142%；强度在术后 52 周时为对照组正常 PCL 的 83%，最大拉长量为 72%，刚度为 92%，最大应力在术后 52 周时为对照组正常 PCL 的 58%，最大应变为 72%，弹性模量为 65%，断裂部位均位于移植物体部。移植物的几何学特点、结构力学特性和材料力学特性均有逐渐接近对照组正常 PCL 的趋势。

四、同种异体移植物的处理和消毒

异体移植物的处理和保存有三种方法：

（一）新鲜冰冻法

新鲜冰冻法是最常用的方法。可以用无菌技术直接采集而不一定需要采用二次消毒。即手术室中用无菌技术采集后直接置于 -40℃ ~ -80℃深低温保存，术前融冻，直接用于手术。

（二）冻干法

又称真空冷冻干燥法，要在冰冻干燥器中处理 10 ~ 20 天，处理过程复杂。手术前需要进行水化，如果水化不充分，则可能胶原断裂，植入前强度降低。

（三）冰冻保护法

冰冻保护法是一种保持活性成纤维细胞的深冻方法。移植物一旦被采集，被放在冰冻保护剂（如二甲基亚砜）里，约 4℃，然后进行控制性降温处理，先缓慢降温，然后再快速降温。这种方法保存了原有结构、形态和组织的化学组成，具体保存时间尚不清楚。

（四）消毒

由于冷冻不能杀灭 HIV 病毒，推荐二次消毒。有两种主要技术。第一种是环氧乙烷，它是一种工业用熏剂，广泛用于医疗器械的消毒，它能杀灭细菌和病毒，包括 HIV。用环氧乙烷二次消毒后结果较差。Jackson 等[78]在研究中发现环氧乙烷及其副产物导致了高失败率，6.4% 的膝有持续肿胀渗出，最后移植物被切除。作者认为环氧乙烷及其副产物是研究中发现的滑膜炎的原因。

γ 射线是另一种方法。它能抑制 HIV 进入 T 淋巴细胞。必须提出的是这些低剂量的辐射不能完全消除病毒传播的风险，至少 10% 的移植物低剂量辐射后萎缩，因此，移植物在解冻后会伸展。

五、同种异体移植物的临床效果

自体与异体 B-PT-B 移植物重建 ACL 术后 1 ~ 5 年内临床随访结果之间无明显差异。Peterson 等[79]报道了两组各 30 位患者应用自体与异体骨-髌腱-骨重建 ACL 术后平均 63 个月的随访结果。两组中半月板撕裂的情况相似（自体移植组 19 例撕裂，异体移植组 23 例撕裂）。随访内容中，疼痛、打软腿、积液、Lachman 试验、轴移试验或关节动度测量等在两组中均未见统计学上有显著性差异。除两组各有 1 例移植物撕裂外，术后 2 年和术后 5 年时移植物的稳定性均没有发生太大变化。异体移植组轴移试验阳性的发病率（4 例）高于自体移植组（2 例）。术后 5 年时，自体移植物张力减弱程度大于异体移植物。大部分研究表明自体与异体骨-髌腱-骨重建 ACL 术后随访结果无显著性差异。

也有人不赞成应用异体移植物重建 ACL。Victor 等[80] 报道了 73 例自体与异体髌腱重建 ACL 术后 2 年的随访结果。73 例中有 48 例为自体移植，25 例为异体移植。KT-1000 检查表明术后半年和 1 年时，自体移植组出现轻微前移，而异体移植组术后 2 年时前向松弛较多。Cybex 测试表明术后半年和 1 年时，异体移植组的股四头肌力量较大，术后 2 年时自体移植组的股四头肌力量较大。有 3 例异体移植物发生再断裂。他们认为股四头肌力量完全恢复需 2 年时间。虽然他们随访结果中两组的运动情况和身体检查均无统计学上显著性差异，但他们仍认为，异体移植物的稳定性随时间推移会发生退行性变化，所以不推荐使用异体移植物重建 ACL。

异体移植物完全成熟一般需 18～24 个月，因此有人在重建过程中采用韧带增强装置（LAD）来提高膝关节的稳定性。在羊模型或在人身上使用 LAD 并未发现有更有利的效果，而且有报道关节外装置不仅没有改善结果，还导致了关节活动度的降低。现在，大多数的移植中心不再使用 LAD。

六、同种异体移植物的并发症

（一）传染病

疾病传播是病人最关心的问题，其中 HIV 的传播是阻碍同种异体移植推广的重要因素。据估计，HIV 病毒通过骨异体移植物传播的风险率约为 1/160 万，通过严格的筛检可以明显降低传播的风险，如 ELISA 和 PCR 技术，但现在尚无有效的方法来完全预防。目前各项研究及临床观察并未发现疾病传播的报道。

（二）移植物的断裂

移植物长期失败是比较关注的问题，由于手术技术的改善和成熟，自体移植和异体移植的 5 年断裂率无明显差异，异体移植的长期结果（10 年）还没有报道，需要进一步的研究。

（三）免疫反应

是引起移植物延迟愈合及失败的原因。初期应用新鲜移植物及环氧乙烷处理，免疫反应的发生率较高，随着移植物处理技术的成熟，免疫反应也大大降低。Thompson 等报道在人膝上用新鲜冰冻异体移植物进行 ACL 重建，仅发现有很小的细胞反应和适度的体液反应。但所有移植物失败的例子都发现存在免疫反应，因此，如何最大限度地降低免疫反应仍需要进行探索和研究。

七、同种异体移植物的适应证

异体移植物有其优点和不足，在选择异体移植时需要谨慎考虑，目前尚无统一的适应证。因为异体移植愈合时间较慢，对于急需恢复训练的运动员不适宜。而且自体移植的临床效果较好，且没有异体移植的并发症，初次重建 ACL 主要考虑自体移植。对于 ACL 重建翻修术以及膝关节的复合损伤，由于缺乏材料以及考虑供区的病损，异体移植是一个不错的选择。但在术前需要将可能出现的并发症向患者交代清楚。

（王　健）

参 考 文 献

[1] Tomita F, Yasuda K, Mikami S. Biomechanical and histological comparisons between the doubled flexor tendon and bone-patellar tendon-bone grafts concerning intraosseous healing in anterior cruciate ligament reconstruction. Presented at the Annual Meeting of the Orthopaedic Research Society, 1999: 955.

[2] Segawa H, Omori G, Tomita S. Bone tunnel enlargement after anterior cruciate ligament reconstruction using hamstring tendons. Knee Surg Sports Traumatol Arthrosc, 2001, 9: 206-210.

[3] BergEE, Pollard ME, Kang Q. Interarticular bone tunnel healing. Arthroscopy, 2001, 17: 189-195.

[4] Paessler HH, Mastrokalos DS. Anterior cruciate ligament reconstruction using semitendinosus and gracilis tendons, bone patellar tendon, or quadriceps tendon-graft with press-fit fixation without hardware. A new and innovative procedure. Orthop Clin North Am, 2003, 34: 49-64.

[5] 王建，敖英芳. 前交叉韧带损伤的流行病学研究. 中国运动医学杂志, 2001, 20(4):380-382.

[6] 敖英芳, 田得祥, 崔国庆, 等. 运动员前交叉韧带损伤的流行病学研究. 体育科学, 2000, 20(4):47-48.

[7] 敖英芳, 于长隆, 田得祥, 等. 女运动员前交叉韧带伤的调查分析. 中国运动医学杂志, 2000, 19(4):387-388.

[8] 任玉衡, 史和福, 胡跃林, 等. 优秀运动员的运动损伤流行病学研究. 1999 年中国运动医学学术会议论文摘要. 广州,1999.80.

[9] Kramer LC, Denegar CR, Buckley WE, et al. Factor associated with anterior cruciate ligament injury: history in female athletes. Journal of Sports Medicine and Physical Fitness, 2007, 47, 4:446-454.

[10] Tillman MD, Bauer JA, Cauraugh JH, et al. Differences in lower extremity alignment between males and females: Potential predisposing factors for knee injury. Journal of Sports Medicine and Physical Fitness, 2005, 45, 3:355-359.

[11] Mary Lloyd Ireland. Anterior cruciate ligament injury in female athletes: Epidemiology. Journal of Athletic Training, 1999, 34(2):150-154.

[12] 敖英芳, 于长隆, 田得祥. 前交叉韧带断裂继发膝关节软骨损伤的临床研究. 1999 年中国运动医学学术会议论文摘要, 广州, 1999.94.

[13] 敖英芳, 田得祥, 王健全, 等. 膝关节前交叉韧带急性损伤的早期关节镜检查和手术治疗. 中华外科杂志, 1999,37:671-673.

[14] Markolf KL, Slauterbeck JL, Armstrong KL, et al. A biomechanical study of the posterior cruciate ligament with graft [J]. J Bone Joint Surg, Am, 1997,79(3):375-379.

[15] Fanelli GC, et al. Arthroscopically assisted combined posterior cruciate ligament/posterior lateral complex reconstruction. Arthroscopy, 1996, 12: 521-530.

[16] Schulz MS, Russe K, Weiler A, et al. Epidemiology of posterior cruciate ligament injuries. Arch Orthop Trauma Surg, 2003, 123: 186-191.

[17] Lu KH, Hsiao YM, Lin ZI. Arthroscopy for acute knee haemarthrosis in road traffic accident victims injury., 1996, 27(5):341-343.

[18] Fanelli GC. Posterior cruciate ligament injuries in trauma patients. Arthroscopy, 1993,9(3):291-294.

[19] Fanelli GC, Edson CJ. Posterior cruciate ligament injuries in trauma patients: Part II. Arthroscopy, 1995, 11(5):526-529.

[20] Fowler PJ, Messieh SS. Isolated posterior cruciate ligament injuries in athletes. Am J Sports Med, 1987, 15: 553-557.

[21] Margheritini F, Rihn J, Musah V. Posterior cruciate ligament injuries in the athletes − an anatomical, biomechanical and clinical review. Sports Med, 2002, 32(6): 393-408.

[22] Sonin AH, et al. Posterior cruciate ligament injury: MR imaging diagnosis and patterns of injury. Radiology, 1994, 190: 455-458.

[23] 周敬滨, 王予彬, 李国平. KT2000/ KT1000 对膝稳定性定量分析的研究进展. 中国运动医学杂志, 2003, 22(3): 307-309.

[24] Daniel DM, Malcom LL, Losse G, et al. Instrumented measurement of anterior laxity of the knee. J Bone Joint Surg, 1985, 67- A: 720-726.

[25] Daniel DM, Akeson WH, O'Connor JJ, eds. Knee Ligaments: Structure, Function, Injury, and Repair. New York: Raven Press, 1990.427 - 447.

[26] Steiner ME, Grana WH, Chillag K. The effect of exercises on anterior posterior knee laxity. Am J Sports Med, 1986, 14:24 -29.

[27] Dahlstedt LJ, Dalen N. Knee laxity in cruciate ligament injury: Value of examination under anesthesia. Acta Orthop Scand, 1989, 60:181-184.

[28] Daniel DM, Stone ML, Sachs R, et al. Instrumented measurement of anterior knee laxity in patients with acute anterior cruciate ligament disruption. Am J Sports Med, 1985, 13: 401-407.

[29] 杜莉如, Bernard R, Bach.Jr. 膝部前交叉韧带断裂的临床诊断. 中华骨科杂志, 1991, 11(4) :260 - 263.

[30] Hewett TE, Noyes FR, Lee MD. Diagnosis of complete and partial posterior cruciate ligament ruptures. Stress radiography compared with KT-1000 arthrometer and posterior drawer testing. Am J Sports Med, 1997, 25(5):648-655.

[31] Sherman OH, Markolf KL, Ferkel RD. Measurements of anterior laxity in normal and anterior cruciate absent knees with two instrumented test devices. Clin Orthop, 1987, 215:156-161.

[32] Hislop HJ, Perrine JJ. The isokinetic concept of exercise. Phys Ther, 1967, 47:114-117.

[33] 沈步乙, 马利华, 等. 动测试、训练在运动系统伤病防治与康复上的应用. 中国康复医学杂志, 1989, 2: 42-45.

[34] Murray DA. Optimal filtering of constant velocity torque data. Med Sci Sports Exerc, 1986, 18: 603-611.

[35] Wright W. Muscle training in the treatment of infantile

paralysis. Boston Med Surg, 1912, 167:567-571.

[36] Iddings D, Smith L, Speneer W. Muscle testing, Part 2: Reliability in clinical use. Phys Ther Rev, 1961, 41:249-256.

[37] Nitz M. Variations in current manual muscle testing. Phys Ther Rev, 1959, 39:466-471.

[38] Nichols J, Sapega A, Kraus H, Webb J. Factors influencing manual muscle tests in physical therapy. J Bone Joint Surg, 1978, 60: 186-193.

[39] Wilk KE, Arrigo CA, Andrews JR. A comparison of individuals exhibiting normal grade manual muscle test and isokinetic testing of the knee ext/flix. Phys Ther, 1992, 72(6) (abstract).

[40] Ellenbecker TS. Muscular strength relationship between normal grade manual muscle testing and isokinetic measurement of the shoulder internal and external rotators. J Orthop Sports Phys Ther, 1994, 19(1): 72.

[41] Rothstein JM. Measurements in Physical Therapy Measurements of Muscle Performance with Instruments. New York: Churchill Livingstone, 1985. 57-59.

[42] Kannus P.Isokinetic. evaluation of muscular performance: implications for muscle testing and rehabilitation.Int J Sports Med, 1994, 15 (Suppl 1): S11-158.

[43] Sugimoto D, Blanpied P. Flexible foil exercise and shoulder internal and external rotation strength. J Athl Train, 2006, 41(3): 280-285.

[44] Mullaney MJ, McHugh MP. Concentric and eccentric muscle fatigue of the shoulder rotators. Int J Sports Med, 2006, 27(9): 725-729.

[45] Nakano L, Wolosker N, Rosoki RA, et al. Objective evaluation of upper limb claudication: use of isokinetic dynamometry. Clinics, 2006, 61(3):189-196.

[46] Linnamo V, Strojnik V, Komi PV. Maximal force during eccentric and isometric actions at different elbow angles. Eur J Appl Physiol, 2006, 96(6): 672-678.

[47] Ellenbecker TS, Roetert EP, Riewald S. Isokinetic profile of wrist and forearm strength in elite female junior tennis players. Br J Sports Med, 2006, 40(5):411-414.

[48] Rossi MD, Brown LE, Whitehurst MA. Assessment of hip extensor and flexor strength two months after unilateral total hip arthroplasty. J Strength Cond Res, 2006, 20(2): 262-267.

[49] Kaminski TW, Perrin DH, Gansneder BM. Eversion Strength Analysis of Uninjured and Functionally Unstable Ankles. J Athl Train，1999，34(3): 239-245.

[50] Ho CW, Chen LC, Hsu HH, et al. Isokinetic muscle strength of the trunk and bilateral knees in young subjects with lumbar disc herniation. Spine, 2005, 30(18): E528-533.

[51] Mody BS, Howard L, Harding ML, et al. The ABC crab and polyester prosthetic ligament for ACL- deficient knees. J Bone Joint Surg Br, 1993, 75:818-820.

[52] Petrou G, Chardouvelis C, Kouzoupis A, et al. Reconstruction of the anterior cruciate ligament using the polyester ABC ligament scaffold: a minimum follow-up of four years. J Bone Joint Surg Br, 2006, 88(7):893-899.

[53] Muren O, Dahlstedt L, Brosjö E, et al. Gross osteolytic tibia tunnel widening with the use of Gore-Tex anterior cruciate ligament prosthesis: a radiological, arthrometric and clinical evaluation of 17 patients 13-15 years after surgery. Acta Orthop, 2005, 76(2):270-274.

[54] Maletius W, Gillquist J. Long term result of anterior cruciate ligament reconstruction with a Dacron prosthesis. Am J Sports Med,1997, 25:288-293.

[55] Lavoie p, Fletcher J, Duval N. Patient satisfaction needs as related to knee stability and objective findings after ACL reconstruction using the LARS artificial ligament. Knee, 2000, 7:157-163.

[56] Nau T, Lavoie P, Duval N. A new generation of artificial ligaments in reconstruction of the anterior cruciate ligament. Two year follow-up of a randomized trial. J Bone Joint Surg, 2002, 84B:356-360.

[57] Talbot M, Berry G, Fernandes J, et al. Knee dislocations: experience at the Hôpital du Sacré-Coeur de Montréal. Can J Surg, 2004, 47(1):20-24.

[58] Brunet P, Charrois O, Degeorges R, et al. Reconstruction of acute posterior cruciate ligament tears using a synthetic ligament. Rev Chir Orthop Reparatrice Appar Mot, 2005, 91(1):34-43.

[59] Trieb K, Blahovec H, Brand G, et al. In vivo and in vitro cellular ingrowth into a new generation of artificial ligaments. Eur Surg Res, 2004, 36(3):148-151.

[60] 陈世益，洪国威，陈疾忤，等．LARS人工韧带与自体腘绳肌腱重建前交叉韧带的早期临床疗效比较．中国

运动医学杂志, 2007, 26(5): 530-533.

[61] 吴宇黎, 吴海山, 李晓华, 等. LARS 人工韧带在前交叉韧带重建中的作用. 实用骨科杂志, 2007, 13(1): 4-6.

[62] 吴宇黎, 吴海山, 李晓华, 等. LARS 人工韧带关节镜下移植治疗膝关节后交叉韧带损伤的随访效果分析. 中国组织工程研究与临床康复, 2007, 11(12): 2209-2212.

[63] 范钦波, 范继峰. 关节镜下先进人工韧带加强系统和四股自体半腱肌腱重建前交叉韧带的疗效比较. 中国修复重建外科杂志, 2008, 22(6): 676-679.

[64] 敖英芳, 王永健, 曲绵域, 等. Leeds-Keio 人工韧带辅助自体髌腱（中1/3）移植重建前交叉韧带. 中国运动医学杂志, 2005, 24(6):681-684.

[65] Kumar K, Maffulli N. The ligament augmentation device: a historical perspective. Arthroscopy, 1999, 15:422-432.

[66] Muren O, Dahlstedt L, Dalén N. Reconstruction of acute anterior cruciate ligament injuries: a prospective, randomised study of 40 patients with 7-year follow-up. No advantage of synthetic augmentation compared to a traditional patellar tendon graft. Arch Orthop Trauma Surg, 2003, 123(4):144-147.

[67] Fujikawa K, Kobayashi T, Sasazaki Y, et al. Anterior cruciate ligament reconstruction with the Leeds-Keio artificial ligament. J Long Term Eff Med Implants, 2000,10(4):225-238.

[68] Sugihara A, Fujikawa K, Watanabe H, et al. Anterior cruciate reconstruction with bioactive Leeds-Keio ligament (LK II): preliminary report. J Long Term Eff Med Implants, 2006, 16(1):41-49.

[69] Murray AW, Macnicol MF. 10-16 year results of Leeds-Keio anterior cruciate ligament reconstruction. Knee, 2004,11(1):9-14.

[70] Jones AP, Sidhom S, Sefton G. Long-term clinical review (10-20 years) after reconstruction of the anterior cruciate ligament using the Leeds-Keio synthetic ligament. J Long Term Eff Med Implants, 2007,17(1):59-69.

[71] Webster DA, Werner FW. Freeze-dried flexor tendons in anterior cruciate ligament reconstruction. Clin Orthop. 1983,181:238-243.

[72] Shino K, Kimura T, Hirose H, et al. Reconstruction of the anterior cruciate ligament by allogeneic tendon graft. An operation for chronic ligamentous insufficiency. J Bone Joint Surg, 1986,68B:739-746.

[73] Jackson DW, Simon TM, Kurzweil P, et al. Survival of cells after intraarticular transplantation of fresh allografts of the anterior cruciate ligaments. J Bone Joint Surg Am, 1992, 74(1):112-118.

[74] Shino K, Inoue M, Horibe S, et al. Surface blood flow and histology of human anterior cruciate ligament allografts. Arthroscopy, 1991,7(2):171-176.

[75] Jaskulka R, Ittner G, Birkner T. Replacement of the anterior cruciate ligament by cold preserved bone-cruciate ligament-bone allotransplants.An experimental study in the sheep. Unfallchirurg, 1997, 100(9):724-736.

[76] 刘平, 敖英芳, 于长隆. 异体前十字韧带移植重建兔后十字韧带的生物力学研究. 中华骨科杂志, 2005, 25 (11): 662-666.

[77] 刘平, 敖英芳, 胡跃林, 等. 兔异体前交叉韧带移植重建后交叉韧带的组织学研究. 中国运动医学杂志, 2006, 25(1): 9-11.

[78] Jackson DW, Windler GE, Simon TM. Intraarticular reaction associated with the use of freeze dried ethylene oxide-sterilized bone-patellar tendon-bone allografts used in the reconstruction of the anterior cruciate ligament. Am J Sports Med, 1990,18:1-11.

[79] Peterson RK, Shelton WR, Bomboy AL Allograft versus autograft patellar tendon anterior cruciate ligament reconstruction: A 5-year follow-up: Arthroscopy, 2001,17(1):93-97.

[80] Victor J, Bellemans J, Witvrouw E, et al. Graft selection in anterior cruciate ligament reconstruction—prospective analysis of patellar tendon autografts compared with allografts. Int Orthop, 1997,21(2):93-97.

第二章 关节镜下交叉韧带重建基础

第一节　膝关节镜下手术重建交叉韧带
　　　　相关应用解剖 / 45
第二节　关节镜下相关结构的正常与病理解剖 / 48
第三节　麻醉选择，手术适应证及禁忌证 / 55
第四节　膝关节镜手术基本操作原则 / 56
第五节　膝关节镜下重建交叉韧带手术的并发症 / 61
第六节　交叉韧带重建固定的材料与方法 / 65
第七节　关节镜设备与韧带重建器械 / 67
第八节　射频汽化技术在韧带重建手术
　　　　中的应用 / 69

第一节　膝关节镜下手术重建交叉韧带相关应用解剖

膝部可分为膝前区（股四头肌区）、膝后区（腘窝）和膝关节三部分。掌握膝部解剖对安全、正确进行膝关节镜下交叉韧带的重建手术是十分重要的。

一、膝前区

由髌骨及上方的骨四头肌腱和下方的髌腱以及附属结构组成。膝前区从前面看好似大象的头部，髌骨是象头，髌腱是象鼻，髌腱两侧的膝眼是象眼。

体表解剖：中央隆起的为髌骨，上接股四头肌腱，下续髌腱至胫骨结节；股四头肌腱两侧分别是股内、外侧肌。屈膝时髌腱两侧可触知横沟，是股骨髁和胫骨髁所形成的关节隙，该处是进行膝关节镜术常用的前内、外入路的穿刺选点部位。膝下内、外侧动脉出现于膝关节线附近，在髌腱两侧进入膝关节，再没有其他较大的血管与神经走行。因此，从前区进行膝关节镜手术较为安全。

二、膝后区（腘窝）

膝后区主要为腘窝，呈菱形，有四壁和顶与底。上外侧壁为股二头肌，上内侧壁为半腱、半膜肌，下内、外侧壁由腓肠肌内、外侧头组成；底由股骨的腘平面、膝关节囊后部组成；顶为腘筋膜。腘窝内有四个重要结构，由浅至深分别为胫神经、腓总神经、腘静脉、腘动脉（超声测量在膝关节线以下 1.5cm 处，腘动脉与胫骨后皮质的距离在正常伸膝位时为 3.9～10.8mm，从伸直到屈膝 90°并不增加）。因此，膝关节镜手术不论是由前入路手术还是由后入路手术均要注意，严防这些重要结构损伤。

三、膝关节

膝关节是人体最大、结构组成和功能最复杂的滑车关节，由骨、关节软骨、软组织（交叉韧带、半月板等）、关节腔内的滑液、附有关节囊包被、并有关节外的韧带加固而形成。膝关节由股骨外侧髁和胫骨外侧髁形成外侧胫股关节、股骨内侧髁和胫骨内侧髁形成内侧胫股关节、髌骨关节面与股骨滑车形成的髌股关节三部分组成。

膝关节主要运动功能为屈伸运动。膝关节屈伸运动是滚动与滑动的组合。正常情况下围绕瞬时中心发生屈伸运动时，初期为滚动运动，逐渐变为滑动运动，当伸膝关节至 20°～0°时股骨开始发生内旋，当完全伸直时旋转终止，完成锁扣动作，此时，膝关节最稳定。膝关节屈膝 30°时可有少许内收与外展动作。因此，正常关节内结构是保证膝关节正常运动功能的解剖基础。膝关节任何主要结构的损伤均将影响其运动功能。

（一）膝关节滑液囊

与关节镜手术有关的滑液囊主要为髌上囊，是膝关节最大的滑囊。该滑囊广泛与关节腔相通，可视为膝关节滑膜腔的一部分。髌上囊位于髌骨底上方、股四头肌腱与股骨之间，两侧与股内、外侧肌相贴，后方滑膜覆与股骨髁前方。膝肌位于髌上囊上方（关节囊外），具有向上牵拉髌上囊的作用。髌上囊是膝关节镜手术时入水管插入的部位；膝关节滑膜病变亦主要表现在该处；因间隙较大，游离体常在该区域出没；膝关节粘连时髌上囊腔内有粘连带并可因粘连等因素缩小甚至完全关闭，镜下松解粘连时要对髌上囊进行充分松解。

（二）关节软骨

正常膝关节软骨为透明软骨，呈浅蓝色，半透明，光滑而有光泽。软骨本身没有血管神经，其营养由软骨膜内的毛细血管和关节腔的滑液中得到。关节软骨由软骨细胞和软骨基质（胶原纤维和蛋白多糖）组成，分为：表层、移行层、柱状层、钙化软骨层。钙化软骨层与柱状层有潮线相界，但与软骨下骨无明显界限。

关节软骨在运动中传递负载并提供平滑而耐磨的承受面。关节软骨为黏弹性材料组成，具有低摩擦、高弹性、高渗透性等特性，以及传导载荷、吸收震荡、润滑、低磨损等作用。

由于关节软骨代谢率很低，缺少再生能力，任何原因造成的软骨缺损很难自行修复。因此，给临床治疗带来困难。关节软骨的改变与运动有着明显的关系。正常关节在生理应力作用下关节内液与软骨基质内液相互交换使软骨细胞获得营养而保持细胞正常生理功能。然而，当关节的负载传导紊乱、超生理限度的异常应力作用于软骨，软骨细胞和基质均会遭受破坏。膝关节外伤可直接损伤软骨，韧带断裂、半月板损伤等均可引起膝关节负载传导紊乱而引起软骨损伤。

（三）半月板

半月板为纤维软骨盘，内外各有一个，分别位于股骨与胫骨内、外侧髁之间。半月板的切面为楔状。内侧半月板大体形态呈"C"形，有些呈"G"形，比外侧半月板大而薄，开口较大，前部较窄，后部较宽大，两者间在游离缘侧常显示一近似90°的夹角，前角附着于髁间前窝前交叉韧带的前方，后角附着于髁间后窝后交叉韧带的前方。内侧半月板边缘与内侧关节囊相连接，活动度较小，外伤时容易损伤。外侧半月板近似"O"形，前、后角之间有一较小的开口，中部较宽，前、后较窄，前角附着在外侧髁间嵴的前方、前交叉韧带附着部的后外侧；后角附着在外侧髁间嵴的后部。外侧半月板与关节囊之间隔以腘肌腱，活动度相对比内侧半月板大。外侧半月板后端发出的纤维束紧紧与后交叉韧带相连斜向前上附着于内髁髁间侧面，称为半月板股骨韧带。如果该韧带位于后交叉韧带的后方称为半月板股骨后韧带，亦称Wrisberg韧带，若位于后交叉韧带的前方称为半月板股骨前韧带即Humphery韧带。

1. 半月板的运动　膝关节运动时，位于胫股关节之间的半月板处于一种矛盾运动中。屈伸运动时，半月板固定在胫骨上并随之相对股骨运动，股骨髁沿半月板上面进行滚动运动。由伸到屈运动时，胫股关节间的接触点后移，半月板也随之后移，其后半部被挤压于股骨髁和胫骨平台的后部之间。由屈到伸运动时正好相反，胫股关节间的接触点前移，半月板亦被向前推移，前半部被挤压于股骨髁和胫骨平台的前部之间。膝关节屈伸位旋转时半月板与股骨一起在胫骨上滑动。从中立位开始，两个半月板在胫骨平台上朝相反的方向运动。小腿外旋时外侧半月板移至胫骨平台前部，内侧半月板移至胫骨平台后部；内旋时相反。在整个运动过程中，外侧半月板的活动范围约是内侧半月板的2倍。

2. 半月板的血供　主要来自边缘和滑膜关节囊相接处的血管以及来自前后角附着部所进入的血管。半月板边缘侧的外1/3部有血液供应，由边缘至游离缘血液供应逐渐减少，内1/3部没有血液供应，其营养来自关节液。因此，半月板外1/3部损伤缝合修复后容易愈合，中1/3部损伤缝合修复后较外1/3部较差，内1/3部则不易愈合。

3. 半月板的功能　①增强滑润，减少摩擦，类似滚珠样作用，有利关节的运动；②使胫骨关节面更加适合，稳定膝关节；③缓冲、吸收震荡保护关节软骨；④调节关节内压；⑤与膝关节韧带协同作用制导膝关节的旋转运动；⑥传递负载。

4. 盘状软骨　膝关节盘状软骨是半月板的一种畸形，形成原因尚不完全清楚。多数认为是在先天生长发育过程中所形成。半月板在胚胎初期均为盘状，随生长发育，中央部受股骨髁压迫而逐渐吸收形成我们所见的正常半月板。如果由于某些原因造成生理吸收停顿而呈不同程度的盘状。盘状软骨以外侧多发，内侧亦可见到，但较少。盘状软骨可呈圆形、卵圆形、方形、逗点形等形状，可以覆盖整个胫骨平台面。Smille将盘状软骨分为三型：①原始型：完全盘状，中央部厚度与边缘厚度相同，可达8mm，关节面完全被分开；②幼儿型：与足月胎儿半月板相似，外侧半月板中央部宽度特别增大；③中间型：较原始型小，近乎盘状，中央部薄。

盘状软骨没有正常半月板的组织结构和生理特性，坚韧性差。因此，在运动中较正常半月板容易造成损伤。

（四）前交叉韧带

ACL被从后方凹入的滑膜所包被，前方和两侧有滑膜所覆盖，后部中央处纤维囊外没有滑膜覆盖，因此，ACL属滑膜外纤维膜内结构，位于双层滑膜皱襞之内。

1. 解剖特点　ACL起自胫骨髁间前内侧部，由髁间嵴前方稍偏内侧部斜向后上方抵止于股骨外侧髁髁间侧面后上部，胫骨端呈前后长的卵圆形较粗大，附着面积约为$3.0cm^2$，股骨端呈扇形相对细小，附着面积约为$2.0cm^2$；长37～4mm（平均39mm），宽10～12mm（平均11mm）。ACL可分为三束：前内束，屈膝时紧张，伸膝时相对松弛；后外束，伸膝时紧张，屈膝时相对松弛；中间束，屈伸过程中始终保持张力。前交叉韧带与胫骨平台保持一定的角度，屈膝90°时其夹角为30°，伸膝时为40°～45°。

先天性ACL缺如：非常少见，但可能出现，要注意到。此时多伴有下肢或膝关节的畸形。

2. 功能解剖　ACL是膝关节重要的静力稳定结构，其基本作用是防止胫骨前移。但并非单纯缰绳似的作用，对阻止胫骨内旋也有特殊作用。前交叉韧带与后交叉韧带共同作用，保持胫股关节的正常运动。因此，也是具有特殊功能解剖的动力稳定结构。

韧带对膝关节运动具有限制和制导作用：膝交叉韧带与关节囊形成的关节囊韧带网是保持膝关节稳定的基本因素，将膝关节运动限定在一定的范围，又能引导膝关节运动按一定规律进行。①限制作用：韧带和关节囊的作用首先通过韧带－肌肉反射机制起作用。韧带内存在张力感受器，当韧带张力增高时韧带内的无髓感觉神经纤维冲动，中枢反射性引起膝关节周围肌肉收缩，肌肉韧带共同将运动控制在生理限度范围内并维持膝关节稳定。若肌肉失去控制，韧带将继续维持机械限制作用；②制导作用：韧带与半月板存在着解剖的联系并表现为一定的连续性。ACL纤维与内侧半月板相连，内外侧半月板前角之间又有膝横韧带相连，外侧半月板后角又发出半月板股骨韧带与PCL相合抵止于股骨内髁，形成一"8"字形的"绳"状结构，以制导膝关节旋转运动。如果膝关节韧带的限制与制导作用因某种因素受到破坏而没有及时得到修复或修复不当，长期慢性牵拉将继发膝关节肌肉韧带松弛，在某种运动状态下即可出现膝关节不稳。

3. 生物力学特点　ACL由胶原纤维和弹性纤维组成，胶原纤维占90%，具有拉伸性，弹性纤维为脆性组织材料。因此，ACL具有弹性特点。ACL在应力负载作用下将会发生变化。在低负荷和一般日常运动状态下，韧带纤维受到作用力、牵张变直、发生弹性变形并承受一定的张力；应力达到韧带的屈服点（yield point）时韧带的胶原纤维可出现少部分纤维损伤；如果应力进一步加大，达到或超过韧带所能承受最大张力时，韧带胶原纤维开始出现崩溃，当弹性应变超过6%～8%时，韧带的胶原纤维完全崩溃，丧失原有的弹性作用，失去张力，不能承受任何负载。

4. ACL的主要功能

（1）屈膝时防止胫骨前移。

（2）阻止膝关节过伸。

（3）在一定程度上控制膝关节旋转。

（4）不同屈膝角度时继发控制膝关节内外翻。

（5）参与膝关节最后伸膝时的锁扣动作，具有稳定作用（膝关节伸直在最后的20°过程中，胫骨外旋、前交叉韧带伸直放松，出现所谓"过短现象"）。

（五）后交叉韧带

1. 解剖　PCL 位于膝关节腔后室，起自胫骨髁间后窝后部关节面下约 10mm 处，掩盖胫骨平台后缘斜向前内上方抵止于股骨内髁髁间侧面前上部，呈圆弧形附着。PCL 平均长 38mm，宽 13mm，其强度是 ACL 的 2 倍，是膝关节屈伸及旋转运动的主要稳定者，并起旋转轴的作用。

PCL 分为前外与后内两束。前外束位于胫骨附着部的外侧、股骨附着部的前方，该束较为粗大；后内束位于胫骨附着部的内侧、股骨附着部的后方，比前外束细小些。PCL 与内侧半月板无联系，与外侧半月板后角有韧带（半月板股骨韧带）相连。膝关节从伸直到屈曲位过程中，PCL 沿纵轴发生旋转，前外束从前移向后上方，韧带趋于垂直状态。

2. PCL 的作用

（1）限制胫骨后移。尤其是在屈膝位时这一作用更为重要。PCL 断裂不单纯引起胫骨后向不稳，还可出现后侧方旋转不稳。

（2）限制膝关节过伸，辅助前交叉韧带起作用。

（3）限制小腿内旋。PCL 在小腿内旋时紧张，使胫股关节面密切接触，同时是稳定膝关节的重要结构，相当于膝关节旋转运动的轴而起作用。

（4）限制膝关节的内收与外展，协同 ACL 与内、外侧副韧带共同起作用。

当膝关节屈曲时，胫骨上端受到由前向后的暴力可引起 PCL 损伤；当膝关节受外力作用过伸损伤时，亦可引起 PCL 损伤。若后关节囊同时损伤，出血可经关节囊裂损处进入小腿后间隔引起肿胀。此时进行关节镜检查或手术，关节灌注液将会经关节囊裂口灌入小腿后间隔引起或加重小腿肿胀，应予以注意，防止肌间隔综合征发生的可能性。

（敖英芳）

第二节　关节镜下相关结构的正常与病理解剖

膝关节镜下重建交叉韧带需要很好的掌握膝关节镜的操作技术，认识膝关节关节镜下相关结构的正常与病理解剖是非常重要的。为便于关节镜下对膝关节内各部位和结构的观察，根据解剖结构镜下将膝关节分为髌上囊、髌股关节、髁间窝、内外侧隐窝、内外侧间室、后侧间室几个区域。

一、髌上囊

（一）正常解剖

位于髌骨上缘与股骨髁上缘间股骨与股四头肌腱之间由滑膜组成的腔隙，通常和股四头肌腱滑囊相同，二者之间常有分隔。髌上囊与股骨前缘间相隔一层疏松脂肪组织，使髌上囊可随膝关节活动而自如滑动。髌上囊上极附有膝肌，使髌上囊随膝关节伸直而上移，防止其形成皱褶。因此镜下髌上囊顶部可见膝肌的深红色肌肉组织，如果未见到膝肌则表明髌上囊有完全性分隔存在。髌上囊常形成滑膜皱襞，分为完全性和非完全性分隔两种。完全性滑膜皱襞将髌上囊分为不相通的两区域。不完全性滑膜皱襞更多见，连接髌上囊和关节腔，又分为内侧、外侧和内外侧（环形）滑膜皱襞。内侧皱襞较多，内外侧均存在即形成环状皱襞。有时内侧皱襞与髌骨内侧滑膜皱襞相延续。

宽大的髌上囊滑膜组织丰富，是检查滑膜病变的最佳部位。正常滑膜层较薄而光滑，表面可见血管丛（图 2-2-1），无绒毛、结节及血管翳。急慢性创伤可致滑膜反应性炎症或滑膜皱襞增厚

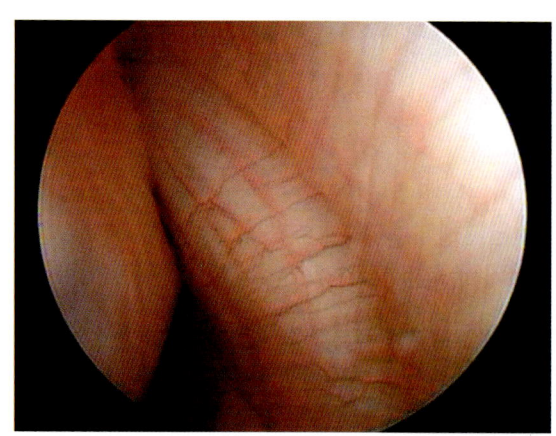

图 2-2-1　正常髌上囊滑膜（未上止血带）

及磨损，属创伤后滑膜正常反应，应与滑膜炎性疾患如类风湿性滑膜炎相鉴别。

（二）病理解剖

髌上囊是最常用于放置入水管的部位。置管后如有液体流出要检查关节液的性状。在炎症性病变时要送检、化验，必要时进行细菌培养。正常关节液清亮透明、量少，很难抽出，关节腔积液时经入水管可引出关节液，骨性关节炎时关节液淡黄色基本透明，可混有磨蚀下的软骨碎屑。陈旧创伤性关节炎关节液黄色可混有絮状物。关节急性创伤时，关节液为血性液含有油珠时提示关节内骨折（图2-2-2A），类风湿性关节炎的关节液混浊，较黏稠，易凝。色素绒毛结节性滑膜炎关节液呈暗红或棕红色，稀薄而又黏稠，含有红细胞。结核性关节液混浊，有时呈淡红色，黏稠易凝。化脓性关节炎关节液极其混浊。

滑膜病变主要包括滑膜炎性疾患（如类风湿性滑膜炎、骨关节炎性滑膜炎、晶体性滑膜炎等）、肿瘤或肿瘤样病变（如色素沉着绒毛结节性滑膜炎、滑膜软骨瘤病等）、滑膜皱襞和嵌入及关节内粘连纤维化等。类风湿性滑膜炎镜下可见滑膜组织明显充血、水肿，可增生形成毛玻璃样改变和球形绒毛，血管扩张，形成滑膜血管翳，侵蚀关节软骨，造成软骨破坏，晚期致关节强直。骨关节炎性滑膜炎镜下可见滑膜增生、变红、增厚及纤维化，形成的绒毛呈粉红色，较细小，可伴脂肪浸润、纤维化及水肿，表面可有软骨碎屑粘连（图2-2-2B）。晶体沉着性滑膜炎除滑膜增生

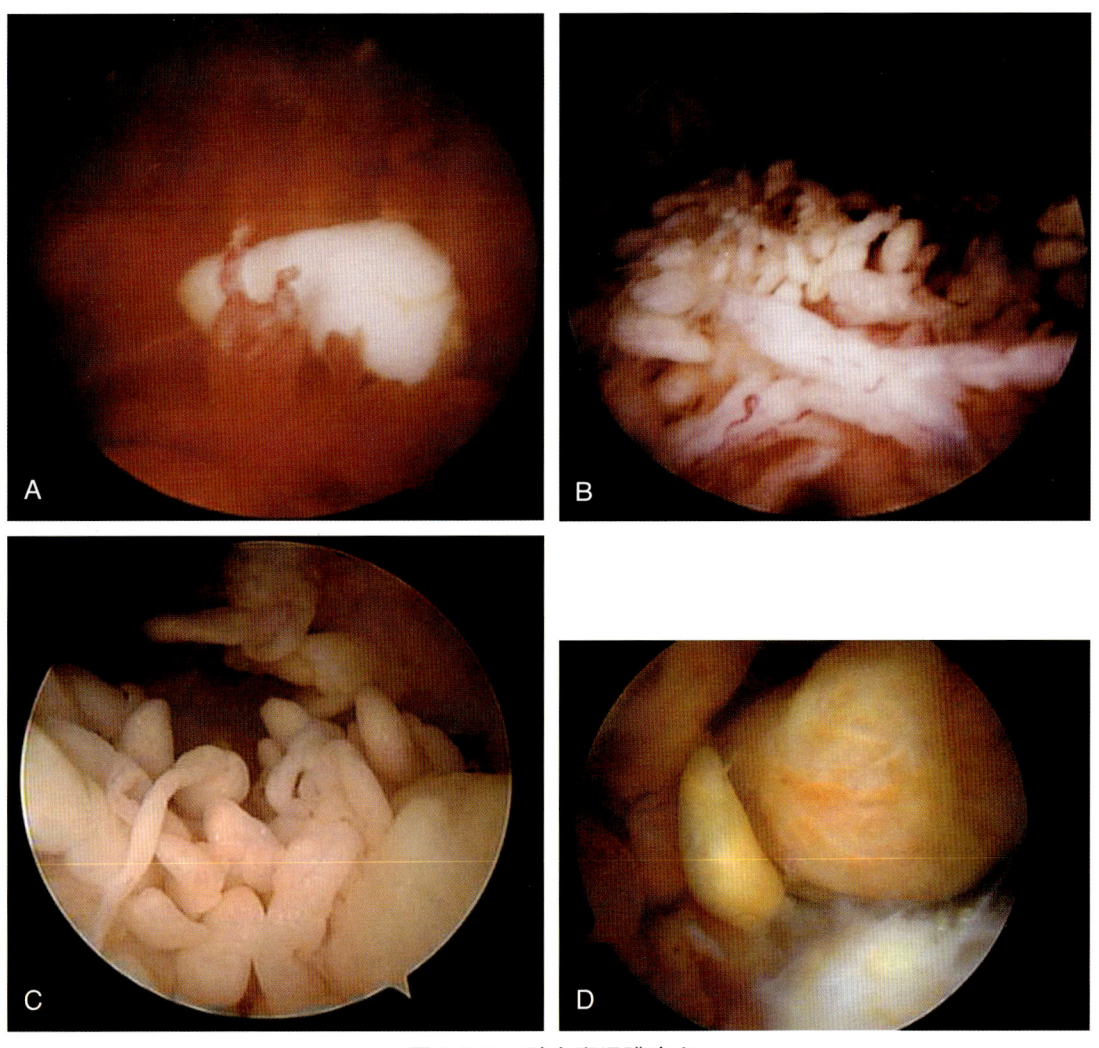

图2-2-2　髌上囊滑膜病变

A.膝关节急性损伤（并有软骨损伤）；B.骨性关节炎；C.类风湿性关节炎；D.色素绒毛结节性滑膜炎

外常可发现晶体沉着。色素沉着绒毛结节性滑膜炎镜下可见局部或弥漫性滑膜增生，因含铁血黄素沉着呈暗红色或棕黄色，绒毛细长，大小不等，尖端有红或黄白色结节。滑膜软骨瘤病为滑膜增生并化生成多个大小不一的软骨或骨软骨块，可带蒂或无蒂，脱落后形成游离体，多位于髌上囊，镜下清晰可见。膝关节炎症或固定后可引起关节粘连纤维化，粘连最严重的部位常为髌上囊，镜下可见髌上囊间隙狭小，被大量索条状或带状瘢痕粘连条带占据，粘连严重者，甚至置入关节镜困难，一般需先用锐器如刨刀或镜下剪刀清除后才可继续操作。髌上囊易存留游离体，关节镜探查时应注意。至于髌上囊的滑膜皱襞大多非异常病变，有时髌上囊存在完全性分隔或不全性分隔，入口较小，其上方可隐藏游离体，需扩大入口以便彻底探查髌上囊和处理游离体。

二、髌股关节

（一）生理解剖

髌骨被中央嵴分为内外侧面，每个面又分为三个区，极内侧有一小关节面，因此髌骨共分为七个区。与髌骨相对的股骨关节面分为滑车区、脂肪垫区和半月板区三个区。在关节镜下髌股关节可以清楚地显示，在膝关节由伸到屈时，可观察到髌骨在股骨滑车表面由外上向内下的运动轨迹，同时可判断关节软骨的情况。正常关节软骨为透明软骨，具有一定弹性和抗张性，覆盖股骨远端和胫骨近端关节面。镜下软骨为蓝白色，光滑，有光泽，且具弹性，探钩压迫后很快复原（图2-2-3）。

髌下滑膜皱襞，又称黏膜韧带，由脂肪垫区走向髁间窝顶壁，与前交叉韧带平行，二者可相互延续、部分分离或完全分离，一般认为它属正常的滑膜皱襞，有时也会引起症状。

（二）病理解剖

膝关节创伤可致软骨或骨软骨损伤，关节镜对上述病变的诊断和定位很有帮助。年轻人膝关节创伤可分为急性伤和慢性劳损伤。急性伤直接导致软骨缺损或骨软骨骨折，镜下清晰可见软骨缺损区或骨折面。慢性劳损伤则引起深层软骨退变，逐渐向浅层发展。软骨损伤关节镜下分为四度：Ⅰ度，软骨软化，软骨色暗，无光泽，弹性

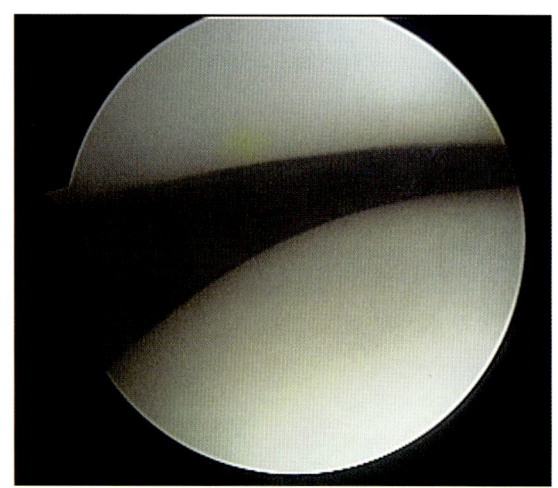

图 2-2-3　正常髌股关节软骨

差，探钩触之较软，压迫后复原慢，如同海绵，与周围正常软骨有明显区别；Ⅱ度，囊变，表层软骨隆起，形如囊泡，其内多无液体，少数可含胶冻状物质；Ⅲ度，软骨形成溃疡及龟裂，未达软骨下骨；Ⅳ度，软骨火山口状缺损及骨质象牙变，软骨完全剥脱，骨面暴露，形似火山口，软骨下骨增厚，象牙变（图2-2-4）。

在老年人群中最常见的是关节软骨退变，即骨关节病。这种退变则由软骨表层向深层发展，累及关节面较广泛，镜下也分为四度：Ⅰ度，纤维化，软骨灰暗，失去光泽，轻度发黄；Ⅱ度，裂隙形成，软骨表面欠光滑，变得不规则，纤维化，呈绒状；Ⅲ度，软骨龟裂、剥脱，周围软骨翘起，关节软骨普遍变薄、脆，磨损的小片状软骨很易被探钩从骨面分离；Ⅳ度，火山口状缺损及骨质象牙变。

慢性软骨损伤在损伤软骨对侧关节面可形成"镜像损伤"，关节隙变窄，周围可有骨赘形成。同时镜下亦可发现软骨剥脱后形成的游离体。

关节镜观察髌骨关节时可同时观察髌骨脱位及半脱位。一般在屈膝40°时髌骨内侧面与股骨滑车相接触，如屈膝超过60°才接触或伸膝位髌骨外移则为半脱位。

三、髁间窝

（一）生理解剖

髁间窝呈倒U形，前宽后窄，其间容纳前、

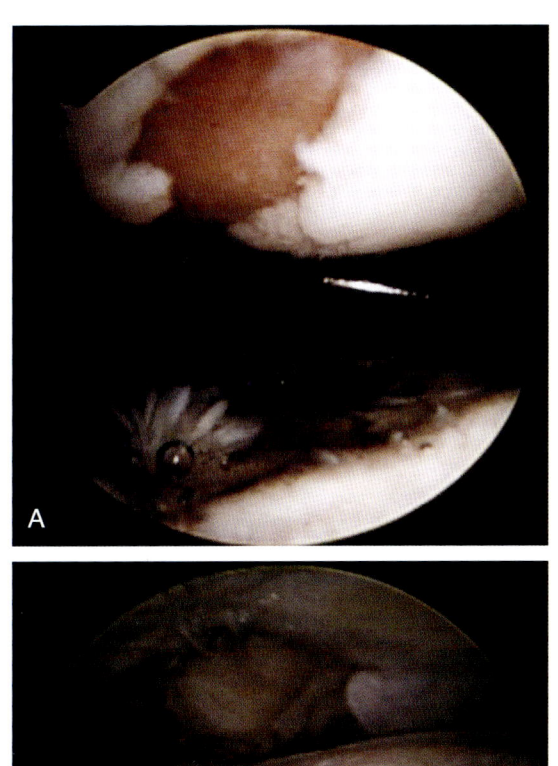

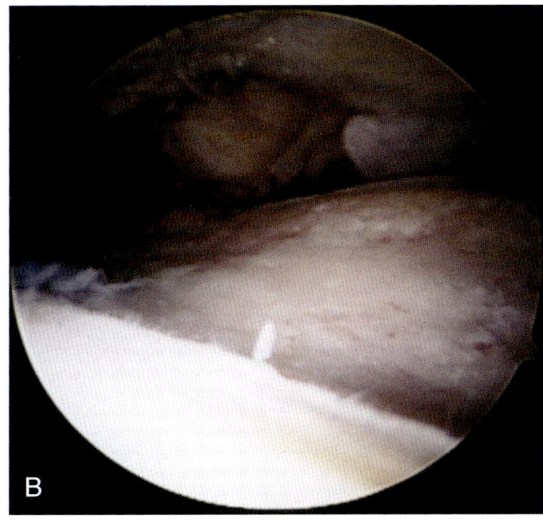

图 2-2-4　髌股关节软骨损伤
A. 髌骨软骨伤；B. 股骨滑车区软骨伤

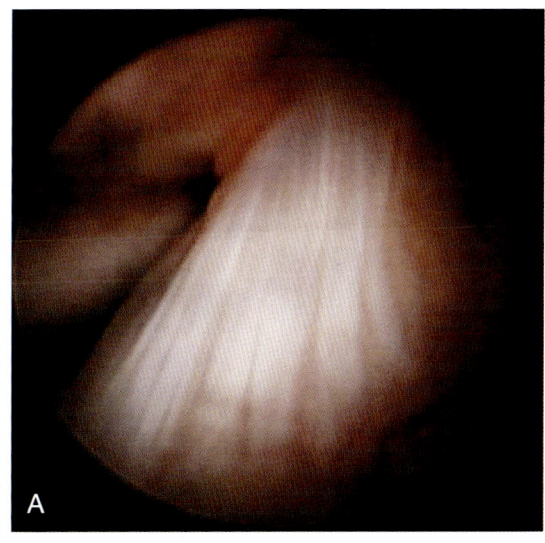

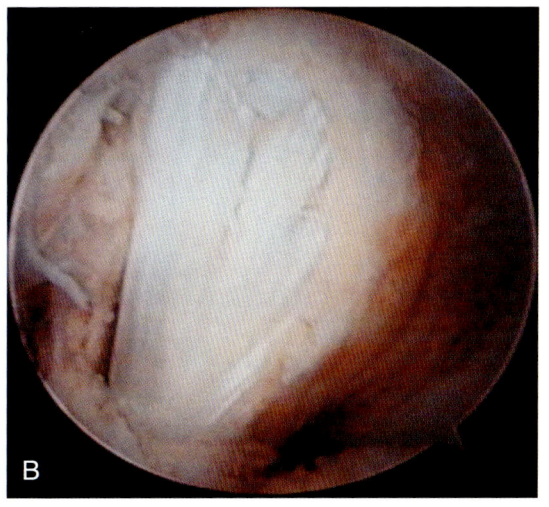

图 2-2-5　正常髁间结构（交叉韧带）
A. ACL；B. PCL（滑膜被打开）

后交叉韧带。前交叉韧带起点呈半圆形，起于髁间窝外侧壁后部，向内下走行，下止点宽大呈扇形止于胫骨髁间嵴前方，有时可见该韧带分为前内及后外两束，在探钩牵拉下，韧带具有很强的张力和硬度，在前抽屉位时更明显。ACL 表面覆盖较薄的滑膜层，常被前方的黏膜韧带覆盖，有时需用探钩将黏膜韧带牵向另一侧才可暴露 ACL（图 2-2-5A）。PCL 在 ACL 内侧起于髁间窝内侧壁，向后下止于胫骨后缘中部，其表面覆有较厚的滑膜，清除滑膜后可以清楚地观察到韧带实质（图 2-2-5B），探钩牵拉可感到其紧张度，后抽屉位更显著。

（二）病理解剖

在髁间窝最常见的是前、后交叉韧带断裂。

ACL 急性断裂镜下可见其表面滑膜出血、韧带断裂后松散的断端，探钩探查可以明确。有时断裂韧带的纤维尚有延续性，或表面滑膜尚完整，如同正常韧带，但清理滑膜后发现断裂的韧带断端，探钩牵拉韧带实质明显松弛，即可诊断韧带断裂。在成年人，断端多位于上止点。青少年下止点撕脱骨折较多见。陈旧性 ACL 断裂镜下表现各异，但韧带经探钩牵拉可发现明显松弛的特征较一致。较多见的是上止点断裂后移位，又通过形成的瘢痕组织与原止点相连。有的断端内移，与 PCL 表面滑膜组织粘连。断裂时间较长，断端移位明显的韧带断端可被吸收，镜下仅见下止点少许残端，甚至髁间窝前交叉韧带完全缺如（图 2-2-6）。

PCL 断裂镜下表现与 ACL 断裂相同，经后内

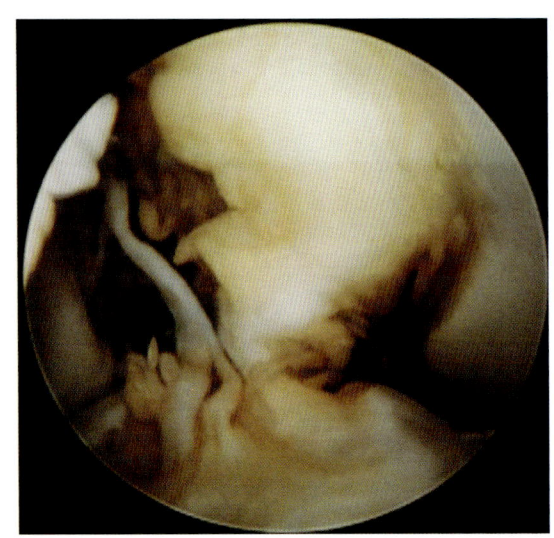

图 2-2-6　陈旧性断裂髁间结构
ACL 断裂吸收，PCLA 存在

及后外侧入路可更清晰地显示断裂的后交叉韧带。前、后交叉韧带断裂可见髁间窝破坏、狭窄，清理髁间窝后可见前、后交叉韧带缺如。文献曾报道有先天性前或后或前、后交叉韧带缺如，但是否为损伤后表现尚需进一步探讨。

髌下脂肪垫炎、撞击及纤维化可在关节镜下发现该区滑膜增生、肥厚，形成纤维带，在膝屈伸时与关节形成撞击、卡压，切除后效果良好。

四、内外侧隐窝

（一）生理解剖

内侧隐窝为股骨内侧壁与内侧关节囊之间的区域。隐窝内可观察滑膜组织及有无游离体存留。正常人 30% 内侧有滑膜皱襞，无症状的滑膜皱襞较菲薄，边缘光滑，无炎性表现。隐窝关节囊侧有时可见增厚部，为内侧关节囊韧带（内侧副韧带深层）。

外侧隐窝为股骨外侧壁与外侧关节囊之间的区域。在此区域可见到髌股韧带，该韧带起于髌骨外侧缘止于股骨外侧髁，其大小和张力因人而异。外侧半月板与关节囊滑膜连接部在外侧隐窝可清楚地观察到，后部可见一裂孔，即腘肌腱裂孔，腘肌腱经此由内下向外上方穿行。外侧滑膜皱襞少见，除非有临床症状，一般认为它亦属正常。

（二）病理解剖

内外侧隐窝是游离体存留的常见部位，关节镜应常规探查以上两处，外侧腘肌腱裂孔下方也易存留游离体，探查时应加注意。内侧滑膜皱襞较宽大者可在屈膝时嵌入髌股关节内，引起症状，同时滑膜皱襞增厚、磨损、炎性变，镜下切除后症状一般可消失。外侧滑膜皱襞少见，镜下形态与内侧滑膜皱襞相同。内侧副韧带断裂时，有时在内侧隐窝处可见关节囊撕裂和移位的内侧副韧带断端。外侧副韧带断裂时，外侧隐窝的外侧壁可见出血表现。此外，滑膜各种炎性病变时同样会出现相应的病理改变。

五、内、外侧间室

（一）生理解剖

位于髁间窝与侧隐窝之间的区域。镜下探查内、外侧间室内的结构主要是内、外侧半月板（图 2-2-7）和内、外侧胫股关节面软骨（图 2-2-8）。

内侧半月板呈"C"形，分为前、后角和体部，前角附着于 ACL 前方，后角附着于 PCL 前方，前角发出半月板横韧带与外侧半月板前角延续，后角比前角宽大。内侧半月板前角与关节囊和脂肪垫之间不连接，体部与后角及关节囊紧密相连，内侧半月板与内侧副韧带深层（关节囊韧带）和半膜肌相连，又借半月板髌骨韧带与髌骨相连，因而活动度小，易于损伤。

外侧半月板呈"O"形，也分为前角、体部和后角。前后角止点很接近，前角止于 ACL 后方，并与其相延续，后角止于内侧半月板后角止点的前方。外侧半月板与胫骨平台结合并不紧密，体部与后角交界处又有腘肌腱裂孔，因而外侧半月板活动度相对较大，较内侧半月板不易损伤。外侧半月板后角可发出两根韧带，分别走行于 PCL 前、后方，走行前方的称为 Humphry 韧带，走行后方的是 Wrisberg 韧带。正常人群中 36% 具有 Humphry 韧带，60%~70% 具有 Wrisberg 韧带，约 4% 二者皆有。

有一种特殊类型的半月板，为盘状半月板（盘状软骨），半月板呈盘状，较厚，内、外侧均可见，国人外侧较多。盘状半月板分为三型：Ⅰ型，不全型；Ⅱ型，完全型；Ⅲ型，Wrisberg 型。Ⅲ型最易出现弹响，因 Wrisberg 型盘状半月板除半月板股骨韧带外，无其他止点。盘状半月板较

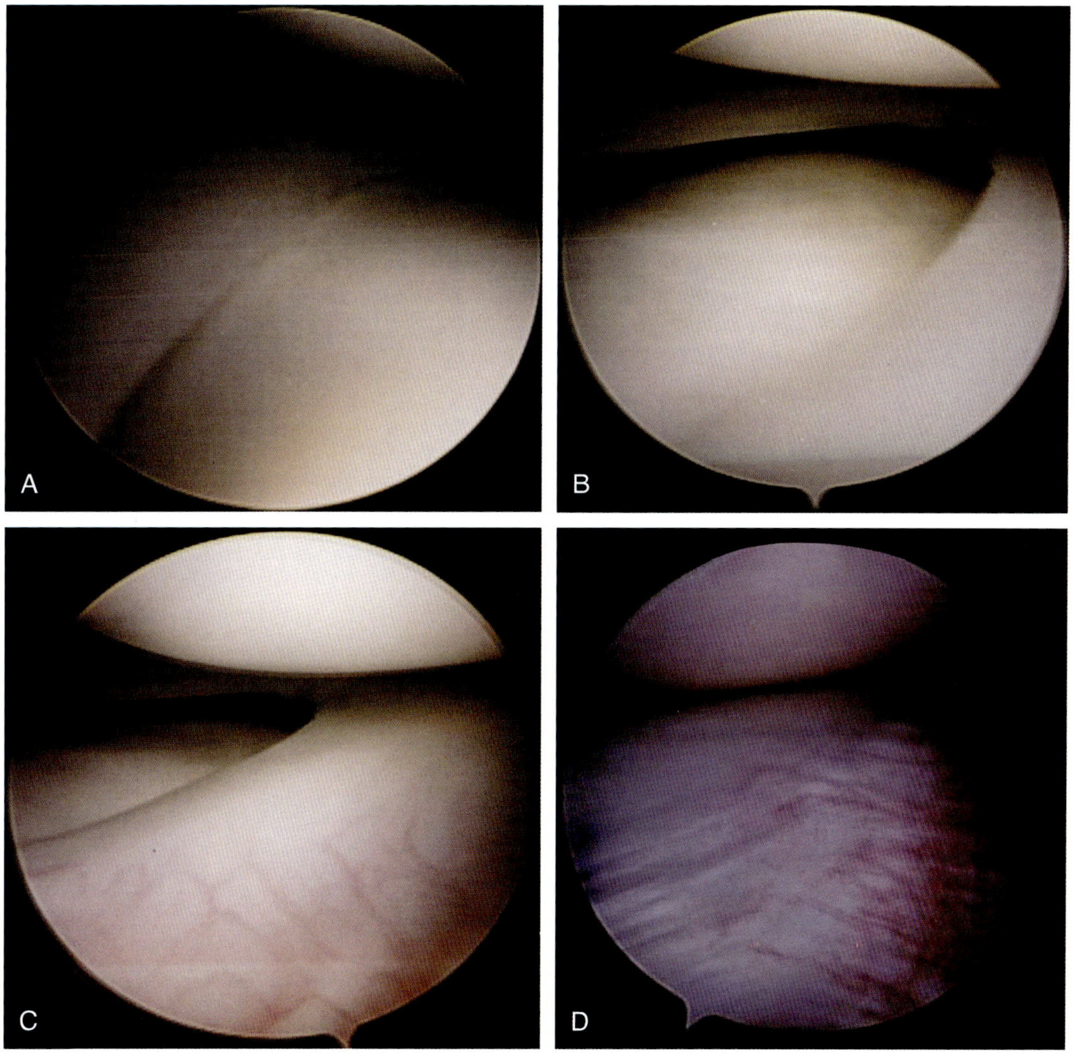

图 2-2-7 正常半月板
A. 内侧；B. 外侧；C. 前角血供；D. 边缘血供

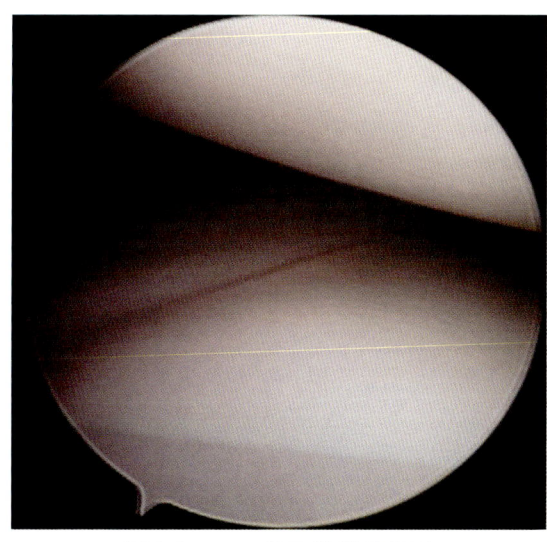

图 2-2-8 正常胫股关节软骨

正常半月板更易受损伤而出现症状。

另外，半月板损伤或退变后可发生半月板囊肿，多见于外侧半月板，镜下可以明确发现囊肿，可切除囊肿或行半月板全切。

探查半月板时除观察其外观外，尚需用探钩探查裂口、牵拉半月板测试其张力及探查半月板下表面，以防漏诊。内侧半月板正常可有 5mm 的前后活动度，外侧半月板较内侧更松弛，易被认为是损伤。腘肌腱裂孔处探钩可插入，且向前牵拉半月板时有松弛感，也易被误认为边缘撕裂，应予注意。股骨内外髁和胫骨内外侧平台软骨多在屈膝 90°位观察，观察股骨后髁软骨则需屈膝超过 90°，软骨正常外观与髌股关节软骨相同，探查方法亦相同。

（二）病理解剖

半月板损伤分为创伤型和退变型两种（图2-2-9）。创伤性半月板损伤镜下分为纵裂、水平裂、斜裂、放射状撕裂、瓣状裂、复合裂六种。纵裂指半月板裂口沿纵轴走行，可为部分撕裂或全层撕裂。半月板滑膜连接部纵裂又称为边缘分离。如果半月板游离缘出现皱褶，可能属正常表现，但应警惕有靠近边缘纵裂或边缘分离存在，以内侧半月板尤甚。另一种较大纵裂，分裂部如桶柄样分离，嵌于股骨髁和胫骨平台间，称为桶柄样撕裂。水平裂为半月板裂，上下两层，类似鱼口，又可称为"鱼口状撕裂"。斜裂均为全层撕裂，裂口由游离缘斜行走向边缘，在前角称为前斜裂，在后角称为后斜裂。放射状裂与斜裂类似，其走行由游离缘垂直走行滑膜缘，部分撕裂和全层撕裂均可能出现。瓣状裂指损伤处半月板残端如片状悬挂于半月板上，可继发于水平裂。复合裂指半月板同时出现上述几种损伤类型，表明损伤较严重。退变性半月板损伤镜下可见半月板发黄，失去光泽，质地变硬，损伤处多为磨损表现，粗糙而不规则，常继发于半月板退变、关节不稳致半月板长期磨损及退行性骨关节病。还有一种损伤类型为半月板内撕裂，仅在损伤部位半月板质地变软，切开后可见半月板内有不同程度的撕裂。

胫股关节软骨的病理解剖参见髌股关节。半月板损伤或退变后相应胫股关节面软骨更易发生损伤（图2-2-10）。例如，外侧半月板退变后，17%可发现半月板游离缘相对关节软骨出现龟裂。

六、后侧间室

位于股骨髁后面与后关节囊之间，以后关节腔中间的滑膜间隔为界，又可将后侧间室分为后内侧间室与后外侧间室。后内、外侧间室分别可以经前方入路与经后内、外侧入路进镜检查。通常前方入路置镜检查、镜视下监视操作，而经前内、外侧入路除检查外，多用于手术操作。在后内、外侧间室分别可观察到内、外侧半月板后缘后角，内、外侧半月板后部的边缘与附着部，股

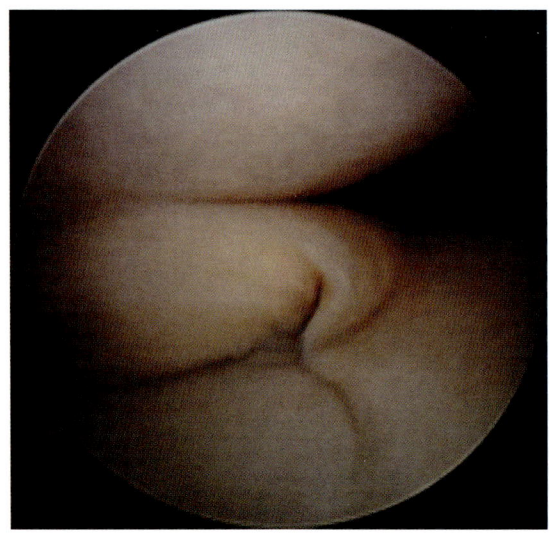

图 2-2-9　半月板损伤

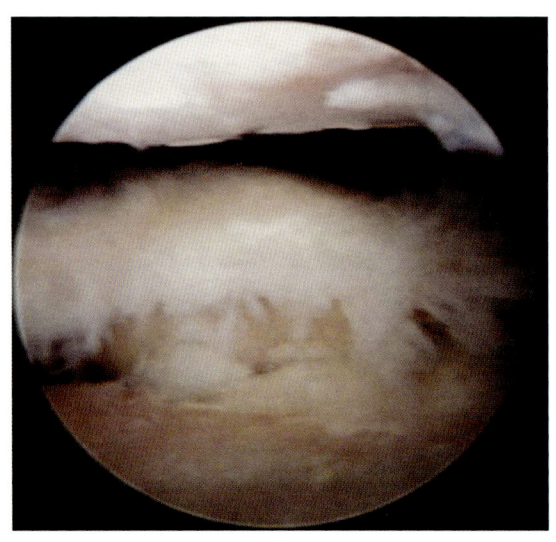

图 2-2-10　半月板损伤继发胫股关节软骨损伤

骨髁后面、滑膜间隔、PCL后部与下端附着部及后关节囊。股骨髁剥脱性骨软骨炎时剥脱的骨块可移动到后侧间室，游离体亦常出现在此区域。

PCL断裂镜下表现与前交叉韧带断裂相同，经后内及后外侧入路可更清晰地显示断裂的后交叉韧带。前、后交叉韧带断裂可见髁间窝破坏、狭窄，清理髁间窝后可见前、后交叉韧带缺如。

（敖英芳）

第三节　麻醉选择，手术适应证及禁忌证

一、麻醉选择

交叉韧带重建手术在有条件的医院已基本上放弃了原来传统的切开手术方式，而选择膝关节镜微创条件下进行。膝关节镜手术同其他手术一样需要良好的麻醉，使患者在无痛状态下接受手术。良好的麻醉可以使下肢肌肉完全放松，从而为使用止血带和完成各种手术创造良好条件。因此，膝关节镜手术时的麻醉选择亦是确保手术顺利完成的重要环节。膝关节镜手术时的麻醉选择同样要遵循简便、安全、有效的原则。同时要根据关节镜手术不同的诊疗用途、手术的大小（时间的长短）、患者的具体情况及手术医生对各种麻醉的认识等情况综合考虑。西方国家多主张在全麻下手术，国内多应用椎管内麻醉。由于交叉韧带手术难度较大，有时还要同时处理较为复杂的合并损伤，相对手术时间较长，因此，交叉韧带重建手术不能在局部麻醉下进行。

（一）麻醉前的准备

术者要对术前患者的病情和全身情况有清楚的认识和全面的了解，认真做好麻醉前工作，尽量减轻麻醉对病人带来的影响和痛苦、减少麻醉的并发症。在选定麻醉方法后，除要在医疗方面进行相应的麻醉前准备外，还要向病人和家属讲明麻醉方法，使患者在精神上有所准备，能够很好地配合麻醉的实施；要向病人和家属讲清楚麻醉可能发生的并发症和意外情况，在手术同意书上写明的同时，还需签署麻醉同意书。

（二）麻醉前用药

麻醉前用药的目的是使病人术前情绪稳定、很好配合麻醉，减少麻醉药的毒副作用，消除不良反应，缓解术前疼痛。正确合理使用麻醉药物将会为麻醉创造良好的条件。采用局部麻醉时，术者应根据病人情况适当给以镇静剂；椎管内麻醉和全身麻醉应根据麻醉医生的要求用药。

（三）椎管内麻醉

椎管内麻醉是将局部麻醉药物注入椎管内选择性的阻滞脊神经的麻醉方法。椎管内麻醉可分为蛛网膜下腔阻滞麻醉（腰麻）和硬膜外腔阻滞麻醉两种。

1. **蛛网膜下腔阻滞麻醉（腰麻）**　腰麻较为快捷、有效，很适用于膝关节镜手术，尤其对需要上止血带手术者对止血带局部压迫反应更为轻微。一般情况下，单次腰麻即可完成膝关节较为复杂的镜下手术操作，例如前交叉韧带重建手术。但由于麻醉维持时间相对较短，对于术者认为需时较长的复合韧带损伤的修复与重建手术应采用连续硬膜外麻醉方式。腰麻适宜于身体条件较好的中青年患者，对老年、高血压、显著贫血者不宜采用，有中枢神经疾患者忌用。腰麻最严重的并发症是全脊髓麻醉；此外可发生下肢瘫痪（罕见而严重，麻醉后粘连性蛛网膜炎所致）、脑神经麻痹等，要予以高度重视；术后可出现头痛、头晕及尿潴留，要予以注意和及时处理。

2. **硬膜外腔阻滞麻醉（硬膜外麻醉）**　硬膜外麻醉有单次与连续两种。连续硬膜外麻醉可经留置的硬膜外管分次注入局麻药，从而保持连续麻醉状态。该方法较为安全可靠、持续有效，是临床常用的麻醉方法之一。但对需要上止血带手术者，即便使用较大剂量的药物，有时患者仍可感到止血带局部压迫的痛苦，这一点不如腰麻。

3. **腰麻与硬膜外麻醉联合应用**　麻醉设备、工具的现代化、新麻醉药物的应用、新技术的开展等使得麻醉技术水平不断提高，在安全的基础上做到了快捷有效。腰麻与硬膜外麻醉联合穿刺针的出现及其技术的应用使原来的椎管内麻醉一体化，体现了腰麻与硬膜外麻醉的优点，克服了其不足，为下肢手术提供了良好的麻醉条件。同时由于穿刺针的改进，变的精细，穿刺创伤小，术后局部反应轻，值得在膝关节镜手术中应用。

（四）全身麻醉

国外经常选用全身麻醉进行交叉韧带重建手术，手术效果好，术后患者可以很快恢复，对于日间手术非常有利。国内在全身麻醉条件下进行膝关节镜手术的单位较少，因为椎管内麻醉即可基本完成各种膝关节镜手术，所以全身麻醉仅用于特殊情况下进行韧带重建时，如一些年龄较小、麻醉与手术不予配合的儿童。

二、韧带损伤与重建手术的适应证

（一）韧带损伤诊断性关节镜术

诊断性关节镜术适用于非侵入性检查手段仍不能明确诊断的韧带损伤。一般情况下，交叉韧带完全断裂的临床诊断依据损伤病史、损伤机转、伤后不稳的体征，结合MRI影像学检查以及KT-2000测量结果不难明确诊断。然而在急性损伤时就会有困难，当部分损伤时体征也会不清晰而影响诊断。另外，在膝关节有交锁时也会影响诊断。因此，在这些情况下要进一步明确诊断和有效治疗就可进行诊断性关节镜术。同时膝关节急性损伤早期的检查可以明确韧带损伤的同时发现合并损伤一同进行处理，有利于膝关节整体功能的恢复。

（二）韧带重建的手术适应证

以往，交叉韧带重建手术的适应证相对保守，主要由于交叉韧带损伤病例很少，加之切开手术较为复杂，重建后手术效果不好，ACL重建手术的适应证是ACL断裂出现功能性不稳，客观检查体征是在前抽屉试验阳性的基础上轴移试验阳性。当时重建手术相对保守是由于技术与设备条件所限。然而，由于保守治疗效果不好，随之交叉韧带断裂对膝关节内结构继发损害、对膝关节局部的影响和对健侧膝关节影响研究的深入，以及关节镜微创外科重建手术的开展，交叉韧带损伤修复与重建手术适应证发生了变化，ACL完全断裂即可早期手术重建，不应等到出现有不稳的表现再进行重建手术。单束的断裂可以进行单束重建。

髁间嵴撕脱骨折可以视为特殊类型前交叉韧带断裂。髁间嵴撕脱骨折应在关节镜下手术，进行复位内固定。

PCL断裂后失代偿期较ACL晚，加之部分损伤保守治疗愈合能力较好，应保守治疗并进行观察其稳定性变化。对于完全断裂的PCL应手术重建。

膝关节ACL、PCL断裂，应同时进行修复与重建。对于附着部撕脱损伤的应进行止点重建。

三、禁忌证

膝关节镜下韧带重建手术的禁忌证应遵守关节镜手术的原则。膝关节周围的感染可以视为手术的绝对禁忌证。以往认为急性膝关节损伤交叉韧带断裂时，关节腔的封闭性被打破，灌注液可由关节囊破溃处流到小腿间隔引起肌间隔综合征，被列为相对禁忌证。我们的临床经验表明，急性膝关节联合损伤、前后交叉韧带断裂的重建都可以在关节镜下早期同时重建，而且可以取得很好的重建效果。因此，急性膝关节损伤前、后交叉韧带断裂可以进行早期重建，但手术者应具备手术的技术，同时医院也要有相应的设备条件。当然，膝关节急性损伤严重时后侧关节囊多被破坏，容易引起灌注液渗透流到小腿后间隔而引起小腿后间隔肿胀，此时不宜进行较长时间的关节镜下手术。其他情况下多能在保证关节腔有效扩充、液体不外渗的条件下完成。对血友病患者行韧带重建手术要特别慎重，要密切注意凝血活动度变化，同时要根据血友病的类型输入相应的凝血因子，使凝血酶原活性提高到50%~100%后方可手术。笔者单位有对血友病患者进行韧带重建手术的经验。遇有下肢深静脉血栓或肺栓塞病史患者要严格掌握，术中尽量缩短止血带使用时间，术后早期活动促进静脉回流，并可酌情应用小分子量肝素抗凝预防下肢深静脉血栓的形成。

（敖英芳）

第四节　膝关节镜手术基本操作原则

一、体位选择

膝关节镜手术主要采用仰卧位体位。根据术者的习惯和要求分别可采用仰卧、手术台双侧脚底板摇下使后双膝自然下垂屈膝90°的体位；亦可采用仰卧位，施术侧下肢轻度外展、膝关节自然垂放在手术床边，手术台不动而对侧下肢仍放在手术床上，这种体位是国内多数关节镜医生最常采用的膝关节镜手术体位。笔者认为此体位更有利于手术操作，例如进行半月板手术时可随意调换膝关节的位置，切除外侧半月板时可将足部放在手术床边沿上，靠重力作用自然使膝内翻或适当施以压力，就可明显增大外侧关节间隙，利于手术操作；行 ACL 重建时，有时需要屈膝大于 90°，此时将不会受摇放下垂手术台脚底板的影响，并可依据手术的需要调整术侧下肢位置和屈伸角度。

（一）仰卧位

仰卧位双膝放在手术台上不予以下垂，术者与助手均站立位操作，助手位于术者同侧（患肢侧）协助手术。术中根据不同手术要求，可在床上进行屈膝（ACL 重建），垂放于床边，或在助手的协助下进行膝内外搬动作以扩大内外侧间隙（半月板切除）。该体位进行手术时要使手术台摇高，注意小腿下垂时要防止最下部被污染。

（二）仰卧屈双膝 90° 体位

将手术床脚底板垂直下摇 90° 或将其撤掉（非电动手术床），使膝部正处于手术台折转水平、双膝自然下垂。此种体位术者和助手可采取站位和坐位，坐位手术可将患侧小腿放在术者双股部之间，便于操作。此种体位在手术台折转成角处双膝下要垫软枕以防压伤。手术时间过长时要注意对侧膝关节，防止屈膝过久可能引起腓总神经损伤。

（三）仰卧患膝自然垂放于床边体位

术者和助手在患膝侧手术床边坐位手术（需要时可站立）。患膝侧小腿自然垂放在术者双股部之间，可由术者根据手术随意调整膝关节体位与角度方向，便于操作。此种方法不需将手术台脚底板摇下，对侧下肢平放在手术台上。笔者认为该体位较为便利适用，利于手术操作。例如行外侧半月板手术时，可将患侧小腿下部及踝足部放在床上，使患肢处于一种髋关节外展外旋、膝关节内收内旋的体位，外侧关节隙开大，便于外侧半月板手术操作。根据作者的经验，该体位下基本可完成大多数关节镜下手术。

（四）仰卧双膝垂放于床边体位

用于双膝同时进行膝关节镜手术时采用的体位。交叉韧带重建需要从对侧膝关节切取腱时亦采用此种体位。

二、关节镜入口选择

经膝关节前内、外侧入口的前方进入手术入路可以完成单一或复合交叉韧带的重建。但重建手术往往要处理不同的合并损伤，因此，很好掌握膝关节镜手术入口部位的选择对完成镜下手术非常重要。

（一）膝关节镜手术标准入口（图 2-4-1）

1. 前外侧入口　常规屈膝 90° 位，位于外侧膝关节线上 1cm 与髌腱外侧缘 1cm 的交界处，在外侧膝眼处；

2. 前内侧入口　常规方法：定位于内侧关节线上 1cm 与髌腱内侧缘 1cm 交界处。

膝关节镜前内、外侧入口是许多关节镜入口中最常用的部位，不单纯是由于该处进入关节镜简单易行损伤小，主要是该处交替进镜能够检查到膝关节内的绝大多数部位，器械亦可伸入到各个部位完成各种手术操作。对于不同结构、不同部位损伤的检查与处理，根据术者的经验、患者的情况，使用不同的手术器械或仪器、手术方法的不同，关节镜和手术器械的入口有所不同。基本的原则是同侧伸入关节镜检查与监视，对侧放入器械进行手术操作。探查内侧室结构由外侧入口置镜，检查内侧室结构由外侧置镜，内外侧入口交替置镜，可完成绝大多数镜下手术检查、操作，从单纯的软骨病灶处理、到半月板切除和交叉韧带重建。

常规定位方法是引用国外作者的方法，髌腱旁开 1cm 可能过大，国人以旁开 0.5cm 为宜。此外，单纯按常规教科书中所述定位方法选择前内、外侧入口的方法，难以适应所有被施术者。因为患者有年龄、体态、胖瘦、肢体的粗细、长短是否有内外翻畸形（骨关节病、膝内外翻、髌骨脱位 Q 角异常）等不同，均应予以考虑。不正确的定位直接影响关节镜检查、监视及手术器械的到位与操作，而且还可引起副损伤。因此，要有一个能够适应绝大多数人的定位方法。我们的经验表明在髌腱旁、胫骨平台缘上方，股骨髁内缘之间的三角区内所触摸到的内、外侧膝眼中心处即是前内、外侧入路的最佳部位。如果关节腔内未充满液体前定位，切口部位应在膝关节前髌腱内外两侧最凹陷处，如果灌注液体扩充关节腔后定位切口部位则应在最饱满处。

3. 外上侧入口　位于髌骨外上角上方 2.5cm 的股四头肌腱外缘。笔者定位该点惯以髌骨上缘为

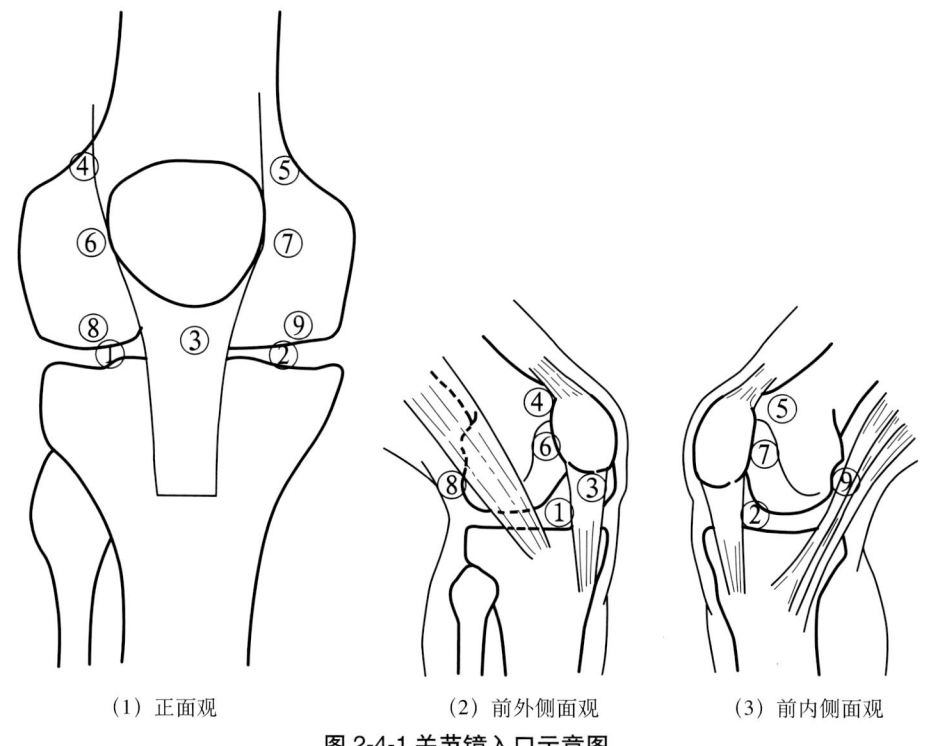

(1) 正面观　　　　　　(2) 前外侧面观　　　　(3) 前内侧面观

图 2-4-1 关节镜入口示意图

①前外入口；②前内入口；③正中入口；④外上入口；⑤内上入口；⑥髌中外入口；⑦髌中内入口；⑧后外入口；⑨后内入口

标志，然后将髌骨向外推挤，摸清髌股关节间隙，将食指放在髌骨上缘，约在髌上缘1横指部位与髌股关节隙的交界处定位，较简便实用。该入口是放置关节镜灌注管的最常用进路。

4. 后内侧入口　该入口在内侧副韧带后方、后内侧关节线上1cm、股骨内髁后缘1cm处，即股骨内髁后内缘与胫骨后内缘之间的小三角区，屈膝90°可以触摸到。笔者认为在股骨内髁后缘、股内收肌腱下方与构成鹅足的三根肌腱的上方之间定位更便于操作，应当掌握。使用该入路时要注意防止腘血管及神经损伤。定位时膝关节以不充盈为宜，要屈膝90°，穿刺时要将膝关节充盈屈膝90°，由上斜向内下方向穿刺插入钝头套管芯。如果术中要加用该入口，定位后可先用长针头穿刺见有液体流出表明进入关节内，即可沿穿刺针部位及走行方向穿刺插入带芯套管。术中需要经此入路手术时，可以在关节镜光源的引导下定位，在关节镜的监视下穿刺建立入路。经此进口可观察后内侧室的结构。

（二）辅助入口（图2-4-1）

1. 内上侧入口　位于髌内上角2.5cm与股内肌腱内缘。笔者认为伸膝位髌骨上缘定标志，将髌骨向内侧推挤，摸清髌股关节间隙后在髌上1横指与髌股关节间隙间交接处穿刺，较为简便易行。该入口可作为入水口，例如在镜下重建前交叉韧带时，入水管放置在内侧有利于操作（助手在外侧操作较多，牵引移植物的导针又要从膝关节外上部穿出等）。此外，常用该口放入器械进入髌上囊滑膜的切除、髌上囊游离体的摘除等。

2. 前正中（经髌腱）入口　在前内外侧入口之间，位于髌尖下方1cm髌腱中央部位。如果有Q角异常增大、膝外翻等情况时，要适当偏内；遇到高位或低位髌骨时适当调整入口高度，尽可能水平进入髁间。入口稍高或稍低均影响操作。经该口常用于半月板的切除手术（提篮状损伤，放置夹持钳固定便于切除；游离体的碎切取出等）。经该口手术，对髌腱无明显损伤，但进出均要经过脂肪垫，术后可出现膝前疼痛。在利用同侧髌腱中1/3重建前交叉韧带时，切取骨-髌腱（中1/3）-骨复合体之前进行关节镜检查与手术时不要使用该入口，以免对髌腱的损伤影响移植物的取材和重建效果。

3. 后外侧入口　屈膝90°位、腓骨小头后缘的向上延长线与股骨干后缘延长线的相交点处，即髂胫束下缘、股二头肌腱上缘与股骨外髁后外缘之间、后外关节上方2cm处。直接由该入口进入时应在关节腔未充盈条件下定位皮肤切口，然后灌注充盈关节腔后置入带芯套管，移向内下方朝向后髁方向触及髁表面后向内移动进入关节腔。亦可在关节内光源的引导下定位穿刺监视下建立入路。穿刺放置套管时的操作与进行后内侧入口操作一样要防止腘血管和神经损伤。该入口多用于后关节腔内结构的检查与手术，尤其是后交叉韧带重建时放置刨削器清理后方软组织与后交叉韧带残端、定位下止点以及钻制胫骨骨道时预防血管、神经的损伤。

4. 其他辅助入口 其他还有许多辅助入口辅助手术。如髌中入口、辅助性内外侧入口等，可根据手术需要选用。在众多膝关节镜入口的选择使用中，前内、外侧入口，前正中入口，髌上内、外侧入口最为常用。正确合理选择入口术中酌情调换应用基本可完成膝关节内绝大多数的关节镜手术，从简单的检查到滑膜切除，半月板手术以至复杂的前交叉韧带重建，后交叉韧带重建，前、后交叉韧带重建联合手术。后内、外侧入口目前仅限于关节腔后室内结构的检查、游离体的取出等。其他辅助入口基本很少应用。

三、术前准备与基本操作方法

（一）基本原则

膝关节检查与手术患者的选择要正确。膝关节镜可应用于膝关节伤病的检查与镜下手术，亦可应用于某些切开手术之前检查以及诊断，其麻醉根据手术及患者条件选用局麻、椎管内麻醉或全麻（多用于儿童）。术中要正确合理使用止血带，要有充分良好的灌洗系统，肢体消毒范围要彻底（要包括足踝部），手术台的铺单及术者要有无菌防水措施，严防术中污染。手术台上与台下医护配合要密切。术中检查要充分、操作要快捷，尽可能在有限的止血带时间内完成手术。

（二）止血带

膝关节镜手术绝大多数需要使用止血带，以保证在清晰的视野下完成手术操作。如果止血带使用不当势必影响手术过程。临床常用止血带有手动充气的气囊止血带，成人使用压力在400~450mmHg（本院）。进口电动充气止血带使用效果更好，能定时与自动提示使用时间，其压力成人下肢压力设定在300~320mmHg。止血带压力可根据病人血压或肢体的粗细程度适当增减。上止血带时要有衬垫保护局部皮肤，消毒时要严防碘酒流入止血带与皮肤之间难以脱碘而引起的皮肤损伤。下肢手术使用止血带可出现下肢深静脉血栓形成。因此，对于曾有下肢深静脉血栓病史者要慎用，术后要密切注意观察，防止下肢深静脉血栓形成和肺栓塞的发生。

（三）消毒、手术台铺置与防水保护

1. 肢体消毒 2%碘酒消毒后酒精脱碘2次（酒精过敏者可改用碘伏消毒），消毒范围以膝关节为中心，上至止血带下缘处皮肤，下面要包括足踝部，趾蹼间要重点消毒。严禁向下消毒只到踝关节，不消毒足部而仅用无菌巾包脚的做法。因为关节镜手术经常有灌注液从关节镜套管、入口或钻制的骨道（交叉韧带重建）中流出并沿小腿向下流至足部浸透包脚的无菌巾污染手术区域。

2. 防水措施

（1）手术台的防水措施：常规铺置无菌手术单后，患肢用手术用袜套包被，膝部手术区域贴手术膜，手术台上在无菌单的上面覆盖无菌的防水单（可用消毒的塑料布或膜代用，国外多用一次性防水单铺设手术台）。如果采用患膝垂放在床边的体位，防水单要覆盖床缘以下无菌单的大部范围（过2/3），以防手术中渗流的灌洗液浸透无菌手术单污染手术。如果使用防水手术单，则更为方便、安全有效。

（2）术者的防水措施：术者使用防水手术衣或在布制手术服的外面围上无菌的防水围裙或防水塑料膜。可以防止灌洗液渗流后浸湿手术者接触患者术侧肢体的部位免受污染，有效保证手术的无菌操作。此外，术者最好要穿雨鞋，加强医生的自我防护，尤其是交叉韧带重建手术中流出的灌注液很多，这样可以有效防止血性渗液对术者双脚的浸泡与污染，特别是在对肝炎病毒携带者施术或急诊手术对患者未进行血化验检查时更应注意防护。

（四）台上准备与连接关节镜及其手术用设备

1. 关节镜头与摄像机接驳器 根据关节镜与接驳器的类型不同有卡口连接与螺口连接两种方式。螺口连接方式较为稳定，易与把握操作。

2. 连接光源 将光导纤维束与镜头相连接。连接时要注意光纤的方向性，不要误将光源主机

侧的接头留在台上。

3. 连接动力系统　将刨削器与主机相连，根据不同需要换用各种刨削与打磨钻头。

4. 连接灌注系统　关节镜手术必须经过灌注的方法使关节腔有效扩张。同时灌注液可冲洗关节腔、引流病变组织碎屑和手术切除组织的切割碎片。在扩张关节腔的同时保持关节镜视野的清晰。因此，充分有效的灌注系统是确保手术完成的重要条件之一。

（1）低压（重力）灌注法：在国内较常用。利用液体抬高后重力所产生的液压进行灌注扩充关节腔。可使用单个标准 1 500ml 的点滴瓶进行。如果采用两个点滴瓶用 Y 形管并联容量加倍，瓶内加入的液体量可持续维持相对较长的灌注时间，更有利于手术进行。目前国内已有容量为 3 000ml 塑封的袋装灌洗液，并配有专用 Y 形灌注管，能够将两袋 3 000ml 的液体相并联，术中根据需要更换成袋的液体即可，即消灭了原用瓶装灌注液由于倒灌注液体可能引起的污染，又减轻了台下医护工作人员的劳动强度，临床使用效果很好。

灌注液体的高度：应在手术台平面 1.0～1.5m 之间，保证关节腔的充分扩充和视野的清晰。此外，可根据不同手术要求适当调整液平高度。

（2）灌注泵持续加压灌注法：使用关节镜手术专用灌注泵，可以根据手术需要调整灌注液压力，获得有效的关节腔扩张条件，同时在关节内出血时可以调高压力，进行止血，保证视野清晰。灌注泵要正确合理使用，否则持续一定较高的压力会造成灌注液的浪费和关节腔内压力过高引起液体渗流到皮下组织内或小腿间隔内。在急性损伤的检查与手术中更应注意防止压力过高使液体渗流到小腿间隔内引起小腿肿胀以至肌间隔综合征发生。一般在关节镜检查时灌注泵压力可在 80～100mmHg 为宜，即可较好完成检查与一般手术，如关节冲洗，骨关节病软化灶的清理等。

1）灌注液：常用的灌注液有生理盐水、复方林格液等。如果使用高频电刀手术时需使用非离子型液体（等渗甘露醇、5% 葡萄糖液）。

2）灌注连接管：与闭式袋装灌注液相匹配的专用灌注管最佳。亦可用乳胶管代用，内径应在 4mm 左右（应与灌注管内径相匹配）确保入水供应充分。有些单位用闭式输液（血）管作为灌注连接管使用，这对一般检查和手术尚可使用，但对稍复杂的手术就难以满足要求，出现入水供不应求的情况。

3）灌注管：插入关节腔直接将液体注入关节内。因此，灌注管是整个灌注系统中的限速部位，同样要有较大的内径，否则难以保证注水充分。如果使用粗针头或较细的入水管注水，扩充与灌洗效果明显欠佳。

4）出水管：通过关节镜金属鞘的灌洗系统连接于吸引器进行出水。通过出口开关调节出水量或关闭出水。必要时可从关节镜金属套管中撤出关节镜头，直接利用外套管出水。此法常用于关节腔灌洗术、组织碎屑较多或有出血时，可以迅速进行清理。

5. 连接吸引器　用于出水的引流。使用电动刨削器时需要负压吸引。此外，当流出的液体在手术室地面积存时，可用带有吸盘的吸引装置吸引，效果很好。

6. 特殊准备　根据不同手术或所使用的专用设备而定。重建交叉韧带需准备电锯、电钻，激光手术需准备激光仪，汽化切除需准备射频气化仪，超声切除需准备超声手术仪等。所有连接应适当留有长度后集成一束有序固定在手术台上。其中入水管应放在最表面以防受压打折影响灌注。所有外置端交于台下与各自的主机、仪器相连接。

（五）插入灌注管

通常选用膝外上入口置管，选点后用小尖刀戳长 0.5cm 皮肤口，然后用锐性穿刺器穿刺透过皮肤、皮下及深筋膜后改用带套管的钝性穿刺器平行髌骨上缘穿刺，穿刺透过关节囊滑膜后进入髌上囊。检查放置位置是否真正在关节腔内，将套管移向髌股关节隙间，如果插入正确可感觉到套管位于髌股关节之间。撤出套管芯、将灌注液连接管接在灌注管上。初学者插管时往往容易失误，可先用注射器向关节腔内注水扩充关节腔后再穿刺置管，较容易掌握。有些医生喜欢由关节镜外套管的注水口注水，其优点是可将镜头冲洗的较干净，利于观察，但注入水量较少，扩充效果较差，有时需要撤出关节镜利用外套管进行引流关节内手术切削的碎屑或进行冲洗时，就显现出其盥洗效果远不如利用在髌上另置的灌注管进行冲洗的效果好。

（六）置镜与器械

屈膝 90°定位，取膝前内、外侧入口，小尖刀戳皮肤口，可水平平行于膝关节处皮纹方向，亦可纵切口。作者喜欢采用后者，认为纵切口便于术中皮肤切口的扩大（半月板整块全切取出时、较大的游离体取出时）与延长（关节镜检查与切开手术并用时可依据切开手术皮肤切口走行、方向进行选择，关节镜检查完毕后皮肤切口可在关节镜入路切口上延长）。

皮肤切口后用锐性穿刺器刺破深筋膜至关节囊（不进入关节内）撤出，然后注水扩充关节腔，再换用带套管的钝性穿刺器朝向髁间窝方向穿刺、穿透滑膜后在屈膝30°体位将带套管的钝性穿刺器与髌骨中线成45°角斜向内上方穿刺插入经髌股关节间到髌上囊，拔出套管芯有液体流出，留置外套管并放入关节镜检查。关节镜检查先从髌上囊开始，然后逐渐向外撤镜到髌股关节间检查髌股关节，最后屈膝90°位将关节镜放置在髁间对各腔室内结构进行检查。对侧入口放入器械进行手术操作，根据不同手术需要，内、外侧入口可调换置镜和放置器械，亦可附加辅助入口手术。

（七）膝关节镜常规检查方法

手术操作前要开启与手术有关的各种仪器、设备的电源开关，例如冷光源、摄像监视系统、动力系统，并要对关节镜进行白平衡调试。

1. 操作顺序

（1）放置入水管，连接灌洗系统。

（2）选定关节镜入口、切口、穿刺、置入关节镜套管，冲洗干净。

（3）置入关节镜进行检查（常用关节镜为直径4mm的30°斜面视镜）。

（4）检查后根据所发现病损情况酌情进行处理。

2. 检查顺序　膝关节伤病往往很少单一存在，如前交叉韧带断裂往往继发半月板、软骨损伤，同时亦可存在游离体。这些往往在术前难以明确诊断，若不予以认真仔细的检查，会发生遗漏。因此，进行膝关节镜手术要进行系统顺序观察，不留有死角，才能对伤病的检查诊断做到彻底全面、准确无误。尽管各家的检查顺序有所不同，但这并不十分重要，重要的是每位从事关节镜手术的医生要养成良好的按顺序逐项检查的习惯，否则将会影响诊断的完整性与正确性，直接影响临床效果。

根据我们的临床经验膝关节镜按顺序检查应采取先由上至下再由内向外，最后两侧的方式进行。由于从一侧标准入口置镜，很难进入各腔室的所有部位以检查整个关节腔内结构。因此，需要调换置镜入口，改变关节镜方向，方可完成全面探查。临床中常先取前外侧入口置镜，从髌上囊开始探查，逐渐向下至髌股关节面，再向下至髁间窝，然后观察内侧室，最后至外侧隐窝，然后改换前内侧入口置镜，检查外侧室和内侧隐窝。后内侧室经前内入路亦可以观察，后外侧室经前外入路亦可以观察（但较困难，检查技术条件要求较高）。如有必要可辅助后内侧入口置镜检查，但临床上通常不用此进路，因为前入路基本可以满足检查与手术，除非手术需要。

（敖英芳）

第五节　膝关节镜下重建交叉韧带手术的并发症

尽管膝关节镜手术重建交叉韧带较传统开放式手术具有创伤小、手术操作迅速、康复快等优点，但毕竟不是无创治疗方法。因此，同样有手术并发症和手术意外出现的可能性。膝关节镜手术的并发症与其他开放式手术有其共同性，又有其特性。国际上有关膝关节镜并发症的报道有许多，其发生率亦不尽相同，而就关节镜下相同手术的并发症发生率也不相同。1986年有研究报道了一组395 566例关节镜手术并发症的发生率为0.56%，但随着新技术新手术的开展有所升高，如前交叉韧带重建的单项手术统计其发生率为1.8%；随之到1988年其总体发生率为1.68%，主要是关节积血、感染、血栓性疾病、麻醉的并发症等。1986年国外研究报道了一组2 640例关节镜手术的并发症发生率为8.2%，相对较高。

国内有关关节镜手术并发症的发生率不尽相同。柴卫兵报道了420例关节镜手术的并发症发生率为10.7%。我所1982－1990年间494例膝关节镜手术并发症的发生率是 4.5%，1991－1998 年间 522 例膝关节镜手术并发症的发生率是 6.3%，其并发症发生率有所增高的原因考虑与开展的手术种类增多和手术的难度加大有关。但随着技术水平的不断提高与设备的改善，手术并发症的发生率已明显降低。1998－2002 年间，我所仅就关节镜下完成 ACL 重建 500 例，PCL 重建 60 例。其中 PCL 重建 1 例发生皮下感染（切开引流治愈），ACL 与 PCL 同时重建 1 例发生固定重建 ACL 移植物上骨块时挤压螺钉穿破骨道壁进入髁后软组织改用钢丝固定，ACL 重建 1 例出现固定移植物上骨块时挤压螺钉部分穿破骨道壁的现象（未影响固定效果），膝关节感染 2 例（关节红肿、体温高，应用抗生素治愈），切口皮下慢性异物反应 1 例，急性膝关节联合损伤早期进行 ACL 重建与内侧副韧带修复者中有 2 例术后发生膝关节粘连屈膝功能受限（再次关节镜下松解治愈）。2002 年起开始应用腘绳肌腱重建交叉韧带后，术后关节感染成为非常严重的问题。

一、术中并发症

（一）关节内结构损伤

1. 关节软骨损伤　膝关节镜手术中最常见、最易发生的损伤。由于膝关节腔是一个相对狭窄的手术操作空间，任何手术操作用的器械使用不当伤及软骨均可造成关节软骨面的破坏。损伤后的关节软骨很难自行修复。因此，手术时正确选择关节镜入口、关节腔充盈良好、保证手术视野清晰等均是手术中防止关节软骨损伤的关键。同时手术者的操作要轻柔、准确、避免粗暴行为。尤其在将剪刀或推刀、钩刀等较锐利器械置入关节腔内操作时更要小心，一定要在直视下将器械放置到位，否则盲目伸入关节内都有可能造成关节软骨的损伤。由对侧入口置入器械处理半月板时，遇有关节隙狭窄或入口选择过高或过低时，由于器械伸入的倾斜角度或髁间嵴的阻碍，均可使器械操作受到影响，而容易出现器械尖端戳伤软骨或器械的臂部顶压髁软骨而引起损伤。再有利用高频电刀或激光处理关节内病损时，亦可造成关节软骨损伤，应予以注意。此外，重建 ACL 制作胫侧骨道时，定位偏离髁间内、外侧嵴之间时，会造成胫骨平台软骨损伤。对骨性关节炎进行关节镜手术时，由于骨质增生、关节隙狭窄、滑膜增生等因素，关节内视野不清晰，给手术造成很大困难，对初学者更容易造成软骨损伤。

2. 半月板损伤　手术时关节镜入口选点过低，手术刀和穿刺器均可造成半月板前角损伤，同时手术器械反复伸入关节腔内操作亦可损伤半月板。因此，正确选择关节镜入口，保证置入的关节镜和器械均位于胫股关节隙和髁间窝内非常重要，对关节镜检查与操作亦有很大影响。此外，在行入路切口时，不要行手术刀直接戳入关节内，防止手术刀的直接损伤，要以切透皮肤为准，然后换用穿刺器穿刺进入关节内。遇有选点过低时，应及时调整以免影响手术。

3. 脂肪垫损伤　前内、外侧入路过于偏近髌腱或前正中入路时器械和关节镜将要穿经脂肪垫，反复的操作会引起脂肪垫损伤、出血、变性、纤维化及增生，引起术后膝前疼痛。因此，前内、外侧入路不要过于贴近髌腱。需要选用正中入路辅助手术时，尽可能避免反复抽取与置入器械的动作，防止反复操作对脂肪垫的损害。

4. 腘肌腱损伤　腘肌腱较深在，如果术中视野不清楚，没有在直视下进行外侧半月板切除手术时，不论是刨削器、推刀、钩刀或是咬切钳均可能引起腘肌腱损伤，造成全部或部分断裂。因此，镜下直视看清腘肌腱后再进行后外侧间隙的手术操作是非常关键的，完全可以避免腘肌腱的损伤。

5. ACL 损伤　ACL 下止点与半月板前角附着有着密切的联系，在半月板切除处理前有时可以误伤前交叉韧带；处理髁间滑膜时，解剖结构分辨不清时可能刨削损伤 ACL。重建 PCL 清理下止点与定位时器械可以伤到 ACL。因此，操作时要注意小心。

6. PCL 损伤　PCL 较为深在，一般镜下操作时很难伤到。但在行 ACL 重建钻制下骨道时，下止点选点处过于偏后内时，钻头钻出胫骨平台关节软骨面时，若控制不当钻出的钻头可能伤到 PCL，钻制股骨外侧髁骨道沿导针放入空心钻时亦有可能伤及 PCL。因此，应正确选择骨道位点和小心控制钻头，防止突然伸入关节腔内的动作。同时钻制上骨道的钻要在手动条件下送到关节内再到达外侧髁髁间侧壁，防止钻头电动旋转进入时可能造成的绞切 PCL 的现象。如果发现钻头进入时会部分伤及 PCL 的边缘，又不宜调整导针时，可以放入探针等器械加以保护 PCL 的同时进行上骨道的钻制。

7. 膜瘘　膝关节滑膜、关节囊撕裂或手术损伤时可发生。

8. 术中出血　术中进行滑膜清理、滑膜切除和其他操作损伤小血管引起。一般可用增加灌注液压力的方式止血。有些动脉出血用高频电刀射频气化及激光进行止血效果很好。若术中出现关节后方异常来源的活动性出血，一定要予以高度注意，切不要忘记血管损伤的可能性。术中有效止血可以预防术后关节血肿。

(二) 关节外结构损伤

1. 骨折

(1) 股骨干骨折：见于国外文献报告应用大腿固定器进行手术时，强力内外翻膝关节用以牵开增大内外侧间隙进行镜下操作时发生。因此使用大腿固定器手术时注意，切忌使用暴力。要正确使用大腿固定架。笔者的经验认为不使用固定架亦可很好完成各种镜下手术，并且具有方便灵活便于手术操作的优点。

(2) 股骨髁骨折及胫骨平台骨折：股骨或胫骨钻制骨道的部位发生骨折。笔者未遇到，文献有报告。

2. 血管损伤　膝关节镜手术中发生腘血管损伤是非常严重并具有破坏性的并发症，应高度重视，不论何时都应想到和避免该并发症的发生。腘血管损伤可累及动脉或静脉，亦有动、静脉同时损伤的报告。腘血管损伤多在处理半月板后角时发生。尤其使用推刀切除半月板或用剪刀剪切半月板后体部、后角时用力不当，方向位置错误，将器械的尖端伸出关节囊外剪切极易损伤到腘血管。重建交叉韧带时，处理后交叉韧带下止点与定位、钻制骨道时，由于解剖位置深在，可引起损伤。此外，后内、外侧入口选择不当和进行后腔室内操作时亦可引起损伤。

血管损伤部出现撕裂或横断。如果腘血管撕裂可出现腘窝部出血、血肿压迫腘动脉横断可出现小腿缺血性坏死，肌间隔综合征。腘动脉损伤明确诊断的方法是血管造影。治疗原则是要在最短的时间内恢复小腿的血运或再通，方法是进行血管断端吻合，若不能直接端端吻合者需进行血管移植。预防的方法是手术操作要小心，严防超出关节外的操作，在进行后交叉韧带重建时，更要谨慎，防止制作胫侧骨道时定位导针或钻制骨道的钻头尖穿入腘窝内伤及腘血管。同时处理后腔室软组织时要尽量避免用电刀、激光，以免热灼伤所引起的血管损伤。再有，使用后内、外侧入路时要谨慎，穿刺选点要正确，穿刺方向一定不要偏离后髁方向，严防滑出关节腔外操作。

3. 神经损伤　关节穿刺时可引起局部来源于隐神经髌下支的神经损伤，这难以完全避免，伤后多引起局部皮肤感觉减退，有些术后可逐渐恢复。神经损伤最危险的是腓总神经损伤。有文献报告在进行半月板切除时造成腓总神经横断损伤，并引起小腿伸肌群麻痹。在进行外侧半月板缝合时亦可出现腓总神经损伤，内侧半月板缝合时引起隐神经损伤。Small 曾报告了一组 3 034 例半月板缝合修复手术中，有 6 例发生腓总神经损伤，同时有 30 例隐神经损伤。因此，应予以高度重视和注意。

(三) 灌注液外渗

膝关节镜手术需要有一个良好清晰的视野，以保证检查和手术的顺利进行。因此，充分有效的关节腔内灌注扩充是必不可少的。但有时由于某些原因，可引起灌注液外渗至关节腔以外的组织间隙内引起肿胀，甚至可能引起肌间综合征。

1. 外渗至小腿肌间隔内引起小腿肿胀和间隔压力增高。不论使用灌注泵还是利用重力灌注法进行膝关节镜手术，均有可能出现渗液外流至小腿间隔内引起小腿肿胀，使用灌注泵时更易发生。术中不论手术大小、时间长短，均要随时注意检查小腿张力情况。笔者曾有 2 例患者在进行关节镜检查时出现此种情况，立即中止关节镜手术改为开放手术，术后渗液很快吸收、消肿。

2. 外渗至大腿部较渗流至小腿少见，可发生在股前部，亦可渗流到整个大腿部，并可引起前后肌间隔压力增高。

3. 腹股沟部、阴囊、阴茎水肿很少见，由于关节腔内灌注压过高，渗液经过股部流到腹股沟、阴囊、阴茎并引起明显的肿胀。

对于灌注液外渗引起腿部肌间隔压力明显增高达到肌间隔综合征压力水平时的治疗意见不尽

相同，有人主张切开筋膜松解减压，有人认为可以不予特殊处理，中止灌注后肌间隔内压力很快会下降。有人亦通过动物实验的方法证明灌注液外渗所引起的肌间隔压力增高并不会对肌肉、神经造成明显的损害。不论怎样，我们认为对此要予以重视，以预防为主，术中密切注意小腿张力变化至关重要，可以早期发现及时处理。

关节灌注液外渗的现象多发生在使用灌注泵进行手术的病例中，尤其使用高压力灌注扩充时更易发生。此外，自动灌注泵的压力传感器失灵所造成的仪器故障会使灌注泵不在调定的压力状态下工作，当灌注压远远高出设定的所需压力时将会造成灌注液外流而引起下肢水肿。

（四）其他术中并发症

1. 器械断裂 关节镜术中发生器械断裂尽管很少，但在临床上亦可见到，因此应予以重视。关节镜专用器械较为精细，手术中使用暴力或不当操作是引起器械断裂的主要原因。此外，不合理的使用器械亦可引起断裂，器械老化亦增加断裂的可能性。器械断裂多发生在细小、有活动关节和薄弱易折处，如探针尖部断裂、半月板钩刀头部断裂、半月板剪刀在关节支点受力处断裂（半月板咬切钳亦如此）、利用小刀片处理半月板前角时刀片断裂等。除精细器械断裂的可能性外，在进行交叉韧带重建钻制骨道时，亦应考虑到钻头可能出现的断裂。关节镜手术中出现该种情况时，应停止手术操作，关闭灌注液，尽量不活动膝关节，使关节内断裂部分保持相对稳定并争取在镜下将其取出。取器械断裂端金属异物时，要充分注意其移动性，可移动到关节内、外侧隐窝，半月板下方，腘肌腱沟内、后关节腔室等，有些较锐利的尖端部会进入滑膜软组织内，给寻找取出造成很大的困难。因此，镜下寻找不到的情况下需要借助 X 线定位，有些需切开取出。预防的关键是术中要正确合理选用器械，小心操作，防止强行暴力。开放手术用的小刀片脆弱易折，不宜在关节镜手术中使用。术中若明显感知到剪刀、咬切钳等类器械断裂，但断端未脱落时（有明显的落空感，手动剪切时剪刀或咬切钳失去咬切时的开合动作），应小心将其退出到入路出口后将入路出口扩大，防止取出过程中卡落在入路出口的筋膜和软组织内。

2. 肢体错误 这并非是手术的并发症，实属责任问题，但亦应在这里着重指出。尤其是全麻手术的病人和儿童以及连续接台手术时容易搞混。因此，术前认真检查核对是非常必要的。全麻病人应在麻醉前再次核实明确，椎管内麻醉者应在消毒前再次检查核实，以防万一。

3. 松止血带出现的心血管意外 膝关节镜手术多用止血带。松止血带时，由于全身血容量重新分布，回心血量相对减少，可产生一过性低血压，严重者可出现心血管意外。预防的方法是在抬高患肢的同时缓慢松止血带，并要提前通知麻醉医生做好监测与处理准备。

（五）术后并发症

1. 感染 包括入路切口感染和关节内感染。尽管关节镜手术创伤小，手术操作迅速，加之有灌注液的操作冲洗，明显降低了感染率，但仍有感染发生的可能性。关节镜术后感染的发生率根据北美关节镜协会（AANA）1983 年的调查表明，所有关节镜术后感染的发生率为 0.8%（930/118 590）。有研究报告 12 505 例手术的感染率为 0.04%，亦有关节镜手术（取游离体）后 2 小时死于由金黄色葡萄球菌感染引起的中毒性休克的个案报告。我研究所 1982－1998 年（1 016 例）关节镜检查与手术的统计中，有 2 例发生关节内低毒性感染，发生率为 0.2%；1998－2001 年 9 月间 330 例关节镜交叉韧带重建（ACL 与 PCL）术中，1 例 PCL 重建者出现内髁侧皮肤切口及外骨道感染化脓，切开引流治愈。目前，前交叉韧带重建的感染率为 0.48%。尽管膝关节镜下重建交叉韧带手术微创，但因使用灌注液较多，液体渗流到外面的也较多，会出现污染现象。因此，要很好做好手术台的防水措施（用无菌防水膜将手术台面隔开或直接用一次性防水手术单）。手术较为复杂和时间较长时，可术中应用抗生素预防感染。手术操作迅速、缩短手术时间、彻底冲洗、术中有效止血防止术后关节内血肿等亦是预防感染的有效措施。此外，采用闭式灌注的方法可避免由于开放灌注时装灌洗液（用输液瓶灌注）时带来的污染，同时术者亦应采取无菌防水措施。

2. 关节内血肿 关节内血肿多见于术中软组织处理较多的手术，如关节镜下行膝关节外侧支持带松解、粘连松解、滑膜切除等。利用高频电刀、钬激光、射频汽化仪进行手术和术中止血，可以有效防止术后出血。同时行这类手术关节腔内应放负压引流管，将积血随时引出。手术后采用棉花腿加压包扎、暂时相对制动、应用局部冷敷等，均可起到积极有效的预防作用。对于血友病患者进行膝关节镜术时，更应注意术中及术后出血出现关节血肿的可能性。术前要给予凝血因子有效提高凝血酶原活性后方可手术。

3. 血栓性静脉炎与肺栓塞　膝关节镜术后可出现下肢深静脉血栓性静脉炎，AANA 的统计报告其发生率为 0.1%，其中有 23 例出现肺栓塞，4 例死亡。Williams 等[1]1995 年报道了一组临床研究结果，85 例中有 3 例出现静脉血栓，发生率为 3.5%，其中无 1 例出现栓子脱落肺栓塞。我所 1 016 例的统计中，4 例出现血栓性静脉炎，发生率为 0.39%，经及时处理治愈，无 1 例出现栓子脱落肺栓塞。下肢深静脉血栓性静脉炎的发生考虑与术中较长时间使用止血带有关（但现在仍有争议）。下肢深静脉血栓具有潜在的危险性，如果栓子脱落引起肺栓塞将会危及生命，因此，要予以高度重视。超声检查可以有效诊断下肢深静脉血栓。下肢深静脉血栓的预防方面，另有人进行了利用小分子肝素预防静脉血栓的临床对比研究，实验组（用药组）下肢深静脉血栓的发生率为 0.85%，对照组为 4.1%，表明使用小分子肝素可有效预防下肢深静脉血栓。此外，缩短手术与使用止血带时间、术后早期活动患肢、使用下肢静脉泵促进下肢血液循环及静脉回流亦可起到积极的预防作用。笔者曾为 1 例既往有患侧下肢深静脉血栓病史患者进行了前交叉韧带重建手术，经术前充分准备，术中尽可能缩短止血带时间，术后早期活动患肢，未出现下肢深静脉血栓。

4. 止血带麻痹　止血带麻痹与使用止血带时间过长有关。止血带时间超过 90 分钟者易发生止血带麻痹。松止血带后再继续应用时更易发生。轻者术后麻痹可在 3 天至 3 周内恢复，严重者将会造成肌肉与神经器质性损害而难以恢复。因此，要严格按使用原则应用止血带，有效的预防措施是缩短止血带时间。

5. 膝关节粘连　随着交叉韧带重建后早期康复的开展，交叉韧带重建后膝关节粘连引起屈伸功能障碍的发生率明显降低，但仍可见到。尤其在交叉韧带重建术、髁间嵴撕脱骨折内固定术后膝关节固定没能及时早期康复时就易出现。术后合理进行早期膝关节功能康复可有效避免膝关节粘连。膝关节粘连早期可以在麻醉下进行推拿，无效时可以在关节镜下进行粘连松解。

6. 脂肪栓塞　发生于骨髓腔开放的手术中，例如交叉韧带重建。尽管开放松质骨中的油滴可以被灌注液冲洗引出，很难发生脂肪栓塞，但也要想到此症。该症一旦发生非常凶险，直接危及生命。

7. 其他　关节镜入口处脂肪液化坏死、伤口不愈合、切口疼痛、滑膜瘘等；正中入路可引起脂肪垫损伤或髌腱炎；有些患者手术可诱发代谢性疾病例如糖尿病、痛风等，应予以注意。

（敖英芳）

第六节　交叉韧带重建固定的材料与方法

移植物的安全、有效固定是交叉韧带重建成功的关键环节。可靠的固定可有助于移植物与骨的愈合，从而确保术后肌肉锻炼、早期膝关节角度练习、负重等康复过程的顺利进行。近 20 年来，交叉韧带重建技术取得重大革新，其固定材料已不仅限于金属螺钉，生物可降解材料等也得到很大发展。同时，移植物的固定位置也更接近韧带的解剖止点。目前的固定技术主要是将移植物一端的骨块或者腱性组织固定于骨道内或是骨道外的骨皮质。固定材料与方法的选择可根据具体采用的移植物和手术技术而定。

一、交叉韧带重建移植物固定的方式

根据固定装置是否将移植物固定在骨道内可分为直接固定和间接固定。直接固定是将移植物直接固定于骨道的方法，如界面螺钉、横穿针、门形钉等将移植物的骨栓或肌腱等直接卡压于骨道。间接固定是通过其他材料将移植物末端固定

于骨道外的方法，如微孔钢板固定（Endo-button）和缝线栓桩固定。与间接固定相比，直接固定可以减少移植物在骨道内的纵向运动（"蹦极"效应）和横向运动（"雨刮"效应），从而在理论上可以减少骨道增宽。但 1999 年，Clatworthy 等[2]的研究比较了骨道内固定（界面螺钉）与非骨道内固定（Endo-button 等）时骨道增宽情况，结果显示使用骨道内固定并未避免骨道增宽。

二、交叉韧带重建移植物固定的生物力学要求

1984 年，Noyes 等[3]的研究认为正常前交叉韧带日常活动所需的最大载荷约为 454N。1996 年，Markolf 等[4]的研究表明重建后的前交叉韧带受力可能大于原有前交叉韧带，日常活动所需的最大载荷达 497N 左右。这一界限不仅仅是重建移植物材料的强度要求，同样也是固定的强度要求。

2002 年，Martin[5]测定了常用股骨侧固定装置的初始生物力学参数，其中，可吸收挤压螺钉固定腘绳肌腱的最大载荷为 562N 左右；Endo-button 悬吊固定的最大载荷为 644N 左右；金属螺钉挤压髌骨骨块的最大载荷为 710N 左右。1998 年，Weiler 等[6]用 36 个胫骨近段标本做生物力学测试，3 股半腱肌腱分别用可吸收与金属挤压螺钉固定，可吸收螺钉的平均最大抗拉力为 507N 左右，金属钉为 419N 左右。1999 年，Weiler[7]又比较了可吸收挤压螺钉与金属螺钉分别固定腘绳肌腱和髌腱的抗拉载荷。结果显示，固定腘绳肌腱时，可吸收挤压螺钉为 507N 左右，金属螺钉为 419N；固定髌腱骨块时，可吸收挤压螺钉为 713N，金属挤压螺钉为 822N。

作者认为，在常规循环载荷下，可吸收界面螺钉联合"U"形钉固定腘绳肌腱移植物以及用金属界面螺钉固定髌腱移植物均可满足交叉韧带重建的生物力学要求。

三、交叉韧带重建几种常见移植物的固定

（一）骨－髌腱－骨的固定

1. 界面螺钉固定　界面螺钉固定是目前骨－髌腱－骨移植物重建交叉韧带的标准技术。此技术通过在骨道内拧入界面螺钉挤压骨块，以固定移植物。界面螺钉分为金属螺钉和可吸收螺钉两种。其中，金属界面螺钉在胫骨侧和股骨侧都得到了广泛应用。如果胫骨结节侧骨块修理不当，金属螺钉的螺纹则易损伤移植物的腱性部分，而且金属螺钉影响术后的 MRI 检查并且在翻修手术中需要取出。理论上，可吸收螺钉可以克服上述缺点，目前广泛应用于临床。但是，可吸收螺钉完全吸收的时间目前尚不清楚。2004 年，Macarini 等[8]用核磁共振成像（MRI）观察 40 例自体骨－髌腱－骨重建前交叉韧带术后可吸收螺钉吸收情况，其报道 1 年内可吸收螺钉开始吸收，而完全溶解并与骨融合则需 3 年以上。

通常螺钉长度应与骨块长度相匹配，直径为 7～9mm。螺钉拧入时应尽量防止骨块向骨道内移位，并尽量与骨块平行；Brand 等[9]的研究认为，螺钉与骨块的角度如果大于 15°，将使固定强度减小。在临床手术中，我们通常先置入导针来保证螺钉拧入的方向与骨块一致。

2. 其他固定方法　骨－髌腱－骨的固定还可采用一些较少应用的技术，如胫骨侧的 U 形钉固定，股骨侧的微孔钢板固定（Endo-button）、横穿针固定等。U 形钉可在移植物较长，骨块露出胫骨骨道外口时应用，但这种技术容易引起骨块骨折。Endo-button 可作为一种补救技术在股骨骨道后壁破裂时应用，也可直接应用。横穿针可避免骨道后壁的破裂，但是操作难度较高。

（二）肌腱类移植物的固定

对于肌腱移植物最理想的固定方法，目前仍存在争论。与骨－髌腱－骨的骨块与骨道的固定相比，肌腱与骨道的固定相对薄弱。

1. 股骨侧的固定　股骨侧的固定常用装置有 Endo-button、界面螺钉、横穿针等。Endo-button 是一种骨道外固定装置，可以提供较强的固定强度，目前广泛应用于临床，其具有以下优点：①不依赖于松质骨的密度，不损伤移植物；②可用于股骨骨道后壁破裂的情形；③简单易行是其最大的优点。一般认为其不损伤肌腱，但是我们在手术中发现，如果肌腱较粗，牵引入骨道较为困难、摩擦力较大时，其襻对肌腱反折处产生的拖拽作用一样会损伤肌腱。但作为一种间接固定方法，有以下缺点：①刚度较小；②增加移植物与骨道的相对运动；③滑液易于漏入骨道从而影响移植物与骨道的愈合。界面螺钉同样可用于股骨

侧，尤其是股骨骨道被粗钻打穿，无法应用 Endobutton 时。金属螺钉的螺纹锋利，对肌腱移植物损伤更大，所以可吸收螺钉更广泛应用于肌腱移植物的固定。与骨-髌腱-骨的固定不同的是，螺钉直径和长度会影响固定效果。如果移植物牵引入骨道较为顺利，二者匹配较好，一般选用直径大于骨道直径 1mm、长度为 23～38 mm 的界面螺钉，可增加固定强度。横穿针一般有 Transfix、Bone Mulch Screw 和 Rigidfix 等。横穿股骨固定可以提供理想的固定强度和刚度，使移植物位于骨道的中心，减少移植物与骨道的相对运动。实际应用中，前内侧入路横穿股骨时应注意避免侧副韧带的损伤。此外，术后横穿针断裂的相关并发症也见到报道[10]。

2. 胫骨侧的固定　胫骨侧除界面螺钉外常用的固定材料有多种。U 形钉、松质骨铆钉与垫圈等常与界面螺钉共同使用以加强固定，这两者还常用于移植物长度不够时。Washerloc 由垫圈和螺钉组成，因此具有较高的强度，缺点在于翻修手术时需取出，并有可能损伤胫前血管神经。Intrafix 于 4 股肌腱的中央拧入螺钉挤压肌腱于骨道壁，增大移植物与骨道的接触面积；且其螺钉与肌腱之间有一鞘样装置，可保护肌腱不被螺纹切割。2003 年，Kousa 等[11]研究表明在胫骨侧的固定装置中，Intrafix 具有最大的强度和刚度。但是，使用 Intrafix 对手术技术要求较高，导针的置入也不能完全避免螺钉的偏向，另外，术后 Intrafix 螺钉脱出导致胫骨骨道外口隆起产生相应症状的病例也不少见。

随着新的固定材料、固定装置的不断发展革新，交叉韧带重建的固定方法和效果也得到较大提高。同时，一些新的固定理念也在形成，但有关固定效果的多中心、前瞻性临床对照研究还有待开展。

（马　勇）

第七节　关节镜设备与韧带重建器械

一、关节镜设备

（一）关节镜的基本构成

关节镜基本由光学部分、光导纤维和金属外鞘组成。关节镜是整个关节镜系统中重要组成部分之一，通过关节镜可以获得关节内各解剖解构的图像，用以完成伤病的检查诊断与镜下手术操作。

完整的关节镜由透镜系统（镜头前端的广角镜、物镜、镜体的透镜系统及镜头近端的目镜）、环绕透镜的光导纤维（由多根非常纤细光导纤维集束组成，纤细光的导纤维由人工放入，然后切齐、胶封固定）、金属鞘，接光源光缆接口、目镜或摄像头接口等几部分组成。

（二）关节镜头的工作套管与穿刺器

工作套管和穿刺器是关节镜的部件，与相应直径的镜体相匹配。套管用于手术时置入关节镜和保护镜体，同时是进出水装置。工作套管有不同类型，一种是管体与管尾一体，进出水装置在套管尾部；另一种是管体与管尾分体式，管体较短，进出水装置在可分开的尾部。后一种套管手术中可根据需要将套管尾部与镜体一同撤出，便于操作。穿刺器分为钝性与锐性，两种作为工作套管的管芯用于关节穿刺。锐性穿刺器用于穿刺皮下组织与深筋膜（此时不需套用工作套管），钝性穿刺器用以穿破关节囊进入关节腔进而置入关节镜，或每次更换关节镜入路时重新放置工作套管。钝性穿刺器可以最低限度避免损伤关节内结构。

（三）影响关节镜光学特性的因素

关节镜的直径、长度、视向、视角等是影响关节镜的重要因素，但视向与视角是影响关节镜光学特性的最重要因素。

视向是关节镜轴心线与关节镜尖端广角镜斜面的垂直线间所形成的夹角，表示关节镜的观察方向。视角由镜头前端的斜面角度而定，通常有 0°、10°、30°、70°等，即是我们常说的多少度斜面视镜。其中以 30°镜最常用，70°镜中心部有盲区，看不到物镜正前方物体，用于观察侧方结构，多用在特殊部位的检查，例如后交叉韧带重建时，后交叉韧带下止点的清理及下止点定位与骨道制作，较 30°镜优越，能够很清楚地观察到胫骨平台后下缘的结构。

（四）冷光源

随着现代光学技术的发展和光导纤维的应用，彻底改变了早期关节镜中光源系统的组成和结构，并不断发展与更新，最大可能满足了现代关节镜外科手术的需要。现代关节镜中的光源系统由光源主机和光导纤维缆两部分组成，是关节镜中重要的组成部分。光源主机产生的冷光经光导纤维到关节镜的导光束后传播至关节腔内照亮手术视野区域。现代关节镜外科手术操作都是在电视监视下进行。为保证电视摄录图像的真实与清晰程度。对光源在其强度、色温以及变化调光等方面均需要有很高的要求。目前，国际上先进的关节镜光源系统均具有自动调光系统，与摄像系统联动，共同来完成将可见光导入关节内照亮视野，并将照射到视野中各结构的反射光线所形成的物像摄录、进行放大处理，最终显示在监视器屏幕上这一整个过程。在此过程中，光源与摄像系统间有光能输入、输出间的相互反馈，以完成调光过程。

目前，关节镜的冷光源已由钨丝灯泡、卤素灯泡发展到氙灯（300~350W）光源，使图像更加清晰，而且使用寿命明显延长（500小时以上），并具有使用寿命自检功能。

（五）监视及图像采集处理系统

自从应用电子照相系统开始至今，现代关节镜已完全摆脱原有通过目镜观察关节内结构对病损进行检查与操作的状况，使所有镜下所见及操作均通过摄像系统完整、清晰无误地显现在监视器的屏幕上，从而保证所有镜下检查所见得到公认，所有施术者可以很好有效地配合共同完成手术。目前，完整的摄录、监视及图像处理系统除基本能保证完成关节镜检查与手术的配置——摄像头、摄像主机和监视器外，还应有录像机、数码摄像机，以及直接输入计算机进行动态采集记录系统，使手术图像采集与处理更为先进，利于资料的收集、整理和编辑，并可制作光盘，便于教学与科研。随着科技的不断发展，近年来关节镜图像技术不断进步，三晶片摄像系统已逐渐取代原有单晶片系统，使图像更加清晰，并可通过摄像头手柄部上的摄像拍照按钮在术中直接由术者进行遥控操作，根据需要摄取图像资料。

（六）电动刨削系统

电动刨削系统是关节镜手术必不可少的重要组成部分。它通过固定不动的外套管与旋转的内芯在其尖端部的窗口而起到对组织的切削、打磨作用，并通过吸引装置将软组织（如滑膜）吸入刀口内利于切削，同时可将切削打磨的组织碎屑由内向外吸出。

电动刨削系统由主机、脚踏控制器、操作手柄、刨削或打磨头（均可替换使用）并附以吸引装置组成。刨削（打磨）头分为一次性使用、重复使用两种。但即便设计上是一次性使用的刨削头，如果使用中磨损消耗不严重，消毒后亦可重复使用。

电动刨削系统分为刨削切割系列与打磨系列。前者根据不同类型可分别用于滑膜、半月板、软骨的切削与清理；后者用于骨性结构的处理，如髁间窝成形、骨赘切除等。

二、关节镜手术专用器械

（一）常用基本手术器械

常用器械是关节镜检查与手术所必备的工具。

1. 穿刺器械　由套管和穿刺器组成，穿刺器分有锐性与钝性两种，前者在切皮后用于刺穿深筋膜，后者用于穿破滑膜引导套管进入关节腔。钝性穿刺器钝圆性的前端可以有效防止在穿刺进入关节腔内损伤关节内结构（但亦应小心操作，切忌粗暴用力）。套管亦是关节镜的外套管，起到保护作用，同时术中亦可用套管进行有效的冲洗引流（撤出镜头），例如关节腔内因出血视野不清而吸引不到时可以经套管引流；骨关节病手术病灶清理完毕后亦可用它进行灌洗；碎切半月板时可以经此通道充分有效将咬切成细小碎块的半月板组织引出。因此，笔者推荐使用进出水接口与套管分体的外套管，利于操作使用。

2. 探针（钩）　用于关节镜检查和诊断，并可根据前端的刻度判定病变的大小、深度，韧带的紧张程度等。

3. 钩刀　用于筋膜切开或半月板切除，其用力方向与推刀相反，由前向后拉动进行切割。使用时要防止用力过度，以免钩刀切割穿透组织后经穿刺口拉出而将皮肤割伤。

4. 持物钳　用于钳夹组织使其固定，利于牵拉切除，亦可用于取游离体。

5. 手术剪刀　用于剪切组织，例如半月板切除，分为直、左弯与右弯三种，可根据处理的部位酌情选用。

6. 髓核钳　直径4～5mm的髓核钳在膝关节镜手术中很适用，可用于半月板切除中残存碎片的取出、游离体取出、游离体的碎切，重建前交叉韧带时髁间窝的清理及髁间窝成形及骨道边缘韧带残端、软组织的清理等，非常实用。

7. 篮钳　半月板手术时最常用的器械，其口径、开口方向、切割刃口形状均有不同。最常用的有3.4mm的直卵圆形的篮钳和左/右（90°）开口的篮钳。后者主要用于直篮钳不易咬切到的半月板前角部。但由于该篮钳开口较短小，对于较厚的半月板不易咬切，加之开口角度较大，在狭窄的间隙内不易操作。

（二）专用器械

主要用于镜下交叉韧带重建手术和处理合并损伤时所必需的器械。

1. 交叉韧带重建　前、后交叉韧带重建手术均需特定的器械，主要在于定位器的不同。此外，则根据选用移植材料的不同器械亦不同，如取材髌腱需用微动骨锯，半腱肌腱需要专用的取腱器及工作平台。需要配备手动电钻（锯），同时由于移植物的固定方式不同，其辅助设备及固定物亦不同。因此，使用时要酌情选择。

2. 半月板缝合手术　目前半月板缝合修复手术除原有的由外向内或由内向外缝合外，已发展到全关节内缝合、T-Fix、FasT-Fix以及可吸收性半月板钉固定修复半月板，而且半月板（假体）移植目前已开始临床应用。这些技术方法均有特制专用的器械。

3. 软骨移植与修复　除原有的钻孔、微骨折技术修复软骨损伤外，目前已开始利用自体软骨移植修复较大面积严重的股骨髁负重区软骨损伤，亦需要特制的取材与植入的器械。

4. 其他配套设备　除手术中专用器械设备外，应装备有：①电动止血带：可准确调定止血带压力、定时、自动预警、便于使用、安全有效；②图像记录保存设备：有光学照相机、录像机、数码照相机和数码摄像机等均可用于收集图像资料，但各有其优缺点。目前多推崇使用电子计算机图像采集系统，即可迅速有效采集到静态图像，又可同时采集动态连续图像，并可通过微机处理将图像资料、文字与语音资料一体化，便于资料存储与管理，对临床、科研、教学与学术交流非常有益。

第八节　射频汽化技术在韧带重建手术中的应用

射频汽化是继钬激光被应用于关节镜手术之后又一更为先进的关节镜微创外科手术工具。它的应用使关节镜微创手术下的切除、术中止血等操作变得更为快捷，尤其在交叉韧带重建手术中更加显示出其优越性。

一、射频汽化技术的基本工作原理

随着微创外科技术的发展，关节镜下手术技术水平亦随着设备仪器的不断更新与现代化而明显提高。继激光技术引入应用于关节镜手术后，于20世纪90年代末国际上又将最新的射频汽化切除技术应用于关节镜外科，并显现出良好的临床前景。有关射频技术在临床治疗上的应用较多，但在关节镜手术中的应用却刚刚开始，国内、国际上相关文献亦很少。

关节镜下射频冷切除技术基于双极技术运用射频能量（radiofrequecy energy，RF_{energy}），通过棒头与组织之间的传导性，液体下转换成电离蒸汽层（使钠元素离子电离化），电离蒸汽中的带电粒子使目标组织中的细胞逐个分子裂解，并进一步打断其分子键，使有机分子最终变为氧、氮、二氧化碳、碳氢化合物等气体分子，使欲切除组织直接汽化从而达到切除作用。同时，被切除物随着关节镜灌洗系统引出体外。低温切除汽化时的温度仅为40℃～70℃，远低于以往关节镜手术所用高频电切与激光切除的温度。加之这种汽化反应只限定在目标组织的表层，所以对周围组织的热损伤能够减轻到最小。射频汽化仪在较低的能量输出设定即能量水平低于所需产生电离蒸汽层的低限时能够产生的阻抗热,这种热效应可使组织产生收缩,从而达到止血的功效。射频汽化切除工作与技术原理见图 2-8-1。

二、射频汽化的设备系统

国内最早引入应用于关节镜手术的射频汽化仪设备为美国 ArthroCare System 2000 型(图 2-8-2)。手术用汽化棒根据作用功能分为:①切除

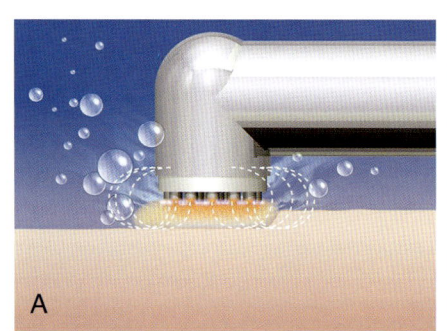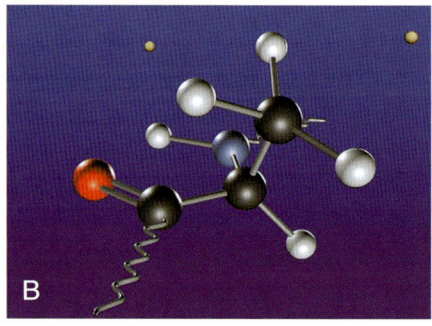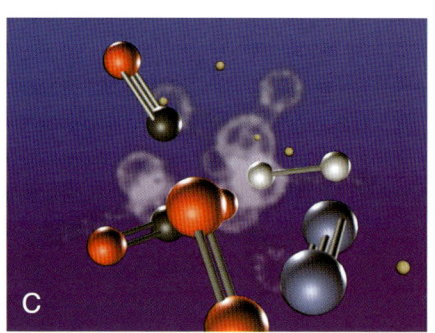

图 2-8-1 射频汽化切除工作与技术原理
A. 作用于组织;B. 汽化前组织结构状态(分子键正常);C. 汽化后的作用产物(分子键被打断)

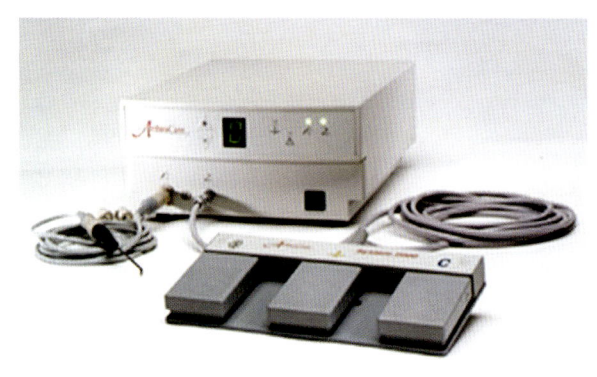

图 2-8-2 离子刀手术系统

棒:能够进行汽化切除,用于半月板切除、滑膜切除、软骨修整手术。切除棒又分为直角头(提供直角切除,对不规则的组织表面接触较好,多用于交叉韧带重建和滑膜切除)、圆头(增强与曲面组织的接触,如半月板的前和侧切除)、斜面(提供多方向的切除角度,适用于各种关节的多种手术)和弯刀头(切割分开软组织,用于半月板的切割、膝关节外侧的松解、粘连带的松解)棒。同时,有不同的规格可根据手术部位及间隙的大小进行选用;②抽吸切除棒:在提供多方向切除角度的基础上具有吸引功能,可将汽化过程中产生的气泡吸出,增加组织的切除效果和能见度;③收缩棒(热棒):提供一定的热度使关节囊收缩,控制深度在 1~2mm。用于膝关节内侧的紧缩和肩关节囊的紧缩;④止血棒:用于术中止

血。手术时需用汽化连接线将主机与汽化棒相连,主机产生的射频能量通过连接线传输到汽化棒作用于组织。汽化仪有汽化切除、止血、固缩功能。汽化切除与止血操作均可由术者在术中分别直接使用脚踏控制板完成,固缩滑膜时需换用固缩棒。手术操作时可根据需要调定输出功率(切除功率根据使用汽化棒不同其能量输出级别不尽相同,共有 8 个能量级别进行选择)。目前,已生产应用新型的可调整改变刀头角度的汽切刀头,用于难以直接到达部位的手术。

(一)射频汽化的特点与应用范围

1. 半月板切除 根据半月板损伤的情况酌情决定手术方式。对于瓣状损伤、游离缘处损伤可以直接使用汽化棒将损伤部分切除。按其半月板前、中、后损伤部位不同分别使用直径为 3mm 的直角、60°、30° 汽化棒,桶柄状损伤可将其前后附着部切断后取出,同时汽化修整剩余部的边缘;若半月板损伤严重不能保留需要全切时,全部利用汽化切除相对较慢,如果采用咬切钳切除体部、汽化切除前后角的方法则能加快手术。处理体部损伤应采用对侧入路使用 30° 或 60° 的汽化棒进行切除,处理后角损伤可采用同侧入路使用 30° 或 60° 棒。汽化切除半月板的能量输出一般设定在 4~6 之间为宜,并应根据切除组织的厚度适当调整能量输出。

2. 软骨损伤病灶的处理 对于Ⅱ~Ⅲ度的损伤进行病灶清理术要根据不同部位、不同创面分

别使用不同角度的汽化棒。损伤病灶较深、边缘不规则、软骨有脱落倾向时应清理边缘，可采用直接汽化切削的方法。遇有蟹肉样改变时可采用水平切削。软骨损伤表面处理时射频输出能量不宜过高，应由低开始，一般以2～3级的输出能量为宜；对损伤较深的软骨病灶边缘进行修平处理时，可调至4～5。处理软骨时使用能量输出不宜过高，以免损伤相邻的正常软骨组织。

3. 交叉韧带重建术中髁间清理（图2-8-3）ACL上、下止点残端及PCL上止点残端的切除以4.5mm的直角刷状汽化棒为佳，清理速度较快。清理韧带残端时所需能量输出在4～6之间。清理后交叉韧带下止点处及滑膜时慎用汽化切除，以免相邻血管神经的热损伤。

4. 滑膜切除　使用90°4.5mm的刷状汽化棒，能量输出调定于6左右，如果滑膜组织增生严重可以调高能量输出。滑膜切除首先从髌上囊开始，逐渐向内、外侧髁两侧间隙及膝前部滑膜，然后处理髁间与交叉韧带的滑膜。切除韧带表面的滑膜组织要严防损伤韧带，最好辅以刨削切除。

5. 术中止血　手术中关节腔内出现出血影响视野时需要止血，使用汽化棒对准接触出血点后术者脚控制脚踏板即可止血。

6. 膝关节囊内侧紧缩、外侧松解　用于髌骨向外侧不稳（脱位）者。利用收缩棒使内侧关节囊收缩达到内侧紧缩作用；利用切割棒（钩）切开外侧关节囊与支持带达到外侧松解的作用。

三、临床应用与经验探讨 [12]

（一）交叉韧带重建术中的应用

交叉韧带重建术中需要进行韧带附着部残端的切除与髁间窝清理，以使骨道定位定点清楚准确，便于制作。射频汽化切除的应用改变了以往该项手术操作均用电动刨削进行的方式，可以很迅速地将韧带残端彻底切除、清理髁间滑膜组织。由于是低温汽化切除，在切除过程中保证不出血，使手术更加快捷。骨道制作后在其关节腔面的出口周边会残留软组织影响移植物的引入，需要将其切除。使用汽化切除亦很简单、易行、迅速。重建交叉韧带时为充分有效利用止血带时间，保证关节镜下手术操作，常需要在不上止血带条件下进行关节镜检查，用以明确交叉韧带是否断裂。尤其是后交叉韧带损

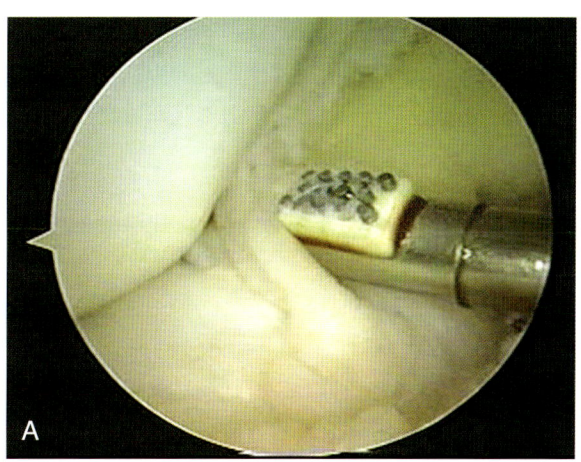
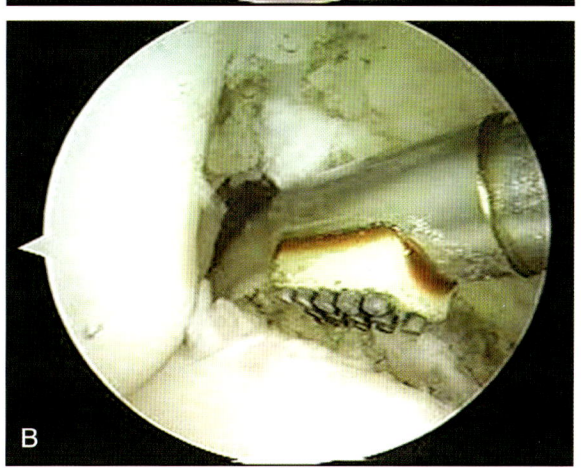

图2-8-3　交叉韧带重建术中髁间清理
A. 切除残端；B. 清理髁间

伤，由于包被的滑膜较厚往往难以直接从表面外观上明确损伤程度，有时需将部分滑膜打开探查韧带实质后方可明确诊断。通常均采用动力刨削处理，容易出血影响手术。汽化切除的应用可使该项操作在不出血的情况下进行，安全有效。尤其在急性损伤的探查中，更有利于清理水肿增厚的滑膜，明确诊断，判定损伤程度。

（二）术中止血

关节镜下手术需要一个良好清晰的视野。因此，充分有效的灌洗与止血带条件是必不可少的。但有些情况例如重建前交叉韧带清理外侧髁髁间窝侧面后方滑膜及软组织、重建后交叉韧带清理下止点及后部滑膜时，有时会出现小血管损伤引起出血，虽然量不大，但会明显影响手术操作。射频汽化仪在设定输出能量水平低于所需产生电离蒸汽层的下限时即可产生阻抗热，这种热效应可使组织产生收缩，从而起到有效的止血作用。

射频汽化仪良好的术中止血效果表明该方法安全有效,同时显现出良好的临床应用前景。

(三) 有效处理半月板与关节软骨的合并损伤

1. 半月板损伤的处理　关节镜下半月板切除手术的方法及常用器械较多,各有优缺点。利用射频汽化仪进行半月板切除手术,由于术中用汽化棒有各种不同规格型号及角度可按损伤部位选用,且利于操作。汽化棒可较随意伸入到半月板的各个部位,尤其是不易切除的前、后角,使半月板切除更加容易。汽化切除对于关节隙窄或一些手动器械不易伸入或伸入后又不易操作的部位更显示出其优越性。汽化切除半月板对于损伤部位相对固定的组织切除速度较快,对于游离状的损伤如瓣状损伤,由于组织的移动使汽化棒头与组织接触不佳,汽化作用不强,切除速度较慢。如果行半月板全切除,可采用汽化与手动切除相结合的方式进行。首先利用咬切钳切除较易切除的体部,然后用汽化切除前后角。射频汽化切除技术应用于半月板切除手术,使该手术操作更加简单易行、便于掌握。

2. 关节软骨损伤的处理　目前,对软骨损伤病灶的处理常用机械刨削,有条件的地方应用激光。但机械刨削很难使处理的创面平整规则,使用不当容易损伤深层软骨。钬激光的应用明显提高了手术效果,但由于存在激光能量转换杆转换头局部高能量作用所产生的温度较高,对周围组织仍有损伤,尚未达到理想要求。射频低温切除技术弥补了这些方面的不足,可在低温条件下有效地清理软骨损伤病灶、清理软骨碎片、修平创面,并使相邻软骨组织的损伤降低到最低程度。临床实践经验及结果表明利用射频汽化处理软骨损伤,手术创伤小、术后反应轻、康复快。

（敖英芳）

参 考 文 献

[1] Williams JS Jr, Hulstyn MJ, Fadale PD, et al. Incidence of deep thrombosis after arthroscopic knee surgery: a prospective study. Arthroscopy, 1995,11(6):701-705.

[2] Clatworthy MG, Annear P, Bulow JU, Bartlett RJ. Tunnel widening in anterior cruciate ligament reconstruction: a prospective evaluation of hamstring and patella tendon grafts. Knee Surg Sports Traumatol Arthrosc, 1999, 7(3): 138-145.

[3] Noyes FR, Butler DL, Grood ES, et al. Biomechanical analysis of human ligament grafts used in knee-ligament repairs and reconstructions. J Bone Joint Surg Am, 1984, 66(3): 344-352.

[4] Markolf KL, Burchfield DM, Shapiro MM, et al. Biomechanical consequences of replacement of the anterior cruciate ligament with a patellar ligament allograft. Part II : forces in the graft compared with forces in the intact ligament. J Bone Joint Surg Am, 1996, 78(11): 1728-1734.

[5] Martin SD, Martin TL, Brown CH. Anterior cruciate ligament graft fixation. Orthop Clin North Am, 2002, 33(4): 685-696.

[6] Weiler A, Hoffmann RF, Stähelin AC, et al. Hamstring tendon fixation using interference screws: a biomechanical study in calf tibial bone. Arthroscopy, 1998, 14(1): 29-37.

[7] Weiler A, Hoffmann RF, Südkamp NP, et al. Replacement of the anterior cruciate ligament. Biomechanical studies for patellar and semitendinosus tendon fixation with a poly(D,L-lactide) interference screw. Unfallchirurg, 1999, 102(2): 115-123.

[8] Macarini L, Murrone M, Marini S, et al. MRI in ACL reconstructive surgery with PDLLA bioabsorbable interference screws: evaluation of degradation and osteointegration processes of bioabsorbable screws. Radiol Med, 2004, 107(1-2): 47-57.

[9] Brand J Jr, Weiler A, Caborn DN, et al. Graft fixation in cruciate ligament reconstruction. Am J Sports Med, 2000, 28(5): 761-774.

[10] Kousa P, Järvinen TL, Vihavainen M, et al. The fixation strength of six hamstring tendon graft fixation devices in anterior cruciate ligament reconstruction. Part I: femoral site. Am J Sports Med, 2003, 31(2): 174-181.

[11] Kousa P, Järvinen TL, Vihavainen M, et al. The fixation strength of six hamstring tendon graft fixation devices in anterior cruciate ligament reconstruction. Part II : tibial site. Am J Sports Med, 2003, 31(2): 182-188.

[12] 敖英芳,于长隆,焦晨,等. 射频汽化技术在膝关节镜手术中的应用. 中国微创外科杂志,2001,1(2):103-105.

第二篇

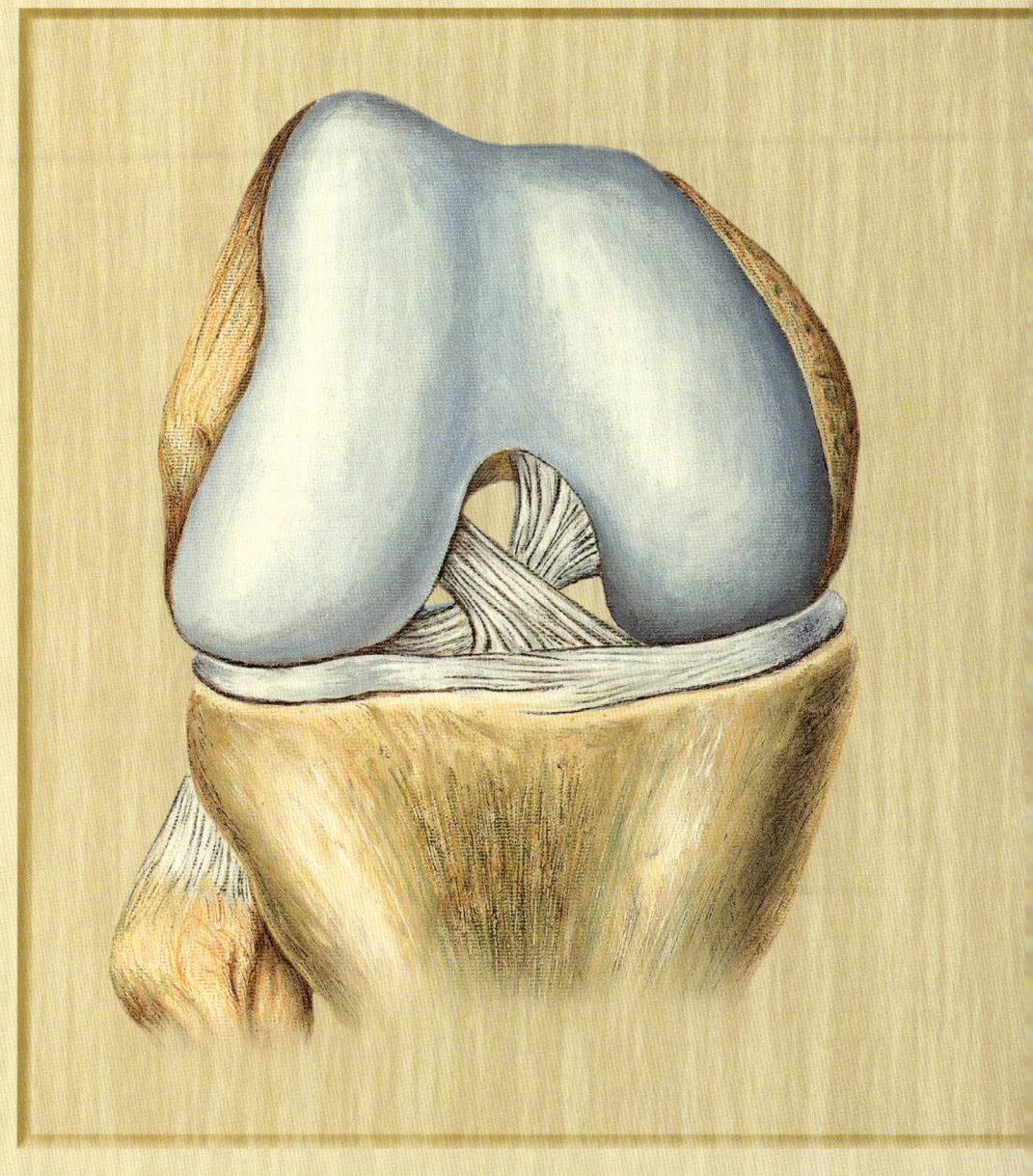

前交叉韧带损伤的修复与重建

第三章 前交叉韧带修复与重建临床基础

第一节　概述 / 75
第二节　前交叉韧带损伤的镜下检查诊断 / 79
第三节　前交叉韧带股骨止点的解剖和影像学定位 / 82
第四节　青少年前交叉韧带损伤 / 85
第五节　前交叉韧带断裂继发膝关节软骨损伤 / 86
第六节　前交叉韧带断裂继发半月板损害 / 87
第七节　急性前交叉韧带断裂合并骨挫伤 / 89
第八节　前交叉韧带重建移植物生物力学 / 92
第九节　单股肌腱重建前交叉韧带后移植物组织学变化 / 96
第十节　多股肌腱前交叉韧带重建后移植物组织学变化 / 99
第十一节　早期康复对前交叉韧带重建移植物的影响 / 106
第十二节　前交叉韧带重建术前和术后康复 / 114

第一节　概　　述

人类对于前交叉韧带损伤认识的开始已有很长的时间了，公元前 300 多年 Hippocrates 描述了一个因 ACL 断裂引起关节半脱位的病例[1]。1836 年 Weber[2] 首先开始对前交叉韧带的生物力学特性进行研究，继而在 1850 年 Bonnet[3] 描述了前交叉韧带断裂的发生机制，并发现其容易从股骨止点撕裂。1913 年，Nicoletti[4] 在尸体上进行了具有划时代意义的自体肌腱重建手术，并在 1914 年由俄国医师 Grekow 将其应用在临床上。此后经过不断的完善，重建术后膝关节的稳定性得到明显的改善。近 20 多年来，经过大量的研究和技术改进，前交叉韧带重建的手术方法逐渐统一，手术后效果取得了显著的提高。然而，仍有将近 1/5 的患者残留一定的关节不稳定。近年来，许多学者尝试更加接近前交叉韧带解剖结构的双束重建方法，希望进一步提高重建手术的效果。双束重建在尸体实验上可以更好地控制关节的旋转，但临床效果和单束重建没有明显区别。虽然双束重建的必要性仍然受到一些学者的质疑，但是其重建韧带的理念越来越受到大家的关注，越来越多的学者尝试进行此方面的临床和实验工作。

前交叉韧带（ACL）是膝关节重要的前向稳定结构，损伤后可以产生明显的膝关节前向不稳，严重影响膝关节功能，随之继发关节软骨、半月板等主要结构损害，导致关节退变和骨关节病的发生。临床实践与实验研究结果表明 ACL 断裂后早期重建，可以恢复膝关节的稳定性，预防和延缓骨关节病的发生。现在的研究进展与临床技术、理论已改变了传统对 ACL 损伤治疗的观念，尤其随着关节镜下微创手术重建的实现，人们已逐渐接受这种较为积极的治疗观点。目前，膝关节 ACL 断裂的治疗着重于重建韧带的方法、镜下微创手术、移植物的合理选用、重建韧带生物学转归及术后合理早期康复等。随着膝关节镜技术的不断成熟与完善，关节镜下微创重建 ACL 手术已成为膝关节镜外科中有效的治疗方法。同时，该治疗方法也为广大患者所接受。目前，国内开展关节镜下微创重建 ACL 手术的例数逐年增多，仅笔者单位现在的年手术例数就超过1 000例。现在，有条件的单位已放弃开放的ACL重建手术。随着技术的不断进步，关节镜下微创重建ACL手术也已从最初的对单纯陈旧性损伤进行重建治疗，逐渐发展到对急性损伤的早期检查、一期重建以及复合韧带损伤的同时修复与重建，重建的方法也由以往最初的关节镜辅助下完成重建发展到完全镜下技术完成重建，并开始进行双束重建。目前，重建ACL的移植物有多种，已改变了以往B-PT-B自体移植重建为主的现象。应用半腱肌腱和股薄肌腱重建ACL方法的应用，使得对膝关节局部的影响明显减小。实验研究与临床观察表明，采用四股或更多股（六股、八股）合一的半腱肌腱和股薄肌腱重建ACL，明显提高了整体抗拉抗张强度，移植重建经塑形改建完全可以达到甚至高于正常ACL的断裂强度，避免了利用髌腱重建对膝关节局部的影响，同时利用微孔钢板进行固定股骨端，利用Intrafix固定胫骨端，改进了传统固定方法，便于镜下完成手术，明显提高了效果。

近年来，随着对ACL解剖、重要生物学特征及生理作用、伤后自然转归及对膝关节功能的影响以及重建替代物的选择与重建韧带生物学转归研究的深入，对ACL损伤的认识有了新的发展，临床诊治水平有了近一步提高。目前，ACL损伤的修复与重建进入了新的阶段，其重点是提高重建韧带的稳定性、促进移植物再血管化、选择合适的重建材料、关节镜下微创手术以及术后早期康复。

一、交叉韧带断裂继发关节内主要结构损害

前、后交叉韧带是各自独立的两个韧带，但又相互协同保证膝关节的稳定性与功能，ACL的主要作用是限制胫骨前移，同时还是第二线限制旋转及内外翻的结构；交叉韧带有神经感受装置，在本体感觉方面也起着重要的作用。交叉韧带断裂后膝关节丧失了重要的前或后向稳定结构，必然会带来胫骨的过度向前或向后的移动，同时由于本体感觉的丧失，导致和加重了膝关节的反复扭伤。随着时间推移，由于关节不稳、反复扭伤，会使得半月板及软骨的损伤逐渐增多。应用关节镜观察ACL断裂后膝关节软骨损伤的病理改变、发生部位、损害程度等进行前瞻性临床研究，发现陈旧性ACL断裂后膝关节软骨损伤发生率（75%）明显高于急性损伤（26%），病程1年内者软骨损伤发生率为60%，1年以上为79.6%，且重度软骨损伤发生率（44.9%）明显高于病程1年内者(4.76%)。既而更大样本量病例临床资料进一步研究ACL断裂与继发膝关节软骨损伤的关系，也证明这一点。PCL断裂亦将继发关节软骨损伤，后向不稳及髌股关节压力增高是继发损伤的主要原因。研究表明交叉韧带断裂后膝关节软骨损伤发生率明显增高，继发关节软骨损伤主要由韧带断裂后关节不稳所致，关节软骨损伤程度会随病程延长而加重，骨关节炎明显加重，进行膝关节置换的年龄明显提前。实验研究亦表明ACL切断后可继发膝关节软骨损伤，待关节软骨出现退变后再进行韧带重建，对其退变缓解作用不明显，然而断裂后即刻重建交叉韧带可以有效阻止与延缓关节软骨退变。表明ACL/PCL断裂后应尽早手术修复重建，尽快恢复关节的稳定性，改善功能，预防、延缓、减轻软骨退变与骨关节炎的发生。

二、ACL断裂导致膝关节多向不稳并影响到对侧膝关节

ACL损伤后还可产生多方不稳而影响膝关节功能。损伤后除主要产生明显的膝关节前向不稳外，还可以出现前内侧不稳、侧方不稳、过伸不稳，从而严重影响膝关节功能；同时由于本体感觉功能障碍，保证膝关节稳定的防御性神经肌肉反射功能丧失、肌肉萎缩，导致膝关节的反复扭伤，以及关节退变和骨关节病的早期发生，进一步加重膝关节损害。最近的临床观察还发现，伤侧膝关节可以影响到对侧膝关节，由于两侧膝关节稳定性的平衡与协调关系紊乱，对侧膝关节易发生损伤。

三、早期修复与重建ACL的观点

目前，有关ACL损伤的治疗已提出早期手术重建交叉韧带的观点，以尽早恢复膝关节的稳定性，阻止、延缓、减轻关节内继发损伤；同时早期手术可以在早期处理合并损伤，最有效地治疗与保护关节内结构，在损伤修复的最佳时间内处理合并损伤，从而保证膝关节的整体稳定性与功能。这些在实验与临床研究的基础上建立的理论、

观点与临床处理原则已逐渐被人们所接受并应用于临床治疗中。尤其随着关节镜下微创手术重建的实现，韧带损伤早期修复与重建的理论已彻底改变了传统对交叉韧带损伤治疗的观念。随着关节镜技术的提高和高新技术、设备引入，关节镜下微创重建交叉韧带的临床治疗与研究，使得膝关节韧带重建学不断发展，成为膝关节微创修复与重建外科中的重要组成部分。而关节镜微创修复与重建外科作为整体微创外科中的一个重要组成部分，代表着21世纪膝关节微创外科的发展方向。

四、重建 ACL 移植物的应用与选择

重建后的交叉韧带要经历重新塑形改建与止点重建的过程。由于重建韧带经塑形改建后其生物力学强度要失去原强度的50%，因此，人们一直在不断寻求更为理想的韧带替代移植物。以往，鉴于自体髌腱中1/3具有良好的抗拉抗张强度，加之移植物取材时两端可带有骨块，利于直接固定，为骨-髌腱（中1/3）-骨（B-PT-B）移植重建交叉韧带提供了良好的生物学基础，一度成为重建ACL的最佳移植物，并被视为金标准。但由于取材所引起的局部变化不同程度影响到临床效果，人们试图寻找其他的移植物，以克服B-PT-B法的不足。此后，由于半腱肌腱和股薄肌腱重建交叉韧带手术快捷、康复快、对关节局部的影响较小，以此作为移植物重建交叉韧带成为学者们继B-PT-B后又一研究的热点。实验研究与临床观察表明，利用半腱肌腱和股薄肌腱四股合一或八股合一进行重建，明显提高了重建韧带的整体强度，重建韧带经塑形改建完全可以达到甚至高于正常交叉韧带的断裂强度，同时避免了应用髌腱取材后对膝前的影响，同时利用微孔钢板固定股骨端，应用Intrafix固定胫骨端，改进了传统固定方法，使固定更加牢靠，又便于全镜下完成手术，术后康复快，功能恢复好。尽管如此，利用半腱肌腱和股薄肌腱重建后对膝关节屈膝力量及内旋力量的影响、隐神经损伤所致的胫前皮肤感觉障碍、骨道的增宽与扩大、临床重建后再观察发现的多股肌腱分束存在的状态乃至最终能否塑形改建成为一体化的韧带，以及较B-PT-B法重建有较高的术后感染率等问题有待于今后进一步研究解决。

目前，自体移植物重建交叉韧带在临床上应用较为广泛，但存在自体移植物供区病损、翻修手术移植物来源缺乏等问题。因此，人们也在研究同种异体肌腱移植重建。现在，异体移植物重建交叉韧带在国际上正逐渐开展，有关临床报道不断增多。国内也已开展相关工作并取得较好的临床疗效。目前，同种异体移植物的种类较多，常用的有B-PT-B、跟腱、阔筋膜、半腱肌腱和股薄肌腱等，其中B-PT-B、半腱肌腱和股薄肌腱最为常用。最近应用胫前肌腱重建的临床研究又显示出良好的临床效果。然而，同自体移植物重建相比，同种异体移植物的愈合时间较自体移植物的长（异体移植物完全成熟一般需18～24个月）；疾病传播仍是人们最关心的问题，低剂量的辐射不能完全消除病毒传播的风险，高剂量的辐射将严重降低移植物的生物力学强度，还有免疫反应是引起移植物延迟愈合及失败的另一原因，这些问题仍有待于进一步研究。但不论怎样，同种异体移植重建交叉韧带经过近20年的研究和发展，取得了很大的进展。

人工韧带的研究与临床应用亦是人们一直关注的问题。人工韧带重建交叉韧带在20世纪80至90年代曾经得到广泛的临床应用。后来由于人工韧带在关节内发生降解和变性，强度下降，长期效果不能肯定；组织相容性尚未完全解决，可能导致关节内渗出和滑膜炎等原因使其临床应用明显减少。然而人们并没有因此而停止探索，仍在研究并有新型人工韧带引入临床应用中。理想的人工韧带应具备与正常人交叉韧带相同的生物力学特性，要提供足够的抗拉强度和固定强度，同时应具有较好的抗蠕变、抗弯曲磨损能力，要有较长的使用寿命。因此，要求人工韧带应具有适当的刚性和弹性，更要具有良好的组织相容性，尤其在膝关节内的特殊内环境中。目前，用于重建前交叉韧带的人工韧带基本上可分为：永久型（permanent）、增强型（LAD）和支架型（scaffold）三种类型。永久型人工韧带的应用笔者没有经验；增强型人工韧带Kennedy LAD是最具代表性和最广泛使用的此型韧带，笔者在国外学习工作期间，参加了应用Kennedy LAD辅助自体髌腱（中1/3）重建ACL的临床研究，并观察到

良好的近期临床效果；支架型（scaffold）人工韧带的设计是希望它能允许和刺激宿主胶原纤维的长入，并按正常韧带的方向排列，逐渐获得正常韧带的结构和抗拉强度，最终形成一条新的韧带。Leeds-Keio 人工韧带是支架型人工韧带的最主要代表。笔者应用 Leeds-Keio 人工韧带辅助自体骨－髌腱（中 1/3）－骨重建 ACL32 例，术后随访 7～9 年（平均 8 年），Lysholm 功能评分由术前平均 67 分提高到术后平均 87 分，Noyes 功能评分由术前平均 147 分提高到术后平均 230 分，主观评价对手术的满意度平均为 86%（70%～99%）；手术后康复快，运动员可早期恢复运动训练与比赛。临床上在人工韧带的应用曾一度走入低迷阶段后，又有高韧性生物聚酯纤维制作的 LARS 人工韧带引入临床应用，显示近期效果较为满意。目前的观点是：人工韧带重建交叉韧带的实验结果和短期临床效果令人鼓舞，远期疗效有待于进一步观察，仍有许多问题有待于研究解决，其韧带与骨面的磨损和应力疲劳是人工韧带重建失败的主要机制。今后随着生物材料技术的发展和对交叉韧带研究的不断深入，深信这些问题会得以解决，人工韧带是今后韧带重建领域的重要发展方向之一，将来会有理想的人工韧带被研发、应用于临床。

五、双束重建 ACL

传统而又经典的 ACL 重建是单束重建。ACL 重建技术主要侧重于 ACL 前内束（AMB）重建，作为重建标准而广泛应用，并取得能够使运动员恢复训练与运动比赛再取得世界冠军成绩的良好临床效果。随着解剖与生物力学研究的发展，人们在单束重建的基础上，开始了交叉韧带双束重建的研究。并将其称为"解剖重建技术"，ACL 重建前内束（AMB）和后外束（PLB），PCL 重建前外束（ALB）和后内束（PMB）。解剖与尸体上的对比研究表现出单束重建与双束重建的生物力学变化与差异，双束重建具有更好的稳定性，更接近正常交叉韧带解剖，临床研究近期观察结果也显示出较单束重建具有更好稳定性的优势。但亦有学者通过研究，认为双束重建与单束重建在关节稳定性与本体感觉方面相比未体现出优势。国内相关研究较晚，临床应用与研究报道不多，主要为近期临床随访观察结果的报告，也认为双束重建优于单束重建。笔者实验室研究表明双束重建较单束重建显现出生物力学方面的优势，双束重建能够更好地改善膝关节的稳定性；同时单束重建 3 000 例的基础上已进行双束重建 600 余例，临床对比研究表明，单、双束重建均可取的良好临床效果，双束重建对膝关节整体稳定性的改善有一定益处。但有关单束重建与双束重建疗效的比较，更有待于国内学者根据国人膝关节的解剖与韧带的生物力学特性进行深入的临床研究和长期的随访观察结果。不论怎样，双束重建的研究表明人们在不断更新观念、改进技术，在不断模拟正常的 ACL 结构、向着"解剖与生物学重建"的方向发展。

六、翻修手术

ACL 重建后失败要进行翻修手术是人们关注的又一问题，国外已有文献报告，国内相关研究不多，但已出现翻修病例，临床上要予以重视。ACL 重建手术失败的原因基本上有术前、术中、术后三种因素，涉及伤后手术重建前的处理与治疗复合损伤和整体损伤程度、术时合并损伤的处理、重建方法的选择、手术技术、移植物的选择与固定；术后处理与康复，重建韧带的塑形改建与止点形成以及并发症等多方面。因此，ACL 重建后翻修可谓是一个综合性问题，临床上要加以认真研究。根据笔者单位收治交叉韧带重建后翻修病例的临床研究，重建失败与翻修的原因以手术及技术相关的因素居多，主要是骨道的位置不正确、移植物的固定不正确，没有起到固定作用。此外，移植物的选择不当、同种异体肌腱术后骨道明显扩大与韧带吸收、术后关节感染以及膝关节粘连等也是导致重建失败重要因素。研究表明交叉韧带重建后的生物学改变是一个复杂的过程，因此，术后失败除技术性原因外，还有许多复杂的生物学因素的影响，这均需要深入研究加以解决和预防。

七、其他相关技术进步与进展

目前，临床基础研究在促进重建韧带的塑形改建止点以及生物力学变化方面取得了许多的进展，并不断指导临床实践。临床治疗方面不断有新的方法引入临床应用，例如固定方法中的 Intrafix、Transfix 等，使韧带移植物固定更加牢固，利于早期康复；计算机导航技术应用与交叉韧带重建，使骨道定位定点更加准确；同时，射频技术的应用以及半月板快速缝合方法的使用，使交叉韧带重建手术中半月板损伤的处理更为快捷；加之术后合理有效的早期康复程序的应用，整体提高了韧带重建的临床效果。此外，基因治疗韧带损伤，组织工程韧带的研究与应用等将会开辟韧带损伤临床治疗的新领域。然而，要真正完成由分布着毛细血管和神经末梢的、许多微型韧带组成的、结构非常复杂的交叉韧带的解剖修复与生物学重建，取得更好的效果，尚需要不懈的研究与探索。

（敖英芳）

第二节　前交叉韧带损伤的镜下检查诊断

由于膝关节结构及损伤机制复杂，严重损伤引起交叉韧带损伤的同时，常合并其他主要结构的损伤，急性损伤时又能造成关节内积血（液）、肿胀、疼痛，影响检查以致延误正确诊断与治疗。关节镜检查可以直接观察交叉韧带及合并损伤，判明损伤程度，有利于明确诊断，指导治疗和功能康复。

一、关节镜检查与诊断

（一）关节镜的检查方法

所用膝关节镜为直径 4mm 的 30°斜面视镜。单纯进行关节镜检查可不用止血带，镜下手术时上止血带，这样可以节省止血带时间，充分保证镜下手术的完成。入水管由髌骨外上侧入口放置，拟急诊关节镜下重建 ACL 时，需从髌骨内上方入口置入水管。膝关节标准前内、外侧关节镜入口置镜、器械进行检查，膝关节腔要持续扩张冲洗，保证检查视野清晰。若因轻微出血，血凝块及残存积血影响观察视野时，可经关节镜入水，以达到冲洗镜前区域，确保检查清楚。关节镜检查顺序由髌上囊开始，逐渐向下，除交叉韧带外亦要认真检查髌股关节面，股骨髁及胫骨平台软骨、半月板、滑膜隐窝、关节囊和骨折等。

（二）急性 ACL 损伤早期膝关节镜检查

关节镜下检查急性 ACL 损伤的部位与病理类型（图 3-2-1）：ACL 中间部断裂，上部断裂，股骨髁侧上止点撕脱及胫骨侧下止点带小撕脱骨折片断裂。中间部断裂者中少数可表现为滑膜内断裂。ACL 断裂常会合并膝关节内侧副韧带（MCL）断裂，此时可以在镜下探查到。ACL 损伤常会合并软骨损伤、半月板损伤、前内侧关节囊损伤，严重者会合并 PCL 断裂。总之，临床经验表明，ACL 断裂时单纯损伤较少，多数为合并损伤，关节镜检查时应予以注意。

（三）陈旧 ACL 损伤的关节镜检查诊断

由于膝关节腔内的特殊环境，ACL 急性损伤完全断裂除滑膜内断裂经保守治疗可以愈合外，绝大多数完全断裂难以自行愈合修复。基本在断裂后 2~3 周内开始吸收。由于 ACL 损伤多在韧带实质部断裂，上部断端相对细小吸收较快；下部残端相对粗大，加之其基底附着部面积较大，吸收相对较慢，往往在伤后 3 个月左右仍可能见到残端。但不论怎样 ACL 已丧失其连续性。因此，对陈旧 ACL 损伤的镜下诊断在一般情况下没有任何困难。但有以下几种情况应予以注意，需要认真检查，以防误导，影响治疗。

1. 部分损伤　部分损伤很少，但仍能见到，正常 ACL 解剖失常，留有一束或更少部分，仍存有张力，但已减弱。此时诊断容易，进一步处理则要结合临床表现综合考虑韧带是否完全失用。如果临床有不稳现象，查体前向松弛，镜下所见留有部分 ACL 且张力松弛，亦应按完全断裂处理。

2. 有时韧带实质部全断，但相连滑膜组织尚未完全吸收仍有连续性，镜下可见滑膜与纤维结缔组织样结构，失张力状态。术中要予以确认。此种情况时韧带已完全失用。

3. 上止点处断裂后与 PCL 相粘连（图 3-2-2）　由于前、后交叉韧带毗邻密切，上止点处断后残端与 PCL 相粘连、血运重建，断裂 ACL 的

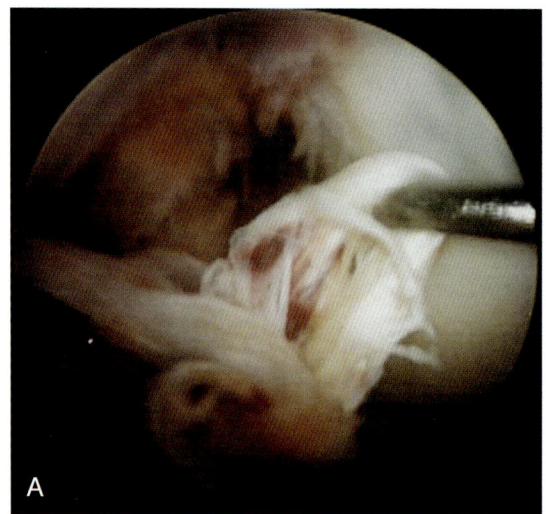

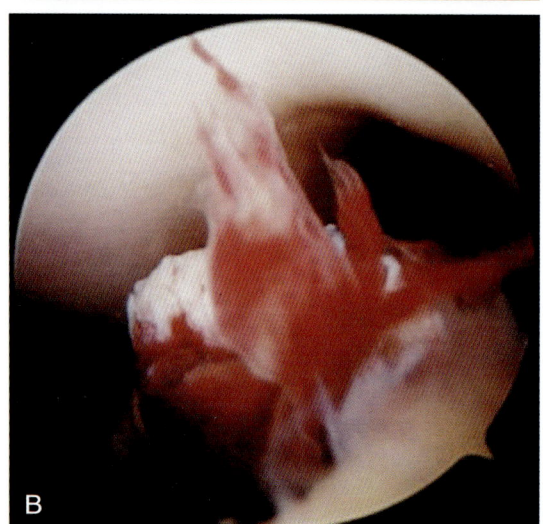

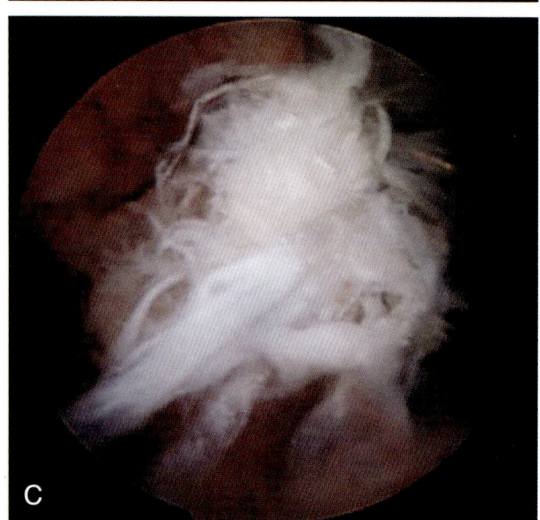

图 3-2-1　ACL 急性损伤：完全断裂

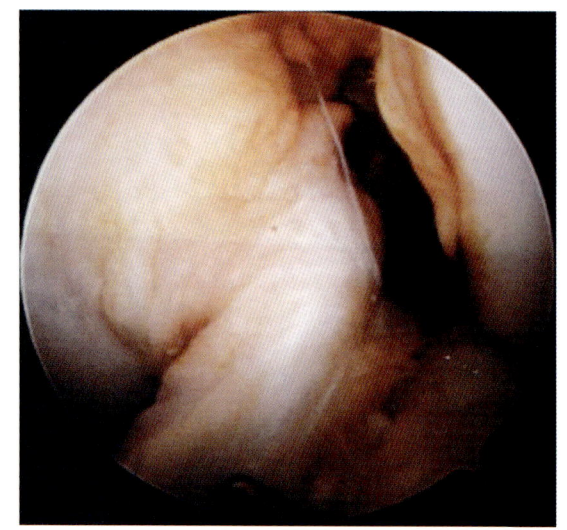

图 3-2-2　ACL 陈旧断裂残端与 PCL 粘连

端存在并与 PCL 相连，呈束状，可有一定张力。

4. 部分束断裂　可表现为单独的前内束或后外束断裂。此时的检查、判定要整体全面，尤其对前内束的张力与强度进行综合分析，确保其功能强度。部分束断裂应进行断裂束的重建。

5. 前内束损伤松弛，连续性存在，但功能失用。此时可在保留原有损伤韧带的同时加固重建。

二、临床经验总结

由于膝关节结构及损伤机制复杂，运动创伤所致的膝关节损伤除交叉韧带损伤外，常合并侧副韧带、半月板、软骨及关节囊的损伤而引起复合损伤。目前，随着关节镜技术的不断发展，对膝关节损伤施以早期关节镜检查与处理，使膝关节 ACL 损伤的诊断与治疗水平明显提高。

有关 ACL 急性损伤术前诊断仍是一个困难而又待于解决的临床任务。尽管前抽屉试验（ADT）和 Lachman 试验（L-T）是检查 ACL 损伤的经典方法，但总会有假象出现，尤其在膝关节急性损伤时，更增加了检查诊断的难度，国内、外文献报道急性 ACL 断裂术前检查其前抽屉试验的阳性率分别为 72.4% 与 24%，假阴性率分别为 27.6% 和 76%，国外文献中麻醉状态下检查前抽屉试验的阳性率也仅为 60%，假阴性率高达 40%。此外，轴移试验（pivot shift test）常用于检查 ACL 损伤，其实质是再现胫骨外髁在应力下 30° 位左右屈伸膝关节活动过程中突然向前半脱位而又突然复位，

残部滑膜组织修复，ACL 残端未能吸收，而且延长愈合。镜下可见 ACL 上止点处空虚，而下部残

患者主观上出现患膝突然错动而感到不安和恐惧。轴移试验多用于检查ACL断裂后膝关节出现的功能性不稳。国外有报道将轴移试验用于急性ACL损伤的检查，其阳性率为12%，假阴性率72%，难以检查者占16%，麻醉状态下检查其阳性率为24%，假阴性率为76%。尽管轴移试验阳性率较低但亦表明急性ACL损伤中有部分病例可出现急性膝关节功能不稳，对治疗、术后康复及功能评定有一定意义。但由于该项检查用力较大，重复膝关节半脱位及复位动作明显增加急性损伤患者的痛苦和不安，膝关节肿痛、肌肉痉挛又使检查难以完成，其阳性检出率又不高，因此，笔者认为在急性严重膝关节损伤检查ACL时，不宜使用轴移试验。

文献报道及笔者的临床经验与观察结果表明，急性膝关节损伤时由于关节内出血、积液肿胀、疼痛、肌肉痉挛以及复合损伤使ACL损伤的检查及正确诊断受到很大影响。而早期关节镜检查急性ACL断裂可明确损伤部位、程度，创伤轻微并可在关节镜下进行修复与重建ACL，同时处理合并损伤，对ACL急性损伤的诊断、治疗、康复及膝关节功能恢复均有重要意义。ACL断裂可有部分断裂与完全断裂，部分断裂相对较少见（单束或部分束断裂）。国外文献报道ACL急性损伤时可出现部分断裂，若断裂部分少于40%时，剩余部分可起到稳定作用，可以保守治疗；若断裂部分为50%或超过50%时应手术治疗。

ACL急性完全性损伤的病理类型：①韧带实体部完全断裂，表现为韧带纤维与滑膜一同撕裂，断端多呈条束状，韧带纤维松散于髁间，伤后时间稍长者断端可挛缩成团状。此种损伤多发生在韧带的中、上段；②滑膜内断裂，较少见。此型损伤与前一种类型损伤相比，亦为韧带实质部断裂，但镜下直接见不到断端，不易发现，需根据滑膜的病损间接判定。认真检查可发现韧带张力明显减弱、松弛，并可通过滑膜损伤处用探钩将韧带断端纤维钩出，继而显露断端明确诊断；③附丽点处撕脱。可表现为由股骨外髁侧的上止点撕脱或由胫骨侧下止点撕脱。附丽点处撕脱可合并撕脱骨折，此时拍X线片可以发现。

ACL实质部断裂多发生在ACL的中上段，表明ACL解剖薄弱易损部位位于韧带实质部的中上区域。ACL断裂多由较严重暴力所致，单纯损伤较少，多合并其他结构的合并损伤。除关节内结构损伤外，严重者可出现侧副韧带损伤、髌骨脱位、周围肌腱断裂等。在ACL急性断裂合并半月板损伤中，内侧半月板损伤的发生率很低而外侧半月板损伤率较高。经典的膝关节联合损伤由于膝关节屈曲外翻损伤所致，引起ACL断裂，同时合并内侧副韧带（MCL）及内侧半月板损伤。但在临床观察中发现术前诊断膝关节联合损伤病例中外侧半月板损伤较多，内侧半月板损伤者很少而且多数所谓损伤主要是内侧关节囊横行撕裂所致，并非半月板真性损伤。在此种情况下，缝合横裂的关节囊即可使内侧半月板得到很好固定。因此，在膝关节联合损伤诊断时，更应注意检查外侧半月板。急性ACL损伤早期进行膝关节镜检查，可以明确合并半月板损伤的位侧、部位、类型和程度，有助于治疗方法的选择，减少手术的盲目性，同时可以镜下手术，在微创条件下最有效地处理和保护半月板这一重要的稳定结构。ACL急性损伤合并关节软骨损伤，关节软骨损伤在普通X线摄片检查中难以发现，给诊断及处理造成困难。早期关节镜检查可以及时发现其损伤并进行处理。临床观察结果表明股骨软骨损伤多发生在半月板区，损伤程度多在Ⅱ～Ⅲ层之间。因此，有必要指出，急性ACL断裂后引起膝关节功能性不稳的病例合并关节软骨损伤者中，不除外原有损伤或在原有损伤基础上发展而来。

MCL属关节外结构，其损伤不易在关节镜下直接发现。但膝关节内侧隐窝滑膜下病损对判定MCL损伤有重要参考价值。MCL下止点断裂合并有内侧关节囊撕裂时，可经裂口发现MCL断端，用器械探查断裂的MCL松弛，失去正常张力，这是MCL断裂的直接征象，具有诊断意义。

对急性膝关节损伤所致ACL断裂施以早期关节镜术时，很少出现并发症，但要注意扩充关节腔的液体渗流到小腿间隔引起肿胀的发生。遇此情况要立即停止操作，防止液体继续渗流使小腿组织内压不断增高以致肌间隔综合征发生的可能性。根据我们的临床观察膝关节损伤不合并关节囊裂伤时，关节镜术中及术后不易出现此种情况。内侧关节囊撕裂与液体渗流亦无明显关系，而后关节囊的损伤易出现液体渗流至小腿后间隔引起小腿肿胀。预防方法为膝关节腔液体灌注压力不要过高，镜下操作尽量要快，减少手术时间，术中要经常检查小腿肌肉的张力，发现此种情况，立即终止关节镜下操作。

陈旧性 ACL 断裂的关节镜检查与诊断相对较容易，但也应注意。由于部分损伤或单束 ACL 的作用，此种情况下临床症状可有膝关节前向不稳的症状，但检查时前抽屉和 Lachman 试验可显现出膝关节前向不稳定的体征不十分明显，会出现一定程度的抵抗感，往往给术前临床诊断造成困难。此种情况手术时要先置镜探查，明确诊断后再进一步处理。

（敖英芳）

第三节　前交叉韧带股骨止点的解剖和影像学定位

一、ACL 股骨止点的解剖

ACL 股骨止点位于股骨外髁内侧面后部的小窝内，是位于股骨外髁而非髁间窝顶部。ACL 股骨止点基本呈椭圆形，止点前近侧缘接近过顶位（over-the-top），后侧缘沿股骨外髁内侧关节软骨边缘向远侧延伸，呈弧形，前侧缘较平直。Girgis[5] 等的解剖研究认为 ACL 股骨止点长 18mm，宽 11mm，长轴轻度向前倾斜约 25°，止点面积 113mm^2。王健全[6] 等测量的国人标本 ACL 股骨止点长 19.32mm，宽 10.52mm，止点面积约 156mm^2（图 3-3-1）。

膝关节屈伸运动时 ACL 内不同部位纤维的张力不均同，很多学者据此将 ACL 进行了分束研究，广泛接受的观点是 ACL 分为前内束（AMB）与后外束（PLB）。Odensten 与 Gillquist[7] 研究发现 ACL 在组织学方面不分束，因此，ACL 的分束只是一种功能性分束。ACL 在屈膝过程中沿矢状面发生旋转，其轴心大约位于股骨止点的近前角，接近过顶位置，面积较小，该区域的纤维束在屈膝过程中始终处于紧张状态，具有良好的等长性，止点离轴心越远的纤维束在膝关节屈伸过程中的等长性越差。

ACL 的分束方法并不统一，例如 Harner 等[8] 分别在屈膝 90°位与 30°位时给胫骨施加前向载荷以确认 AMB 与 PLB；Mochizuki 等[9] 在屈膝 90°用手术刀将 ACL 分为 AMB 与 PLB。在股骨侧，AMB 止点占据股骨外髁内壁的近端，PLB 止点占据更远端部分并靠近前方软骨。对于 AMB 及 PLB 股骨止点面积，不同的研究结果有较大的差异。例如 Harner 等[8] 认为 AMB 和 PLB 股骨止点面积接近相等，分别为 47mm^2 和 49mm^2，股骨止点两束中心距离为 8.2mm。Mochizuki 等[9] 剔除了韧带表面的膜状部分，得到的股骨止点的形态呈"Lasagna（胶囊）"状，和韧带的实质部形态十分相仿，AMB 和 PLB 的股骨止点面积比为 3∶2。王健全等[6] 所测的国人的 AMB、PLB 股骨止点的面积分别是 69.43mm^2 和 86.60mm^2，AMB 股骨止点面积小于 PLB 股骨止点面积。造成这种差异的原因是分束方法不同。

国外文献报道的 AMB、PLB 股骨止点中心点距股骨外髁后缘分别是 5～7.8mm 和 5～8mm，距髁间窝顶分别是 4.1mm 和 11.3mm；以时钟位表示，AMB、PLB 股骨止点中心点的位置是 10∶20～10∶30（右膝）和 8∶50 位（右膝）。王健全等[6] 测量国人标本的 AMB 股骨止点中心点位于 10∶10（右膝）或 1∶49（左膝），过顶点位于 10∶45（右膝）或 1∶08（左膝）。AMB 与 PLB 股骨止点中心点间距为 9.42mm，提示如果在 ACL 双束重建中采用中心点定位方法，股骨骨道的直

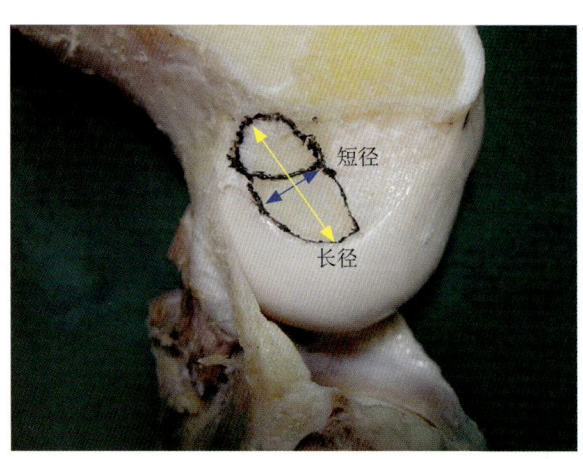

图 3-3-1　ACL 股骨止点形态及长径与短径

径可以分别达到 8mm 与 6mm，如果骨道再增大就有可能造成骨道间隔的破坏。PLB 股骨止点中心点到股骨外髁内侧面软骨缘最近距离为 6.16mm。AMB 与 PLB 股骨止点中心点连线与股骨干夹角为 26.90°，与以往报道的 ACL 股骨止点前方平直缘或止点长轴与股骨纵轴夹角很接近，说明 AMB 与 PLB 股骨止点中心点基本按止点的长轴排列；过顶点与 PLB 股骨止点中心点连线与股骨干夹角为 26.26°，与 AMB 和 PLB 股骨止点中心点连线与股骨干夹角（26.90°）很接近，可以认为过顶点在 ACL 股骨止点的纵轴上。

二、ACL 股骨止点的影像学定位

1. 骨道的定位、移植物材料的选择、移植物的固定方式及材料，是影响前交叉韧带重建手术效果的主要因素。骨道的定位，尤其是双束重建时骨道的定位，往往缺乏统一有效的定位方法，这也许是不同术者间，甚至是同一术者的不同手术间效果有一定差异的部分原因。通常我们使用放射线平片评估术后骨道的位置，因此了解 ACL 止点的放射学特点有助于在 ACL 重建手术后评估骨道定位的正确性。通过影像学检查，定量分析骨道的位置及误差，可以评估不同骨道定位的手术效果，指导和改良 ACL 重建手术的股骨止点定位方法；也有助于术中使用放射线辅助定位。（图 3-3-2、3-3-3）

2. 国外文献中报道 ACL 股骨止点在膝关节正位平片上占据髁间窝外侧壁上方的 0%～66% 区域，其中心点在上方 36% 处；以时钟位表示，AMB 及 PLB 股骨止点中心分别在 1：40 和 3：10 处（左膝）[9]。在侧位平片中 ACL 股骨止点占据了外髁上方的 59%，后方的 32%，AMB 股骨止点中心点的范围是 Blumensaat 线水平由后向前方向股骨外髁长度的 24.6%～31.9%，由近端向远端方向股骨外髁高度的 25.3%～26.9%；PLB 股骨止点中心点位置相应的范围分别是 32.3%～39.8% 和 47.6%～53.2%[10、11]。

笔者在国人标本上测量的 AMB 股骨止点在膝关节正位平片上的范围（以时钟表示）是 9：55～11：20（右膝）、0：42～2：08（左膝）、其中心

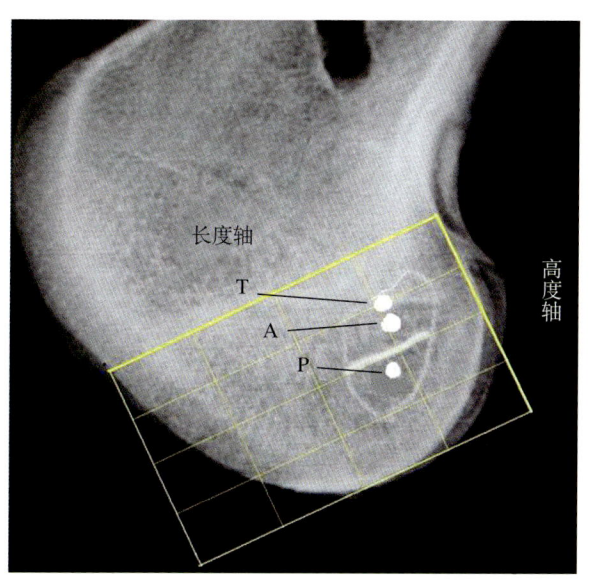

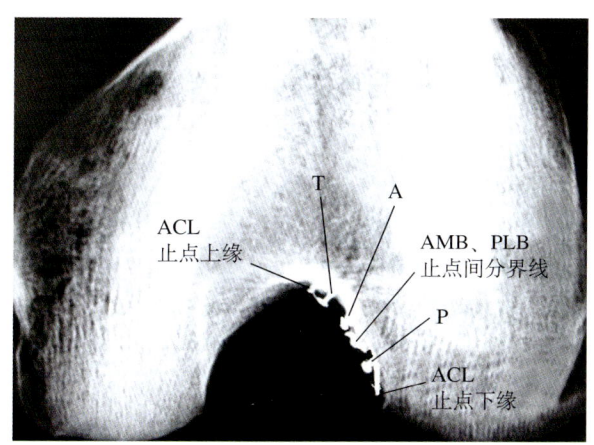

图 3-3-2　膝关节髁间窝位正位平片（屈膝 60°）
T 为根据 over-the-top 点定位的骨道中心点；A 为 AMB 股骨止点中心点；P 为 PLB 股骨止点中心点

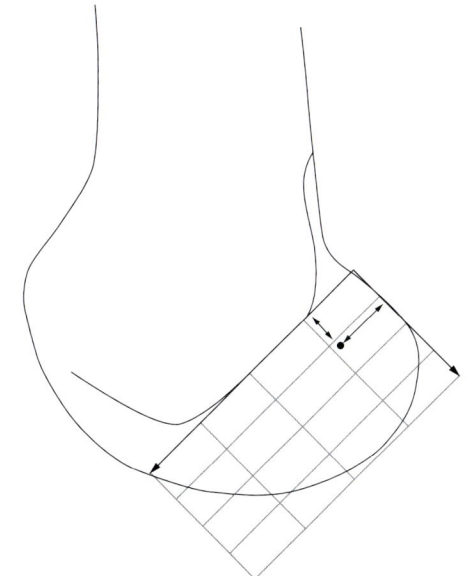

图 3-3-3　侧位平片上各点位置测量方法
该点相对于 Blumensaat 线水平股骨外髁长度和高度的比值来表示其位置

点位置为 10∶18（右膝）、1∶40（左膝）；在侧位平片上其范围是 Blumensaat 线水平由后向前方向股骨外髁长度的 7.23%～38.66%，由近端向远端方向股骨外髁高度的 3.99%～41.38%；其解剖中心点位于股骨外髁长度的 22.0%，高度的 27.1%。PLB 股骨止点在膝关节正位平片上的范围（以时钟表示）是 8∶55～10∶23（右膝）、1∶38～2∶08（左膝），其中心点位置是 9∶30（右膝）、2∶32（左膝）；在侧位平片上其范围是 13.05%～46.22%，高度的 38.32%～65.41%；其中心点位于股骨外髁长度的 32.7%，高度的 51.2%。正位平片上 AMB、PLB 股骨止点分界线的位置在 9∶55～10∶23（右膝）、1∶38～2∶08（左膝）[12]。

国内外文献报道的数据有一定的差异，一方面这与分束方法不同有关；另一方面与人种的差异也有关。PLB 止点位于髁间窝外侧壁的下半部分，该处的髁间窝壁较为平直，不适宜使用时钟定位方法，因此 PLB 股骨止点中心点的时钟定位差异比较大。

有学者建议在拍摄膝关节正位平片时屈膝 60°～70°，在这个角度下髁间窝顶与射线平行，股骨骨道入口与股骨骨质投影重叠的较少，比较容易辨别。

等长重建是 ACL 单束重建及 AMB 骨道定位的重要原则。王健全等[6]和 Zavras 等[13]通过解剖和实验研究证明过顶位置附近韧带纤维的等长性最佳，重建时强调以过顶位置为参考。以此点为参照点定位股骨骨道多采用股骨止点定位器来辅助，在膝关节标本上将 Acufex 股骨止点定位器（Smith & Nephew，Andover）尖部置于 over-the-top 点（股骨髁间窝外髁壁和髁间窝顶部后方相交处），定位股骨骨道，该骨道中心点在正位平片上的位置是 10∶55（右膝）、1∶03（左膝）；在侧位平片上的位置是 Blumensaat 线水平由后向前方向股骨外髁长度的 16.0%，由近端向远端方向股骨外髁高度的 14.97%。统计分析表明以过顶点为参考定位的骨道中心点与 AMB 股骨止点解剖中心点位置有显著差异[12]。

无论 ACL 单束还是双束重建，无论采用等长重建或是解剖中心点重建，无论是根据 ACL 股骨止点残迹定位或是使用定位器辅助定位股骨骨道，术后 X 线平片上股骨骨道的中心点应与以上给出的范围相对应。重建骨道也应整体包括在 ACL 股骨止点的范围之内。手术后只有明确股骨骨道的实际位置，才能准确地分析手术效果与骨道位置的关系，而不能根据术者主观的定位原则进行分析。

3. 因其经济、简单，X 线平片成为 ACL 重建手术后确定骨道位置首选的检查方法。在常规的 X 线平片上，骨道的走行较为清晰，尤其是在骨道与 Blumensaat 线相交的部位。Blumensaat 线下方重建韧带骨道的入口处一般显示不清，骨道入口的位置在普通平片上有可能难以明确。在 Blumensaat 线同一位置通过的 2 个骨道（图 3-3-4），其在股骨外髁内侧壁开口的位置可能不同，单纯的正侧位平片难以了解全部的信息。Lintner[14]认为测量正位髁间窝平片中髁间窝顶到骨道中点的垂直距离，可以间接地推断出侧位平片上骨道入口的准确位置，从而更准确地评估手术的效果与骨道位置的关系（图 3-3-5）。

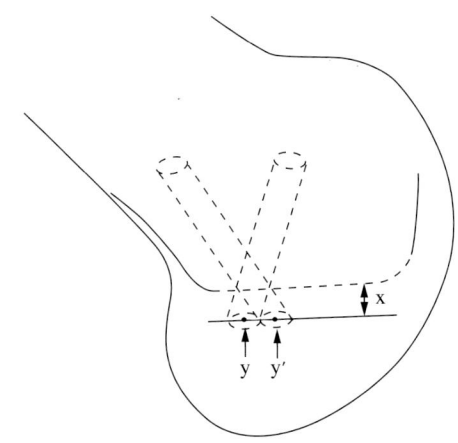

图 3-3-4 图中两个股骨骨道投影与 Blumensaat 线相交的位置一样，但其骨道中心点 y 和 y′并不在同一点。

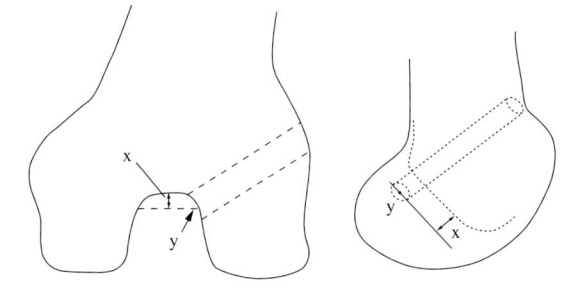

图 3-3-5 通过膝关节正位平片测量出髁间窝顶到骨道中心点的垂直距离 x，在膝关节侧位平片上沿骨道方向延伸同样的距离 x，就能较准确地推测出骨道入口的真实位置。

（陈临新　王健全）

第四节　青少年前交叉韧带损伤

青少年由于正处于生长发育期，ACL损伤对膝关节的影响更大。关于青少年ACL损伤直到最近才被予以重视。在国外，由于青少年越来越广泛地参加体育活动，竞技激烈程度的增加，青少年ACL损伤率逐渐增高；并且随着检查方法提高（如MRI、关节镜），ACL损伤发现率逐年增加。1983年，Delee和Curtis[15]报道ACL发病率（<14岁）1%左右（3/338）；Lipscomb和Anderson[16]报道青少年ACL发病率为3.4%；McCarroll等[17]报道的发病率为3.3%（发病率为ACL损伤占整个膝关节损伤的发病率）。青少年由于自身骨骼、肌肉、韧带等方面的发育尚未完全，ACL损伤后对患者本身影响较大，而初期诊断成功率较低，使患者不能得到及时、正确的处理，妥善的保护，伤后再次受伤机会加大，使伤情加重，严重影响了膝关节的功能。而且，年龄小、骨骺发育未成熟患者的治疗仍比较棘手。

我所的临床研究表明青少年膝关节损伤中，ACL损伤占同期住院青少年膝关节损伤的26.9%。值得关注的是非运动员（尤其在校学生）运动性ACL损伤如跳箱及跳高运动中出现的损伤较多，占40%，明显比其他运动项目ACL损伤的发生率高。跳跃类项目技术难度较高，加上设备、场地简单，容易对青少年造成损伤，且后果较严重。因此，如无良好的保护条件，应谨慎开展此类活动。

急性损伤初次就诊时多易被漏诊，或诊断为普通膝关节软组织损伤，予以简单对症处理。对于有经验的医生初诊明确诊断成功率较高，可在70%以上。若当时虽未明确诊断，但都可在急性创伤期过后的进一步检查过程中明确诊断。所有ACL损伤患者受伤当时主诉为肿胀、疼痛、活动受限。因此，对于膝关节肿胀、活动受限的病人，应想到ACL损伤的可能。在急诊时由于膝关节肿胀明显，手法检查准确性不高，如有条件，应行MRI检查。

骨骺发育成熟或接近成熟患者治疗同成人；而骨骺未闭合患者的治疗仍然是一难题，因为关节内手术重建对骺板造成破坏，对肢体的生长发育有影响。保守治疗效果不理想。Miznta等[18]报道ACL损伤患者经保守治疗后半月板继发损伤，不稳症状加重。Graf等[19]报道12例青少年ACL损伤中8例受伤当时就有半月板损伤，经保守治疗后8例在7个月后再发不稳，7例发现半月板新的损伤。文献证实青少年ACL损伤当时半月板撕裂并发率较高，并且更急于回到原来运动项目中，但膝关节不稳妨碍他们回到原来运动水平。因此，积极治疗以纠正不稳、防止半月板继发损伤是必要的。传统方法重建ACL容易造成生长障碍或成角畸形。因此有人试图用其他方法来重建ACL。Stadelmaier等[20]报道在骨骺未成熟狗身上用阔筋膜张肌自体移植物通过骺板钻孔重建ACL和只在骺板上钻孔而不进行其他处理对狗生长的影响，发现重建ACL的狗生长正常，而未重建的狗发生骨骺融合，原因可能是软组织能阻止骨桥形成。Guzzanti等[21]在骨骺未成熟的新西兰兔上用半腱肌腱重建ACL，结果良好，对生长无影响。Lipscomb和Anderson[16]曾用自体半腱肌腱重建ACL治疗骨骺未成熟患者ACL损伤，21例加用关节外增强装置（髂胫束前置），15例患者回到原来运动水平，5例改换了与原来运动强度相同的运动场所，1例患侧肢体较健侧短缩2cm，总体效果优良。但这些研究仍不能保证单纯用软组织重建ACL对患者生长发育无明显影响。关节内经骺板外重建方法因对骨骺影响不大，有许多人应用，效果良好。

笔者单位临床经验青少年ACL损伤患者骨骺成熟或接近成熟的，以关节镜下自体骨-髌腱-骨复合物重建为主。骨骺未成熟的如无膝关节不稳主诉，可以保守治疗，同时进行随诊观察，出现不稳则进行手术治疗；对于运动员由于影响训练、影响运动寿命，应积极手术治疗。我所主张利用半腱肌腱加股薄肌腱重建ACL，骨道直径相对较细小，对骨骺生长发育影响较小。

髁间嵴撕脱骨折是ACL断裂的另一种表现形式。Meyer和Mckeever[22]根据骨折块移位程度对其进行分类，Zaricznyj[23]又加入了Ⅳ型，即粉碎的Ⅲ型骨折，并根据研究总结骨折移位后会导致膝关节伸直受限及 ACL 相对延长。Baxter 和 Wiley[24] 报道 45 例髁间嵴骨折病人（包括 I、II、III 型），无论切开或保守处理后均不能完全伸直。我所 7 例髁间嵴撕脱骨折患者术前均不能伸直，不稳主诉仅 1 例。治疗上目前主张对 I 型保守治疗，管型石膏固定。关于固定的屈膝角度有争议，有人主张伸直固定，有的主张屈曲 20° 固定，理由是在最后 20° 伸直时 ACL 是被拉长的，因此完全伸直位固定易引起骨折块移位。II、III 型应以内固定为主，可以切开或关节镜下实行。我所主张在关节镜下手术进行骨折复位内固定。陈旧损伤因伸直受限可在关节镜下行病灶清理，髁间窝成形，改善伸膝功能。

（王　健）

第五节　前交叉韧带断裂继发膝关节软骨损伤

一、动物实验观察

ACL 断裂后，关节软骨压力传导紊乱可致软骨退行性变。我们以新西兰大白兔为实验对象，将其 ACL 切断，制造出 ACL 单纯断裂的兔模型，同时设立对照组，该组大白兔仅切开关节腔，不切断 ACL，术后 8 周通过墨汁染色、常规组织学及扫描电镜方法观察膝关节软骨病理表现。根据文献的分类标准将软骨表面的大体所见分为 4 级：I 级：软骨面完整，无墨汁沉积；II 级：软骨表面轻度纤维化，墨汁染色可见长条形的斑点样沉积，或淡灰色斑痕；III 级：软骨表面明显的纤维化，墨汁染色深黑色斑痕，呈天鹅绒状；IV 级：软骨表面糜烂，墨汁染色见软骨缺失，暴露软骨下骨。我们试验发现对照组软骨面均完整，无墨汁沉积，而 ACL 切断组均显示为软骨纤维化，呈 2~3 级改变。大体观察后，取内髁、内侧平台软骨进行 HE 及甲苯胺蓝染色观察。参照 Mankin[25] 等的骨性关节炎组织学分类法进行评估：0 级：正常；1 级：表层破坏；2 级：血管翳及表层破坏；3 级：浅层裂隙形成；4 级：局限性的深达骨质的裂隙；5 级：大面积深达骨质的软骨缺损；6 级：负重区软骨全部缺失。我们试验[26] 发现 ACL 切断组均显示 3~4 级的软骨损害。而对照组软骨呈正常的紫红色，染色均一。部分软骨表层失染及移行层失染。电镜观察结果如下：ACL 切断组电镜下可见火山口样软骨缺损，底部可见暴露的软骨下骨质，周边为断裂的胶原纤维。而对照组表现为表面呈排列紊乱的垄沟样结构，可见细小的胶原纤维网。我们的实验结果发现 ACL 切断后 8 周，兔膝关节软骨即呈现出中、晚期骨性关节炎表现，单纯 ACL 断裂后继发膝关节不稳是关节软骨损害的重要因素。

二、临床观察

我们的临床观察[27] 也发现 ACL 断裂的患者很多都伴随关节软骨的损伤。我们回顾研究了在我所手术探查及治疗的 ACL 断裂患者共 419 例发现软骨损伤率随时间递增，从急性期的 20.7% 显著增加到亚慢性期的 57.2%，慢性期又增至 68.6%。ACL 断裂后股骨内髁、股骨外髁、股骨滑车、髌骨面及胫骨平台各个部位的软骨损伤的发生率都逐渐提高，但内髁与外髁的损伤率在各个时期都高于其他部位。在急性期，外髁的损伤率为 14.1%，显著高于内髁的 5.2%，但随时间增加这种趋势逐渐改变，内髁损伤率显著增加，由急性期的 5.2% 增至亚慢性期的 24.7%，慢性期又增至 38.1%，而外髁损伤率基本处于较稳定状态。而且软骨损伤程度亦随病程延长而加重，重度软骨损伤的发生率随时间的推移而增加，由急性期的 8.1% 显著升至亚慢性期的 15.7%，又升至慢性期的 28.0%。

三、继发膝关节软骨损伤的相关因素

急性 ACL 断裂时的损伤暴力除了会引起半月板的损伤外，也会同时损伤关节软骨。交叉韧带断裂时往往伴有膝关节的半脱位，此时会发生股骨与胫骨关节面的撞击，如果外伤暴力大就会出现关节软骨或骨软骨的损伤，我们通过 MRI 发现急性 ACL 断裂的患者中 80% 的人有骨挫伤的表现[28, 29]，骨挫伤的部位有的仅为软骨下骨的水肿，有的软骨也会出现裂伤。ACL 断裂时的骨挫伤区

域尽管早期关节镜下并不能观察到异常表现。但随着时间的推移，在骨挫伤的部位逐渐发生了显性的骨软骨的损害，包括软骨变薄、缺损、骨软骨缺损、骨硬化等。ACL断裂时，损伤暴力的轴向负荷的冲击已对关节软骨造成了不可逆的损害，关节软骨发生了组织学、生物化学以及一些超微结构的改变时，往往肉眼上并没有明显的变化，但其最终将会发展为软骨的退变。

陈旧ACL断裂患者比急性断裂者具有更高的软骨的损伤率，且随时间推移这种变化愈发明显[27, 30]。ACL断裂后，关节运动的生物力学发生改变，从而使软骨的接触面积、接触力量发生改变，加重了关节软骨的负荷，超过其耐受强度而最终引起软骨损伤。有研究发现ACL断裂后，断裂时间在2年以上的软骨损伤比2个月之内的多6倍。ACL断裂的时间越长，除了软骨损骨损伤程度会加重以外，软骨损伤的数目也会增多。

ACL断裂伴有半月板损伤的患者更容易出现软骨损伤，更易发生骨关节病。通过MRI研究发现[31]，合并半月板损伤的患者22%存在软骨损伤，而半月板完整的患者软骨损伤率为14.9%。临床研究也发现ACL断裂合并半月板损伤的患者软骨损伤比没有半月板损伤的患者软骨损伤多3倍。ACL断裂后如果半月板也同时或继发损伤，由于其丧失了半月板缓冲、润滑等保护关节软骨的功能，亦加重、加快了关节软骨的退变。

在ACL断裂的患者，年龄是一个影响骨关节炎进程的因素，尽管在急性外伤时，未成年人更容易损伤软骨，但在ACL断裂的患者，年龄与软骨损伤的程度相关，年龄越大的具有更多的重度软骨损伤的发生，骨关节炎发生就越快。男性较女性更容易出现关节内软骨损伤，更容易发生骨关节炎，这与男性有着更多的运动水平及更多的半月板损伤有关。有研究表明，肌肉的状态与关节内结构损伤相关，肌力差的患者软骨退变更多。本体感觉与关节内损伤也相关，本体感觉差的关节内软骨损伤多，关节松弛度差，而且本体感觉随着年龄增加会减弱。运动水平的高低与软骨损伤或骨关节炎的发生也有相关性，ACL断裂后运动水平越高，患者发生再损伤的几率也越高，继发软骨和半月板损伤也越多，但也有文献报道[32]，专业运动员与普通人群相比，ACL断裂后并没有增加软骨损伤，原因可能是运动员训练有素，肌肉力量更强，训练有素的运动员比一般人有着更好的本体感觉，更善于保护受伤的膝关节。此外肥胖患者的骨关节炎的发生较正常体重指数的人更早。更有研究发现ACL断裂患膝发生骨关节炎的患者对侧膝也有着较高的骨关节炎发生率，有报告也显示许多ACL损伤患者伤后发生了骨关节病的表现，在与对侧肢体的对照中有46%~65%的患肢已在平片上显示了骨关节病的变化，这提示可能有些内在因素加速了骨关节炎的发生。ACL断裂后不仅会对关节内半月板及软骨造成影响，同时还会影响到膝关节其他组织，ACL断裂会导致膝关节周围肌肉力量的下降及肌肉控制模式的改变，松质骨骨量的下降以及软骨下骨厚度的减少，而这些关节外组织的变化也或多或少的成为ACL断裂后骨关节炎发展的因素。

尽管ACL断裂后继发关节软骨损伤的原因是多方面的，但ACL断裂会造成关节软骨的损伤是个不争的事实，而且时间越久软骨损伤越明显。

（薛海滨　龚熹）

第六节　前交叉韧带断裂继发半月板损害

ACL损伤及其带来的危害日益多见，而其伴发和继发的关节内其他结构的损伤同样困扰着患者[33, 34]。半月板损伤也是ACL断裂后非常常见的继发损害。

我们回顾研究了419例1984年12月至1999年12月间在我科手术探查及治疗的ACL断裂的患者。按受伤至手术的时间，参考Keene等的时间划分标准[35]，将所有患者分为三组：①急性期组（伤后1天~6周内，平均6.6天），共135例；②亚慢性期组（伤后6周~1年，平均27周），共166例；③慢性期组（伤后1年以上），共118例，受伤时间1~30年，平均5年9个月。

结果显示半月板损伤率从急性期至亚慢性期再至慢性期都呈显著的增加，由55.6%至74.1%。

外侧半月板的损伤率随病程增加却无显著的变化，半月板损伤率的增加主要是内侧半月板损伤率随病程增加显著增加，由急性期的31.1%升至亚慢性期的48.2%，再升至慢性期的78.8%。体育工作者与非体育工作者的外侧半月板的损伤率随病程变化均未表现出明显的变化，主要表现内侧半月板损伤率明显的增加，特别是慢性期损伤率都较急性期明显增高。两侧半月板同时受累的发生率亦呈递增趋势，在亚慢性期与慢性期间差异有非常显著性意义。

损伤的部位显示半月板后角的损伤率较前角要高，尤其是内侧半月板在亚慢性期和慢性期后角的损伤率均显著高于前角。而在外侧半月板，后角虽也较前角的损伤率高，但统计学上无显著性差异。内侧半月板后角损伤率从急性期至亚慢性期，从亚慢性期至慢性期均呈显著的增加，而前角只在亚慢性期至慢性期才有显著的增加。而外侧半月板因损伤率本身无显著增加，故后角及前角损伤率同样无显著变化。体育工作者与非体育工作者分类都表现出如上的变化规律。

半月板的损伤形态表现为：纵裂最多见，特别是在内侧半月板，无论是急性期、亚慢性期或是慢性期，纵裂均明显多于其他形态的损伤。外侧半月板中急性期纵裂发生也最多，但随病程延长这一趋势不像内侧半月板那样明显。半月板损伤程度会随着病程延长而发展，出现各种较严重的复合损伤。

伴有内侧半月板损伤患者的股骨内髁软骨损伤的发生率要高于单纯内髁软骨损伤发生率，但各期差异无显著性意义。外侧半月板损伤的患者不论在急性期、亚慢性期或慢性期，均较外侧半月板正常者有显著增高的股骨外髁软骨损伤的发生率。

三组伴内侧半月板损伤患者股骨内髁重度软骨损伤（三、四层损伤）的发生率与内侧半月板正常者差异亦无显著性意义，即在损伤程度上也没有显著差别。而伴外侧半月板损伤的患者具有较高的股骨外髁软骨重度损伤的发生率，在慢性期差异有非常显著性意义。

ACL损伤可伴发或继发半月板和关节软骨的损伤已被人们所重视。正常情况下半月板在关节活动时随胫骨两髁沿股骨两髁的关节面滑动，ACL损伤后，半月板这一正常运动被破坏，股胫之间的异常负荷逐渐造成半月板损伤。综合我们的研究发现，半月板的损伤率随病程延长显著递增，但外侧半月板损伤率的增加并不明显，损伤率的显著递增主要来源于内侧半月板损伤率的增加，这与很多文献报道的观点一致[34, 36]。虽然统计学差异无显著性意义，但急性期外侧半月板的损伤率较内侧高，提示我们急性损伤时主要会造成对外侧间室结构的损伤。关于继发性半月板损伤，无论从半月板损伤的部位，还是其损伤的形态上，内侧半月板都较外侧表现出随病程延长的规律性，如后角的受累高于前角，后角的损伤率逐渐递增，纵裂发生的显著性都是在内侧表现得非常明显。由于内侧半月板相对固定，ACL损伤后其承受负荷较大，故股骨与胫骨间异常的前后错动更多的作用于内侧，可能造成后角损伤及纵裂的发生显著增高。由于外侧半月板相对比较活动、游离，关节前后活动的增加对其影响可能不太明显。后角损伤率的逐渐增高给临床的处理带来了困难，因为对后角损伤无论行修补、缝合或是切除，操作上都较一般的损伤难度要高。随病程延长，半月板的损伤越来越复杂，提示了其损伤因素的复杂性，可能与生物力学、生物化学因素都有关系。而复杂的损伤也意味着不可避免地要行全切半月板。

半月板受损后失去正常作用，可造成关节软骨的破坏[37]，临床上也确实存在这种情况。半月板损伤后，其对半月板区关节软骨的保护作用变为啃锉、剪切和磨损作用，从而使关节软骨发生软化、龟裂、剥离、脱落，同时也改变了软骨压力的正常分布而造成进一步的损伤。受到破坏的软骨也可对半月板产生一些类似的损害作用，形成恶性循环，使软骨及半月板损伤程度逐渐加重。临床也发现，关节软骨损伤程度与半月板损伤类型有关，如半月板体部横裂、斜裂、前角硬化变性者，相应软骨损伤大多比较重[41]。在对ACL断裂合并半月板损伤而行半月板切除患者的随访中发现，关节退变的程度较半月板正常的患者要严重[38, 39]，而半月板完全切除的患者也较部分切除者具有更高的骨关节病的发生率[40]。ACL损伤后膝关节前后活动的异常增加同样可继发对关节软骨的损伤，故需探讨ACL断裂合并半月板损伤患者关节软骨的损伤究竟是哪方面起了主要的作用。我所曾报告单纯半月板损伤继发股骨髁软骨的损伤率为 25.2%[41]，显著低于本研究 ACL 断裂后亚慢性期和慢性期的 44.0%（125/284）的股骨髁软骨损伤率。我们的研究发现，伴有内侧半月板损伤的患者虽然内髁软骨损伤率较半月板正常的患者要高，但统计学上差异无显著性意义，而在损伤程度上也未发现显著不同。这提示，在 ACL 损伤后，内髁软骨的损伤似乎更多的是来自于 ACL 损伤所导致的关节的过度移动，而半月板损伤虽也可继发内髁软骨的损伤，但其与前者的作用相比似乎要小，因而尽早的恢复关节的稳定应可减小内髁软骨的损伤。在外侧间室结构，半月板损伤与软骨损伤之间无论在哪个时期都表现了相关性，这表明外侧半月板损伤是外髁软骨损伤的重要原因，而 ACL 损伤后关节活动度的增加对外髁软骨的致损作用显然没有对内髁软骨那样明显。这提示我们，ACL 损伤后主要对内侧结构起损害作用。当然，外侧半月板损伤与外髁软骨损伤的相关性也可能来自于外侧负荷增加后对外侧间室结构的共同损伤，但这不应该仅表现在外侧。应进一步行与单纯半月板损伤所致的软骨损伤的对比性研究，以及进行对切除 ACL 的动物膝关节模型中各关节面的生物力学的研究，以验证上述的推测。

（徐 雁）

第七节　急性前交叉韧带断裂合并骨挫伤

骨挫伤，又称隐匿性骨软骨损伤，是指从弥漫性骨小梁损伤到局限性软骨下骨骨折，并可累及关节软骨的一系列损伤。膝关节 ACL 断裂的患者中，MRI 检查发现 70%~80% 以上的病例同时合并骨挫伤[42, 43]。

一、骨挫伤的病理

骨挫伤的基本病理改变是软骨下松质骨在外力作用下发生骨小梁骨折，动物学试验组织切片研究显示损伤早期骨挫伤部位的骨髓弥漫性出血、水肿。急性期骨挫伤部位的出血和水肿在 MRI 的 T1 加权像表现为低信号，与周围正常松质骨区域脂肪的高信号形成鲜明对比；而在 T2 加权像水肿为高信号。出血的信号随时间变化而变化，早期为低信号，以后逐渐演变为高信号[44]。

二、骨挫伤的影像学分型

根据 Vellet 的分类将骨挫伤分为 5 型[42]：Ⅰ型——网状隐匿性骨折，在 T1 加权像表现为高信号的骨端或干骺端骨髓中出现网状、蔓状低信号影像，并且远离关节软骨面；T2 加权像则表现为网状、蔓状高信号影像（图 3-7-1）。Ⅱ型——斑片状隐匿性骨折，在 T1 加权像表现为斑片状低信号影像，并且与软骨下骨板相连接；T2 加权像表现为斑片状低信号影像（图 3-7-1）。Ⅲ型——线状隐匿性骨折，在 T1 加权像表现为线状低信号（图 3-7-2），通常宽度小于 2mm；T2 加权像表现为线状高信号（图 3-7-3）。Ⅳ型——压缩骨折，在Ⅱ型骨挫伤的基础上合并骨软骨凹陷骨折（图 3-7-4）。Ⅴ型——骨软骨骨折，在 T1 加权像骨软

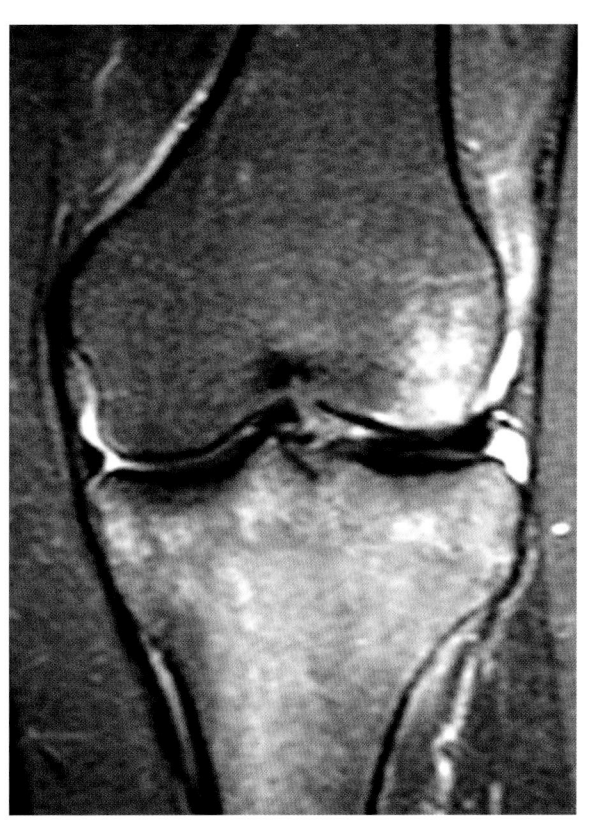

图 3-7-1　冠状位 T2 加权像：胫骨平台Ⅰ型骨挫伤和股骨外髁Ⅱ型骨挫伤

骨骨折边缘有一圈低信号将损伤与周围松质骨分开（图3-7-5），在T2加权像表现为高信号并且与关节腔相通（图3-7-6）。

我研究所通过研究37例ACL急性断裂合并

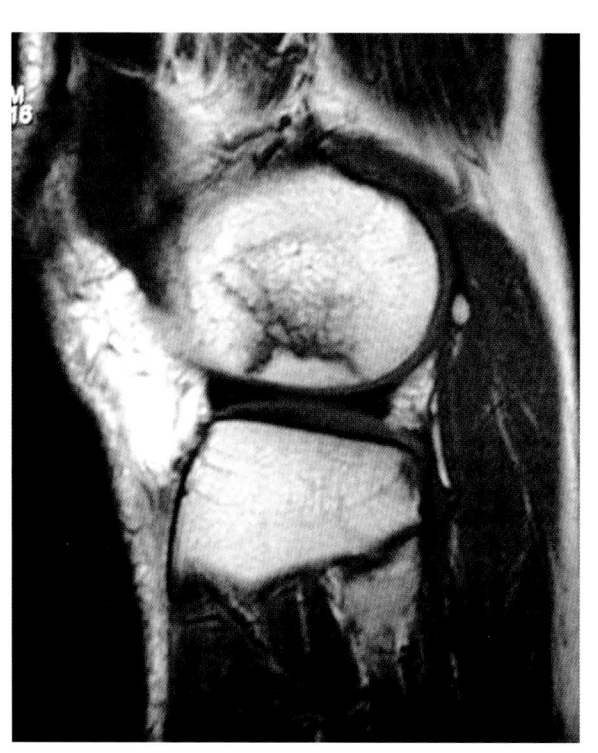

图3-7-2　矢状位T1加权像：股骨外髁Ⅲ型骨挫伤

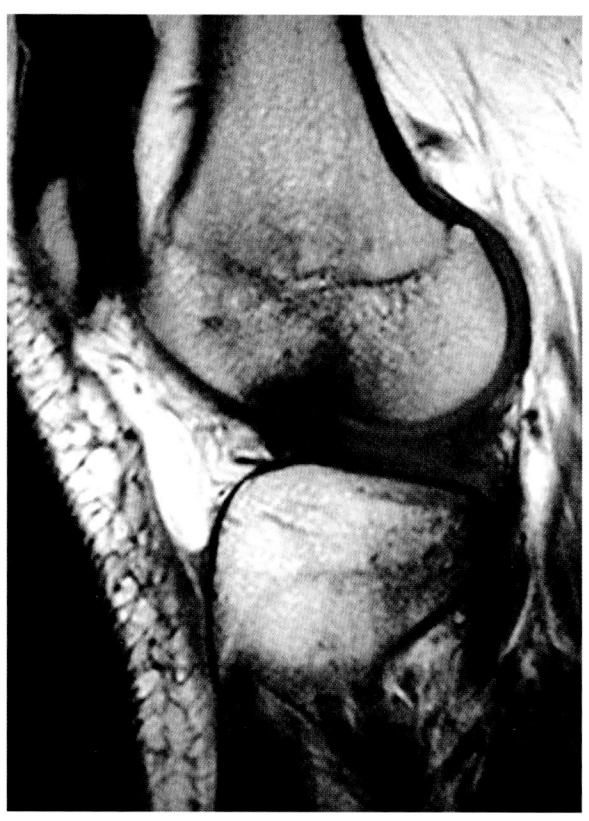

图3-7-4　矢状位T1加权像：股骨外髁Ⅳ型骨挫伤

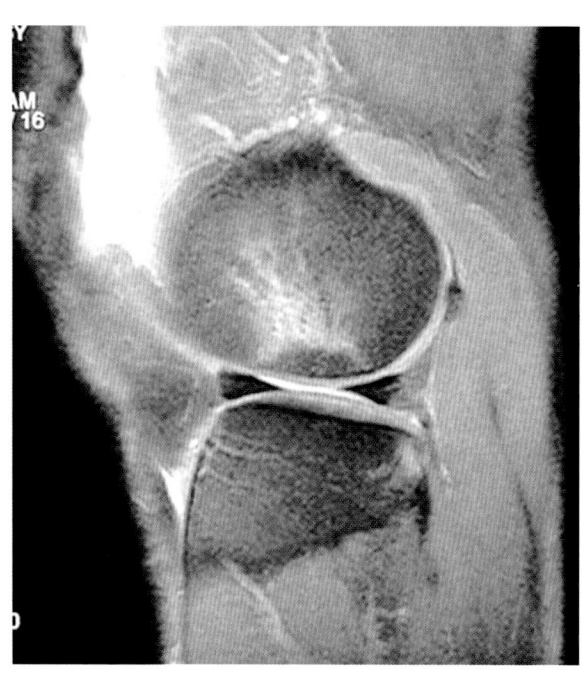

图3-7-3　矢状位T2加权像：股骨外髁Ⅲ型骨挫伤

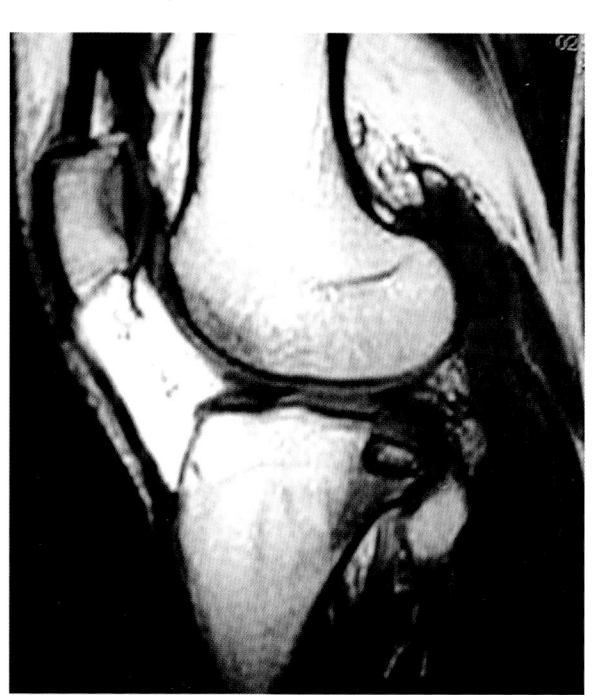

图3-7-5　矢状位T1加权像：胫骨外侧平台Ⅴ型骨挫伤

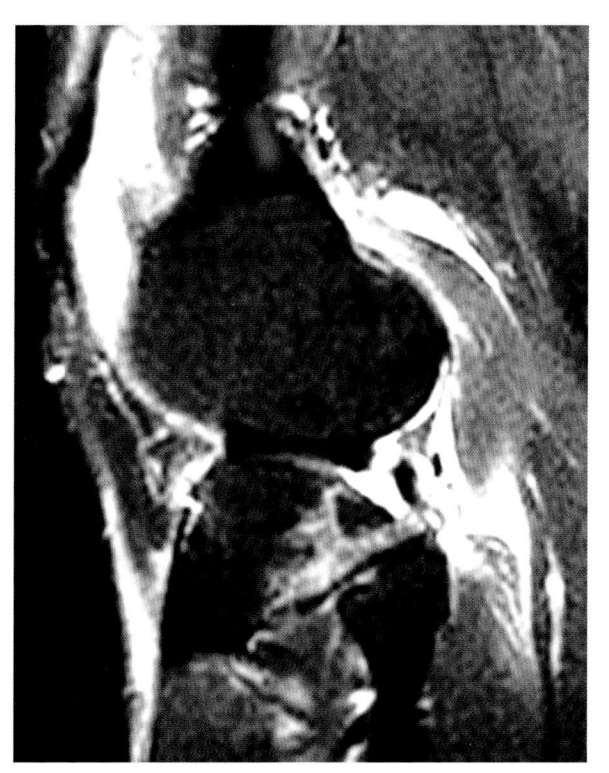

图 3-7-6　矢状位 T2 加权像：胫骨外侧平台 V 型骨挫伤

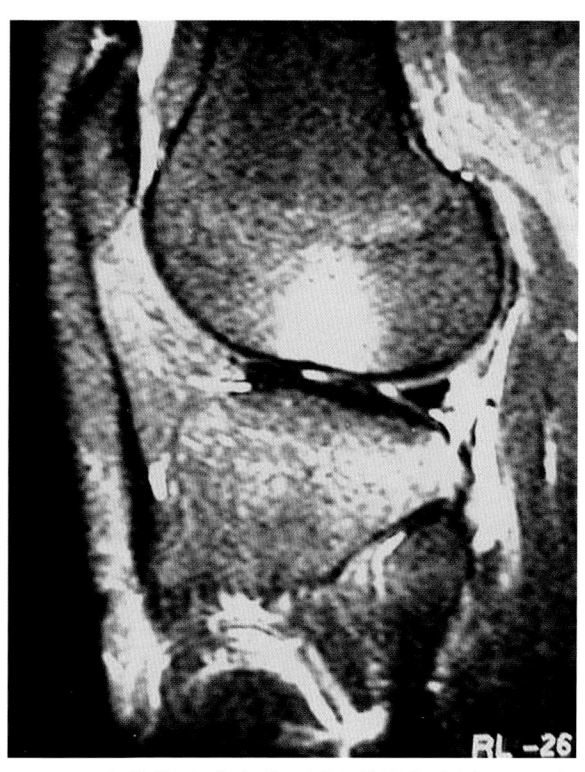

图 3-7-7　矢状位 T2 加权像：股骨外髁和外侧胫骨平台后部"对吻伤"

膝关节骨挫伤患者的影像学和临床资料，共发现骨挫伤 57 处。其中 I 型占 24.6%，II 型 56.1%，III 型 5.3%，IV 型 10.5%，V 型 3.5%。

三、骨挫伤的分布及其诊断意义

ACL 断裂的损伤机制有屈曲外翻伤、屈曲内翻伤以及过伸伤等。其中最常见的是屈曲外翻伤，受伤时股骨与胫骨半脱位（类似 Pivot 试验），股骨外侧髁与外侧胫骨平台后缘相撞击。外侧胫骨平台后缘是固定的撞击点，而股骨外侧髁的撞击点与受伤时膝关节的屈曲角度有关。因此前交叉韧带断裂时骨挫伤通常发生在外侧间室，尤其集中在股骨外侧髁前中部以及外侧胫骨平台后部。在我们的资料中，94.7% 的骨挫伤（54 处）位于外侧间室，31 处位于股骨外髁（23 处骨挫伤位于股骨外髁前部，7 处位于中前部），与文献的结果相似。

有的学者认为 MRI 图像显示有股骨外侧髁或胫骨后外侧的骨挫伤时，应注意 ACL 是否断裂[45]。而当股骨外侧髁和胫骨后外侧平台的骨挫伤同时出现时——即对吻伤（图 3-7-7），可作为诊断 ACL 断裂的间接征象。

四、骨挫伤的关节镜下表现与治疗

骨挫伤的主要病理改变是软骨下骨的骨小梁骨折，同时可能伴随有关节软骨的损伤。MRI 检查对于软骨下骨的充血、水肿敏感；而关节镜可以发现关节软骨的碎裂，但不能发现软骨下骨的病变。临床研究表明[42, 46, 47]，I 型骨挫伤的病变仅限于干骺端或骨端骨髓，未累及关节软骨，在急性期关节镜检查关节软骨正常，慢性期复查 MRI 异常信号大多自行消失，此型骨挫伤是一过性损伤，不需要特殊治疗；II 型和 III 型骨挫伤在关节镜下用探钩可发现软骨软化；IV 型骨挫伤在关节镜下更明显，即使韧带重建术后消除了关节不稳，仍可发现局部软骨层变薄等；V 型骨挫伤，即隐匿的骨软骨骨折，如果骨折块较大，位于负重区，应行复位内固定术。

在我们的研究中，关节镜下发现 9 例（15.8%）骨挫伤部位的有关节软骨损伤表现，其中股骨外髁软骨 I～II 度损伤 7 例，比文献报道的骨挫伤部位的软骨损伤率稍低[46, 47]，这与研究中的 I 型、

Ⅱ型骨挫伤占绝大多数，软骨损伤较轻微，关节镜下不易发现有关。

五、骨挫伤对关节软骨的影响

Green 等的研究发现骨挫伤发生后关节液中的中性粒细胞和单核细胞数量明显增加，产生大量炎症性因子，例如白（细胞）介素-10、肿瘤坏死因子、金属蛋白酶等，炎症反应的强弱与骨挫伤的范围成正相关[48]，这些炎症性反应会进一步加重关节软骨的损伤。Rosen 等学者认为骨挫伤部位的软骨下骨在骨折愈合后形成骨痂，使局部顺应性降低，局部关节软骨吸收的应力增加，骨挫伤会导致关节软骨慢性退变[49]。Wright 等在膝关节孤立性骨挫伤的患者采用限制性负重和改变伤后运动方式等治疗，短期疗效满意。有理论认为对于合并骨挫伤的急性 ACL 断裂的患者，损伤早期限制性负重，避免轴向应力进一步损伤骨挫伤部位的关节软骨和软骨下骨，可能有利于关节软骨和软骨下骨的愈合[9]。ACL 断裂后继发的关节软骨损伤随时间的推移而加重，韧带断裂后的继发关节不稳是继发软骨损伤的主要原因。但有文献表明，ACL 断裂合并骨挫伤的患者在重建术后 2 年随访发现 66% 的膝关节 MRI 影像仍存在骨挫伤的信号，并且局部有关节软骨变薄等退变性改变[50]。

分析其原因可能是：①骨挫伤部位的关节软骨在膝关节扭伤时就已经发生了物理损伤，由于软骨损伤难以自行修复，后期逐渐显现出来；②骨挫伤时关节内产生大量炎症性因子，对关节软骨产生化学性损害；③骨挫伤部位的软骨下骨损伤后局部应力发生改变，继而影响了表面的关节软骨，导致软骨变薄。骨挫伤可能是通过以上三种机制造成关节软骨的损伤，但骨挫伤对关节软骨的远期影响需进一步的研究来明确。

对于合并骨挫伤的急性 ACL 断裂的患者，损伤早期应限制负重，避免轴向应力进一步损伤骨挫伤部位的关节软骨和软骨下骨，可能有利于关节软骨和软骨下骨的愈合。Wright 等在膝关节孤立性骨挫伤的患者采用限制性负重和改变伤后运动方式等治疗，短期疗效满意[50]。Green 等的研究表明骨挫伤后 4 周内限制性负重有利于炎症反应的消退，减轻对关节软骨的损害。口服非甾体类抗炎药能够抑制炎症反应、缓解疼痛，也具有一定的治疗效果。最新的临床研究中，奥地利的学者为骨挫伤的患者连续注射伊洛前列素（Iloprost）5 天，4 个月后进行复查，发现患者的静息痛和运动痛明显缓解，MRI 显示 65% 的骨挫伤范围减小或完全消失；尽管伊洛前列素有头痛、恶心等副作用，但仍被认为是治疗骨挫伤的有效方法之一[51]。

（郭秦炜）

第八节　前交叉韧带重建移植物生物力学

ACL 的主要生理功能是抗拉伸载荷，维持膝关节的前向稳定性。因此对 ACL 重建后移植物进行生物力学方面的测量具有重要意义，是功能学方面的评价，目前已经成为研究 ACL 重建的重要方法之一。ACL 或其重建时应用的移植物均为软组织，二者在生物力学测量方面是一致的。

一、基本概念与方法

ACL 或移植物（二者均为软组织）的生物力学特性主要包括结构力学特性和材料力学特性。

（一）结构力学特性

结构力学特性可以用载荷-位移曲线（load-deformation curve）描述，曲线可分为坡脚区（toe region）、线性区（linear region）、屈服区、平台区和断裂区。在坡脚区，载荷与韧带的拉长量（位移）不成线性关系，载荷变化较小，而位移变化较大，韧带内的胶原纤维越来越多地被募集，纤维的波状结构被拉直，临床查体时检查者所发现的"末端抵抗感"（end point）就是坡脚区与线性区的交界点；在线性区，所有的胶原纤维均被拉直，曲线也变为直线，载荷与位移呈线性关系，其斜率为韧带的刚度（stiffness），该区表现为韧带的弹性变形；在屈服区，载荷与位移不成线性关系，载荷变化较小，而位移变化较大，与坡脚区不同的是韧带的即时刚度在不断变小，韧带内胶原纤维束发生进行性断裂；在平台区，负载基本不变，而位移继续增加，此阶段韧带的连续性虽然得以维持，但组织破坏已经很严重；断裂区在屈服点（yield point）之后，载荷迅速下降，韧带完全断裂，屈服点处韧带的即时载荷为最大载荷，也称为韧带的强度（strength），韧带的拉长量为最大位移。载荷-位移曲线下的面积代表拉伸过程中所消耗能量。结构力学特性的主要参数为最大载荷（maximum load）、最大位移（maximum elongation）、刚度（stiffness）和最大载荷能量（energy to maximum load）[52, 53]。

（二）材料力学特性

结构力学特性代表的是韧带整体的力学性能，受到韧带具体几何形状的影响（主要是横截面积和长度），不能代表韧带材料学方面的力学性能（即材料力学性能）。为了测量韧带的材料力学特性，必须将上述影响因素排除，采用应力-应变曲线（stress-strain curve）代替载荷-位移曲线。测量韧带材料力学特性必须测量韧带的横截面积和长度[53]。

将载荷-位移曲线中的载荷与位移转换成应力和应变就可得到应力-应变曲线（应力=载荷/韧带横截面积，应变=位移/韧带初始长度）。应力-应变曲线的形状与载荷-位移曲线很相近，也可以分为五个区，其线性区的斜率代表韧带的弹性模量（elastic modulus，Young's modulus），屈服点处的应力为最大应力（maximum stress），应变为最大应变（maximum strain）[53]。

（三）测量方法

基本实验方法是拉力实验（tensile test），在材料实验机上进行。因为韧带本身固定较困难，现在一般采用骨-韧带-骨复合体代替韧带进行拉力实验。

软组织横截面积测量在早期是应用游标卡尺直接测量，不够准确。Ellis[54]于1969年首先应用恒压式横截面积测微仪测量肌腱横截面积，Butler等[55]于1986年将压力设定为0.12MPa，时间为2分钟，以后的测量基本都采用了该压力和时间，增加了试验结果的可对比性，由于此方法稳定可靠且设备较简单，目前仍被广泛应用[56, 57]。近些年出现了非接触法测量软组织横截面积，主要包括超声法、投影测量法和激光测微法等[58-60]。

韧带的长度可以用游标卡尺直接测量，韧带拉伸长度的测量可分为接触测量法和非接触测量法。接触法可将水银式应变仪缝在测试韧带表面进行测量[61]，或者是将霍尔效应（Hall effect）应变仪及其他磁阻转换器用刺钩固定于韧带表面测量[62]。非接触法主要指高速摄像位移分析系统[63]。

（四）影响测量的因素

影响交叉韧带生物力学特性测量的因素很多，包括测试标本的固定方法、拉伸速度、膝关节的屈曲角度、载荷的方向及实验动物的年龄和骨骼成熟程度等。一定范围内，拉伸速度越大，韧带的强度和刚度越大，试验证实500mm/min更接近生理负荷状态，这种拉伸速度在临床上最常用。韧带的纵轴方向应该与载荷方向一致，否则测量结果明显偏低。调节屈膝角度的目的是让韧带止点保持解剖角度并使韧带各束尽可能都紧张，否则测试结果偏低且容易发生止点撕脱。兔试验中发现所有骨骺未闭者均从胫骨止点处撕脱，但骨骺闭合者均从韧带本身断裂，这与儿童中的发现一致，说明在成长过程中，胫骨止点是韧带复合体中的最薄弱环节。在成年人中，ACL的结构特性随年龄下降明显[63-67]。

二、常用移植物生物力学特性[68]

表3-8-1 常用移植物生物力学特性

	强度 （N）	刚度 （N/mm）	横截面积 （mm²）
正常ACL	2 160	242	44
骨-髌腱-骨 （10mm）	2 376	812	35
四股腘绳肌腱	4 108	776	53
股四头肌腱 （10mm）	2 352	463	62
胫前肌腱	3 412	344	38
胫后肌腱	3 391	302	48

三、重建后移植物生物力学特性

ACL在膝关节前向稳定性方面起着重要作用，重建后移植物生物力学特性的恢复直接影响到重建效果，关于ACL重建后移植物生物力学变化的研究很多，其相关因素比较复杂。

（一）移植物方面

1. 自体移植物　Ng等[69]在山羊模型上用自

体骨－髌腱－骨重建 ACL，术后 3 年时移植物的强度和刚度分别达到对侧正常 ACL 的 44% 和 49%，弹性模量达到了 37%，作者认为重建韧带可能永远达不到正常强度。Goradia 等[70]在绵羊动物模型上用自体双束半腱肌腱重建 ACL，重建后 12 周时移植物强度为对侧正常 ACL 的 15%～19%，24 周时为 28%，52 周时为 40%，移植物刚度在术后 24 周为对侧正常 ACL 的 52%，52 周为 82%。Frank 等[71]总结文献后指出，移植物在重建后其生物力学强度都存在先明显下降再逐步上升的变化过程，但目前没有一种移植物可以恢复到其原有强度或达到对侧正常 ACL 强度，只有 10%～50% 的强度和刚度得以恢复。关于移植物生物力学特性明显下降的原因目前还不是很清楚，一般认为与移植物韧带化过程有关，在此过程中移植物会出现部分纤维断裂及生成瘢痕样组织。可见作为 ACL 重建"金标准"的自体骨－髌腱－骨以及其他自体移植物虽然取得了良好的临床效果，但移植物生物力学特性的恢复并不理想。当然上述结果均来自于动物实验，是否适用于人类目前尚无报道。

2. 同种异体移植物　1990 年，Noyes 等[72]首次报道应用同种异体 B-PT-B 重建 ACL。影响异体移植物初始生物力学特性的因素较多，而这些因素也直接决定重建后移植物生物力学特性的变化，主要包括贮藏方法、消毒方法等。异体移植物的储存方法有深低温冷冻法、冻干法和控制性冷冻法三种。冻干过程对胶原纤维结构的完整性和材料力学特性造成损伤，而且其临床效果不如深低温冷冻法，现在已不推荐使用[73]，控制性冷冻法其费用明显高于深低温冷冻法，但二者效果并没有明显差别，现在仅有很少的组织库在使用此方法[74]。消毒方法主要包括环氧乙烷法和放射法。环氧乙烷法由于导致持续的关节滑膜炎、移植失败和骨道囊性变，现已不用[75]；放射法目前仍在沿用，Fideler 等[76]报道需要 4 Mrad 才能灭活异体 B-PT-B 中的 HIV，而剂量大于 2 Mrad 时异体 B-PT-B 的结构特性会受到损伤，3～4 Mrad 时损伤明显[77]，因此放射消毒法也存在着明显缺陷，目前多采用严格筛选供体无菌取材的方法[78]。异体移植物的生物力学特性在成熟过程中的变化过程与自体移植物相同，也不能达到正常 ACL 水平，且较自体移植物稍差，但这并没有影响异体移植物在临床上的应用。

3. 移植物初始强度与韧带增强装置　移植物初始强度是影响 ACL 重建效果的决定性因素，移植物强度必须大于原韧带。Jackson 等[79]在山羊动物模型上用骨-ACL-骨复合体重建 ACL，证明重建后 1 年时移植物在生物力学特性方面恢复不满意，其最大载荷只有对侧正常 ACL 的 25%；Vasseur 等[80]1987 年报道狗试验模型术后 9 个月时骨-ACL-骨移植物的强度仅为对侧的 14%，作者认为两端固定不够可靠，移植物长度匹配和低温处理方面也存在不足，1991 年改进了低温处理程序，行坚强内固定和移植物准确匹配后报道 8 只试验动物中仅 3 只移植物连续，其余 5 只断裂[81]。

异体骨-ACL-骨重建 ACL 的生物力学效果不理想，有人认为是由于其初始强度不足造成的，于是在异体骨-ACL-骨上加用韧带增强装置（LAD）。Jackson 等[82]应用异体骨-ACL-骨/LAD 复合物在山羊模型上进行了试验，术后 1 年时重建 ACL 的最大载荷为对侧正常 ACL 的 43%；Goertzen 等[83]应用异体骨-ACL-骨/LAD 复合物在猎狐犬模型上进行实验，术后 1 年移植物复合体的最大载荷为对侧正常 ACL 的 69.1%，仍然不够理想。同样，在其他类型移植物中也发现类似的规律。Amendola 等[84]在山羊模型上用异体 B-PT-B 与异体 B-PT-B/LAD 复合体分别重建 ACL，进行比较研究，发现在术后 4、16、52 周时，异体 B-PT-B 移植物的强度分别为对照 ACL 的 33.4%、32.2%、44.4%；异体 B-PT-B/LAD 复合体移植物的强度分别为对照 ACL 的 43.6%、32.5%、45.1%。其原因在于 LAD 虽然可以增加移植物的初始强度，但置入后对移植物有明显的应力遮挡作用，延迟移植物的塑形和成熟，而且随着时间延长可出现异物反应和移植物强度下降的问题，这在动物试验和长期的临床观察中已得到证实[85]。可见，移植物初始强度直接影响重建后移植物生物力学变化及重建效果，在 ACL 重建中必须遵循"以强带弱"原则。并且不能通过其他方法加强移植物的初始强度，例如应用韧带增强装置等（LAD）。

4. 移植物的组织学特性及生物力学特性　现在临床上所采用的移植物均为肌腱组织，而不是韧带组织，ACL 在组织学、组织化学和生物力学特性方面与之均存在着明显的区别[86, 87]。为了让 ACL 重建达到更好的效果，有人想到了同种异体骨 -ACL- 骨复合物。该类型移植物在理论上有突出的优点：最容易复制 ACL 的复杂解剖结构；具有相同的生物力学特性和组织学特性；两端为骨块，可以骨 – 骨愈合。但既往实验结果并不满意。其原因在于异体骨-ACL-骨复合物的初始强度不足。移植物在组织学、生物力学方面具备的潜在优势没有得到验证。

移植物生物力学特性主要包括结构力学特性与材料力学特性，考虑"以强代弱"原则，移植物的初始强度必须大于 ACL，而强度是移植物结构力学特性中最重要的参数，因此具有相同组织学与生物力学特性的移植物是不存在的。在移植物生物力学特性中与材料学相关的是材料力学特性，既往研究发现人 ACL、PCL 具有相近的组织学特性与材料力学特性，而且人 PCL 的强度大约是 ACL 的 2 倍[88, 89]，因此应用具有相近组织学特性与材料力学特性移植物重建 ACL 是可行的。在动物实验中，考虑到动物与人类的差别，改用骨 -ACL- 骨复合体重建 PCL，在遵循"以强代弱"原则及恢复原韧带解剖结构方面是一致的，对临床工作具有很好的指导意义。

在实验中发现[90]，移植物结构力学特性的恢复结果与对侧正常 PCL 有较大差距，但明显好于以往应用自体髌腱重建 PCL 的试验结果，移植物在重建后其生物力学强度也存在先明显下降再逐步上升的变化规律，该上升过程表现为先缓慢恢复再突然上升。生物力学特性中的材料力学特性与移植物组织学方面的成熟程度保持一致。Butler 等[91]研究中同样发现移植物材料力学特性与组织学特性密切相关。

可见，移植物的组织学特性及生物力学特性对交叉韧带重建后移植物生物力学变化起着重要作用，其发挥作用的前提条件是具备足够的初始强度。在移植物成熟过程中，移植物生物力学变化与组织学演变是密切相关的，材料力学特性的变化与组织学变化相一致，并且可以在功能学方面量化移植物的成熟程度。

5. 移植物初始横截面积　Frank 等[71]认为采用横截面积大的移植物可以更好地保持移植物重建后的强度。但 Cummings 等[92]在山羊动物模型上用不同宽度的自体髌腱重建 ACL 后发现，术后 6 个月时移植物的结构力学特性、材料力学特性及横截面积与移植物初始宽度无关，并且发现初始宽度大的移植物会造成伸膝受限及关节明显退变。目前关于移植物的初始横截面积尚无统一意见。

6. 多束移植物的应用　徐雁等[93]通过兔动物模型研究发现，四股半腱肌腱作为 ACL 的移植物，各束之间可以出现融合、部分融合以及分束的状态，原因可能与它们之间的相对运动有关，通过编织减少这种相对运动，可以促进各束间的融合，提高生物学及生物力学性能。

（二）手术及康复方面

1. 移植物初始张力　关于 ACL 重建中移植物初始张力的研究较多，包括动物实验与临床研究，但意见不一。有人为了避免移植物应力过大、过度限制膝关节运动及关节软骨受力过大，主张移植物的初始张力应该较小；另外一些人则认为应采用较大的初始张力，以恢复膝关节的稳定性。Yoshiya 等报道[94]，用狗做动物模型，重建后 3 个月时发现移植物结构力学特性及膝关节松弛程度与移植物初始张力无关。Cummings 等[95]在山羊动物模型上用自体髌腱重建 ACL，术后 6 个月发现移植物在拉紧位固定（拉力 44N）与松弛位固定（较对侧松弛 4mm）对移植物术后生物力学特性恢复无明显影响。Abramowitch 等[96]在山羊动物模型上进行实验发现，增加移植物初始张力可以增加术中膝关节的稳定性，但这种效果将在术后移植物愈合过程的早期消失。Keira 等[97]的研究更为直观，他以狗为动物模型，直接将 ACL 的胫骨止点通过手术向近侧移位 3mm，术后 12 周时发现移植物的生物力学特性较对侧明显下降。

笔者认为移植物过度拉紧固定没有必要，而且移植物初始张力过大可能导致关节退变，但移植物应该适当拉紧固定，Keira 等[97]的动物实验就很有说服力，Yasuda 等[98]在临床实验中也证明了这一点。移植物一般在屈膝 30°位拉紧固定，Fleming 等[99]通过尸体标本实验证明移植物在屈膝 30°拉力 60N 时固定对于保持膝关节稳定性效果最好。

2. 移植物定位　准确定位对 ACL 重建术后移植物生物力学变化有重要意义。Bush-Joseph 等[100]

以山羊为动物模型，通过反复冷冻将其ACL灭活，一组将ACL胫骨止点凿下后植回到原处（解剖组）；另一组将胫骨止点向后移位5mm后固定（后移组），术后6个月发现胫骨止点后移组移植物的生物力学特性明显不如解剖位置组。Jackson等[101]也以山羊为动物模型，通过反复冷冻将其一侧ACL灭活与对侧正常ACL进行比较研究，术后26周时发现两侧ACL在结构力学及材料力学特性方面均无明显差别，作者认为移植物在愈合过程中出现的细胞增殖及再血管化现象并不影响移植物的生物力学特性，移植物出现生物力学特性明显下降的主要原因是移植物中各纤维束没有处于解剖位置及生理张力条件下。

Cummings等[95]通过实验证明移植物本身是影响ACL重建效果的主要因素，手术方法的作用很小。我们认为在ACL重建中不可能使各纤维束均处于解剖位置及生理张力条件下，移植物的作用很重要，手术方法也不能忽视，ACL重建时应尽可能做到定位准确，使移植物中更多的纤维束处于解剖位置和生理张力条件下。

3. 术后康复　ACL重建术后康复练习对ACL损伤的治疗具有重要意义。很多人主张积极的功能康复练习，但关于练习的尺度有很多争议，因为有些康复练习可能会对移植物造成损伤。例如，在股四头肌抗阻练习中移植物可以产生一定的应变量，尤其在伸膝过程的最后范围中。为了保护移植物，有人主张采用闭链练习训练股四头肌，但临床实验证明闭链与开链练习在移植物应变方面无明显区别。康复过程中产生的移植物应变量总是对移植物有害，还是一定的应变量有利于移植物的再塑形与成熟，目前还不清楚。由于人类与实验动物差别太大，很多康复练习及移植物应力情况在动物身上难以模拟，这给研究带来了困难[102]。

（刘　平）

第九节　单股肌腱重建前交叉韧带后移植物组织学变化

ACL重建后移植物的组织学转归一直是人们关注的课题，因为它直接关系到预后。按照一般规律，用来重建ACL的生物移植物被置于关节腔这样一个特殊内环境中，应适应其承担的功能来重塑其自身的结构。文献中一般称之为"韧带化过程（ligamentization）"。

文献中动物实验的研究，无论使用自体还是异体的生物移植物，也无论采用何种动物模型重建ACL，比较一致的观点是关节腔内重建移植物在重建后均会经历一个组织坏死、新生细胞长入替代和塑形成熟的过程，术后2~6周发生移植物的坏死，4~12个月移植物的组织学形态类似正常ACL。至于时限的不同可能与移植物及实验动物的不同有关，一般认为兔比狗、羊或猴的组织转归过程更快。我们在兔自体同侧单股半腱肌腱重建ACL的动物实验中的结论是[103]：术后半腱肌腱经历完全坏死和新生组织细胞长入替代的过程，新生细胞长入替代的时间约为4周（图3-9-1b），从普通光镜下的形态学来看，重建ACL移植物在术后4~6个月已经类似正常韧带组织（图3-9-1d、e），表现为胶原纤维排列规则，梭形细胞分布均匀，术后1年重建ACL移植物出现成串排列的短杆状细胞，与正常ACL已经十分相似（图3-9-2）。然而我们进一步做了组织化学的研究后发现，术后1年半腱肌腱移植物的Ⅰ、Ⅲ胶原含量和分布规律仍与正常ACL有差别。蒋青等（1999）[104]在用狗自体中1/3骨-髌腱-骨重建ACL的动物实验中，用免疫组化和原位杂交的方法也证实了术后1年关节腔内移植物的Ⅲ型胶原的分布规律与正常ACL仍然不同。

动物实验虽然和临床可能遵循相同的规律，但因为其固有的局限性，其结果不能完全用来指导临床。文献中也屡有用临床活检来研究ACL重建术后移植物转归的报道，但是临床活检则必然受到活检部位和时间等因素的影响。临床最常用的两种移植物是自体髌腱和自体腘绳肌腱。Abe等（1993）[105]报道21例自体骨-髌腱-骨重建ACL后平均9个月（6周~15个月）的光镜和电镜的观察结果，结论是术后1年肉眼和光镜下重建移植物已经和正常ACL相似，但是电镜下仍有

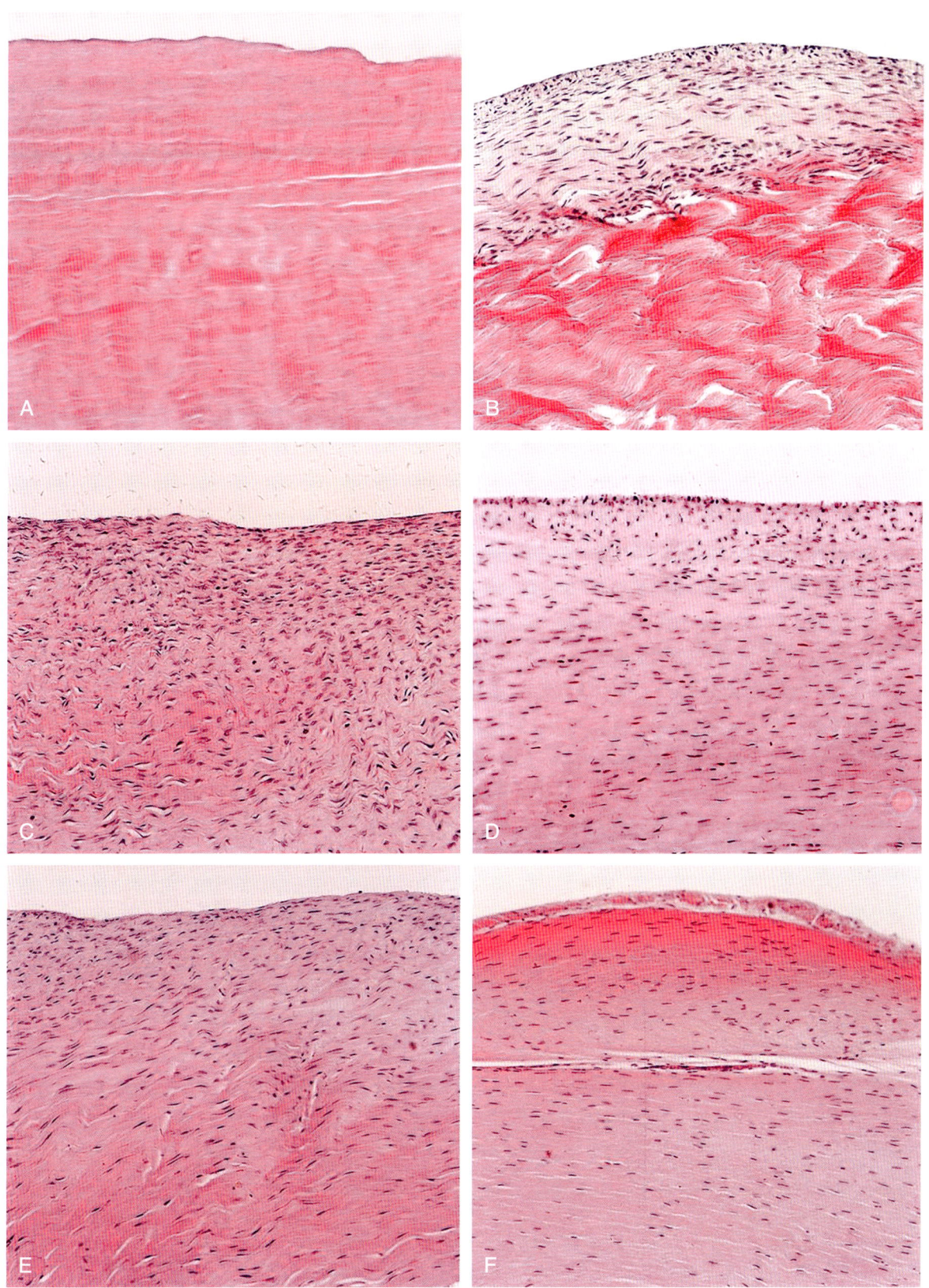

图 3-9-1　兔自体同侧单股半腱肌腱重建 ACL 术后关节腔内移植物的组织学变化

A. 术后 2 周；B. 术后 1 个月；C. 术后 2 个月；D. 术后 4 个月；E. 术后 6 个月；F. 术后 9 个月（HE,×40）

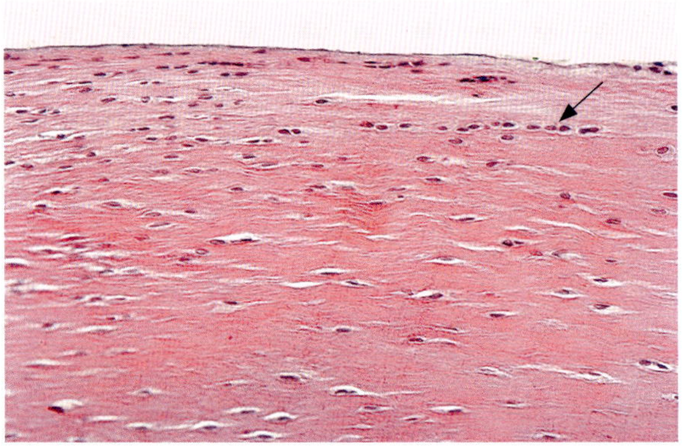

图 3-9-2　兔自体同侧单股半腱肌腱重建 ACL 术后 1 年关节腔内移植物，可见成串排列的短杆状细胞（箭头所示）。(HE,×100)

不同。Rougraff 等（1993）[106] 报道了 23 例自体骨 – 髌腱 – 骨重建 ACL 术后 3 周到 6.5 年临床活检的结果，至于二次关节镜手术的原因，其中半月板损伤、游离体或者软骨损伤共 13 例，伸膝受限 4 例，内固定物取出 2 例，自愿接受活检检查 4 例。术中分离滑膜后在重建 ACL 的实质部进行取材，标本长 1～2cm，厚约 1～3mm，进行 HE 染色，结果：术后 3 周重建韧带中心部位虽然表现坏死，但周边则富含血管和细胞，中心部位的退变直到术后 3 年的标本才消失。作者因此推测重建后的移植物可能并不经历完全坏死。作者在比较了几个指标后，将 ACL 术后移植物转归的过程归纳为：术后 2 个月以内是新生细胞长入期，术后 2 个月～1 年为增生塑形期，1～3 年逐渐成熟，3 年以后才完全成熟，进入静止期。这显然较动物实验的结论要长。该作者于 1999 年 [107] 又报道 9 例自体骨 – 髌腱 – 骨重建 ACL 术后 3～8 周，重建 ACL 中间部位取材的结果，显示所有标本均可以看到 3 种不同组织，一是类似正常髌腱的组织（约占 20%）；二是坏死退变的组织（< 30%）；三是含有新生血管的细胞增生活跃的组织。这一现象在术后 3 周就可以见到。因此作者认为失去血运的游离髌腱，在塑形成熟过程中的组织来源有两种，一是髌腱原有的成纤维细胞；二是随着新生血管长入的细胞。因此与动物实验不同的是：临床上用于移植重建 ACL 的髌腱并不经历完全坏死阶段，而是有一部分原有组织存活下来，并且来自血管的新生组织细胞在术后很快长入。作者认为这可能与其术中取腱后尽快植入关节腔内有关。该作者因此支持术后早期积极的术后康复。Falconiero 等（1998）[108] 报道 35 例自体骨 – 髌腱 – 骨和 8 例腘绳肌腱的活检，镜下活检部位在重建 ACL 的中段，用 2.5mm 的篮钳进行深浅两处活检，对 HE 染色后的 4 个镜下指标进行评价，认为术后 12 个月以前重建移植物已经接近成熟，从而建议自体移植重建 ACL 术后早期康复和恢复体育活动。

Johnson 等（1993）[109] 报道 1 例临床自体半腱肌腱重建 ACL 术后 3 周的移植物活检结果，并没有发现细胞坏死，移植物中心部分维持原有肌腱的肉眼和镜下形态，而移植物周边组织则富含血管且细胞形态不规则。Scranton 等（1998）[110] 在文章中提到 3 例关节内 ACL 重建移植物活检的组织学研究结果，1 例用腘绳肌腱行 ACL 重建患者术后 9 周因外伤再断裂，伤后 2 周行翻修手术时取材，发现新生血管和坏死肌腱的交界区，并在交界区内发现平滑肌细胞，认为此时重建移植物正经历新生细胞长入替代过程。另外 2 例则是分别在 ACL 重建术后 12 个月和 15 个月（作者并未提及是何种移植物），因为半月板损伤二次关节镜手术时取材，HE 染色发现细胞数目、密度正常，胶原纤维排列规则，没有发现平滑肌细胞，认为此时重建移植物已经成熟，进而建议生物移植物重建 ACL 术后 4 个月要对患膝进行保护。Marumo 等（2005）[111] 报道了用 Kenndy LAD 加强自体半腱肌腱股薄肌腱或者加强 B-PT-B 移植重建 ACL 术后，重建 ACL 活检的组织学研究结果，其中术后 4～6 个月半腱肌腱和股薄肌腱 8 例，术后 11～13 个月半腱肌腱和股薄肌腱 20 例，术后 11～13 个月髌腱 30 例，HE 染色显示术后 4～6 个月重建 ACL 以梭形细胞为主，细胞数目较正常 ACL 多，胶原纤维排列有序，移植物中间可见血管组织，术后 11～13 个月细胞和胶原纤维与正常 ACL 相似。作者同时进行了组织化学研究，结果显示术后移植物的胶原含量和组成，尤其是二羟基赖正己氨酸（dihydroxylysinonorleucine，DHLNL）和羟基赖正己氨酸（hydroxylysinonorleucine，HLNL）的比值，在术后 11～13 个月已经接近正常 ACL。

以上是自体 B-PT-B 和自体腘绳肌腱重建 ACL 术后的移植物的临床活检报道。文献中也有人用

MRI 评价 ACL 重建术后移植物转归。Bellelli 等（1999）[112] 报道了 ACL 重建、PCL 重建以及 ACL 和 PCL 同时重建术后共 55 例 MRI 随访结果，其中多数是用自体 B-PT-B 重建，少数用自体半腱肌腱和股薄肌腱，结果显示：其中有 20 例 MRI 可见明显愈合的不同阶段，第一阶段：术后 1～3 个月（韧带外周增生期）：韧带周围是低信号的增生组织；第二阶段（韧带中间增生期）：术后 3～9 个月韧带信号逐渐增加；第三阶段（成熟期）：术后 12 个月，韧带呈均匀的低信号。在 PCL 重建术后也有相似的过程，但是所需要的时间更长，甚至到术后 24 个月。

我们研究 ACL 重建术后移植物转归的主要目的是指导临床，如果从指导临床术后康复和运动恢复来说，我们似乎更应该关注移植物生物力学的变化，然而这一研究是无法在临床完成的，但是很显然移植物的组织学转归和其生物力学转归是密切相关的。ACL 重建术后的生物移植物如果在组织形态上表现为细胞数目正常、呈长梭形，胶原纤维排列规则，从指导临床术后康复角度来说，我们就可以认为它已经"成熟"，因为此时其生物力学强度应该可以承受日常的活动，并可以逐渐开始恢复体育运动。我们认为该时间是术后 6 个月。

但是正如前文所述，正常 ACL，即使是 HE 染色在普通光镜下观察，也是不同于一般的关节外肌腱和韧带组织，那么人 ACL 重建术后的生物移植物是否、何时或者何种程度能重塑成正常 ACL，尚没有定论，有待进一步研究。

（王永健）

第十节　多股肌腱前交叉韧带重建后移植物组织学变化

ACL 断裂是常见的运动创伤，以移植物重建 ACL 作为主要的治疗手段取得了很好的效果。目前临床上仍以自体组织作为移植物为主，特别是自体四股腘绳肌腱在 ACL 重建中应用的非常广泛。临床中我们在对很多应用四股腘绳肌腱重建 ACL 1 年以上的患者行二次关节镜手术时发现：尽管有些患者并无不稳主诉且 KT-2000 的结果也很好，但韧带仍呈分束现象，四股肌腱似乎未能融为一体。鉴于此，我们进行了动物实验研究，以观察四股半腱肌腱重建 ACL 束间转归以及末端形成的变化。同时通过对比研究探讨编织肌腱重建的方法是否会促进肌腱的融合，以及是否会带来更好的生物力学性能。从而为相应的临床工作提供依据。

我们采用成年健康新西兰大白兔 46 只，其中 2 只取材做正常组织学对照。其余 44 只分为两组，每组 22 只，一组行常规自体四股半腱肌腱重建 ACL；另一组行编织的四股半腱肌腱重建 ACL 手术（图 3-10-1）。

一、常规自体四股肌腱重建 ACL

3 周时重建移植物表面已有滑膜覆盖，并呈重建时的明显的四束。6 周时重建移植物表面可见一层滑膜覆盖，仍可见分束状态，但有些束间的部

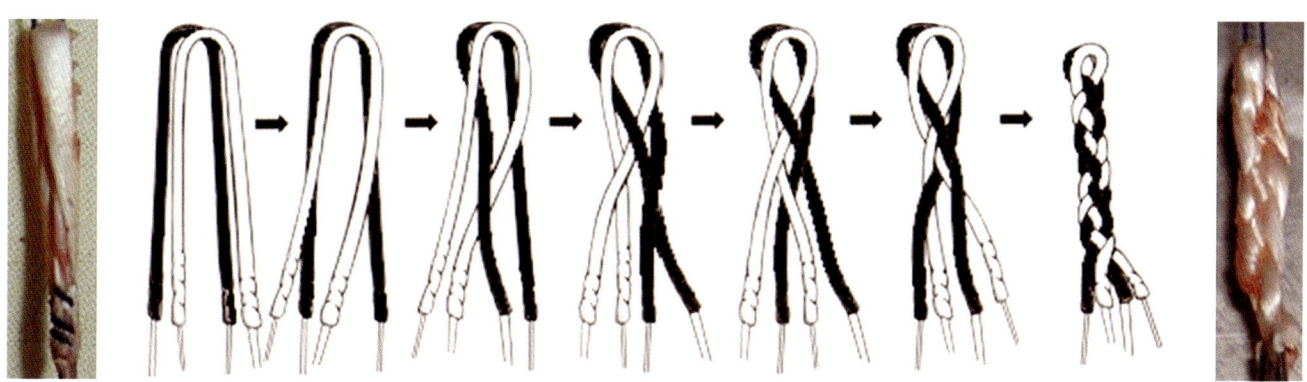

图 3-10-1　常规及编制准备的四股移植物

分由于有滑膜的覆盖分束状态已经不明显了。12周时移植物仍可见分束，但已不呈四束状态，部分束间已经分不清界限。26周时（图3-10-2）移植物还可见分束，但有的标本分成一粗一细两束，粗的一束有些还能看出是几束融合的痕迹；有的标本在关节中间分两束，接近止点处又融合成为了一束。52周与26周标本类似，有分束及融合的同时存在。结合所有标本，26周及52周共16例韧带中，5例融合为一束，11例存在分束。

组织学观察（图3-10-3）发现：3周时各束移植物内部细胞消失，呈坏死状态，有些束表面有滑膜覆盖，边缘已经有细胞开始向中心长入，各束之间界限清楚可见。6周时移植物表面滑膜增生明显，可见束间表面间隙部分被结缔组织填充，有些表面部分的间隙已经相互融合，变得不明显。但内部的界限仍较清晰，内部间隙之间可见少量结缔组织长入。滑膜覆盖的部分可见梭形细胞由边缘向内部长入，由于各束之间接触程度并不规则，被滑膜覆盖的程度也不相同，因而各束细胞长入的程度也不相同，整个移植物看起来并不像单束移植物塑形改建过程中表现的具有明显的周围向中心推进的形态。有的束间界限较大，细胞长入的情况也不同步，有的束已经全部有细胞长入，有的束仍有部分呈无细胞状态。12周时整体看各束改建塑形的程度不十分平行，大部分组织内部已经完全被新长入的细胞替代，排列杂乱，但有一些束内部仍可见无细胞的部分，而有些束内部细胞的数目已有所减少，纤维有了一定纵向的方向性。大体上分离的束相互之间界限很大，各自表现着不同的改建塑形程度，而结合在一起的束有些部分已经相互融合了，未融合部分束间仍可见一定的间隙，但各束改建塑形的程度及纤维排列的方向较一致。26周时整体上各束的改建塑形程度基本一致，组织内细胞数量进一步减少，细胞核形态也变为长形，胶原排列已经呈纵向有序的排列。有些融合的束已经分不出界限，可以看到多束结构由分离变为融合的情形（从纵切面上看往往两束结构在近止点处融合，远离的部分呈分离的状态），而有些融合在一起的束仍可见到束间清楚的间隙，有疏松结缔组织充填。52周时移植物内细胞形态、数量及纤维走行方向更加接近正常ACL，像26周标本那样，可以见到完全融合的束；也可见到有结缔组织相隔而融合的走行方向基本相似的束。分离的束亦已塑形，内部形态类似正常的ACL。甲苯胺蓝染色可见异染。

骨道内移植物则表现为：3周时腱骨交界处的骨组织髓腔开放，有较活跃的成骨活动。腱骨交界之间有一富含血管的纤维结缔组织，并与骨组织和腱性组织相融（图3-10-4），其间有大量成纤维细胞并向腱组织中生长，可见增生的软骨细胞，局部已见Sharpey样纤维。整个界面呈骨组织包围肌腱并向内浸入的趋势。骨道内肌腱部分发生坏死，周边细胞长入，较关节内程度成熟；6周：界面组织内的血管含量减少，腱性组织和骨连接比较紧密，各处连接情况不十分平行，有些地方可见到较多的Sharpey样纤维连接，有些地方可见界面组织内明显的纤维软骨带。骨道内腱组织与相应关节内情况类似，有些地方替代程度更高；12周：界面组织不同的部位也呈现出生长情况明显的不平行。有些地方界面连接仍呈不成熟、较疏松的状态，相应处骨道内的腱组织也呈大部坏死、少量细胞的状态。有些地方的连接则进一步成熟，Sharpey样纤维更加密集粗大，纤维排列也变得有序，但是此处骨道内的腱部分相对排列杂乱，不同束之间的界限清晰可见，有一些疏松结缔组织

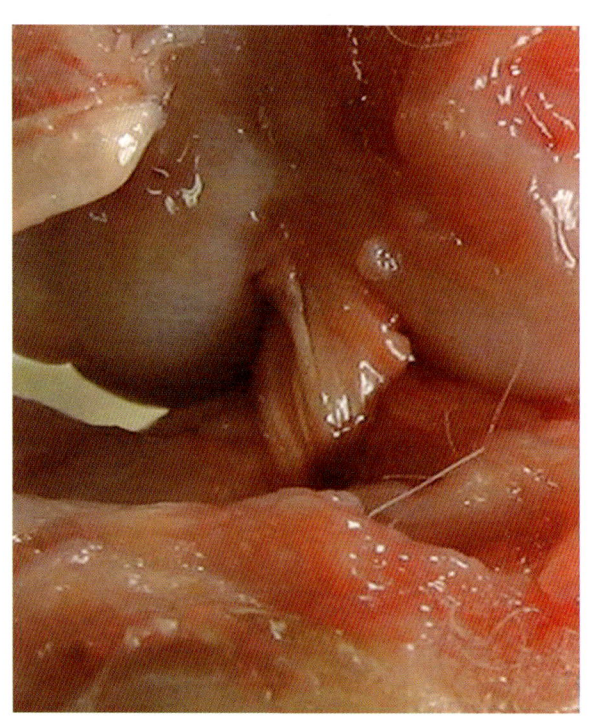

图3-10-2　26周后移植物：仍可见到分束

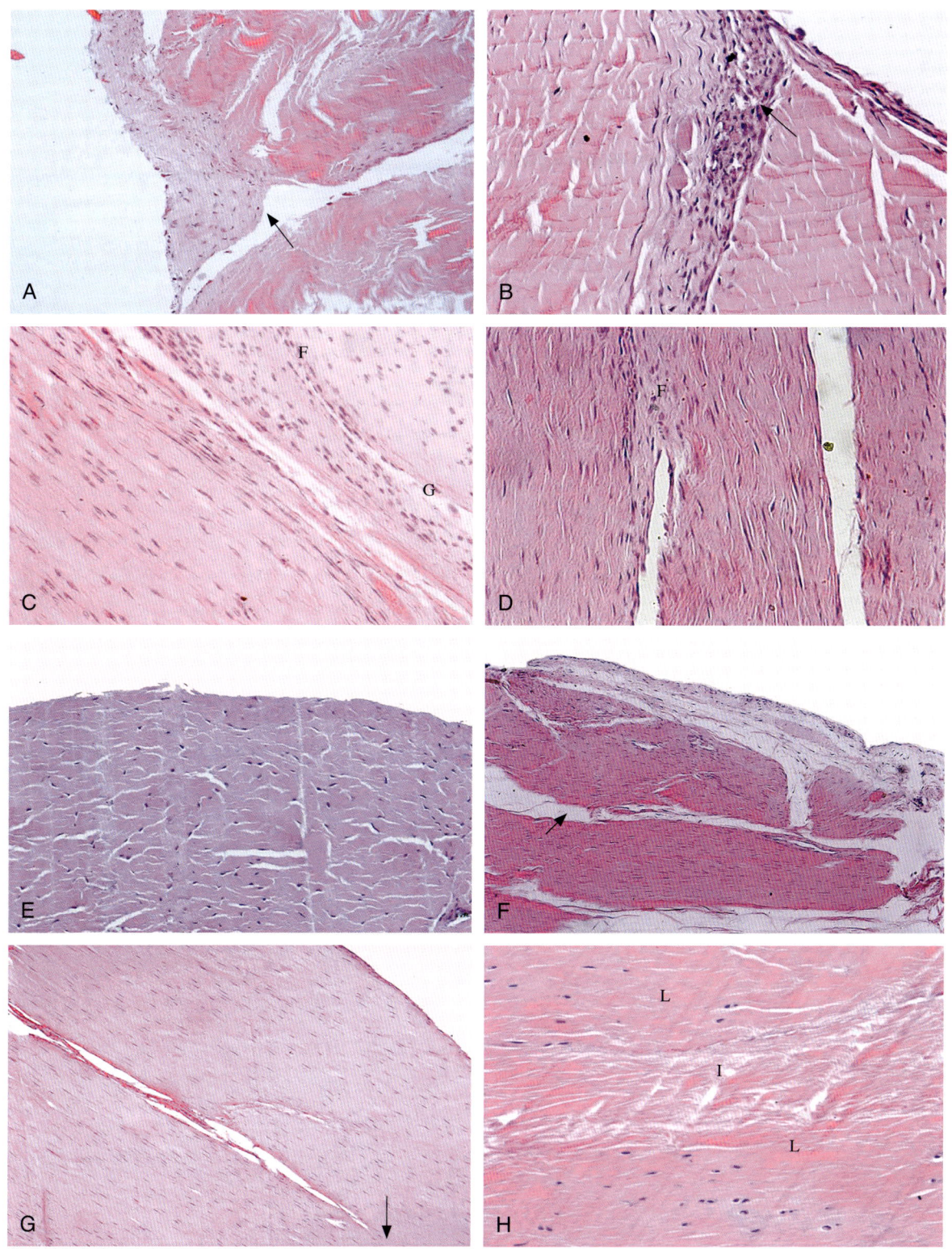

图 3-10-3　常规四股移植物组织学变化

A. 6周,滑膜覆盖束间间隙(HE,×100);B. 6周,部分束间已被结缔组织连接(HE,×200);C-D. 12周,融合(F)及仍然分离的组织(G)(HE,×200,×100);E. 26周(横切面),韧带完全改建塑形(HE,×200);F. 26周,连接束间的结缔组织(HE,×100);G. 52周,可见两束分离的束融合在一起(HE,×100);H. 52周,大体融合、组织学上分离但纤维方向一致的束(HE,×200)

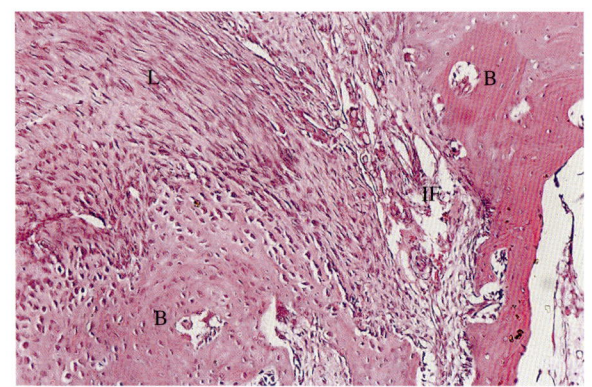

图 3-10-4 3 周骨道内（HE，×200）

髓腔开放，移植物和骨壁间出现结缔组织界面
L：ligament；B：bone；IF：interface

相隔。一些近骨道口处的部位在钙化和非钙化带之间形成了类似潮线的结构（图 3-10-5），呈现不成熟的直接止点的状态；26 周：界面组织的成熟程度比较平行，可以见到比较典型的直接止点的四层结构（图 3-10-6）。在界面内部的骨道内腱部分，可以见到不成熟的以及坏死的移植物部分；

52 周：界面组织已成熟，基本以直接止点连接为主，可见到典型的四层结构。但在骨道内部分仍有不成熟的腱，仍可见到不同束之间的界限（图 3-10-7）。

二、编织的四股肌腱重建 ACL

同样在 3 周时移植物表面已开始有滑膜覆盖，但仍可看出重建时编织的痕迹，与未编织重建的韧带相比，只是无论 12 周、26 周还是 52 周的标本，基本都呈一体，韧带完全分束的状态很少见到。术后 6 个月和 12 个月共 16 个标本中，13 个合为一束，3 个呈不同程度的分束状态。组织学方面（图 3-10-8）：在 3 周时移植物内部细胞消失，但已有细胞自边缘长入，束间界限可以见到，但已经可以见到滑膜连接。6 周时可以看到移植物切面上不同束交错混杂在一起的情况，有些束间的界限已经不太明显了。12 周时可以看到移植物内部完全被新长入的细胞替代，排列杂乱，束间界限很多地方已经分不清了，但有些地方仍可以看

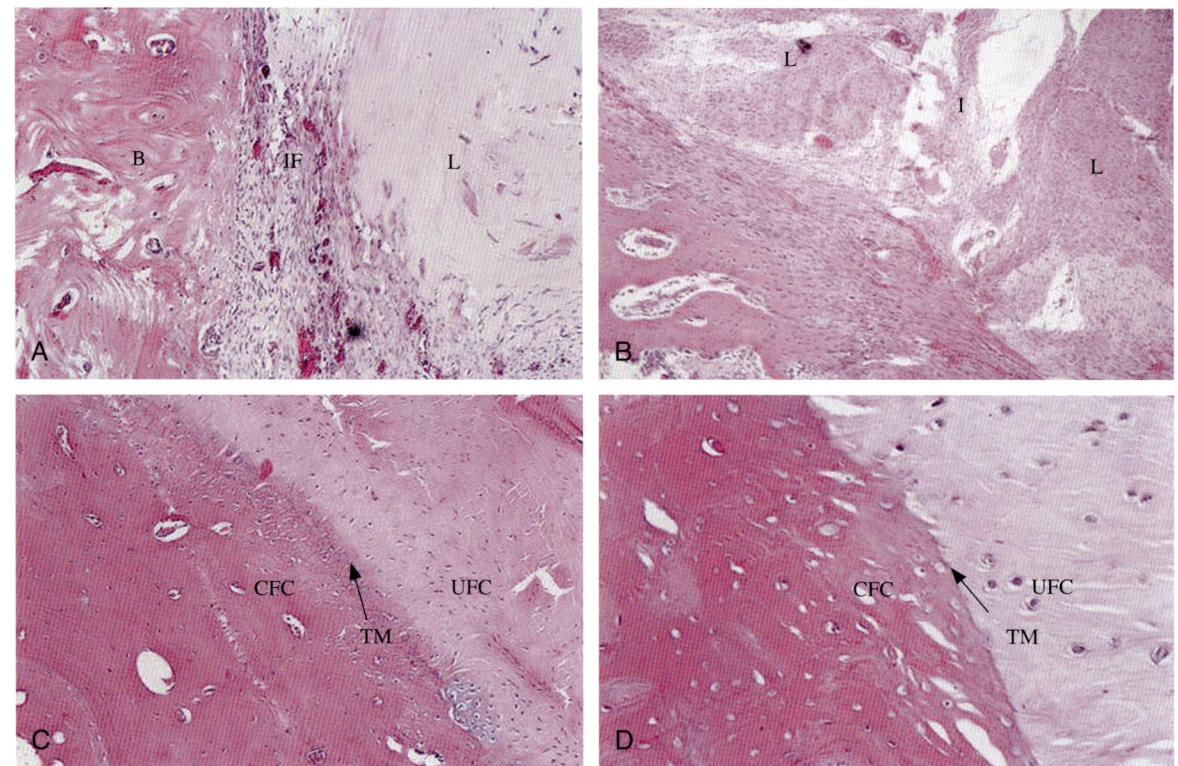

图 3-10-5 12 周骨道内（HE，×100，200）

A. 可见骨道内的移植物（IF）内部呈坏死状态（L）；B. 不同束移植物（L）间有结缔组织相隔（I）；C-D. 钙化软骨层（CFC）及纤维软骨层间（UFC）可见潮线（TM）

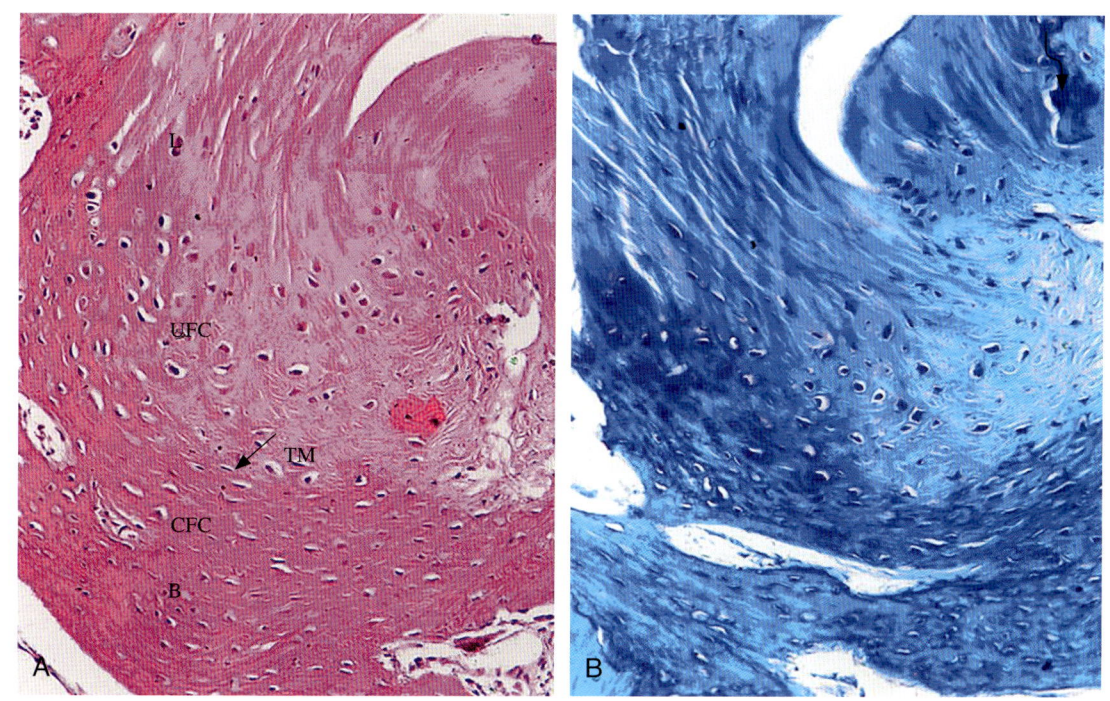

图 3-10-6 26 周骨道内（A. HE，×200；B. 甲苯胺蓝，×200）

可见四层结构的直接止点样结构骨（B）、钙化软骨层（CFC）、纤维软骨层（UFC）和韧带以及潮线（TM）

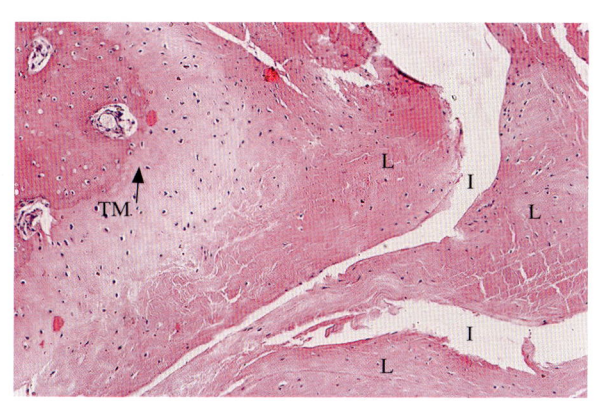

图 3-10-7 52 周骨道内（HE，×200）

骨道内部可见未改建塑形的不成熟的移植物（L），束间间隙仍可见到（I）

到清楚的界限，但界限已有部分融合。整体上各束的改建塑形程度基本相同。26 周时改建塑形进一步成熟，胶原排列已经呈类似 ACL 的纵向有序排列。同样可以看到多束结构由分离变为融合的情形（图 3-10-8）。52 周时移植物内细胞形态、数量及纤维走行方向更加接近正常前交叉韧带，同样可以见到有结缔组织相隔而融合的束。

骨道内部分标本与未编织组类似，3 周时腱骨交界处的骨组织髓腔开放，腱骨交界间有一富含血管的纤维结缔组织，可见增生的软骨细胞和 Sharpey 样纤维；6 周可见到腱骨间纤维软骨带的连接，且有 Sharpey 样纤维；12 周：骨道不同部位的成熟程度也不相同，在近骨道口处的部位也发现了不完全成熟的直接止点的形态；26 周：同样观察到比较典型的直接止点的四层结构；52 周：腱骨之间基本以直接止点连接，但未观察到骨道内明显的分束的腱的结构。

三、移植物束间组织学转归

关于移植物在体内的转归已经有了大量的研究，包括对猴、羊、狗、兔等的动物模型的实验。这些研究认为移植物需经过一个先是完全坏死，而后周边细胞长入、韧带再血管化，以至最后完全被韧带化的过程。一般认为兔比狗、羊等动物愈合过程要快一些，但总体来讲关节内移植物大致在 6 周内发生坏死，12 周左右移植物内部无血运的组织正在转化为新的韧带组织，26 周后移植物的细胞密度及纤维排列基本接近正常的韧带组织。

无论是从手术本身还是从其在生物学上的血管化和韧带化来说，自体髌腱及腘绳肌腱已经被

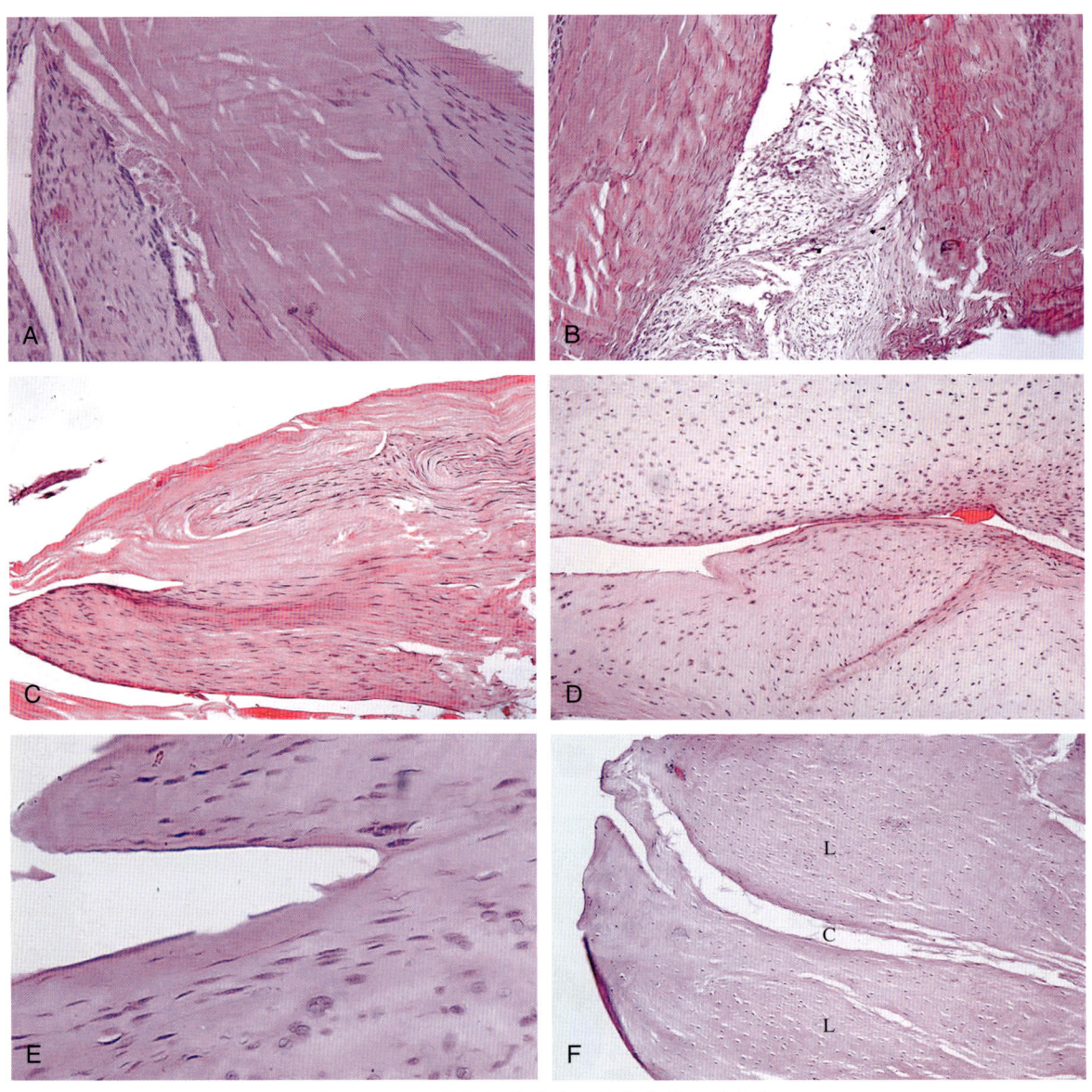

图 3-10-8　编织韧带重建组关节内组织学变化

A. 3 周，移植物内部坏死周围细胞向内生长（HE，×100）；B. 3 周，可见束间滑膜连接（HE，×100）；C. 6 周，各束交织在一起的情况（HE，×100）；D. 12 周，移植物已被新生细胞完全移行替代（HE，×100）；E. 26 周，不同束融合的情况（HE，×200）；F. 52 周，结缔组织连接融合的不同束移植物（HE，×100）

证明很有效并很适合 ACL 的重建。目前临床上应用最多的移植物也就是自体髌腱和四股腘绳肌腱。我们在临床中也发现一些应用四股腘绳肌腱重建 ACL 的患者行二次关节镜观察时韧带仍呈分束现象，而既往并无关于这方面的临床报道和实验研究。从结果可以看出，四股移植物同样经历了改建塑形的整个过程，但不同于单束结构而有其自己的特点，3 周时移植物已经发生了坏死，周边已有细胞长入；6 周时移植物周围滑膜增生明显，呈包围移植物的趋势，但由于四股肌腱互相接触的紧密程度不同，每股肌腱被滑膜组织覆盖的程度也不同，可见一些表面的间隙已被滑膜充分的填充并相融，而一些内部相对接触紧密的地方，由于间隙小，长入的滑膜也很少，因而界限较清，而有滑膜覆盖的地方的组织表现出细胞从周边向中心生长的趋势，但由于整个移植物表面覆盖的滑膜并不平衡，故不能像单束组织那样在整体上表现出细胞由周围向中心生长的趋势；12 周时的表现更加显现出各束改建塑形的不同步性来，因为改建塑形的速度和程度与血运及所受的应力有关，而各束显然由于相互之间的关系接触到的来源于滑膜的血运不平衡，包括所受的应力也不尽相同，因而造成了这点。纤维排列的方向与所受应力有关，故接触紧密的不同股肌腱由于所受应力近似因而纤维方向上较接近。我们认为：①分离明显的不同束可能由于重建时四股肌腱等张性和等距性不尽统一，从而不能完全作为一整体随关节屈伸共同活动，之间存在着相对的运动性分离。这种情况在单束移植物上可能表现为应力小的一侧呈屈曲状态，而在多束的移植物上则表现为束间的分离，尤其对于四股移植物来说，在近止点处结合相对紧密，相对运动可能较小，而中间部分在关节活动中可能之间的相对活动位移要大些，从而更易发生分离；②那些距离较近的束间如果有足够的滑膜填充，这些滑膜等于分别覆盖在两束的边缘，当其来源的细胞分别向两束移植物中间长入的过程中，束间的间隙就会自然消失；③当这种间隙没有足够的滑膜填充，而只是少量的滑膜覆盖，虽然两束仍可分别进行自周边向中心的细胞的移行，但是它们的间隙不足以通过改建塑形而消失，而是被结缔组织充填，因此在组织学上仍存在间隙，尽管在大体上已经融为一体。6个月和12个月的研究结果显示：6个月时移植物胶原的排列走行就已经类似正常的ACL，细胞核变为长形也代表着韧带的成熟，各束移植物已经基本完成了改建塑形，这些与以往的报道基本相符。此时可以看到有些束间融合的部分已经基本看不出痕迹，而有些融合部分的组织学上仍可见到结缔组织构成的界限。从大体标本上就可以看出一些束确实并未融合。6个月之后的改建过程对束间的关系可能不会再有影响。联系到临床，那些1年左右仍呈分束状态的移植物，可能随着时间延长也不会再发生融合，此点可能还需要一些长期的研究和临床随访进一步证实。

我们在重建兔子的ACL时，将四股肌腱编织成一股，使他们尽量成为一个整体，来观察是否可以改善束间的愈合情况。结果显示，编织组术后6个月和12个月共16个标本中，13个合为一束，3例有不同程度的分束；而未编织组6个月和12个月16个大体标本中，5例合为一束，11例存在分束。因此，从大体上，编织的方法显著的减少了分束情况的出现（$P<0.01$）。组织学结果显示，各期标本的成熟情况和改建塑形的程度基本和未编织组相符。这点主要是因为编织的肌腱相对于未编织的肌腱，主要的不同只是束间的关系，而它们作为相同的组织学特性的移植物，在相同的内环境和力学环境下，必定也经历了类似的细胞坏死、周边滑膜来源的细胞长入、再血管化、韧带化的塑形过程。从束间情况来看，由于各束肌腱编织在一起，在改建塑形中他们能基本作为一个整体经历这一过程，但开始时它们毕竟是不同的肌腱，所处的位置、局部的血运也不可能完全相同，所以在6周的时候我们可以观察到交错在一起的所处不同替代程度的肌腱。但在12周时，各束的塑形程度基本平行，这种情况类似于未编织组内那些距离很近的束的情况，证明在编织组各束所受的应力情况基本一致，与未编织组12周时各束肌腱改建塑形的程度很不平行的情况完全不同。同样我们观察到，在6个月以及12个月的标本中，融合在一起的肌腱内部仍可看到结缔组织的间隔，与未编织组的情况类似。即编织肌腱可以促进束间愈合，但不会使肌腱完全结合成组织学上无界限的一体，也就是说对于束间的相互运动也不可能完全通过编织来去除。

四、移植物骨道内段组织学转归

移植物重建ACL的关键之一是能否在骨道中形成坚固的止点，只有形成正常的止点，韧带才能够真正起到其生理功能。但腱骨之间愈合的过程目前也未完全研究清楚。机体中韧带或肌腱的止点主要有两种：直接止点和间接止点。直接止点的特点是典型的由腱性组织、纤维软骨层、钙化软骨层、骨四部分组成的四层结构，并且在钙化和未钙化的纤维软骨之间有嗜碱性的潮线，正常的ACL的止点就是直接止点。间接止点又称纤维止点，腱组织以一定的角度与骨连接，其特点是Sharpey纤维的存在，它被认为更多地承受界面的剪力，因此它形成的地方往往也是应力高的地方，并且往往代表着腱骨间存在着微动。

关于腱性结构与骨之间的愈合情况有很多相关的报道。Kernwein[113]在兔和狗身上用腱性组织重建ACL观察到了腱逐渐被骨细胞侵入的过程，Whiston和Walmsley[114]的研究认为腱骨愈合时首先在腱骨间形成一个结缔组织"套"，然后来自骨组织的成纤维细胞逐渐长入腱形成连接。Scranton[115]观察四股腘绳肌腱重建羊的ACL，6周时骨道内呈现炎性反应期向修复期的过渡，细胞增生活跃，可见软骨细胞、成骨细胞等的增殖，大量的Sharpey纤维形成。3个月时在腱和骨之间可见到纤维组织带，有软骨细胞位于骨床中，并且受应力的影响平行排列，形成类似直接止点的结构。Rodeo[116]等认为末端的形成是一个骨逐渐长入腱组织的过程，早期肉芽组织位于界面，来源于骨髓组织的巨噬细胞、血管、成纤维细胞长入、替代，骨逐渐长入界面组织、腱组织，界面组织也逐渐被推进的骨组织钙化，逐渐塑形形成Sharpey纤维样的纤维止点。

从我们的研究可以看出，在骨道内的肌腱部分也经历了类似关节内的改建塑形过程，只是替代细胞更多来源于骨髓腔而不是像关节内那样来源于滑膜，而且由于骨道内血运丰富，因此某些部分的改建塑形程度比相应的关节内部分要成熟一些。但是我们在26周和52周标本的骨道中心的腱部分，均见到了不成熟的以及坏死的移植物部分，而且看起来一些骨道内的分束情况比关节内更明显，虽然有些束间也可见到一些疏松的结缔组织填充。事实上Weiler[117]等的研究在术后24周时也发现骨道内有部分移植物与止点连接的部分被骨性组织分离，且未发生塑形并被部分吸收，52周时骨道内的腱组织有些被吸收了，有些虽然变细但仍具韧带样结构。他认为在比较牢固的腱骨界面形成后，内部组织受到应力屏障，腱组织被逐渐吸收，骨道逐渐变窄。Logan[118]报道了1例应用四股腘绳肌腱重建ACL术后7周因为下止点处形成血肿而行清理术的患者，手术时发现其胫骨骨道内部的移植物已经被吸收而形成了一空管的结构，但是其关节内的韧带结构很好，并且长期的随访也很满意，因此提出了骨道内的肌腱实际上是经历了周缘与骨愈合，而中心部坏死被吸收的过程，这也与Weiler[117]的研究很吻合。Malinin[119]也观察到ACL重建术后2年的患者骨道内的腱仍可见到，但是中心部分呈坏死状态，周边有纤维连接。同样Pinczewski[120]也观察到骨道内的腱中心部无细胞的情况。所以我们也认为，在腱骨愈合的过程中，最初是和骨壁接触的周边部肌腱组织主要参与形成了纤维的连接，随着连接的成熟和稳定，腱骨间的应力也主要被纤维止点所承受，从而内部的肌腱由于缺乏应力的刺激反而改建塑形的速度减慢，程度下降，同样束间的结构也由于这种情形而减缓了向两束肌腱内部长入塑形的程度，并且随着周围止点的不断成熟，被应力屏蔽的情况就越严重，最终造成骨道内肌腱不能完成塑形，某些情况下腱间融合可能相对于关节内反而更不明显。但是这种情况对于移植物整体的生物学功能并没有影响，因为正像Weiler[117]、Robert[121]等认为的那样，骨道内愈合主要在早期起作用而后期腱骨间主要以骨道口处直接止点的连接为主。

相对于未编织组，编织组腱骨交界演变的过程基本与其相符，同样是先形成纤维结缔组织界面，进而形成纤维止点，再逐渐出现直接止点的结构。但骨道内肌腱分离的情况不像编织组那样明显，可能也与编织后它们之间相互的间隙很小，且在骨道内较活跃的塑形环境下更加不明显了，这也从一方面说明编织肌腱确实可以在某种程度上减少肌腱之间相互的运动。所以，无论是编织的还是未编织的四股肌腱在骨道内形成止点的情况基本与我所之前相关研究中末端的演变过程一致。由于四股移植物在骨道内相对固定，不像关节内段那样随关节的活动而存在相对运动，故编织与不编织对其可能就不会有太大的影响。

（徐 雁）

第十一节　早期康复对前交叉韧带重建移植物的影响

ACL重建术后适当的康复训练不仅有利于肌腱的愈合和成熟，同时可以加速肌腱向韧带的演变过程，作用在腱-骨界面的适当应力还对界面的成熟有积极的作用。康复对ACL重建后的愈合及膝关节功能的恢复是非常重要的一环。

一、正常ACL在康复试验时的生物力学特征

掌握正常的ACL生物力学特征是制订重建措

施及康复计划的前提。Beynnon等[122]对ACL没有损伤的实验对象在局麻下行膝关节镜检查后，将传感器置于ACL上。然后在股四头肌等长收缩、等张收缩、下蹲、骑自行车及爬楼梯等康复活动时，测量ACL的应变。结果表明：股四头肌收缩影响ACL的应变，ACL的应变与膝关节屈曲角度及股四头肌收缩力大小相关；当股四头肌等长收缩练习时，膝关节从完全伸直位到屈曲60°时牵拉ACL；当股四头肌等张收缩练习时，膝关节从完全伸直位到屈曲50°时牵拉ACL；当膝关节接近伸直时，股四头肌等长及等张收缩均使ACL有最大的应变；当不负重主动屈伸膝关节时，跨越膝关节的肌肉不收缩；当开链训练（open kinetic chain exercise, OKC）时，ACL的应变明显增加；而当下蹲时完全负重、跨越膝关节的肌肉同时收缩的闭链训练（closed kinetic chain exercise, CKC）时，阻力逐渐增加，但ACL的应变无明显改变。骑自行车为一种闭链训练，试验时ACL应变同样无明显改变。因此，ACL重建后骑自行车及下蹲等闭链练习，能增加肌肉活动而不增加ACL的应变。虽然在愈合过程中ACL移植物的应变安全范围尚未确定，但这些实验对于康复计划指导很有意义。

二、保守的康复训练与激进的康复训练

对于自体材料重建前交叉韧带术后的康复训练，术后早期是否采用激进的康复训练等，报道不一，尚无最具权威性的康复训练方法。

保守的训练方法主张：术后第2周开始关节活动度锻炼，并佩戴支具至12周，术后第2周部分负重，4周时完全负重，8周时等速肌力训练，6个月后逐渐参加体育活动，12个月时恢复正常运动。而激进的训练方法主张：术后立即开始关节活动度训练和负重，2～3周时进行压腿、下蹲、提踵练习，5、6周时可游泳锻炼，6～9个月时恢复正常活动。

部分学者认为重建术后早期不宜采用激进的康复计划。康复锻炼过于积极、盲目，早期从事剧烈体育锻炼，均会影响移植物愈合及关节稳定性。Yu[123]观察了四股腘绳肌腱重建ACL术后不同康复训练方法与骨道扩大的关系，实验组采用激进训练，对照组采用保守训练。6个月时测量骨道的宽度。结果显示，实验组骨道扩大程度远比对照组严重，认为激进的训练方式所带来的骨道显著扩大问题直接影响了重建术的长远疗效。黄红拾、敖英芳等[124]研究了兔ACL重建术后移植物组织学和生物力学特性的影响。从术后6周到24周，移植物的最大载荷、最大应力、弹性模量与同组对照侧ACL的比值逐渐增加，但均显著低于对照侧正常ACL。提示在临床上半腱肌腱重建ACL术后早期宜避免激进的康复程序。

随着重建手术微创化、封闭操作、移植物固定方法的不断改进，术后康复训练日趋早期、快速、激进，期望在获得良好稳定性的基础上尽早恢复正常的膝关节运动功能。McDevitt等[125]进行了一项有关ACL重建术后膝关节是否固定的随机、多中心研究，固定组在术后1年内佩戴膝关节功能支具，无固定组术后即给予激进的康复训练，1年后评定疗效，发现固定组与无固定组在膝关节稳定性上无显著性差异，但无固定组的关节功能恢复明显比固定组快。

三、维持与增强肌肉力量

从生物力学来说，肌肉可提供动力，实现活动中的功能，对肌肉骨骼结构起平衡作用，并生理调节肌力在静态和动态中的功能。正常的肌肉力量对保护关节、软骨、韧带，维持关节稳定及关节功能起很重要的作用。ACL重建术后康复的多种运动治疗方案，旨在增强膝关节周围肌肉的力量，并对ACL重建物不产生过大的张力。膝关节周围屈伸肌肉力量的平衡对于保持关节功能活动的稳定至关重要，保持屈伸肌肉力量的动态平衡可有效地防止关节损伤。研究表明，最适合的腘绳肌肌力/肌四头肌肌力（H/Q）为50%～80%。ACL损伤后（H/Q）比值下降，膝关节稳定性下降。而H/Q比值上升时，膝关节稳定性增强。加强腘绳肌的力量可提高H/Q比值。所以，H/Q比值已成为ACL损伤后功能康复的一个重要评价和监测指标。ACL重建术后康复的关键是尽快恢复关节功能，减少对重建物的损伤。早期应避免股四头肌的独立收缩和开链肌力练习，以免损伤重建物。

（一）抗阻训练导致骨骼肌肥大的细胞和分子机制

骨骼肌主要由骨骼肌细胞组成，因其细长呈纤维状，又称骨骼肌纤维。骨骼肌细胞的长度

从 1mm 到 40mm 不等，直径为 10～100μm。直径大小主要取决于遗传因素和睾酮分泌量，但举重、拉力器训练等抗阻训练可使肌纤维直径增加 30%～60%，骨骼肌的总重量和收缩能力相应增加。这种由抗阻训练引起的骨骼肌纤维增粗，以及随之产生的骨骼肌增长的现象被称为骨骼肌肥大。

在细胞和分子水平上，抗阻训练如何引起骨骼肌肥大的这一问题长期以来未能明确。近年来，细胞生物学领域的迅猛发展带动了骨骼肌细胞肥大机制的研究，现已基本阐明抗阻训练主要通过两条途径实现骨骼肌肥大：其一是刺激原有骨骼肌细胞体积和质量增大；其二是激活骨骼肌细胞周围的卫星细胞（satellite cell），使之参与形成新的骨骼肌。

成熟的骨骼肌纤维细胞是终末分化细胞。骨骼肌对多种生理需求（生长、训练和损伤等）具有很强的适应能力。这个适应过程的发生在很大程度上归功于骨骼肌中的肌卫星细胞。一般情况，这些细胞位于肌膜（sarcolemma）和基底膜（basal lamina）之间，保持不分裂的静止状态。但是，当肌细胞受到损伤刺激时，卫星细胞即被激活、增生并表达成肌细胞标记物。最终，这些细胞同原有的骨骼肌细胞相互融合，或是彼此融合，形成新的肌纤维细胞[126]。

Kadi 等[127] 设计 10 周力量训练前后的对照实验来了解女性斜方肌中肌核和卫星细胞数目的变化。对 9 名女性受试者进行肌肉活检，免疫组化结果表明，肌纤维横截面积提高了 46%，肌核数目提高 70% 和卫星细胞数目提高 46%，表明了肌肉卫星细胞通过分化增殖参与了肌肉肥大。

要特别注意合理安排训练中的运动负荷，在提高骨骼肌卫星细胞的增殖能力与诱导骨骼肌细胞凋亡之间寻找有利于肌肉生长的适宜运动方式和强度，促进骨骼肌的修复和再生。不同方式的抗阻训练，或同一方式但不同频率、强度和持续时间等的抗阻训练，都会导致骨骼肌肥大的方式不同，因此系统研究不同运动参数下骨骼肌细胞内各信号传导通路激活的差异和基因表达的差异，必将为指导和制定最佳参数的运动方案提供科学依据，使抗阻训练顺利有效地促进骨骼肌增长。

（二）等速技术训练肌肉

等速运动是一项较新的肌肉训练技术。肢体带动仪器的杠杆环绕与关节运动轴心相一致的机械轴心做旋转运动，机械轴心的旋转速度预先设定，运动中不能被超过。等速运动进行肌肉训练时，由仪器提供的阻力是可变的顺应性阻力，阻力矩随时与肌肉的力矩输出相匹配，保证动作的全过程都可遇到与肌肉最大收缩相应的最大阻力，保证了关节损伤后肌力训练的高效性和安全性。用等速技术进行肌肉评价能提供多个反映肌肉功能的参数，如力矩、作功、功率、爆发力及耐力等。

1. 不同肌肉收缩形式对肌力影响研究　按照肌肉在收缩过程中长度的变化，可将肌肉的收缩分为向心收缩（缩短）、离心收缩（拉长）和等长收缩三种形式。从临床和功能的角度看，离心肌肉收缩选择性募集快收缩或Ⅱb型纤维。肌肉离心运动是日常活动不可缺少的一种运动。研究表明，肌肉收缩产生最大张力的顺序为：离心收缩＞等长收缩＞向心收缩。有关肌肉离心收缩产生较大张力的机制尚未完全清楚。肌肉离心收缩具有力量大、耗能小的特点，因此等速离心肌力训练有重要意义。

2. 训练速度的特异性　在功能康复中，训练速度的特异性有很重要的意义。以往认为训练速度应尽量接近日常活动或体育运动时所要求的速度，但目前研究发现，与小阻力高速收缩一样，在大阻力低速收缩同样可以最大程度用力募集所有类型的肌纤维，产生最大肌力。在等速肌力训练中不但具有速度特异性，而且在某一特定速度下训练的效果会传递到其他速度上，使得在此速度的上下范围内肌力均有改善，这种现象称为训练速度生理"溢流"（over flow）效应。

目前认为等速肌力训练一般有 30°/s 的生理"溢流"。因此常选用的训练速度谱为：60°/s、90°/s、120°/s、150°/s、180°/s、180°/s、150°/s、120°/s、90°/s 及 60°/s 共 10 种运动速度。

为了了解肌肉神经不同性能，一般选取 30°～60°/s 作为慢速测试，反映肌肉的最大力量，用 60°～180°/s 作为中速测试，反映测试者肌肉的最大作功能力；用 180°～1300°/s 作为快速测试，反映肌肉工作的功率及耐力。通过测试研究结果发现，在等速向心收缩时，峰力矩（肌力）随着运动速度的增加而减小。造成此结果的原因，大部分学者认为是等速测试系统测出的各运动下的肌力指标与肌纤维的成分有关；肌肉在慢速大强度收缩时，快慢肌纤维均被募集，产生较大肌力；在中速运动中，A 型快肌纤维和慢肌纤维同时被募集，产生中等肌力；在快速运动时，只选择性地募集快肌纤维，产生较小肌力。这一研究结果的得出，对今后运动员肌肉力量的基本研究和科学选材都具有十分积极的意义。

（三）开链、闭链训练在 ACL 重建术后康复中的应用

开链是指肢体末端处于游离的位置，可以在不负重状态下自由运动，如伸膝过程。闭链是指肢体的末端处于固定的位置，并且为负重状态，如下蹲时足部遇到阻力为闭链状态。闭链训练可使关节部位受压，增加关节的稳定性，同时这些施加于肢体上的压力防止肌肉和骨骼的萎缩。在开链训练中，足部游离可减少关节内的压力，加速手术后的肌肉功能恢复，但开链运动中的主动屈伸膝关节运动导致胫骨前移而使移植物受到牵张。而在闭链运动中，股四头肌与腘绳肌同时收缩，膝关节受到垂直压力，很少受到前后作用力，有利于关节功能恢复。

目前普遍认为：在术后早期宜进行股四头肌静态肌力训练，腘绳肌腱重建前交叉韧带术后即刻牢固度方面不如髌韧带重建法，其康复训练应缓于髌韧带重建法。

四、重建术后促进本体感觉和神经控制的训练

完好的肌肉、肌腱、韧带可以使正常的膝关节具有正常的本体感觉功能。关节本体感觉包括关节的位置觉和运动觉，是机体对肢体空间位置的自觉或不自觉的感觉。它主要通过皮肤、肌肉、肌腱、韧带、半月板及关节囊内的感受器发出信号，再传入大脑，在大脑中整合成关节的本体感觉，然后通过肌肉收缩和肌张力的调节，做出本体感觉传出的反射应答。以膝关节为例，当关节损伤或关节手术时，膝关节的本体感受器将受到不同程度的损伤，导致其感觉能力不同程度地减退，从而导致感受关节稳定性、感受正常步态、控制关节运动、校正姿势及维持平衡等能力均有所下降[128]。肌力训练可以恢复一部分受损的本体感觉，但是相当一部分的本体感觉的恢复要靠特殊的训练才能获得。

创伤的病理机制会引起受伤肢体的本体感觉、平衡和神经肌肉控制的减退。康复治疗的目的是最大限度地减少这些功能的减退。通过关节支持物和运动训练来增强关节本体感觉，是一种有效的康复训练方法。各种关节支持物不仅能帮助恢复韧带损伤，阻止进一步损伤，而且可能增加关节本体感觉的传入和关节的稳定性，对预防运动再损伤有重要意义。关节平衡功能和肌力协调性训练，可促进关节本体感受器对压力与负荷的信息传导的敏感性。例如，站在平衡板上进行静止及活动练习，或利用平衡训练仪进行训练，通过电脑获得精确的数据来进行评定。

神经肌肉功能再训练不仅对正常功能和运动表现的最佳恢复至关重要，而且是减少再次损伤的重要因素。改善中枢神经系统而实现本体感觉的恢复，是一个重要的研究方向。ACL 机械性刺激感受器的减少将导致中枢神经系统的改变，而且这种改变不会因为韧带的重建而恢复。这也是术后膝关节力学功能得到了完全恢复而膝关节的本体感觉减退却持续存在的原因之一。神经肌肉本体感觉促进技术，目前已应用于运动创伤和骨科术后康复，即通过刺激人体组织的各种感受器（本体感觉）来激活和募集最大数量的运动单位参与活动，同时激发其潜力来促进神经肌肉功能的恢复。

交叉效应是指一侧肢体的用力可以导致对侧肢体正在同时收缩的肌力的增加。康复治疗中的交叉效应可应用于两种情况。一种是两侧肢体同时进行肌力练习，如早期康复用双侧股四头肌的同时训练来诱导患侧肌肉进行等长收缩，这种患侧肌力练习的交叉效应可使患侧肌力增加 30%；另一种是通过健侧的较大抗阻来诱导患侧进行等长收缩，如膝关节术后患者早期就可用单上肢或双上肢的神经肌肉本体感觉促进技术来诱发患膝的等长肌肉收缩，从而促进患肢的血液和淋巴回流，减轻水肿，增强肌力。

本体感觉是维持膝关节动态稳定的重要因素，关节位置觉是膝关节本体感觉中的重要内容之一。在前交叉韧带结构损伤的同时，其本体感觉功能也受到严重破坏，前交叉韧带功能的完全恢复，不仅依赖于解剖结构的恢复，本体感觉功能的恢复

同样重要。

前交叉韧带损伤后，本体感觉和神经肌肉训练应及早进行[129]。第一阶段的第1周，从简单的重心转移开始，引导进入负重训练，逐渐负重。第二阶段采用平衡板和平衡测定仪训练，应用闭链训练募集腘绳肌群神经肌肉控制。靠墙静蹲、微蹲和弓箭步训练有助于股四头肌和腘绳肌共同收缩。也可用增加阻力、不稳平面、增加内外翻应力强化训练。当患者可以安全承受自身体重的100%时，过渡到单腿站立训练刺激下肢肌群以及募集神经肌肉系统稳定髋关节。然后，病人开始曲线步行训练。在步态的摆动相增大屈膝、屈髋，反复训练，恢复正常步态，避免由提髋来代偿的膝僵硬。第三阶段是进一步提高本体感觉训练到更高水平。曲线跨越、90°旋转步、健侧用弹力带抵抗进行单腿站立试验等训练，需要患者应用感觉运动系统来代偿不足。也可通过干扰平衡和在下肢的动作中使用上肢协同训练，进一步增强神经肌肉途径。另外，健肢单腿站立而上肢Plyometric摇动，增加难度。第四阶段继续深化本体感觉训练。站在跳跃床上或泡沫滚轴上单腿站立训练。第五阶段，如果力量和移植物完整性达到要求，不仅继续本体感觉训练，而且开始直线跑训练。增加往后跑。第六阶段是功能更完善的有针对性运动项目训练。在开始直线跑训练和基本条件成熟之前，进行斜切和轴移的训练。这期间特别注意运动员的目标及回归赛场的需要。

在恢复运动前患膝必须达到的第一个层次是维持平衡和稳定。应通过术后康复建立充分的动态稳定基础。恢复运动前，正常水平的姿势平衡对于防止运动员再伤很重要。第二个层次是能获得对称性双下肢步态。虽然跑步步态可能没有纠正到伤前状态，但已有熟练的步行步态。跑步步态的再训练，可提高下肢肌群的对称性，防止韧带和软组织异常负荷，增强力量和耐力。当下肢关节活动度恢复正常水平和双侧对称后，提高踏车速度来测定全速跑。它可以增大关节活动度，特别是髋和踝关节。要注意达到正常节奏的跨步。如果出现不平衡全速跑步态，致病因素可能是疼痛或关节活动度受限。可尝试渐进性后跑。最终目标是获得无痛和对称的全速跑步态。进行步态训练和渐进性Plyometric方案，教会运动员在竞技过程中如何正确启动、控制和减速。

虽然对于本体感觉康复训练方面的研究取得了不小的进步，但如何准确测定、诊断、筛查关节不稳以及改善康复和预防性训练方案依然是急需解决的难题！

五、CPM在前交叉韧带重建术后的应用

前交叉韧带重建后制动既对关节软骨的营养有害，又不利于重建物的愈合，而没有控制的关节活动又会造成重建物的损伤，影响膝关节的稳定。关节持续被动活动（continuous passive motion, CPM）可以在不影响关节稳定性的前提下促进韧带愈合，减轻疼痛，有利于关节内血肿的吸收，改善关节软骨的营养，避免因血肿机化和纤维素性渗出造成的关节内外粘连。应正确认识关节术后的被动和主动运动的关系。术后持续被动活动使关节获得早期活动的机会，但是这种被动活动最终须由主动活动代替，术后早期持续被动活动仅仅是向主动活动的一个过渡。所以术后应早期正确锻炼手术侧的肌肉。康复锻炼过于积极、盲目，早期从事剧烈体育锻炼，均会影响移植物愈合及关节稳定性，降低疗效。但功能练习到底何时开始，运动方式如何，练习的最大强度和频率是多少，持续多长时间去外固定，都要由移植肌腱的生物力学性质决定，具体机理有待于进一步研究。

对于前交叉韧带重建术后CPM的研究，大多是关节活动度和稳定性方面的临床报道。黄红拾、敖英芳等[130]通过兔半腱肌腱腱后固定方法重建前交叉韧带实验动物模型，研究CPM对关节腔内移植物组织学变化（图3-11-1~7），发现：与自由活动组相比，术后第6周，CPM组的关节腔内重建韧带的新生组织替代过程加快，增生的细胞数目较多；术后第12周，CPM组的细胞形状较统一，胶原纤维纵向排列更为有序，呈波状，较广泛的组织呈Ⅰ型胶原阳性，组织内部Ⅲ型胶原更为均匀；术后第24周，CPM组胶原排列更为有序，成纤维细胞梭形的细胞核也逐渐变为标志成熟韧带的长形，Ⅰ型胶原染色更为均匀散在分布，Ⅲ型胶原明显减少。因此半腱肌腱重建前交叉韧带术后早期CPM促进移植物韧带化。进一步研究CPM对移植物生物力学变化[3]发现：从术后6周到24周，所有移植物的最大载荷、最大应力、弹性模量以及这些

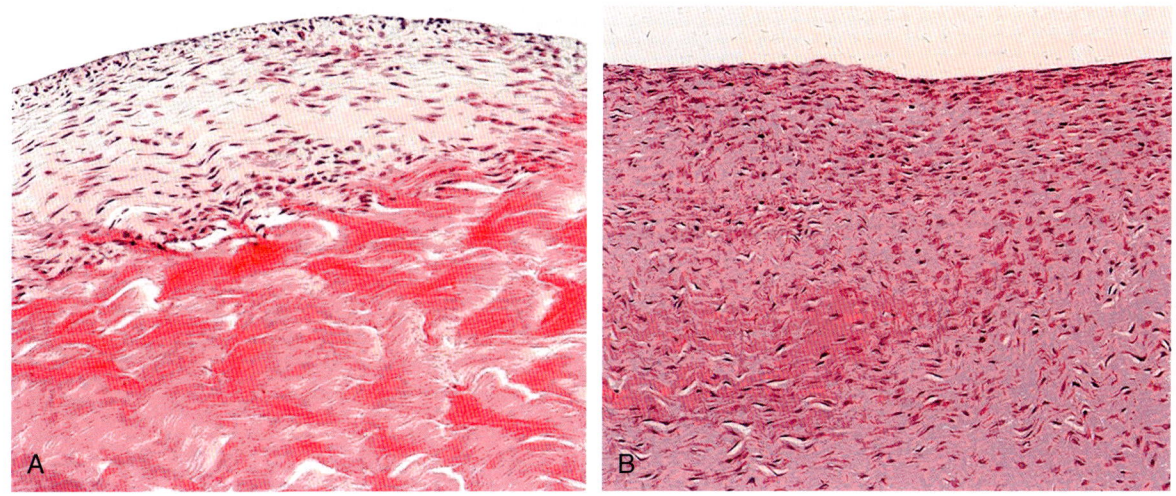

图 3-11-1　术后 6 周（HE，×100）

A. 非 CPM 组，新生组织细胞自坏死移植物外周向中心长入替代，细胞呈梭形；B. CPM 组，关节腔内重建韧带，坏死的移植物已经被自身新生组织替代，细胞数目多，形状不一，胶原纤维排列欠规则

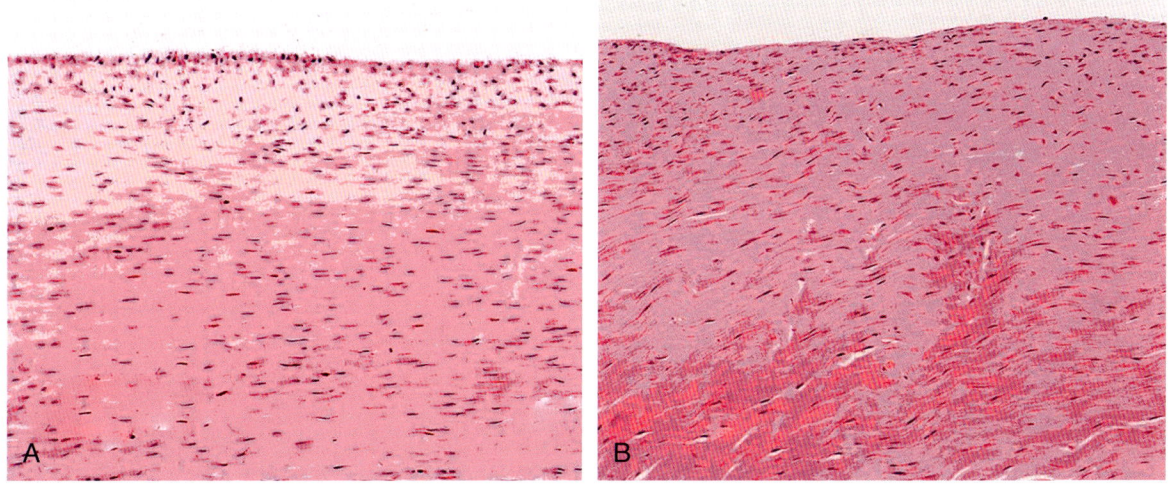

图 3-11-2　术后 12 周（HE，×100）

A. 非 CPM 组，细胞减少，近似梭形；B. CPM 组，细胞形状较统一，胶原纤维纵向排列更为有序，呈波状

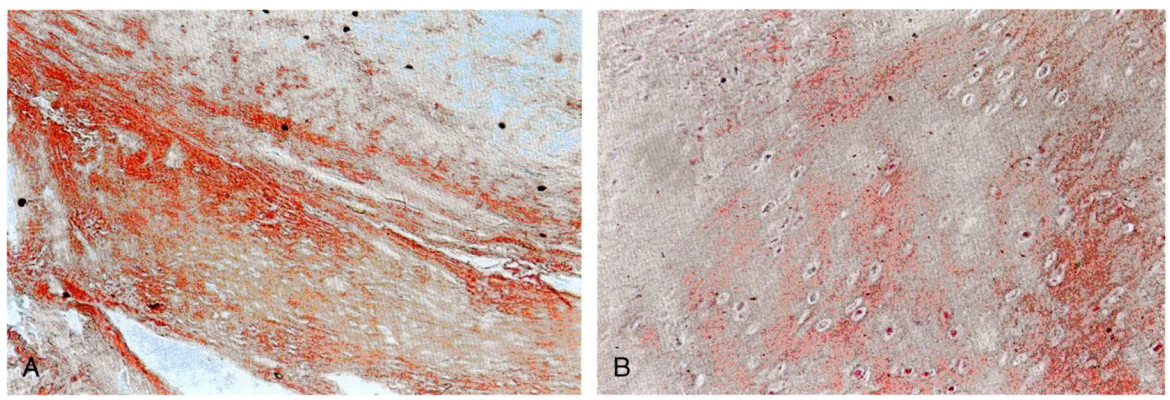

图 3-11-3　术后 12 周（Ⅰ型胶原免疫组化，苏木素复染，×200）

A. 非 CPM 组，局部的组织Ⅰ型胶原阳性加深；B. CPM 组，更广泛的组织呈均匀的Ⅰ型胶原阳性

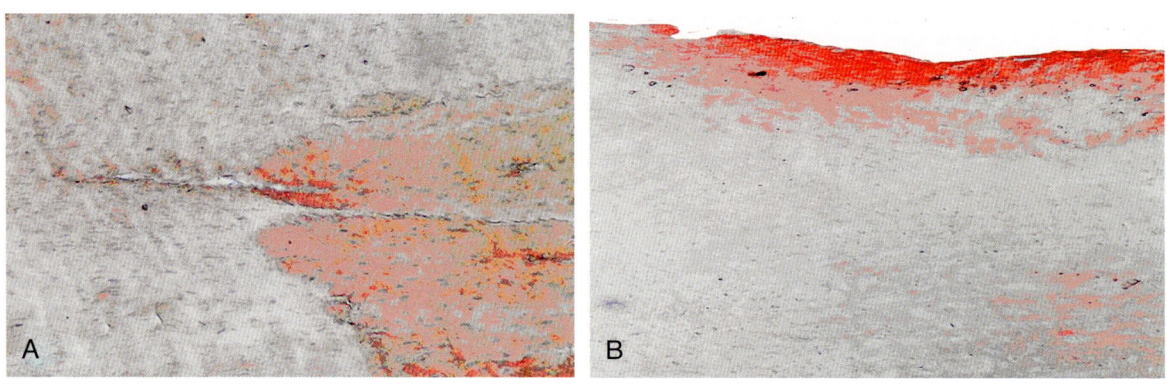

图 3-11-4　术后 12 周（Ⅲ型胶原免疫组化，苏木素复染，×100）

A. 非 CPM 组，两束均呈阳性，但程度不一，颜色杂乱；B. CPM 组，阳性信号明显，内部呈较均匀的增高情况

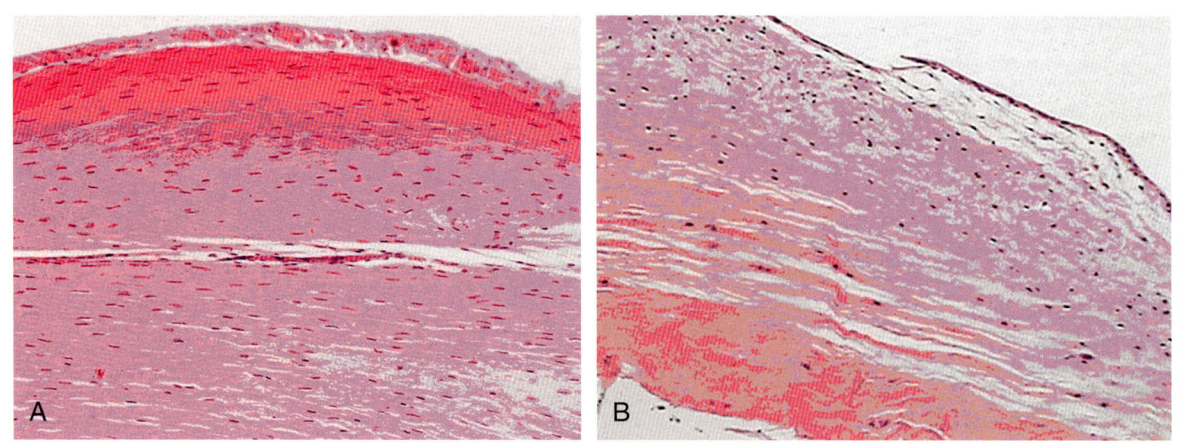

图 3-11-5　术后 24 周（HE，×100）

A. 非 CPM 组，细胞进一步减少；B. CPM 组，关节腔内重建物，改建塑形更加成熟，胶原排列更为有序，重建物的细胞密度及纤维排列基本接近正常韧带组织

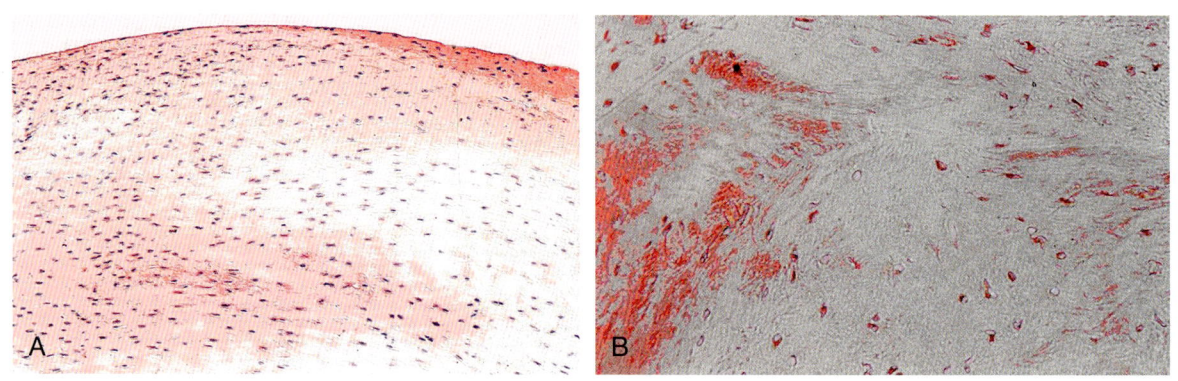

图 3-11-6　术后 24 周（Ⅰ型胶原免疫组化，苏木素复染，×200）

A. 非 CPM 组，Ⅰ型胶原染色较浅；B. CPM 组，Ⅰ型胶原染色均匀散在分布，束间结构信号也较深

指标和其对照侧 ACL 的比值逐渐增加。在术后 6、12、24 周时，CPM 组移植物最大载荷分别为 22.72 N、79.56 N、122.20 N，最大应力分别为 4.58 MPa、13.62 MPa、21.79 MPa；非 CPM 组移植物最大载荷分别 16.00 N、70.68 N、96.20 N，最大应力分别为 3.07 MPa、11.58 MPa、17.89 MPa。3 个时间点的两组间上述差别均具有统计学意义（$P<0.05$）。因此，半腱肌腱重建兔前交叉韧带术后早期进行持续被动活

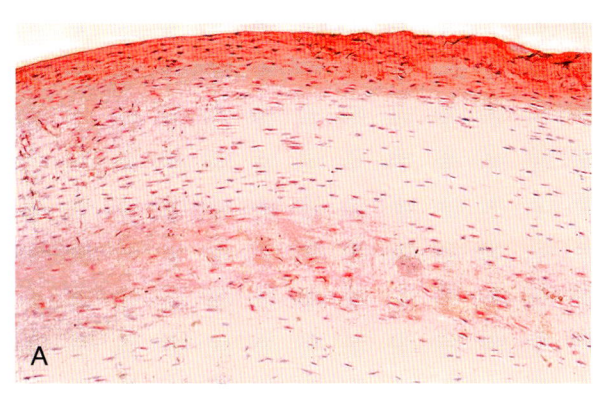 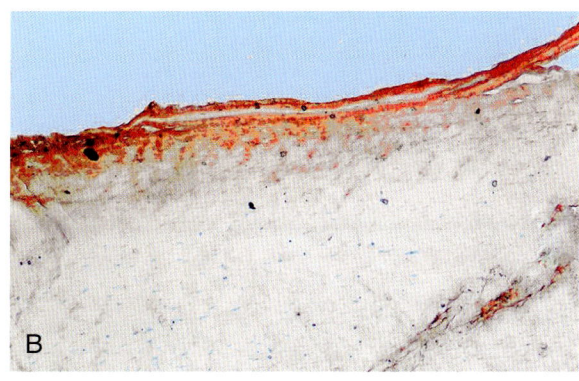

图 3-11-7　术后 24 周（Ⅲ型胶原免疫组化，苏木素复染，×100）

A. 非 CPM 组，Ⅲ型胶原染色较深，呈弥散分布；B. CPM 组，Ⅲ型胶原内部趋于阴性，仅有束间组织呈阳性

动可明显提高移植物的生物力学性能。

CPM 对移植物骨道内腱骨界面的组织学转归影响结果：腱骨界面前侧承受较大张力，出现较多纤维；腱骨界面后侧承受较大压力，出现较多软骨。半腱肌腱重建 ACL 术后早期 CPM 加快移植物止点潮线结构恢复，增强移植物与骨组织之间整合。

术后第 6 周，非 CPM 组各处界面组织连接情况变化较大，主要为疏松结缔组织，有些地方可见移植物分束和 Sharpey 样纤维连接；相比较而言，CPM 组界面连续并趋向成熟，几乎所有腱骨界面间隙出现编织骨，成骨细胞较多（图 3-11-8）。

术后第 12 周，非 CPM 组的界面组织不同的部位生长情况明显不平行。有些地方界面分离（图 3-11-9），相应处骨道内的腱组织也呈大部坏死。CPM 组界面结构更清楚和有层次，在钙化和非钙化带之间形成类似潮线的结构，呈现不成熟的直接止点状态（图 3-11-10）。

术后第 24 周，CPM 组界面组织更为成熟，骨道内有多处形成类似正常韧带直接止点，具有钙化纤维软骨和纤维软骨组成的移行区，止点更宽和更有结构，与正常韧带止点结构相似，相邻骨组织具有板层结构，以前的移植物仍可见，但边缘有骨小梁长入（图 3-11-11）。

从目前 ACL 重建常用的自体材料上看，主要有腘绳肌腱、骨 - 髌腱 - 骨，用腘绳肌腱重建时，尚有肌腱股数上的不同。重建材料不同时，移植物的愈合过程有区别；肌腱股数不同时，其术后训练中所能承受的最大应力刺激又有差别。此外，手术方法和固定方式多样。从这些因素考虑，ACL 重建术后无通用的康复训练方法，在不违背韧带愈合以及生物力学规律的基础上，应该根据不同重建材料、手术方法及个体差异分别制订合适的训练计划。目前，虽然还没有一个大家公认的最具权威性的 ACL 重建术后康复程序，但最有效、最新的康复程序重点强调以下原则[131]：

1. 早期控制水肿。
2. 膝关节支具的使用。
3. 早期 ROM 训练和患肢负重。
4. 肌肉力量训练。
5. 配合闭链训练。
6. 本体感觉的再训练和神经肌肉功能的再教育。
7. 特殊运动的敏捷性训练。
8. 耐力训练。
9. 从低一级康复治疗进入高一级康复治疗的评估标准。
10. 回到损伤前运动水平的评估标准。

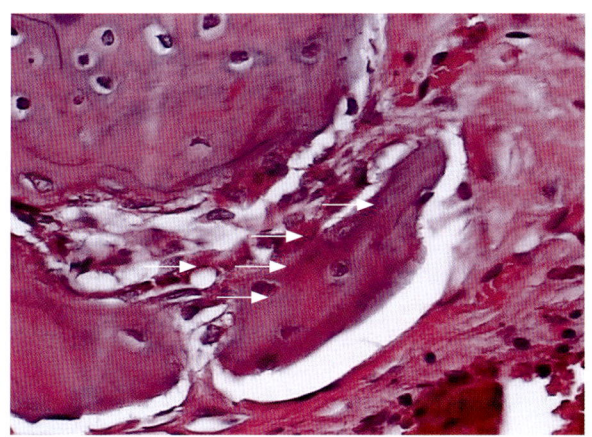

图 3-11-8　CPM 组术后 6 周胫骨骨道后侧的腱骨界面出现较多的成骨细胞（箭头所示）（HE，×200）

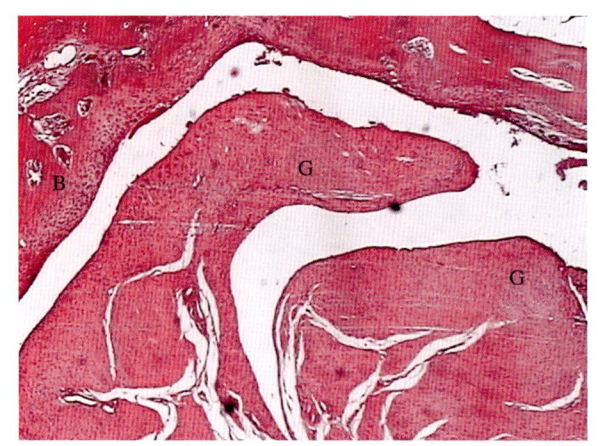

图 3-11-9　非 CPM 组术后 12 周股骨骨道不同部位的生长情况明显不一致，前侧界面分离（HE，×40）

B 为骨；G 为重建移植物

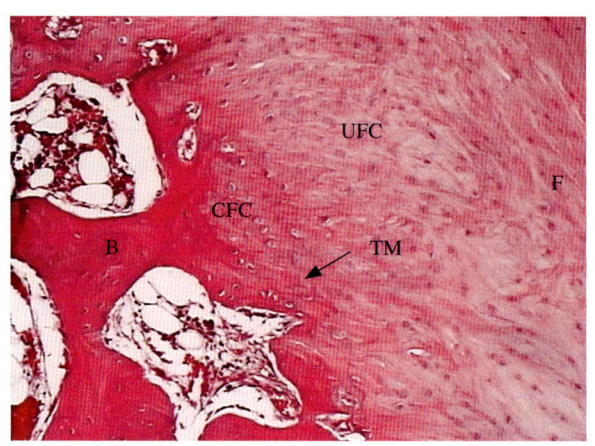

图 3-11-10　CPM 组术后 12 周胫骨骨道外侧类似正常韧带直接止点的四层结构（HE，×100）

韧带纤维组织（F）、纤维软骨（UFC）、钙化软骨（CFC）和骨（B），在纤维软骨和钙化软骨之间是嗜碱性染色的潮线（TM，箭头所示），止点较宽和更有结构。

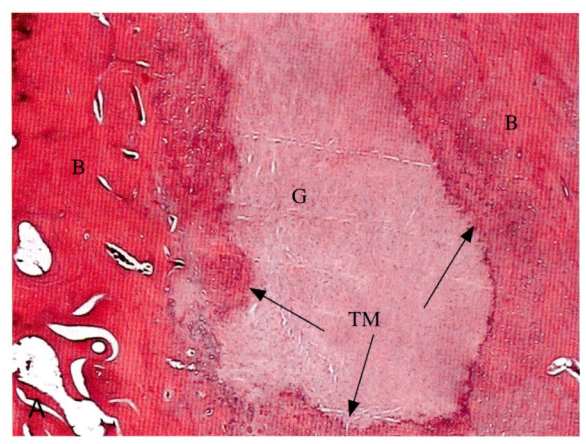
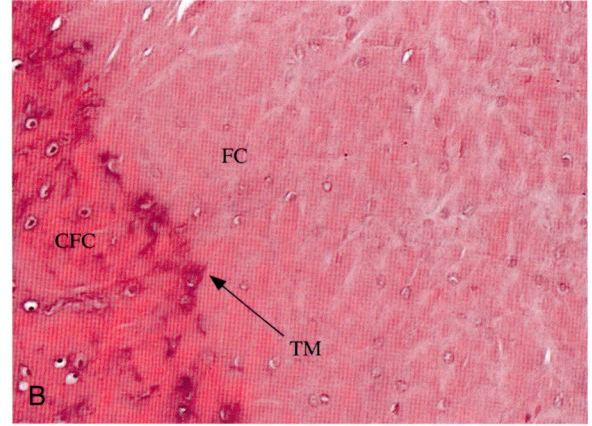

图 3-11-11　CPM 组术后 24 周股骨骨道纵切面（HE，A. ×40，B. ×200）

界面组织更为成熟，骨道内形成类似正常韧带直接止点，具有钙化纤维软骨和纤维软骨组成的移行区，止点更宽和更有结构，与正常韧带止点结构相似，相邻骨组织具有板层结构，以前的重建物仍可见，但边缘有骨小梁长入。

（黄红拾）

第十二节　前交叉韧带重建术前和术后康复

重建物的选择包括自体移植物（髌腱或腘绳肌腱）或异体移植物，以下 ACL 重建指南是依据自体髌腱重建术式而制定的。

ACL 重建术后立即开始康复，同时必须保护 ACL 重建物。应考虑到术后康复过程中 ACL 的生理变化，Noyes 等报告髌腱中 1/3 的强度是正常 ACL 的 186%。重建时的 ACL 强度最大，然后经历坏死、再血管化、塑形重建。坏死期重建物强度下降，再血管化、塑形重建期重建物强度逐步增加。应重视移植物的固定方法及其生物学固定。一般而言，力学止点重建约需 3～6 周，患者将逐步恢复功能，术后 4～6 个月完成康复[132]。

一、术前康复

术前恢复 ROM 可以减少术后关节粘连的可能性。当重建手术在伤后 21 天以后进行，股四头肌力恢复更快。患者可能需要几周的治疗实现术前目标。

术前的一项重要内容是康复教育。术前的康复计划要让患者为术后练习做好思想准备。教育和术后康复练习中的独立性可以加速康复进程，减少并发症。术前康复计划包括股四头肌和腘绳肌等长练习、跟后垫高被动过伸、直抬腿练习、静蹲、主动屈曲或用对侧肢体帮助伸直 ROM（90°～0°）（图 3-12-1～5）。ACL 损伤和髌股关节病变术后早期避免伸膝最后阶段的开链练习。教会患者自行松动髌骨以改善正常髌股关节生物力学（图 3-12-6）。为患者定做术后支具，并教其如何穿卸；定做拐杖，教会其 50% 部分负重。鼓励患者在睡眠、行走和仰卧位直抬腿练习（SLR）时戴上支具，直到术者或治疗师允许其不戴。教会

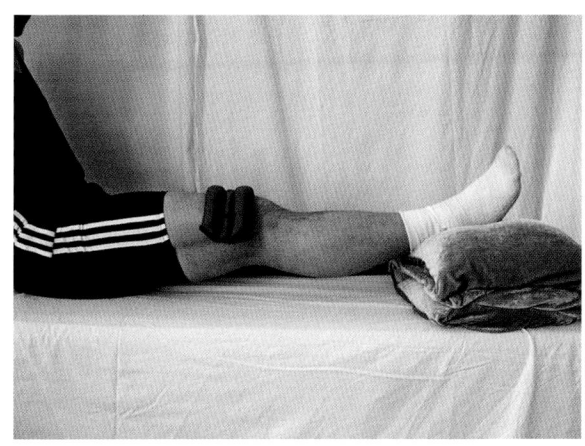

图 3-12-3　坐位（或仰卧位）伸膝（以右腿为例）

坐位或仰卧位，足跟垫高，空出小腿及膝关节，完全放松肌肉靠肢体自重自然下垂，保持 20～30 分钟。必要时可于膝上加重物。

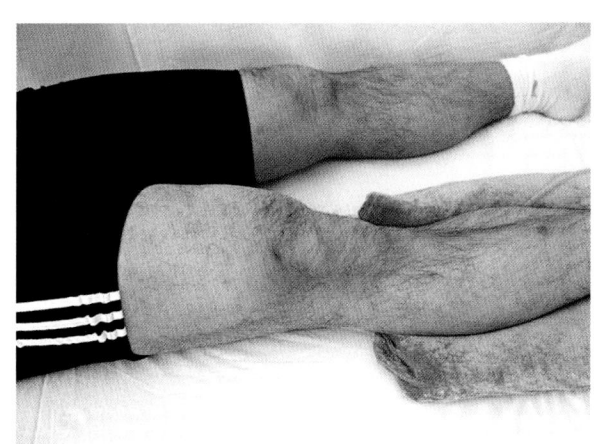

图 3-12-1　股四头肌等长练习

仰卧位或坐位，患膝伸直，大腿肌肉绷紧及放松。在不增加疼痛的前提下尽可能最大力量绷紧肌肉 5 秒、再放松为 1 次。此练习强度小，只能减缓肌肉萎缩速度，应尽可能多练。主要锻炼股四头肌，提高膝关节控制能力。

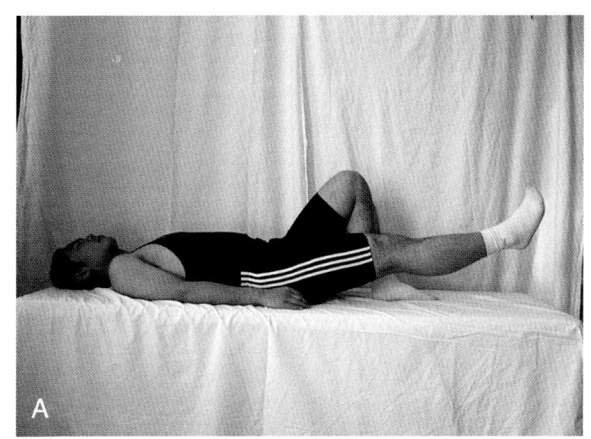

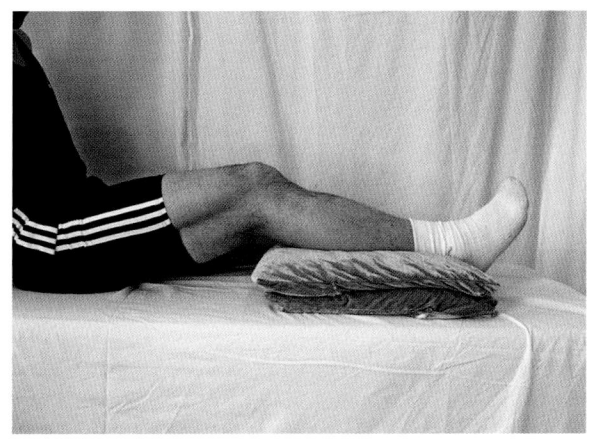

图 3-12-2　腘绳肌等长练习

仰卧位或坐位，患膝伸直或稍屈曲，大腿及足跟用力向下压所垫枕头，使大腿后侧肌肉绷紧。主要锻炼腘绳肌，提高膝关节控制能力及稳定性。

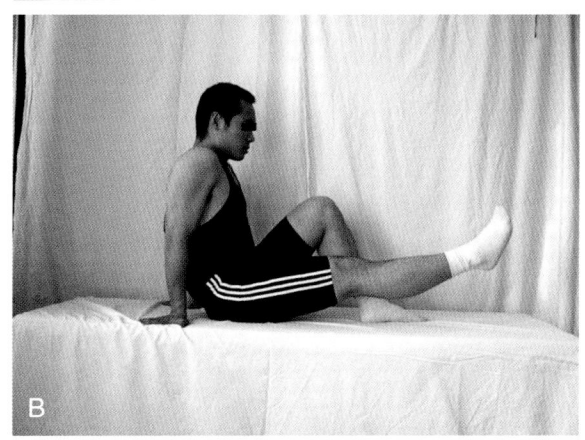

图 3-12-4　直抬腿练习（以右腿为例）

仰卧位，尽可能伸直膝关节，直腿抬起至足跟距离床面 15cm 处（A 图）。保持一定时间或完成动作为 1 次。力量增强后改为坐位（B 图）。并可在踝关节处加沙袋为负荷以强化练习。此练习主要锻炼股四头肌及屈髋肌肉。

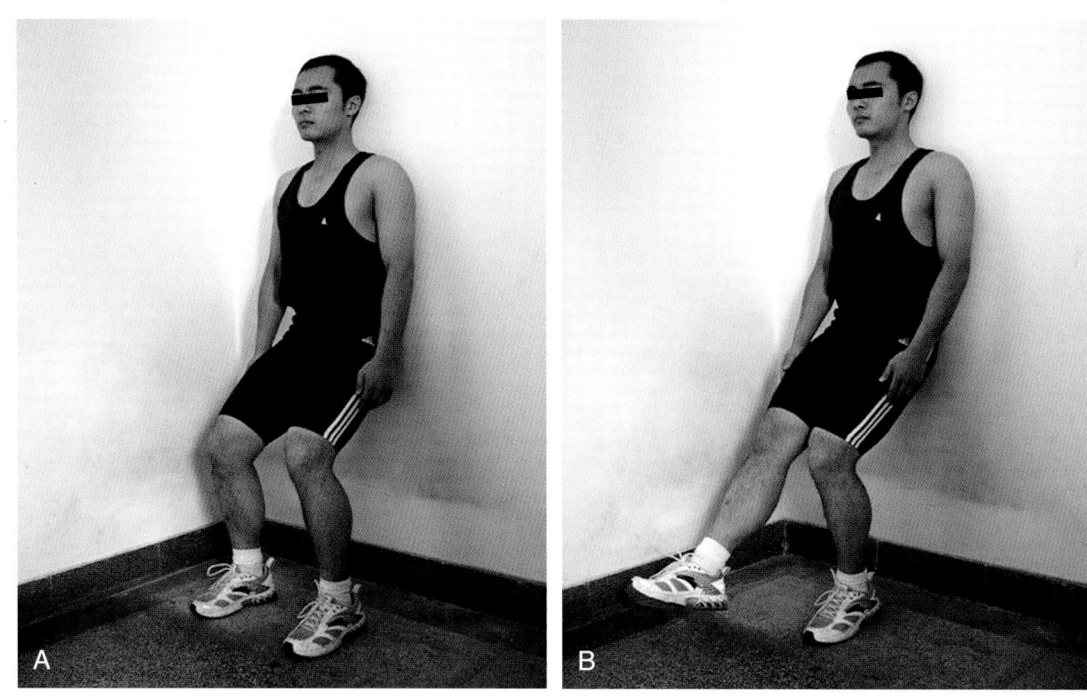

图 3-12-5 　静蹲练习

上体正直，靠墙站立，双足与肩同宽，足尖及膝关节正向前方，左右腿均匀分配体重，缓慢下蹲至无痛角度，调整脚离墙的距离（A 图）。力量增强后可抬起健侧腿，把重心完全移动至患腿单腿静蹲（B 图）。更好地锻炼股四头肌，纠正双侧力量的差异。

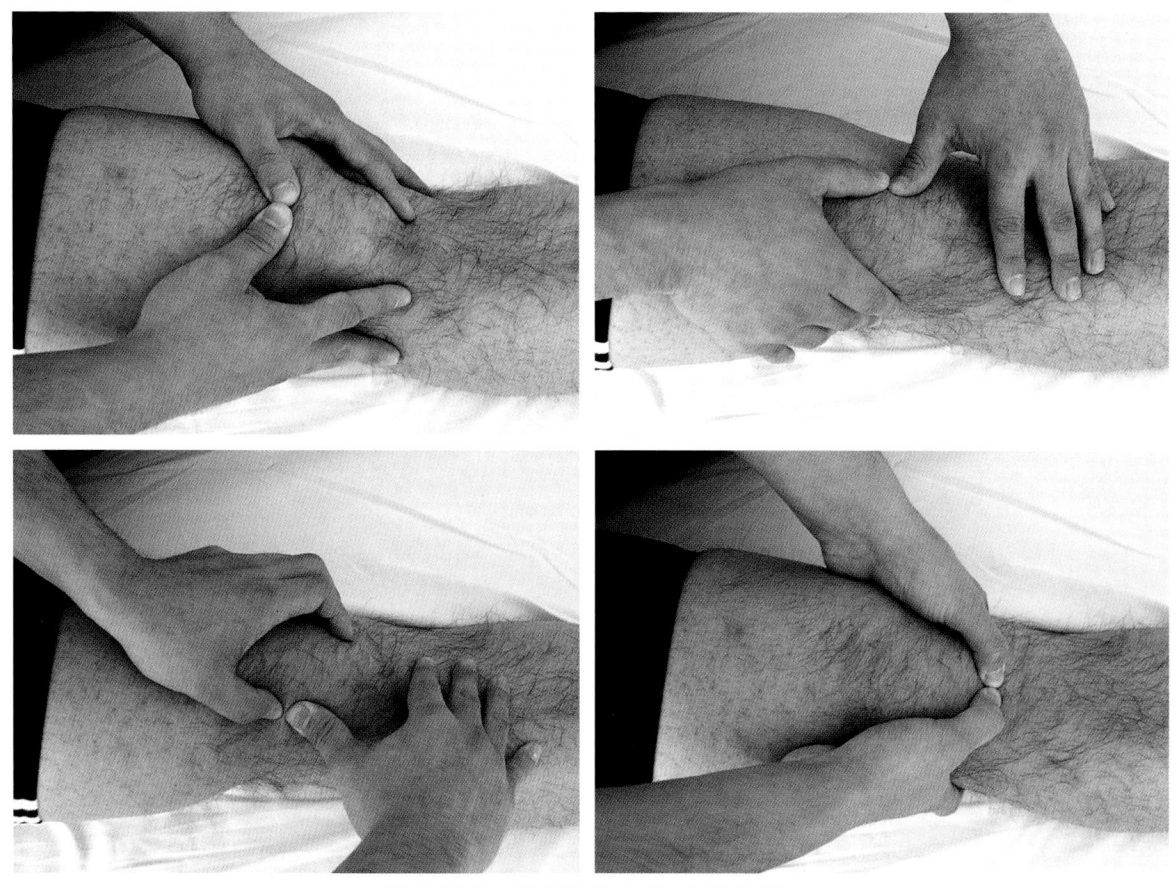

图 3-12-6 　髌骨松动术（以右腿为例）

以手指指腹或掌根推住髌骨边缘，向上、下、左、右四个方向缓慢用力推动髌骨至极限位置。一般每个方向 10~20 次，2~3 次 / 日。

患者在术后应用制冷设备（如冰袋）冷疗来控制术后疼痛和渗出（图 3-12-7）。KT-2000 膝韧带测量仪记录术前松弛度（图 3-12-8），如果可能，进行肌力测试 [等速和（或）功能测试]（图 3-12-9）和平衡测试。

本阶段避免热疗以及长时间站立、行走、减速和旋转运动；合并内侧副韧带损伤者，在治疗训练和功能活动过程中，避免外翻应力。

在炎症消退、关节活动度正常、肌肉功能和步态恢复后才进行重建手术。术前应有物理治疗咨询，为患者提供康复科编写的教育材料，包括手术治疗方案、运动治疗、术后进程、常见问题和答案。

二、术后第 1 阶段（0～2 周）

（一）康复原则

此阶段的康复重点是恢复完全被动伸直、渐进性负重、控制术后渗出、股四头肌再学习，鼓励立即 ROM 训练，减少制动的不良作用，如关节软骨变性、胶原过度形成、疼痛[133]。

本阶段的目标：ROM 0°～90°，每天练习主动屈曲或助力下主动伸直练习 2 次左右。如果患者屈曲角度有困难，建议使用 CPM。防止伸直受限是 ACL 术后最重要目标。本阶段要支具锁定在 0° 时行走，避免在 40°～0° 范围主动伸膝，避免热疗和长时间站立、行走。

ACL 重建术后伸直受限可引起步态异常，加重髌股关节症状和股四头肌无力。术后 2～3 周内应达到完全伸直，为完成此目标，教育患者坐和（或）躺时，足跟部垫高，使重力轻负荷牵伸患膝（见图 3-12-3）；行走或睡觉时，支具锁定在 0°，这样移植物在髁间窝内，防止形成髁间窝瘢痕或关节粘连。

ACL 重建康复的另一个特征是早期负重。先进的固定技术，如挤压螺钉固定，允许术后立即

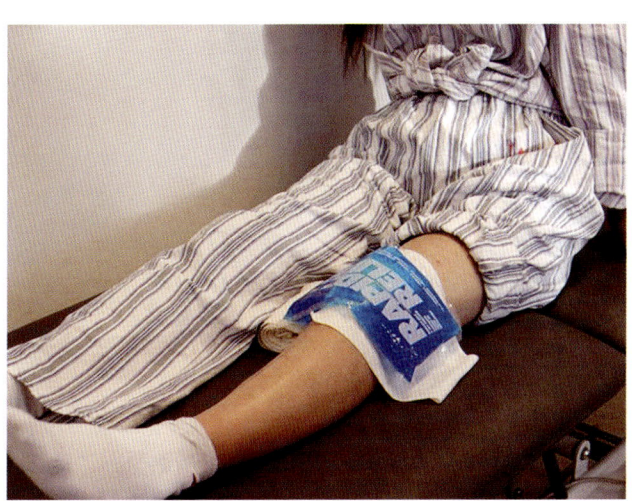

图 3-12-7 局部冰敷

时间 15～20 分钟，使组织迅速降温，毛细血管收缩，避免进一步出血和肿胀。可使用专用硅胶冰袋，冷冻后随时备用；也可用碎冰块装塑料袋，再加适量水，制成冰水混合物后使用。将冰袋放在患处，硅胶冰袋使用时应隔一层布避免冻伤。冰块冰袋可直接接触皮肤冰敷但应避免漏水弄湿伤口。

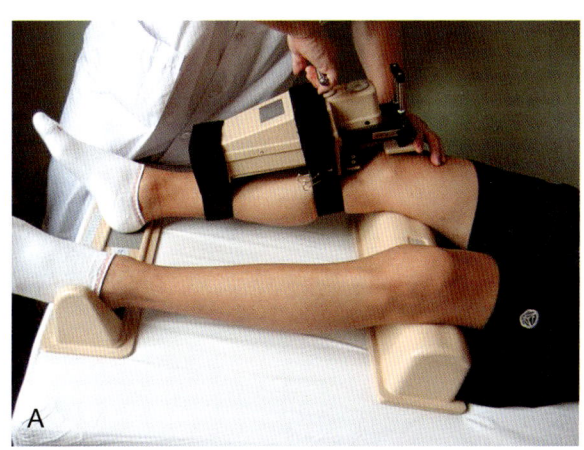
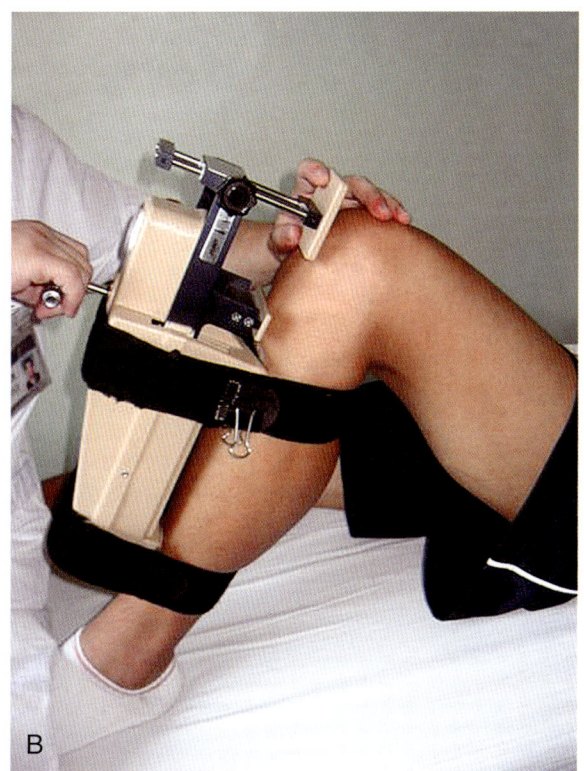

图 3-12-8 KT-2000 膝韧带测量仪记录膝松弛度（A 为屈膝 30°，B 为屈膝 90°）

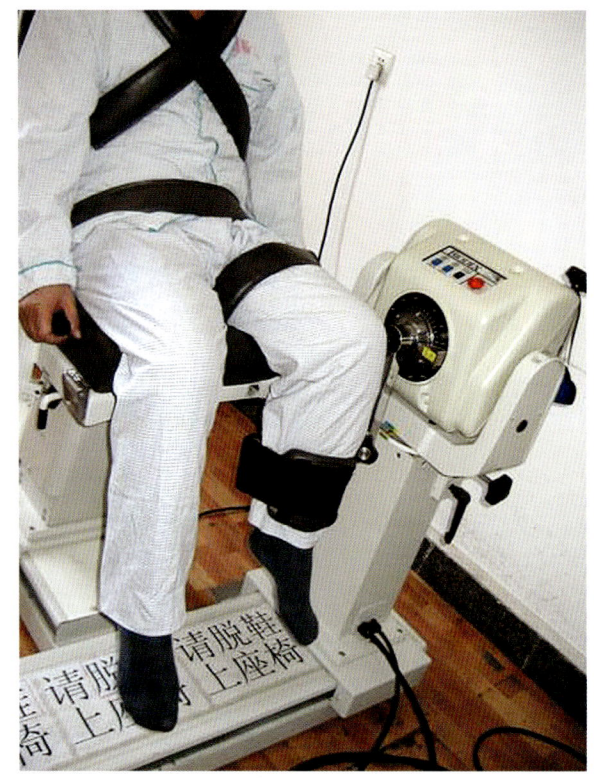

图 3-12-9　Biodex 等速测试系统

通过设定不同的角速度而产生的顺应性阻力与肌肉收缩的实际力矩相匹配的原理，从而可获得关节活动中任何一点的肌肉收缩产生的最大肌力。能提供肌力、肌肉做功量和耐力等多种数据，并可同时完成一组拮抗肌的测试，判断主动肌与拮抗肌的力量之比。目前主要用于 3 级以上肌力的评定和训练。

负重，教会患者行走时锁定术后支具 0°位，自体髌腱重建术后先扶拐部分负重（50%），逐渐增加负重重量，使膝关节逐渐适应负荷，术后 1 周内扶拐负重行走。

此期控制术后渗出和股四头肌再学习也是重要目标。控制术后渗出可减少股四头肌抑制，更快恢复肌肉功能。术后早期，每次应用冰袋 20~30 分钟，然后休息 1 小时。拆线后，冰袋可以直接贴用，增加冰敷效果。膝下垫枕的股四头肌设置是很好的股四头肌再学习。如果患者很难引出股四头肌收缩，在股四头肌设置练习时应用生物反馈肌肉电刺激，可更好地促进股四头肌再学习（图 3-12-10）。术后支具锁定在 0°直抬腿练习（SLR），直到能完全控制股四头肌 [即 SLR 时无痛和（或）无股四头肌迟滞]。

为恢复髌骨正常活动，应进行髌骨松动术（见图 3-12-6），训练的强度依炎症症状而定，膝完全伸直需要髌骨上移，屈曲需要髌骨下移。

当 ROM 达到 80°时，可应用短臂功率车练习来增加肌力、ROM 和心血管功能，术后早期可将功率车臂适当缩短。渐进性抗阻训练髋关节周围肌肉力量。

ACL 重建后平衡功能下降，应鼓励早期神经肌肉训练。以渐进性负重开始平衡评定和训练。只要患者可以 50% 负重，就用平衡板进行本体感觉训练（图 3-12-11），只要 ROM ≥ 90°和股四头肌控制增强，训练中可增加压腿。此项闭链练习（CKC）开始在 5°~70°无痛范围双腿进行，以后随 ROM 增加，可单腿练习。闭链练习对 ACL 应力影响小，在早期力量练习中常用。

（二）具体康复计划

正确体位摆放[134]（图 3-12-12）：患腿抬高放于枕头上，足尖向正上方，不能歪向一边，膝关节下方应空出，不得用枕头将腿垫成微弯位置。如疼痛不可忍受，则在医生指导下摆放于舒适体位。

功能练习早期，肌力水平较低，组织存在较为明显的炎性反应，故以静力练习（关节不活动，保持某一姿势直至肌肉疲劳）为主。逐渐增加小负荷的耐力练习，选用轻负荷（完成 30 次动作即感疲劳的负荷量），30 次/组，组间休息 30 秒，2~4 组连续练习，至疲劳为止[135]。麻醉消退后，活动足和踝关节；如疼痛不明显，可尝试等长收缩

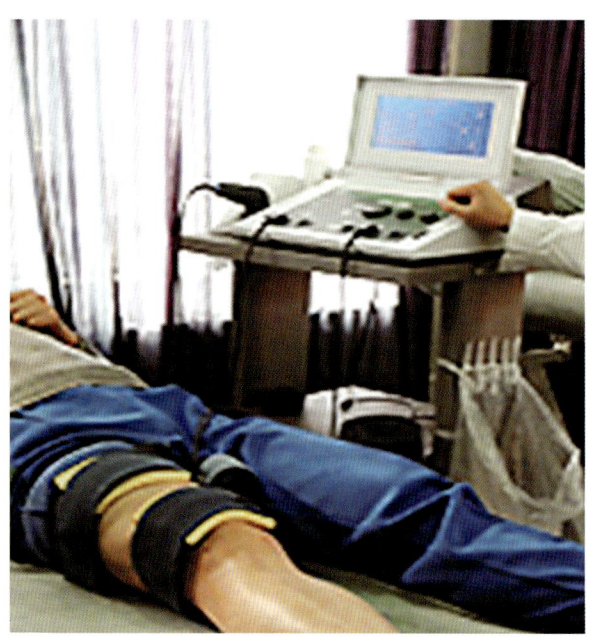

图 3-12-10　股四头肌神经肌肉中频电刺激

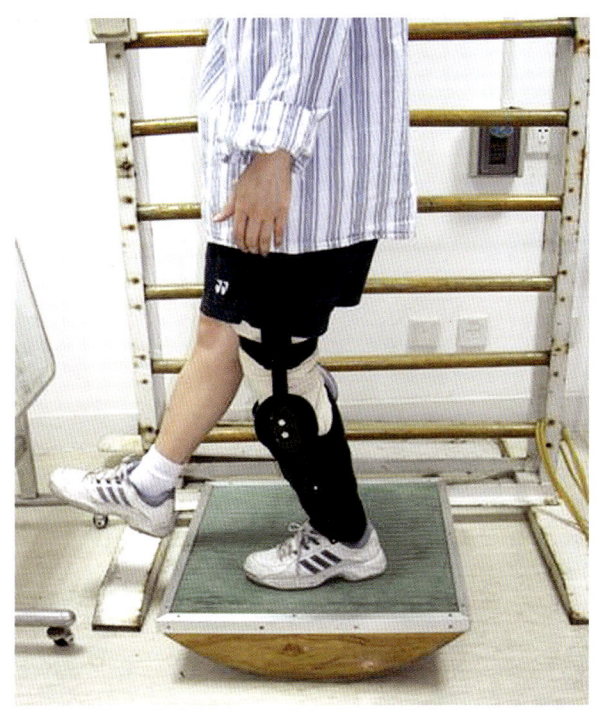

图 3-12-11　平衡板上的站立及蹲起练习

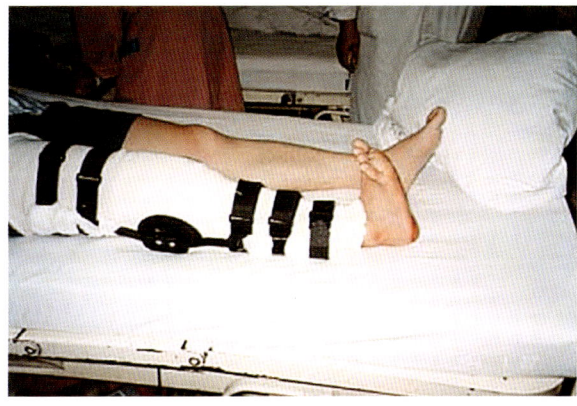

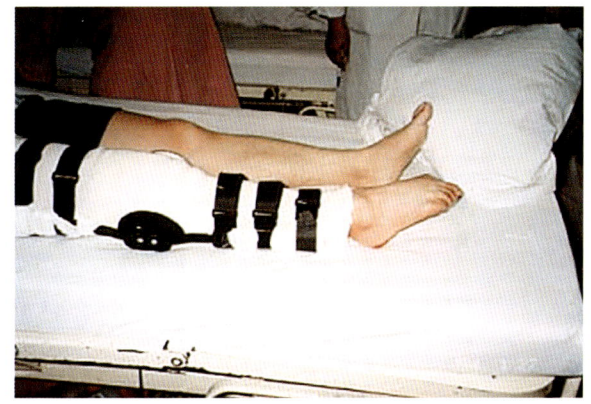

图 3-12-13　踝泵练习

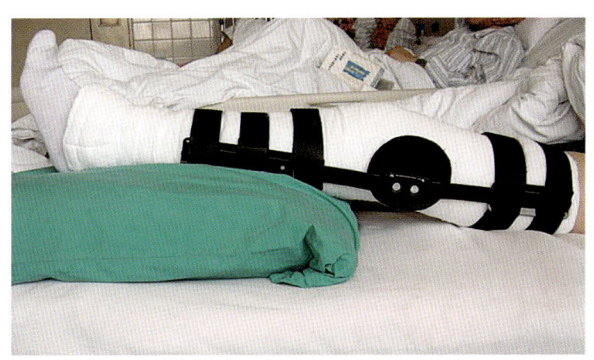

图 3-12-12　术后患膝正确体位摆放

股四头肌。

1. 术后第 1 天

（1）进行踝泵练习[134]（图 3-12-13）：反复进行踝关节主动屈伸练习，要求缓慢、用力、最大范围，尽可能多做，至少 5min/h，对于促进循环、消退肿胀、防止深静脉血栓具有重要意义。

（2）股四头肌等长练习（见图 3-12-1）：在不增加疼痛的前提下尽可能多做，大于 500～1 000 次/日。可减缓肌肉萎缩，促进下肢血液循环。

（3）腘绳肌等长练习（见图 3-12-2）：在不增加疼痛的前提下尽可能多做，大于 500～1 000 次/日。可减缓肌肉萎缩，促进下肢血液循环。

（4）尝试直抬腿练习（见图 3-12-4）：保持至力竭为 1 次，5～10 次/组，2～3 组/日。

如切口处的疼痛较明显，可减少练习强度或延期进行。

2. 术后第 2 天　拔除引流管。

（1）继续并加强以上练习。

（2）下地行走后可进行"抗重力踝泵练习"，以促进肢体远端血液回流。动作与上述踝泵相似，但自己用手或由他人帮助，将腿举到与床面垂直，在重力帮助下更好地促进肢体远端的血液回流。

（3）开始侧抬腿练习（图 3-12-14）：力量增强后可在踝关节处加沙袋为负荷以强化练习。30 次/组，组间休息 30 秒，2～4 组连续练习，1～2 次练习/日。

（4）后抬腿练习（图 3-12-15）：力量增强后可在踝关节处加沙袋为负荷以强化练习。30 次/组，组间休息 30 秒，2～4 组连续练习，1～2 次练习/日。

3. 术后第 3 天　根据情况由医生决定开始关节活动度练习。

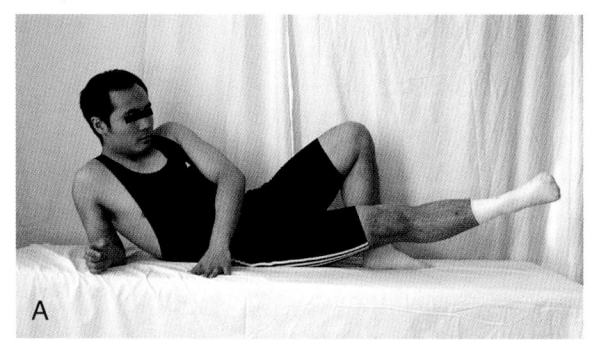 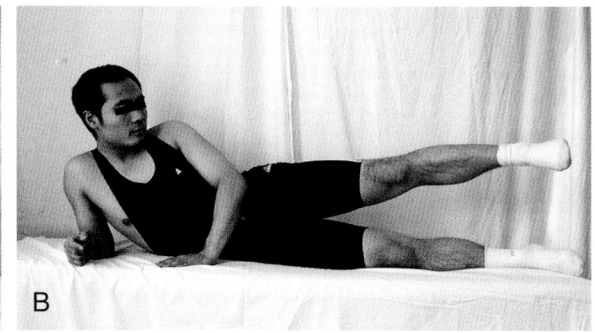

图 3-12-14　侧抬腿练习（A 图以右腿为例，B 图以左腿为例）

A. 患侧卧位，伸膝向内侧直腿侧抬，保持一定时间或完成动作为 1 次。力量增强后可在踝关节处加沙袋为负荷以强化练习。此练习主要锻炼内收肌；
B. 健侧卧位，伸膝向外侧直腿侧抬，保持一定时间或完成动作为 1 次。力量增强后可在踝关节处加沙袋为负荷以强化。此练习主要锻炼外展肌。

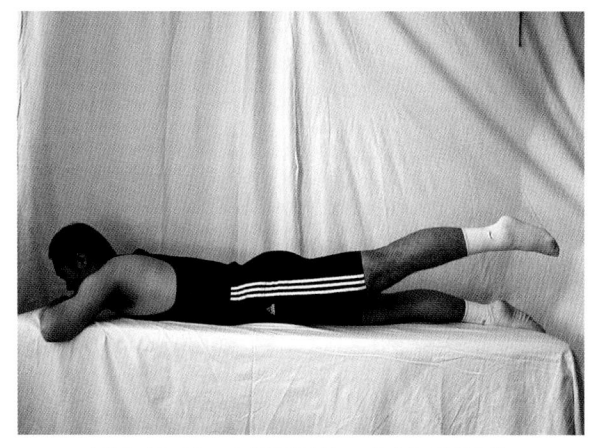

图 3-12-15　后抬腿练习（以左腿为例）

俯卧位，尽量伸膝直腿向后抬起至足尖离床面 5cm 处（如膝关节可屈曲，微屈 30°更强化对腘绳肌的练习）。保持一定时间或完成动作为 1 次。力量增强后可在踝关节处加沙袋为负荷以强化练习。主要锻炼腘绳肌及臀大肌等。

（1）继续并加强以上练习。

（2）负重及平衡练习（图 3-12-16、17）：在保护下双腿肌肉绷紧控制动作及身体平衡，逐渐增加患侧下肢的负重及用力程度，逐渐达到患侧单腿完全负重站立。5 分钟/次，2 次/组，2~3 组/日。练习至可患侧单腿站稳 1 分钟即可脱拐行走。

（3）根据情况决定开始屈曲练习（图 3-12-18）：微痛范围内，练习时去除夹板，练习完毕再戴好夹板。10 分钟/次，1 次/日。

（4）练习后即刻冰敷 20 分钟左右，如平时有关节内明显发热、发胀的感觉，可再冰敷 2~3 次/日（如棉花腿加压包扎未拆除则无须进行冰敷）。

（5）伸展练习（见图 3-12-3）：练习时去除夹板，练习完毕再戴好夹板，与屈曲练习间隔时间尽可能远。必要时可于膝关节以上处加重物。20~30 分/次，1~2 次/日。

4. 术后 1~2 周　根据个体差异的不同，屈曲角度的进度很可能并不相同。

（1）屈曲练习（图 3-12-18）：被动屈曲角度大于 90°，主动屈曲角度接近 90°。

（2）根据膝关节稳定程度，调节夹板 30°~50°范围内活动。

（3）髌腱（骨–腱–骨）重建 ACL 患者，开始俯卧位"勾腿练习"（图 3-12-19）（腘绳肌肌腱重建 ACL 患者，术后 4 周后开始此练习）。

随力量增强可在踝关节处加沙袋或用皮筋的阻力为负荷以强化练习。此阶段应静力练习，屈膝至无痛角度保持 10~15 秒。10~20 次/组，组间休息 30 秒，2 组连续练习，2~3 次/日。

最常见的并发症是运动受限。此期应达到完全伸直，争取达到屈膝 90°，如果这些目标达不到，康复人员应与术者交流进展不顺的原因。加强 ROM 练习，应用 NSAIDs 控制疼痛和炎症，强调患者对康复计划的依从性和负重注意事项。

如果患者能患肢单侧负重时无痛、直抬腿练习（SLR）时无股四头肌迟滞、ROM 0°~90°，可以进入下一阶段。

三、术后第 2 阶段（2~6 周）

（一）康复目标

本阶段的目标：ROM 0°~125°、髌骨活动度良好、肿胀轻、恢复正常步态、控制良好且无痛地迈上 20.32cm（8 英寸）高阶梯。

注意事项：训练和功能活动时避免疼痛，在

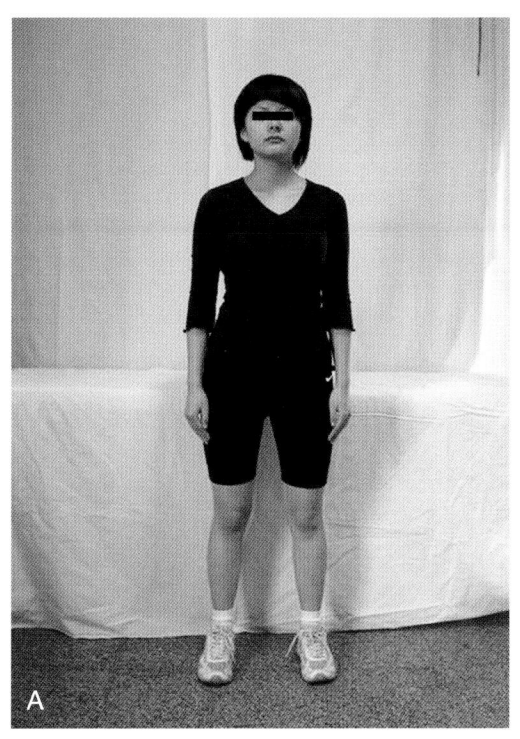 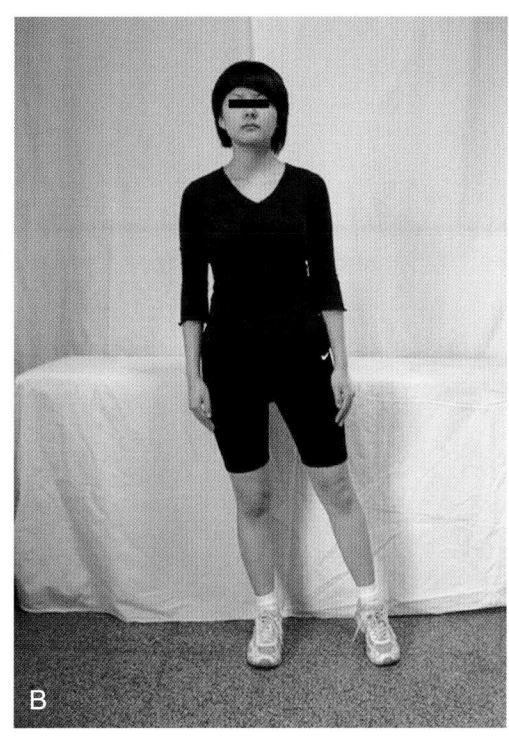

图 3-12-16　左右向负重及平衡（以右腿为例）

保护下站立，双足左右分立与肩同宽（A），缓慢左右交替移动重心（B），下肢肌肉绷紧控制动作及身体平衡，逐渐增加患侧下肢的负重及用力程度，争取可达到患侧单腿完全负重站立。

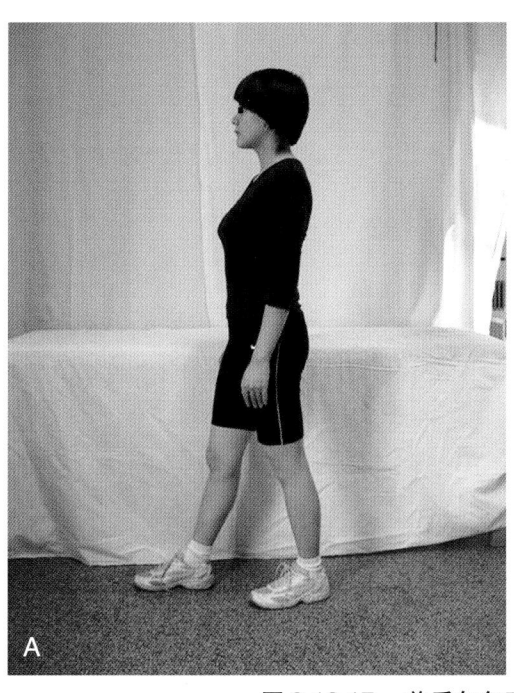 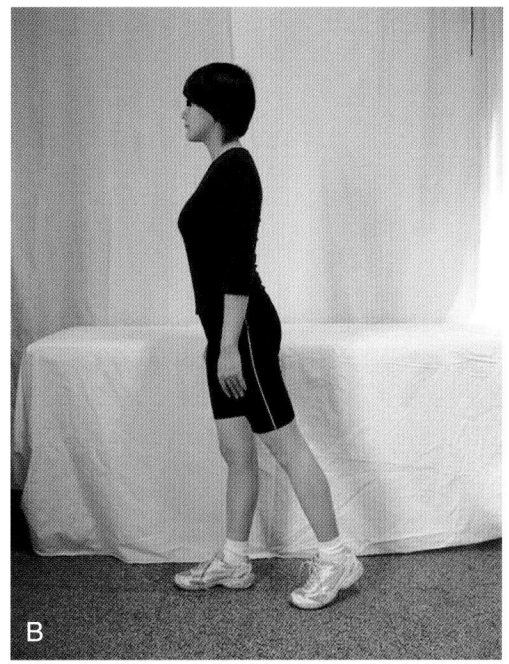

图 3-12-17　前后向负重及平衡（以右腿为例）

保护下站立，双足前后分立 1~2 脚长距离（A），缓慢左右交替移动重心（B），下肢肌肉绷紧控制动作及身体平衡，逐渐增加患侧下肢的负重及用力程度，争取可达到患侧单腿完全负重站立。

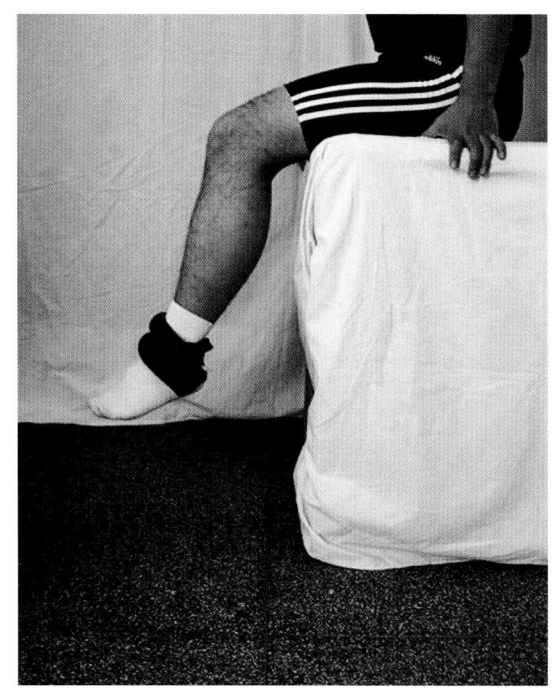

图 3-12-18　坐位垂腿（以右腿为例）

坐于床边，膝以下悬出床外自然下垂。放松大腿肌肉，保护下（可用健侧腿托住患腿后缓慢放下）使小腿自然下垂，至感到疼痛处保持10分钟，待疼痛减轻后继续加大角度。必要时可于踝关节处加负荷。适用于早期屈曲约0°~95°范围。

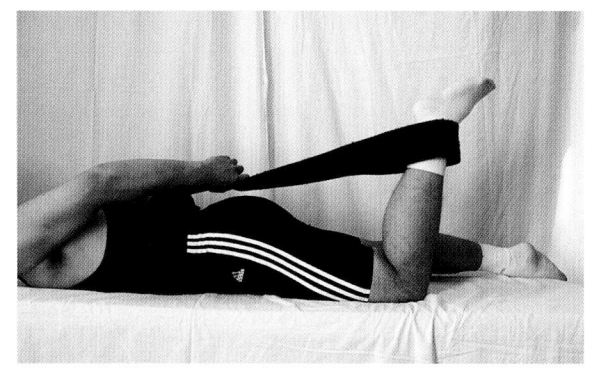

图 3-12-19　俯卧位膝牵伸（以左腿为例）

俯卧位，双腿自然伸展，自行握患踝，或用长毛巾或宽带子系于踝关节处牵拉，使膝关节屈曲，至感到疼痛及大腿肌肉有明显牵拉感处保持，待疼痛减轻后继续加大角度，或由他人帮助完成动作，禁止暴力推拿。适用于早期屈曲约100°~135°范围。

良好的股四头肌控制和下肢力线恢复前避免反复下楼。

随着股四头肌控制能力提高，将支具调到0°~50°，以满足平地步行需要的膝活动度，在可耐受的范围逐步增加负重，间断扶拐步行以恢复正常步态。减重系统可减少步行训练过程中患肢负重。随着ROM和肌力增加，加以其他闭链训练，如静蹲（见图3-12-5），强化平衡训练。

继续深化平衡训练，包括单侧肢体负重、多平面支撑和干扰训练。可尝试消除或改变来自视觉、前庭和躯体感觉系统的感觉信息，以训练其他系统。让患者闭眼改变视觉，或者平衡练习时抓球和扔球，将更有针对性训练躯体感觉系统。加快对负荷的神经肌肉反应时间，可增加膝周的动态稳定，保护静态的重建组织，防止过度疲劳或再损伤。随着ROM增加到110°~150°，增加功率车臂。单腿闭链练习，用弹力带抗阻练习健侧髋外展和伸直，逐步增加前迈步，以强化力量和神经肌肉训练。术后6周，患者可无痛地迈上8英寸阶梯和完全控制下肢。术后6周、3个月、6个月分别进行KT-2000测量以记录松弛度，将检查和训练结果与术者交流，继续在评定基础上调整治疗计划。

此期较常见的并发症是膝前痛。因为无需辅助器械步行，患者常在下肢肌力不足以进行相当水平活动时，提前进行这些活动。患者必须懂得限制站立、行走和上、下楼梯。治疗时要综合主观症状和客观评定区别对待，随时调整治疗以缓解症状和安全进行既定康复方案。

（二）具体康复计划

1. 术后2周

（1）被动屈曲练习（图3-12-20）：被动屈曲角度至90°~100°。

（2）强化肌力练习。

（3）逐渐调整夹板至0°~70°范围屈伸。每3~5天加大角度，术后满4周时调节至0°~110°范围。如调整后行走及负重时关节不稳明显，则减小调整角度。

2. 术后3周

（1）被动屈曲练习（图3-12-20）：被动屈曲角度至100°~110°。

（2）加强主动屈伸练习，强化肌力练习。

（3）开始尝试脱拐行走。

3. 术后4周（睡眠时可以开始不戴夹板）

（1）被动屈曲练习（图3-12-20）：被动屈曲角度达110°~120°。

（2）调整夹板至可在0°~110°范围屈伸。

（3）开始前后、侧向跨步练习：要求动作缓

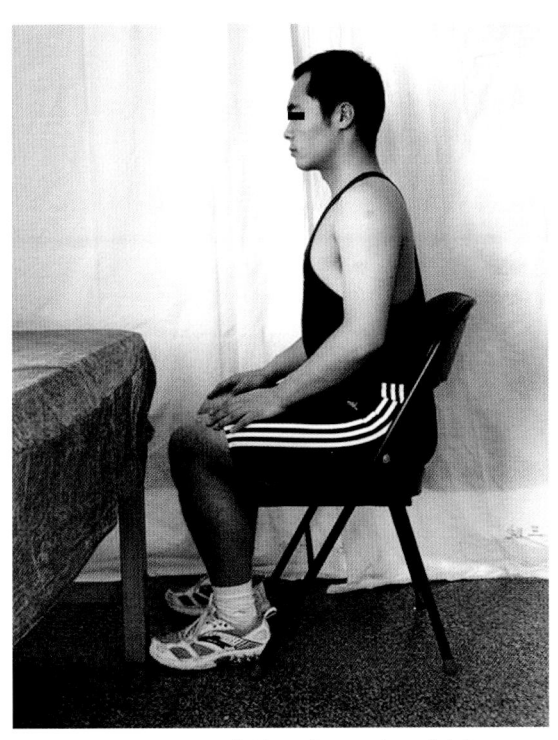

图 3-12-20　坐位顶墙（以左腿为例）

上体正直坐于椅上，面向墙壁等固定物体，患侧足尖顶墙或其他物体以固定不使脚移动，缓慢向前移动身体以增大屈膝角度，至感到疼痛处保持10分钟，待疼痛减轻后继续加大角度，不得歪斜身体或抬起患侧臀部。

慢、有控制、上体不晃动。力量增强后可双手提重物为负荷或在踝关节处加沙袋为负荷。20次/组，组间间隔30秒，连续2~4组，2~3个单元/日。

（4）静蹲练习（见图3-12-5）：下蹲至无痛角度，调整脚离墙的距离，使膝一直垂直于足尖下蹲角度小于90°。在无痛及可控制的最大角度保持2分钟/次，间隔5秒，5~10次/组，2组/日。

（5）力求达到正常步态行走。

4. 术后5~6周

（1）被动屈曲角度达120°~130°。

（2）开始单膝蹲起练习（见图3-12-5）：在0°~45°范围蹲起，要求动作缓慢、有控制、上体不晃动。必要时可双手提重物以增加练习难度。20次/组，间隔30秒，连续2~4组，1~2个单元/日。

（3）有条件并且关节肿痛不明显的患者可以开始固定自行车练习以提高关节灵活性，无负荷至轻负荷，20~30分/次，2次/日。

四、术后第3阶段（6~14周）

（一）康复目标

本阶段目标：恢复正常ROM，控制良好且无痛地从20cm高的阶梯迈下，提高ADL耐力，提高下肢灵活性，保护髌股关节。

注意事项：训练和功能活动时避免疼痛；在恢复足够肌力和医生允许前，避免跑和运动训练。

进入本阶段，恢复正常ROM，增加下肢肌力和灵活性，继续辅助主动ROM练习及开始股四头肌牵伸（仰卧位和俯卧位）（见图3-12-3、19）。在开链和闭链功能练习期间应用渐进性抗阻训练。向前迈下阶梯的高度从10cm逐步递增到15cm、20cm，在跑台上倒走练习时逐步增加倾斜角度，增强股四头肌力。如果术后3个月时KT-2000证实满意，可进行90°~40°等张伸膝，注意髌股关节症状。强化运动带灵活性、在不稳平面上进行平衡练习、干扰训练等神经肌肉训练。注意渐进性抗阻训练的训练量。为了恢复和减少劳损的可能性，改变负重训练的天数，监测所选择肌力练习的重复次数和交叉训练。

（二）具体康复计划

1. 被动屈曲角度逐渐至与健侧相同。同时增加俯卧牵伸（见图3-12-19）以强化膝关节活动度。

2. 强化各项肌力练习

（1）坐位抗阻伸膝（图3-12-21）：使用沙袋等为负荷练习，30次/组，组间休息30秒，连续4~6组，2~3个单元/日。

（2）随肌力水平的提高，以绝对力量的练习为主。选用中等负荷（完成20次动作即感疲劳的负荷量），20次/组，2~4组连续练习，组间休息60秒，至疲劳为止。

一旦结果满意，开始在跑台上跑步。与前进跑相比，后退跑可降低髌股关节压力，所以先进行后退跑。如能进行20cm阶梯练习，再开始向前跑练习。

3. 达到标准后，继续下阶段的康复方案

（1）主动屈伸膝角度基本与健侧相同，且无明显疼痛。同时增加俯卧牵伸（见图3-12-19）以强化膝关节活动度。

（2）每日俯卧位屈曲使足跟至臀部距离与健腿相同，持续牵伸10分钟/次。

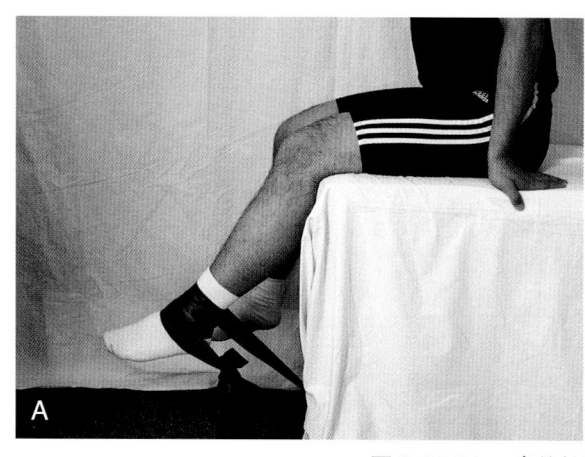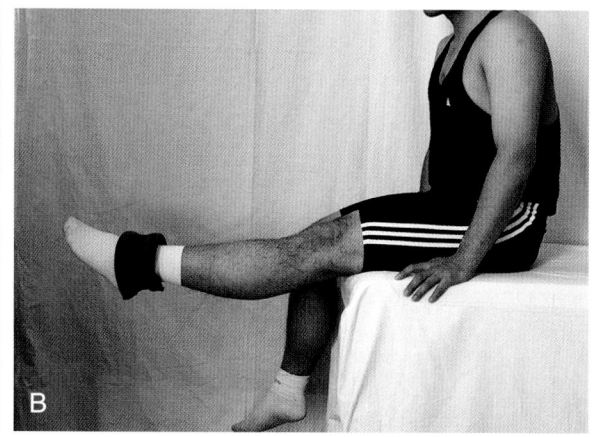

图 3-12-21　坐位抗阻伸膝（以左腿为例）

坐位屈膝小腿自然下垂于床外，踝关节处系一弹性皮筋一端，皮筋另一端固定于某处，伸膝向前用力牵拉皮筋（A）。至最大角度保持一定时间或完成动作为 1 次。此练习主要锻炼股四头肌。或者使用沙袋为负荷采用以上姿势练习（B），可取得同样效果。

（3）台阶前向下练习（图 3-12-22）：力量增强后可双手提重物为负荷或在踝关节处加沙袋为负荷。要求动作缓慢、有控制、上体不晃动。20 次/组，组间间隔 30 秒，连续 2~4 组，2~3 个单元/日。

（4）保护下全蹲[134]（图 3-12-23）：双腿平均分配体重，尽可能使臀部接触足跟。3~5 分钟/次，1~2 次/日。

五、术后第 4 阶段（术后 14~22 周）

通过此阶段，患者可以提高全面功能。本阶段目标是：跑步时无痛，能满足 ACL 最大力量和灵活性，跳跃试验时患膝达到健侧的 75% 以上。

治疗重点是为患者重返运动作准备。跑台上逐步进行往前跑训练，重在短距离加速跑和长距离慢速跑。将等张和等速伸膝的训练进展为全角度，继续在可耐受范围加强渐进性抗阻训练和灵

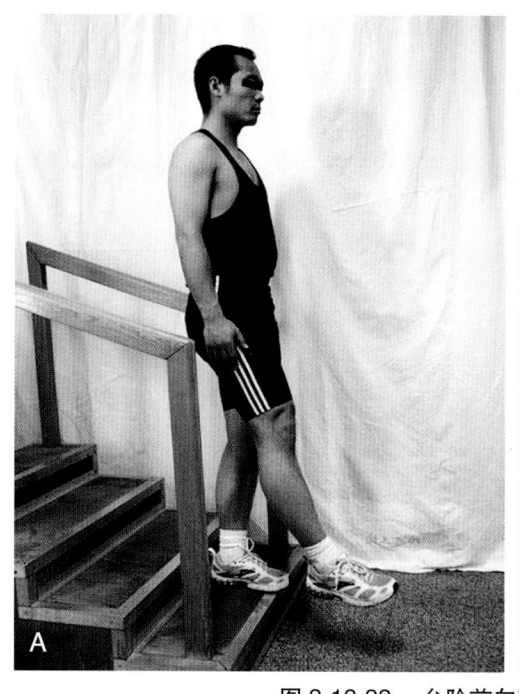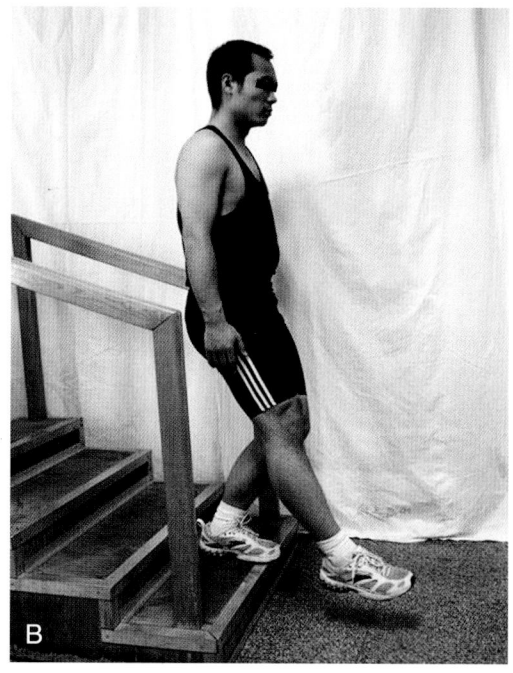

图 3-12-22　台阶前向下练习（以右腿为例）

面向地面，背向台阶站立于一层台阶上，上身正直，患腿单腿站立，健腿向前伸出（A）。患腿缓慢下蹲至健腿足跟着地（B），再缓慢蹬直至完全伸直。此练习主要强化下肢在运动中的控制能力，并且是上下台阶等日常生活必须动作的功能性练习。

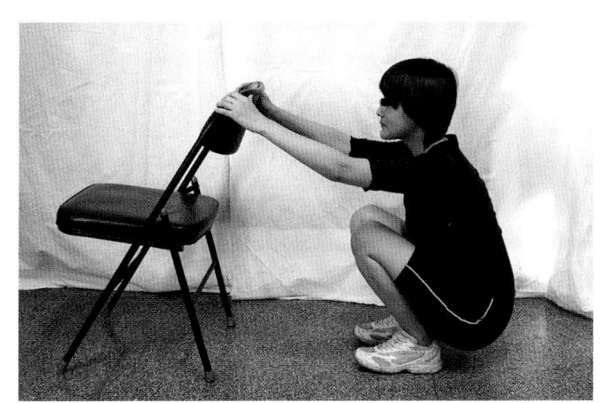

图 3-12-23 保护下全蹲（以双腿完成动作为例）

双足与肩同宽，足尖正直向前，手扶物体保护下缓慢全蹲，足跟不离开地面，至感到疼痛处保持 5 分钟，待疼痛减轻后继续加大角度。双腿平均分配体重，尽可能使臀部接触足跟。此练习不但强化屈髋及屈膝的最大角度，同时也是下蹲拾物、系鞋带、如厕等日常生活中必须动作的功能性练习。

活性训练，根据患者运动项目、灵活性（即减速训练）进行训练。引入功能往返运动训练之前应完全恢复 ROM 和灵活性，应该锻炼足够肌力，进行一种简单功能测试：在 5 分钟之内用体重的 60% 静蹲 5 次。如能做到，肌力尚可，可采取功能往返运动训练，注意训练对侧肢体灵活性，防止劳损，在评定基础上调整康复治疗计划。功能往返运动训练之后，逐步加强速度、强度、应力、容积、频率功能，可从简单训练开始，再到复杂练习（如双腿跳）和跳箱训练。建议患者每周计划有所变化，更具体说，患者负重训练 1 天，适当热身后，第 2 天跑步，第 3 天功能往返运动，另外最重要的是休息 1 天让肌肉复原。达标后，进入最后阶段。

六、术后第 5 阶段（术后 22 周以后）

此阶段是真正重返运动。本阶段目标是：对专项运动动作没有恐惧感；获得最大力量和灵活性，满足专项运动的要求；跳跃试验时患膝达到健侧的 85% 以上。应注意：训练动作和功能活动时避免疼痛，并且在足够的肌力恢复和术者允许前避免运动。

重点是患者的运动及其在运动中的姿势。纠正力量和灵活性的不足，针对专项运动进行功能往返运动和灵活性训练，包括真正的接触或非接触运动训练。会经常用到 ACL 支具。

记录在专项运动中主观症状和客观体征。康复结束时通过 KT-2000、功能性跳跃测试、等速测试等检查关节松弛度、力量和功率。等速和功能测试的目标是：在每秒 60° 和 240° 等速测试时，股四头肌和腘绳肌平均最大力矩和总作功下降小于 15%。功能测试将功能的特异组成部分和真正目标联系起来，为确立功能状况提供直接证据，单腿跳试验和交叉跳跃测试的目标是患膝达到健侧的 85% 以上。这些测试结果及其他相关的临床资料反馈给术者，以最终决定其是否参加运动。

在此阶段，要让患者为其专项运动的需求做好准备，包括 ROM、灵活性、肌力、作功和耐力。

如能达到上述阶段目标，能减少再损伤发生率。

（黄红拾）

参 考 文 献

[1] Zantop T, Peterson W, Fu FH, et al. Anatomy of the anterior cruciate ligament. Oper Tech Orthop, 2005, 15:20-28.

[2] Weber W. Mechanik der menschlichen Gehwerkzeuge. Dieterichsche Buchhandlung, Göttingen, 1836.

[3] Bonnet A. Traité des maladies des articulations. Bailiérol, Paris, 1845.

[4] Nicoletti V. Plastische e trapianti die tessuti in sostituzione dei ligamenti articolari. Gaz Isp Clin, 1913, 34:996.

[5] Girgis FG, Marshall JL, Monajem A. The cruciate ligaments of the knee joint. Anatomical, functional and experimental analysis. Clin Orthop, 1975, 106:216-231.

[6] 王健全，敖英芳，刘平，等. 前交叉韧带股骨止点临床解剖学研究. 中国运动医学杂志, 2007, 5(26): 266-270.

[7] Odensten M, Gillquist J. Functional anatomy of the anterior cruciate ligament and a rationale for reconstruction. J Bone Jiont Surg (Am), 1985, 67:257-262.

[8] Harner CD, Baek GH, Vogrin TM, et al. Quantitative analysis of human cruciate ligament insertions. Arthroscopy, 1991, 5:741-749.

[9] Tomoyuki Mochizuki, MunetaT, NagaseT, et al. Cadaveric knee observation study for describing anatomic femoral tunnel placement for two-bundle

anterior cruciate ligament reconstruction. Arthroscopy, 2006, 22(4): 356-361.

[10] Masaaki Takahashi, Mitsuhito Doi, Masashi Abe, et al. Anatomical study of femoral and tibial insertions of the anteromedial and posterolateral bundles of human anterior cruciate ligament. The American Journal of Sport Medicine, 2006, 34: 787-792.

[11] Colombet P, Robinson J, Christel P, et al. Morphology of anterior cruciate ligament attachments for anatomic reconstruction: A cadaveric dissection and radiographic study. Arthroscopy, 2006,22(9): 984-992.

[12] 陈临新，王健全，刘平. 前交叉韧带股骨止点的放射学研究. 中国运动医学杂志，2008，4, 27: 416-419.

[13] Zavras TD, Race A, Amis AA. The effect of femoral attachment location on anterior cruciate ligament reconstruction: graft tension patterns and restoration of normal anterior-posterior laxity patterns. Knee Surg Sports Traumatol Arthrosc, 2005,13(2): 92-100.

[14] Lintner DM, Dewitt SE, Moseley JB, et al. Radiographic evaluation of native anterior cruciate ligament attachment and graft placement for reconstruction. The Ametican Journal of Sport Medicine,1996, 24: 72-78.

[15] Delee J, Curtis R. Anterior cruciate ligament in insufficiency in children. Clin Orthop, 1983, 172:112-118.

[16] Lipscomb AB, Anderson AF. Tears of the anterior cruciate ligament in adolescents. J Bone Joint Surg Am, 1986, 68:19-28.

[17] McCarroll JR, Rettig AC. Shelbourne KD. Anterior cruciate ligament injuries in the young athlete with open physes. Am J Sports Med, 1988, 16:44-47.

[18] Mizuta H, Kubota K, Shiraishi M, et al. The conservative treatment of complete tears of the anterior cruciate ligament in skeletally immature patients. J Bone Joint Surg Br, 1995, 77(6):890-894.

[19] Graf BK, Lange RH, Fujisaki CK. et al. Anterior cruciate ligament tears in the skeletally immature patients: meniscal pathology at presentation and after attempted conservative treatment. Arthroscopy, 1992, 8:229-233.

[20] Stadelmater DM, Arnoczky SP, Dodds J, et al. The effect of drilling and soft tissue grafting across open growth plates: a histologic study. Am J Sports Med, 1995, 23:431-435.

[21] Guzzanti V, Faleiglia F, Gogante A, et al. The effect of intraarticular ACL reconstruction on the growth plates of rabbits. J Bone Joint Surg Br, 1994, 76(6):960-963.

[22] Meyers MH, McKeever FM. Fracture of the intercondylar eminence of the tibia. J Bone Joint Surg Am, 1970, 52(8):1677-1684.

[23] Zarieznyj B. Avulsion fracture of the tibial eminence treatment by open reduction and pinning . J Bone Joint Surg Am, 1977, 59(8):1111-1114.

[24] Baxter MP, Wiley JJ. Fractures of the tibial spine in children an evaluation of knee stability. J Bone Joint Surg Br, 1988,70: 282-230.

[25] Mankin HJ, Dorfman H, Lippiell O, et al. Biomechanical and metabolic abnormalities in articular cartilage from osteoarthritis in human hips. J Bone Joint Surg, 1971, 53A:523-530.

[26] 薛海滨，敖英芳，于长隆，等. 前交叉韧带断裂与重建对膝关节软骨退变影响的实验研究. 中华外科杂志，2002，40：304-305.

[27] 徐雁，敖英芳. 前交叉韧带断裂继发软骨损伤的临床研究. 中国运动医学杂志，2002, 21: 7-10.

[28] Rosen MA, Jackson DW, Atwell EA. The efficacy of continuous passive motion in the rehabilitation of anterior cruciate ligament reconstructions. Am J Sports Med, 1992, 20:122.

[29] Speer KP, Spritzer CE, Bassett FH III, et al. Osseous injury associated with acute tears of the anterior cruciate ligament. Am J Sports Med,1992, 20:382.

[30] Kobayashi T, Yoshihara Y, Samura A, et al. Chondrocalcin as a marker of articular cartilage degeneration in anterior cruciate ligament-deficient knees. Orthopedics, 1998, 21: 773-776.

[31] Biswal S, Hastie T, Andriacchi TP, et al. Risk factors for progressive cartilage loss in the knee: a longitudinal magnetic resonance imaging study in forty-three patients. Arthritis Rheum, 2002, 46: 2884-2892.

[32] 敖英芳，于长隆，田得祥. 运动员与非运动员前交叉韧带断裂后继发软骨损伤的临床对比研究. 中国运动医学杂志, 2001,20:29-30.

[33] Nikolic DK. Lateral meniscal tears and their evolution in acute injuries of the anterior cruciate ligament of the knee. Arthroscopic analysis. Knee Surg Sports Traumatol Arthrosc, 1998, 6: 26-30.

[34] Metak G, Scherer MA. Significance of combined anterior cruciate ligament and meniscus injury. Zentralbl Chir, 1999, 124: 646-652.

[35] Keene GC, Bickerstaff D, Rae PJ, et al. The natural history of meniscal tears in anterior cruciate ligament insufficiency.Am J Sports Med, 1993, 21: 672-679.

[36] Warren RF. Meniscectomy and repair in the anterior cruciate ligament-deficient patient. Clin Orthop, 1990, 252: 55-63.

[37] Frank CB, Jackson DW. The science of reconstruction of the anterior cruciate ligament.J Bone Joint Surg (Am), 1997, 79: 1556-1576.

[38] Aubriot JH. Post-traumatic knee degeneration. Rev Prat, 1998, 48: 1799-1804.

[39] Seitz H, Schlenz I, Muller E, et al. Anterior instability of the knee despite an intensive rehabilitation program. Clin Orthop, 1996, 328: 159-164.

[40] Sommerlath K, Gillquist J. The long-term course of various meniscal treatments in anterior cruciate ligament deficient knees. Clin Orthop, 1992, 283: 207-214.

[41] 胡跃林，杨森源，田得祥．半月板撕裂与股骨髁半月板区关节软骨损伤的关系．中国运动医学杂志，1995, 14: 79-83.

[42] Vellet AD, Marks PH, Fowler PJ, et al. Occult post-traumatic osteochondral lesions of the knee: Prevalence, classification, and short-term sequelae evaluated with MR imaging. Radiology, 1991, 178: 271-276.

[43] Hunt N, Sanchez-Ballester J, Pandit R, et al. Chondral lesions of the knee: A new localization method and correlation with associated pathology. Arthroscopy, 2001, 17: 481-490.

[44] Ryu KN, Jin W, Ko YT, et al. Bone bruises: MR characteristics and histological correlation in the young pig. J Clin Imag, 2000, 24: 371-380.

[45] Murphy BJ, Smith RL, Uribe JW, et al. Bone signal abnormalities in the posterolateral tibial and lateral femoral condyle in complete tears of the anterior cruciate ligament: a special sign? Radiology, 1992, 182: 221-224.

[46] Costa-Paz M, Muscolo DL, Ayerza M, et al. Magnetic resonance imaging follow-up study of bone bruises associated with anterior cruciate ligament ruptures. Arthroscopy, 2001, 17: 445-449.

[47] Lahm A, Erggelet C, Steinwachs M, et al. Articular and osseous lesions in recent ligament tears: arthroscopic changes compared with magnetic resonance imaging findings. Arthroscopy, 1998, 14: 597-604.

[48] Green DM, Noble PC, Bocell JR Jr. Effect of early full weight bearing after joint injury on inflammation and cartilage degradation. J Bone Joint Surg Am, 2006, 88: 2201-2209.

[49] Rosen MA, Jachson DW, Berger PE. Occult osseous lesions documented by magnetic resonance imaging associated with anterior cruciate ligament ruptures. Arthroscopy, 1991, 7: 45-51.

[50] Wright RW, Phaneuf MA, Limbird TJ, et al. Clinical outcome of isolated subcortical trabecular fractures (bone bruise) detected on magnetic resonance imaging in knees. Am J Sports Med, 2000, 28: 663-667.

[51] Roland Meizer, Christian Radda, Günter Stolz, et al. MRI-controlled analysis of 104 patients with painful bone marrow edema in different joint localizations treated with the prostacyclin analogue iloprost. Wien Klin Wochenschr, 2005, 117: 278-286.

[52] DeLee JC, Drez D. Orthopaedic Sports Medicine. Philadelphia: WB Saunders, 1994. 1113-1133.

[53] Dienst M, Burks RT, Greis PE. Anatomy and biomechanics of the anterior cruciate ligament. Orthop Clin North Am, 2002, 33(4):605-620.

[54] Ellis DG. Cross-sectional area measurements for tendon specimens: A comparison of several methods. J Biomechanics,1969, 175-186.

[55] Butler DL, Kay MD, Stouffer DC. Comparison of material properties in fascicle-bone units from human patellar tendon and knee ligaments. J Biomech, 1986, 19(6):425-432.

[56] Toritsuka Y, Horibe S, Mitsuoka T, et al. Comparison between the cross-sectional area of bone-patellar tendon-bone grafts and multistranded hamstring tendon grafts obtained from the same patients. Knee Surg

[57] Yoshiya S, Kurosaka M, Shoda E, et al. Cross-sectional area of a bone-patellar tendon-bone graft for anterior cruciate ligament reconstruction. J Knee Surg, 2003, 16(2): 75-78.

[58] Noguchi M, Kitaura T, Ikoma K, et al. A method of in-vitro measurement of the cross-sectional area of soft tissues, using ultrasonography. J Orthop Sci, 2002, 7(2):247-251.

[59] Danto MI, Woo SL. The mechanical properties of skeletally mature rabbit anterior cruciate ligament and patellar tendon over a range of strain rates. J Orthop Res, 1993, 11(1):58-67.

[60] Smith BA, Livesay GA, Woo SL. Biology and biomechanics of the anterior cruciate ligament. Clin Sports Med, 1993, 12(4):637-670.

[61] Bach JM, Hull ML. Strain inhomogeneity in the anterior cruciate ligament under application of external and muscular loads. J Biomech Eng, 1998, 120(4):497-503.

[62] Beynnon BD, Pope MH, Wertheimer CM, et al. The effect of functional knee-braces on strain on the anterior cruciate ligament in vivo. J Bone Joint Surg Am, 1992, 74(9):1298-1312.

[63] Woo SL, Peterson RH, Ohland KJ, et al. The effects of strain rate on the properties of the medial collateral ligament in skeletally immature and mature rabbits: a biomechanical and histological study. J Orthop Res, 1990, 8(5):712-721.

[64] Woo SL, Hollis JM, Adams DJ, et al. Tensile properties of the human femur-anterior cruciate ligament-tibia complex. The effects of specimen age and orientation. Am J Sports Med, 1991, 19(3):217-725.

[65] Woo SL, Hollis JM, Roux RD, et al. Effects of knee flexion on the structural properties of the rabbit femur-anterior cruciate ligament-tibia complex (FATC). J Biomech, 1987, 20(6):557-563.

[66] Kennedy JC, Weinberg HW, Wilson AS. The anatomy and function of the anterior cruciate ligament. As determined by clinical and morphological studies. J Bone Joint Surg Am, 1974, 56(2):223-235.

[67] Smith BA, Livesay GA, Woo SL. Biology and biomechanics of the anterior cruciate ligament. Clin Sports Med, 1993,12(4):637-670.

[68] Miller SL, Gladstone JN. Graft selection in anterior cruciate ligament reconstruction. Orthop Clin North Am, 2002, 33(4):675-683.

[69] Ng GY, Oakes BW, Deacon OW, et al. Biomechanics of patellar tendon autograft for reconstruction of the anterior cruciate ligament in the goat: three-year study. J Orthop Res, 1995, 13(4):602-608.

[70] Goradia VK, Rochat MC, Grana WA, et al. Tendon-to-bone healing of a semitendinosus tendon autograft used for ACL reconstruction in a sheep model. Am J Knee Surg, 2000, 13(3):143-151.

[71] Frank CB, Jackson DW. The science of reconstruction of the anterior cruciate ligament. J Bone Joint Surg Am, 1997, 79(10):1556-1576.

[72] Noyes FR, Barber SD, Mangine RE. Bone-patellar ligament-bone and fascia lata allografts for reconstruction of the anterior cruciate ligament. J Bone Joint Surg Am, 1990, 72(8):1125-1136.

[73] Tom JA, Rodeo SA. Soft tissue allografts for knee reconstruction in sports medicine. Clin Orthop Relat Res, 2002, 402:135-156.

[74] Vangsness CT Jr, Garcia IA, Mills CR, et al. Allograft transplantation in the knee: tissue regulation, procurement, processing, and sterilization. Am J Sports Med, 2003, 31(3):474-481.

[75] Roberts TS, Drez D Jr, McCarthy W, et al. Anterior cruciate ligament reconstruction using freeze-dried, ethylene oxide-sterilized, bone-patellar tendon-bone allografts. Two year results in thirty-six patients. Am J Sports Med, 1991, 19(1):35-41.

[76] Fideler BM, Vangsness CT Jr, Moore T, et al. Effects of gamma irradiation on the human immunodeficiency virus. A study in frozen human bone-patellar ligament-bone grafts obtained from infected cadavera. J Bone Joint Surg Am, 1994, 76(7):1032-1035.

[77] Fideler BM, Vangsness CT Jr, Lu B, et al. Gamma irradiation: effects on biomechanical properties of human bone-patellar tendon-bone allografts. Am J Sports Med, 1995, 23(5):643-646.

[78] Sherman OH, Banffy MB. Anterior cruciate ligament reconstruction: which graft is best? Arthroscopy, 2004,

20(9):974-980.

[79] Jackson DW, Grood ES, Arnoczky SP, et al. Freeze dried anterior cruciate ligament allografts. Preliminary studies in a goat model. Am J Sports Med, 1987, 15(4):295-303.

[80] Vasseur PB, Rodrigo JJ, Stevenson S, et al. Replacement of the anterior cruciate ligament with a bone-ligament-bone anterior cruciate ligament allograft in dogs. Clin Orthop,1987,219:268-277.

[81] Vasseur PB, Stevenson S, Gregory CR, et al. Anterior cruciate ligament allograft transplantation in dogs. Clin Orthop,1991,269:295-304.

[82] Jackson DW, Grood ES, Arnoczky SP, et al. Cruciate reconstruction using freeze dried anterior cruciate ligament allograft and a ligament augmentation device (LAD). An experimental study in a goat model. Am J Sports Med, 1987, 15(6):528-538.

[83] Goertzen M, Gruber J, Dellmann A, et al. Neuro-histological findings after experimental anterior cruciate ligament allograft transplantation. Arch Orthop Trauma Surg, 1992, 111(2):126-129.

[84] Amendola A, Fowler P. Allograft anterior cruciate ligament reconstruction in a sheep model. Am J Sports Med, 1992, 20(3): 336-346.

[85] Buma P, Kok HJ, Blankevoort L, et al. Augmentation in anterior cruciate ligament reconstruction-a histological and biomechanical study on goats. Int Orthop, 2004, 28(2): 91-96.

[86] Hamner DL, Brown CH Jr, Steiner ME, et al. Hamstring tendon grafts for reconstruction of the anterior cruciate ligament: biomechanical evaluation of the use of multiple strands and tensioning techniques. J Bone Joint Surg Am, 1999, 81(4):549-557.

[87] Staubli HU, Schatzmann L, Brunner P, et al. Mechanical tensile properties of the quadriceps tendon and patellar ligament in young adults. Am J Sports Med, 1999, 27(1):27-34.

[88] Petersen W, Tillmann B. Structure and vascularization of the cruciate ligaments of the human knee joint. Anat Embryol(Berl), 1999, 200(3): 325-334.

[89] Kennedy JC, Hawkins RJ, Willis RB, et al. Tension studies of human knee ligaments. Yield point, ultimate failure, and disruption of the cruciate and tibial collateral ligaments. J Bone Joint Surg Am, 1976, 58(3):350-355.

[90] 刘平, 敖英芳, 于长隆. 异体前交叉韧带移植重建兔后交叉韧带的生物力学研究. 中华骨科杂志, 2005, 25(11): 662-666.

[91] Butler DL.Kappa Delta Award paper. Anterior cruciate ligament: its normal response and replacement. J Orthop Res, 1989, 7(6):910-921.

[92] Cummings JF, Grood ES, Levy MS, et al. The effects of graft width and graft laxity on the outcome of caprine anterior cruciate ligament reconstruction. J Orthop Res, 2002, 20(2): 338-345.

[93] 徐雁, 敖英芳, 于长隆, 等. 兔四股半腱肌腱重建前交叉韧带的生物力学研究. 中华外科杂志, 2006, 44: 1430-1433.

[94] Yoshiya S, Andrish JT, Manley MT, et al. Graft tension in anterior cruciate ligament reconstruction. An in vivo study in dogs. Am J Sports Med, 1987, 15:464-470.

[95] Cummings JF, Grood ES, Butler DL, et al. Subject variation in caprine anterior cruciate ligament reconstruction. J Orthop Res, 2002, 20: 1009-1015.

[96] Abramowitch SD, Papageorgiou CD, Withrow JH, et al. The effect of initial graft tension on the biomechanical properties of a healing ACL replacement graft: a study in goats. J Orthop Res, 2003, 21:708-715.

[97] Keira M, Yasuda K, Kaneda K,et al. Mechanical properties of the anterior cruciate ligament chronically relaxed by elevation of the tibial insertion. J Orthop Res, 1996, 14:157-166.

[98] Yasuda K, Ichiyama H, Kondo E, et al. An in vivo biomechanical study on the tension-versus-knee flexion angle curves of 2 grafts in anatomic double-bundle anterior cruciate ligament reconstruction: effects of initial tension and internal tibial rotation. Arthroscopy, 2008, 24:276-284.

[99] Fleming BC, Abate JA, Peura GD, et al. The relationship between graft tensioning and the anterior-posterior laxity in the anterior cruciate ligament reconstructed goat knee. J Orthop Res, 2001, 19: 841-844.

[100] Bush-Joseph C, Grood E, Buseck M, et al. Effect of tibial attachment location on the healing of the ACL

freeze model. J Orthop Res, 1996, 14(4):534-541.

[101] Jackson DW, Grood ES, Cohn BT, et al. The effects of in situ freezing on the anterior cruciate ligament. An experimental study in goats. J Bone Joint Surg Am, 1991, 73(2):201-213.

[102] Beynnon B, Fleming BC, Johnson RJ, et al. Anterior cruciate ligament strain behavior during rehabilitation exercises in vivo. Am J Sports Med, 1995, 23(1): 24-34.

[103] 王永健, 敖英芳. 自体半腱肌腱移植重建前交叉韧带移植物组织学变化的实验研究. 中国运动医学杂志, 2004, 23(6):609-612.

[104] 蒋青, 林共周, 曲绵域, 等. 前交叉韧带重建后Ⅲ型胶原的表达. 中华骨科杂志, 1999, 19: 431-433.

[105] Abe S, Kurosaka M, Iguchi T, et al. Light and electron microscopic study of remodeling and maturation process in autogenous graft for anterior cruciate ligament reconstruction. Arthroscopy, 1993, 9(4):394-405.

[106] Rougraff B, Shelbourne KD, Gerth PK, et al. Arthroscopic and histologic analysis of human patellar tendon autografts used for anterior cruciate ligament reconstruction. Am J Sports Med, 1993, 21:277-284.

[107] Rougraff BT, Shelbourne KD. Early histologic appearance of human patellar tendon autografts used for anterior cruciate ligament reconstruction. Knee Surg Sports Traumatol Arthrosc, 1999, 7(1):9-14.

[108] Falconiero RP, DiStefano VJ, Cook TM. Revascularization and ligamentization of autogenous anterior cruciate ligament grafts in humans. Arthroscopy, 1998, 14(2):197-205.

[109] Johnson LL. The outcome of a free autogenous semitendinosus tendon graft in human anterior cruciate reconstructive surgery: a histological study, Arthroscopy, 1993, 9(2):131-142.

[110] Scranton PE Jr, Lanzer WL, Ferguson MS, et al. Mechanisms of anterior cruciate ligament neovascularization and ligamentization. Arthroscopy, 1998, 14(7):702-716.

[111] Marumo K, Saito M, Yamagishi T, et al. The "ligamentization" process in human anterior cruciate ligament reconstruction with autogenous patellar and hamstring tendons: a biochemical study. Am J Sports Med, 2005, 33(8):1166-1173.

[112] Bellelli A, Adriani E, Margheritini F, et al. Synovial healing in reconstructed cruciate ligaments. Our personal experience compared in single interventions and combined reconstructions. Radiol Med (Torino), 1999, 98(6):454-461.

[113] Kernwein G, Fahey J, Garrison M. The fate of tendon, fascia and elastic connective tissue transplanted into bone. Ann Surg, 1938, 108(2):285-290.

[114] Whiston TB, Walmsley R. Some observations on the reaction of bone and tendon after tunneling of bone and insertion of tendon. J Bone Joint Surg Br, 1960, 42:377-386.

[115] Scranton PE, Lanzer WL, Ferguson MS, et al. Mechanisms of anterior cruciate ligament neovascularization and ligamentization. Arthroscopy, 1998, 14(7):702-716.

[116] Rodeo SA, Armoczky SP, Torzilli PA, et al. Tendon-healing in a bone tunnel. J Bone Joint Surg Am, 1993, 75(12):1795-1803.

[117] Weiler A, Hoffmann RF, Bail HJ, et al. Tendon healing in a bone tunnel. Part Ⅱ: Histologic analysis after biodegradable interference fit fixation in a model of anterior cruciate ligament reconstruction in sheep. Arthroscopy, 2002, 18(2): 124-135.

[118] Logan M, Williams A, Myers P. Is bone tunnel osseointegration in hamstring tendon autograft anterior cruciate ligament reconstruction important? Arthroscopy, 2003,19(8):E1-3.

[119] Malinin TI, Levitt RL, Bashore C, et al. A study of retrieved allografts used to replace anterior cruciate ligaments. Arthroscopy, 2002, 18(2):163-170.

[120] Pinczewski LA, Clingeleffer AJ, Otto DD, et al. Integration of hamstring tendon graft with bone in reconstruction of the anterior cruciate ligament. Arthroscopy, 1997, 13: 641-643.

[121] Robert H, Es-Sayeh J, Heymann D, et al. Hamstring insertion site healing after anterior cruciate ligament reconstruction in patients with symptomatic hardware or repeat rupture: a histologic study in 12 patients. Arthroscopy, 2003, 19(9):948-954.

[122] Beynnon BD, Fleming BC. Anterior cruciate ligament strain in-vivo: a review of previous work. J Biomech, 1998, 31(6):519-525.

[123] Yu JK, Paessler HH. Relationship between tunnel

widening and different rehabilitation procedures after anterior cruciate ligament reconstruction with quadrupled hamstring tendons. Chin Med J (Engl), 2005, 118(4):320-326.

[124] 黄红拾，敖英芳，于运花，等. 持续被动运动对兔重建前交叉韧带的生物力学影响. 中国运动医学杂志, 2008, 27(3):283-285.

[125] McDevitt ER, Taylor DC, Miller MD, et al. Functional bracing after anterior cruciate ligament reconstruction: a prospective, randomized, multicenter study. Am J Sports Med, 2004, 32(8):1887-1892.

[126] Schultz E, McCormick KM. Skeletal muscle satellite cells. Rev Physiol Biochem Pharmacol, 1994, 123:213-257.

[127] Kadi F, Thornell LE. Concomitant increases in myonuclear and satellite cell content in female trapezius muscle following strength training. Histochem Cell Biol, 2000, 113(2):99-103.

[128] Bonfim TR, Jansen Paccola CA, Barela JA. Proprioceptive and behavior impairments in individuals with anterior cruciate ligament reconstructed knees. Arch Phys Med Rehabil, 2003, 84(8):1217-1223.

[129] Heckmann TP, Noyes FR, Barber-Westin SD. Rehabilitation After Autogeneic and Allogeneic Anterior Cruciate Ligament Reconstruction[A]. In: Ellenbecker TS, ed. Knee Ligament Rehabilitation. Philadelphia:WB Saunders, 2000. 132-149.

[130] 黄红拾, 敖英芳, 周谋望, 等. 持续被动活动对兔重建前交叉韧带组织学的影响. 中国康复医学杂志, 2007, 22(12):1059-1061.

[131] 江海燕, 曲绵域. 膝关节常见手术的术后康复大纲. 见：曲绵域, 于长隆, 主编. 实用运动医学. 4版. 北京：北京大学医学出版社, 2003. 955.

[132] John Cavanaugh, Jeme Cioppa. Mosca, Aviva Wolff et al. Postsurgical Rehabilitation Guidelines for the Orthopedic Clinician[M]. NY: Mosby, 2006.

[133] 曲绵域, 于长隆. 主编. 实用运动医学. 4版. 北京：北京大学医学出版社, 2003.

[134] 周谋望, 陈亚平, 葛杰, 主编. 骨关节损伤与疾病康复治疗方案及图解. 北京：清华大学出版社, 2007.

[135] 葛杰, 周谋望, 敖英芳, 等. 关节镜下膝前交叉韧带重建术后的康复. 中国康复医学杂志, 2003, 18(12):743-746.

第四章 前交叉韧带修复与重建手术

第一节　挤压螺钉固定自体骨－髌腱（中 1/3）－骨复合体移植单束重建前交叉韧带 / 134
第二节　内置纽扣式微孔钢板固定半腱肌腱、股薄肌腱单束重建 ACL / 143
附：Intrafix 固定 / 150
第三节　前交叉韧带重建髁间窝成形的相关问题 / 152
第四节　同种异体肌腱移植重建前交叉韧带 / 154
第五节　Leeds-Keio 人工韧带辅助自体髌腱（中 1/3）移植重建前交叉韧带 / 166
第六节　前交叉韧带保残重建 / 169
第七节　前交叉韧带部分束重建 / 170
第八节　双束重建前交叉韧带 / 171
第九节　同种异体兔前交叉韧带移植重建后交叉韧带的实验研究 / 179
第十节　同种异体后交韧带移植重建前交叉韧带 / 185
第十一节　髁间嵴撕脱骨折 / 192
第十二节　急性前交叉韧带断裂的关节镜下早期重建 / 197
第十三节　急性前交叉韧带断裂合并内侧副韧带损伤的修复与重建 / 199
第十四节　交叉韧带合并半月板损伤的处理 / 200
第十五节　双膝前交叉韧带损伤的特点及治疗 / 202
第十六节　前交叉韧带重建后翻修 / 204

常用 ACL 重建技术方法：①双切口的前入路技术：需髌腱旁内侧切口附加股骨外侧切口手术。前者用于切取移植物，制作胫骨骨道及重建韧带的下端固定；后者用于股骨骨道的制作及上端的固定。其主要技术是股骨定位器经膝前置入髁间定上止点位置，然后由外髁侧钻入导针，再经导针利用空心钻由外髁外面向髁间制作一个内外贯通的骨道。镜下装入移植物，两端固定均在开放状态下进行；②双切口的后入路技术：所用切口及作用同前，唯与前入路技术不同的是股骨定位器经股骨外髁后方进入髁间进行上止点定位，然后再由外向内制作骨道；③单切口的全镜内技术：髌腱内侧切口就可完成重建移植物（B-PT-B 或半腱肌腱）的切取、胫骨侧骨道的定位与骨道的制作及下方骨块的固定、股骨侧骨道的定位与制作、移植物的装入以及上方骨块的固定等，关节内的操作均在关节镜下利用镜内器械完成。目前，主要常用的有挤压螺钉固定的镜内技术和内置微孔钢板（Endo-button）固定的基本镜内技术两种。但也已出现其他固定技术，例如 Transfix 固定技术。目前，镜内重建技术已成为重建 ACL 的标准方法。

第一节 挤压螺钉固定自体骨－髌腱（中1/3）－骨复合体移植单束重建前交叉韧带

一、临床重建技术方法

（一）基本原则

正确选择移植物，等长重建，适当牵引力下固定，固定要牢靠，早期康复。

（二）麻醉

连续硬膜外联合腰麻，做到快速、安全、持续有效，使肌肉充分松弛，保证止血带效果。麻醉后再次检查明确 ACL 断裂（图 4-1-1）。

（三）体位

仰卧位，患膝自然垂放在手术床旁，健侧伸膝位放在手术台上。患膝不固定，垂放在坐位进行手术的术者双腿上，便于手术操作，并可随不同操作改变膝关节的位置。

（四）止血带的使用

关节镜下进行手术操作时要使用止血带，并应争取在 1 次止血带时间内完成镜下检查、合并损伤的处理以及 ACL 的重建。如果在 1 次止血带时间内完成手术有困难，可以中间松止血带 1～2 次，但每次松后在使用时要严格按止血带使用原则进行，防止发生止血带麻痹。另有，术中松止血带后容易出现血关节，影响手术继续。因此，要很好冲洗关节腔，要有很好的关节镜手术视野，否则将会给继续手术造成很大的困难。

（五）利用 Multi-Trac 定位器、采用单切口全镜内技术、挤压螺钉固定骨－髌腱（中 1/3）－骨复合体自体移植重建 ACL 的方法

1. 切取、修整骨－腱－骨复合体　髌腱旁内侧纵切口，上起髌尖部，下至胫骨结节处，长 7～8cm，逐层切开至髌腱，测量并根据髌腱宽度切取髌腱中 1/3 部的骨－腱－骨复合体。取材时要注意两端骨块的大小，胫骨端骨栓长、厚度分别为 2.5cm 与 1.0cm，髌骨端骨栓长、厚度分别为 2.0cm 与 0.6～0.8cm，两侧骨栓的宽与所取髌腱中

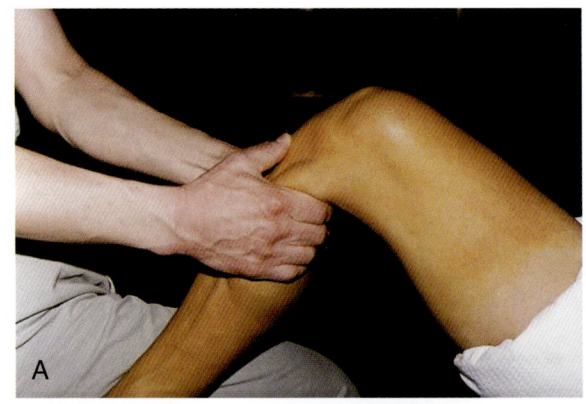
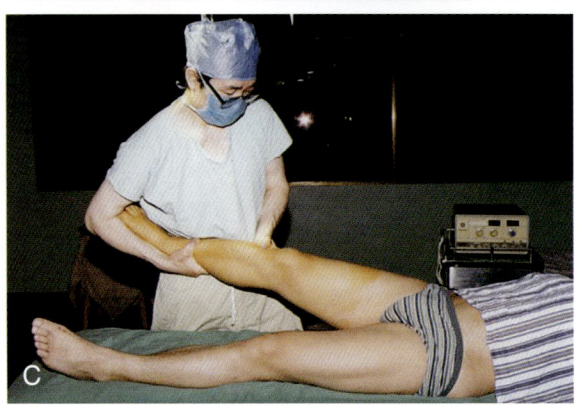
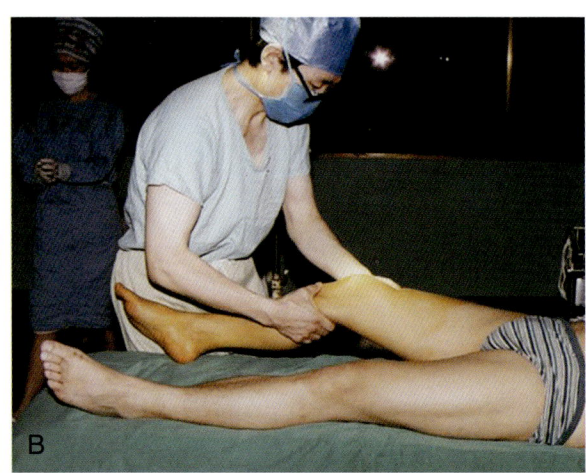

图 4-1-1　麻醉后检查 ACL
A. ADT；B. L-T；C. Pivot Shift 试验

1/3 的宽度相同。切取骨栓时最好使用电动骨锯，亦可使用专用的取腱器，切取骨－腱－骨复合体（图 4-1-2）。

修整骨－腱－骨复合体（图 4-1-3），要使其能够毫无阻碍地顺利通过所选用的测量套管（直径 10mm 的最常用），该套管的内径将是制作骨道时所需用骨钻钻头的直径。预计将胫骨侧骨栓放在股骨侧骨道内，在骨栓中线上接近边缘部位间隔约 0.5cm 垂直骨皮质钻两个直径 1.5mm 的孔，用于穿引牵引导线（涤纶编织线或可吸收缝线均可）。

2. 关节镜检查、髁间清理与髁间窝外侧壁成形　利用原切口膝关节前内、外侧关节镜入路置入关节镜进行检查，处理合并损伤、刨削切除 ACL 残端（保留残端重建时不进行彻底清理），充分保证视野清楚。

以往，在重建韧带的初期，技术条件不成熟，髁间窝成形的目的除充分显露髁间窝外侧壁很好地选择股骨侧骨道位点和便于骨道制作外，亦可使重建的 ACL 有一定的活动空间，防止撞击综合征。目前，随着技术的发展和方法的改进，已改变了原来进行髁间窝成形后重建的原则，除非遇有髁间窝狭窄或髁间窝边缘骨质增生的情况需要进行髁间窝成形后重建外，均可不进行髁间窝成形即可很好地定位定点、钻制骨道进行韧带重建。

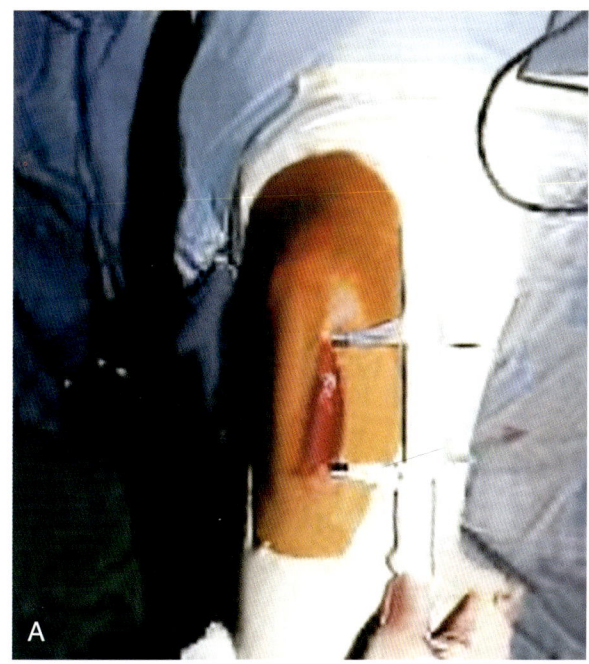

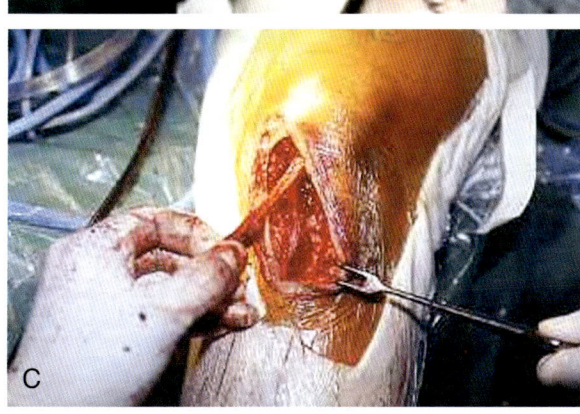

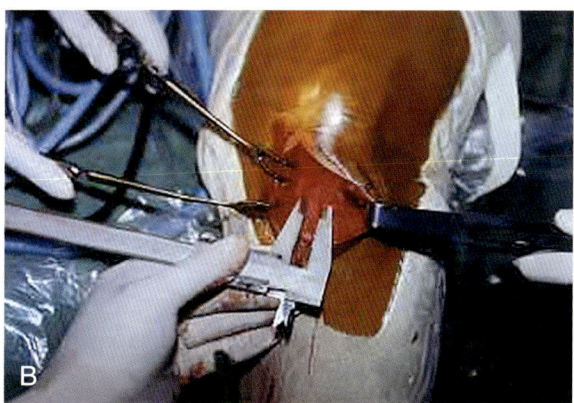

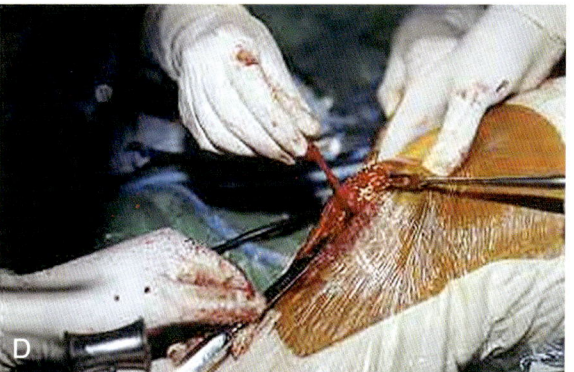

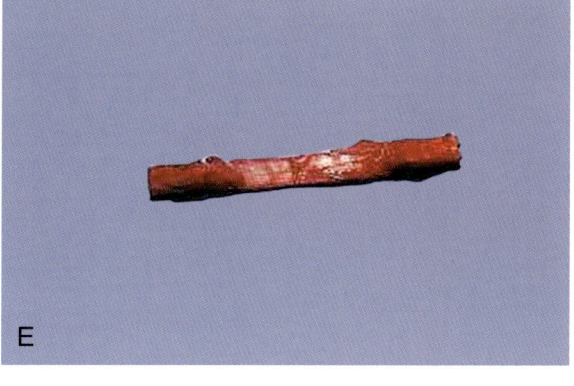

图 4-1-2　切取骨－腱－骨复合体
A. 手术切口；B. 测量髌腱；C. 切取胫侧骨块；D. 切取髌骨侧骨块；E. 取下的骨－腱－骨复合体

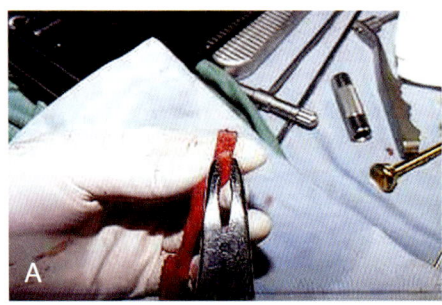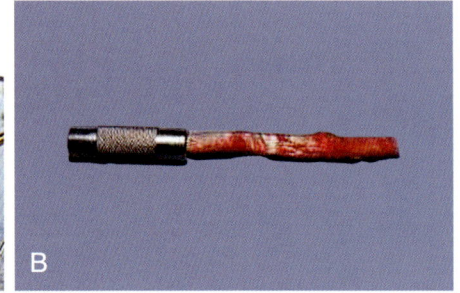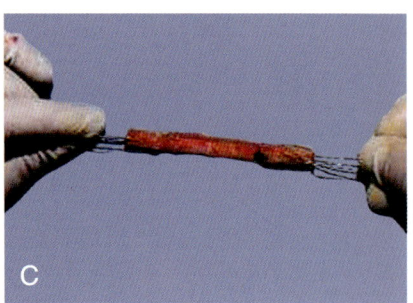

图 4-1-3　修整骨-腱-骨复合体
A. 修骨块；B. 测量；C. 穿牵引线

在一般情况下，髁间清理后使用刮勺刮除股骨外髁髁间侧壁的软组织及少量骨组织显露其后缘即可满足手术需要。

髁间窝成形可利用打磨钻头或骨刀进行，范围限于髁间窝外侧壁，后方显露不清时可以到外髁髁间侧壁的后缘以显露出过顶部位。通常除髁间窝狭窄严重者外，成形时切除骨质不宜过厚（图 4-1-4、5）。

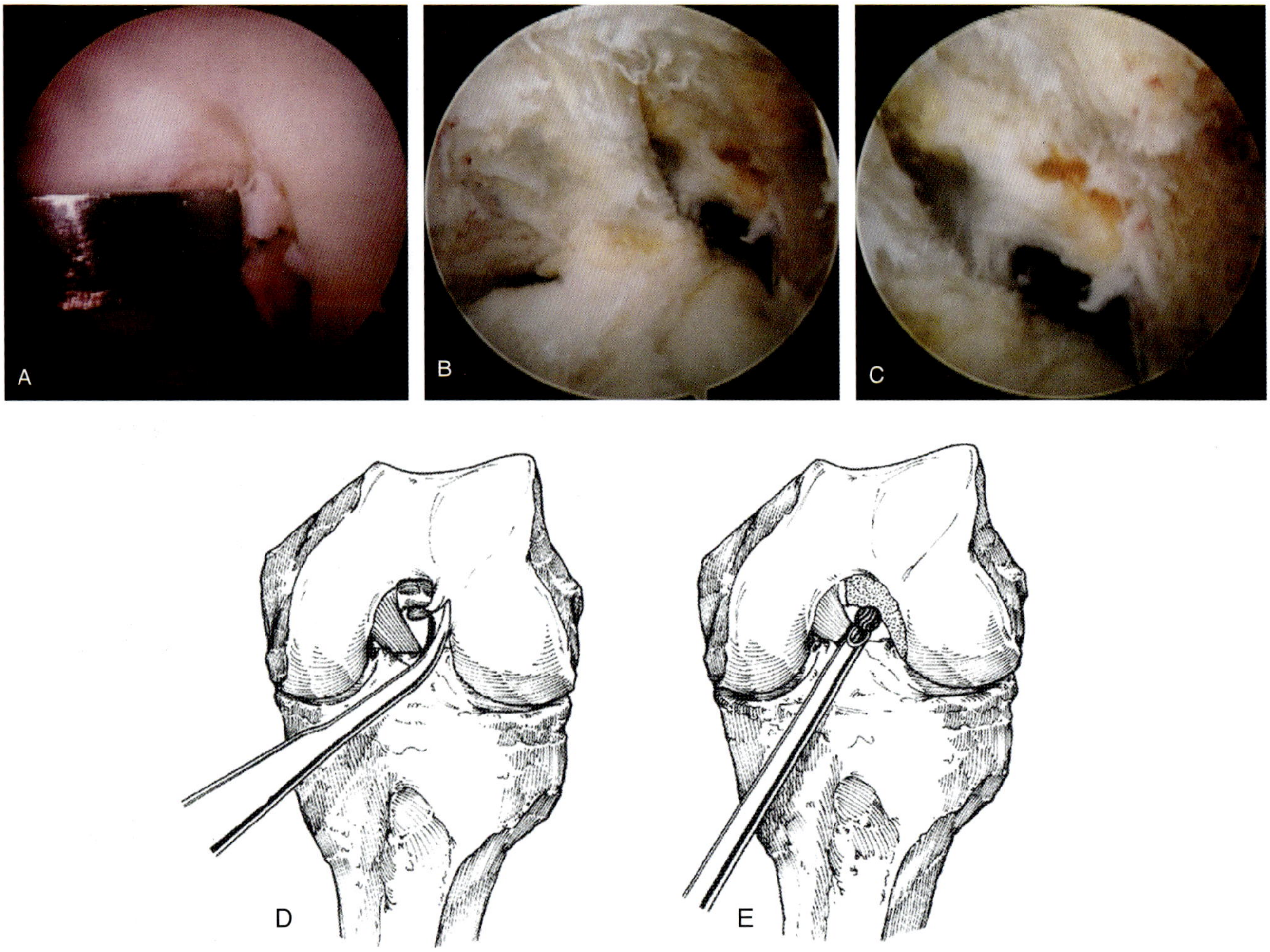

图 4-1-4　髁间清理与髁间窝外侧壁成形
A. 骨刀成形；B. 髁间清理后；C. 后壁显露；D. 骨刀成形示意图；E. 磨钻成形示意图

前交叉韧带修复与重建手术　137

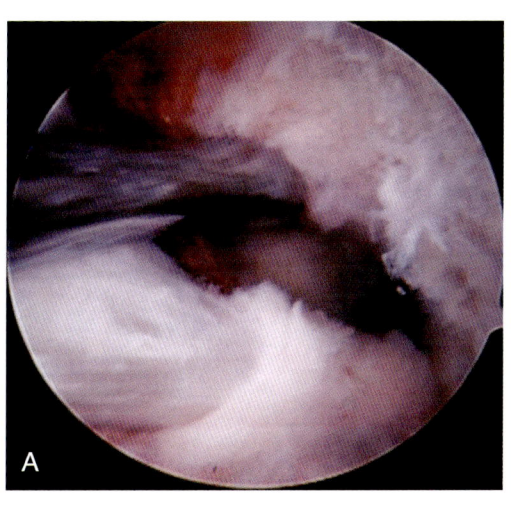
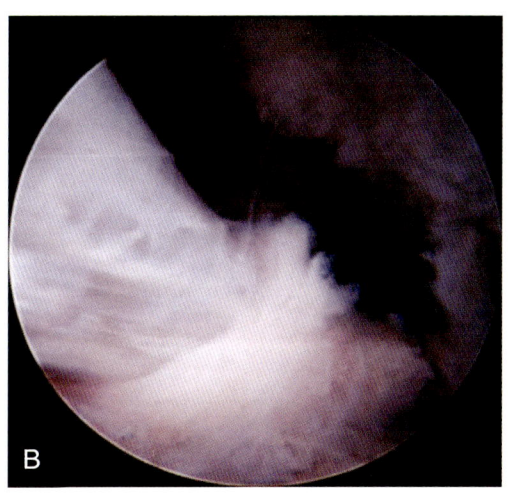

图 4-1-5　用刮匙清理
A. 刮除；B 后壁显露

3. 胫侧骨道的定位与制作（图 4-1-6）　选用 ACL 胫骨-肘部瞄准器连接在 Multi-Trac 定位器上，瞄准器放入关节内，臂要平行与胫骨平台面，尖端固定于 ACL 残端后方纤维上，尽可能使导针

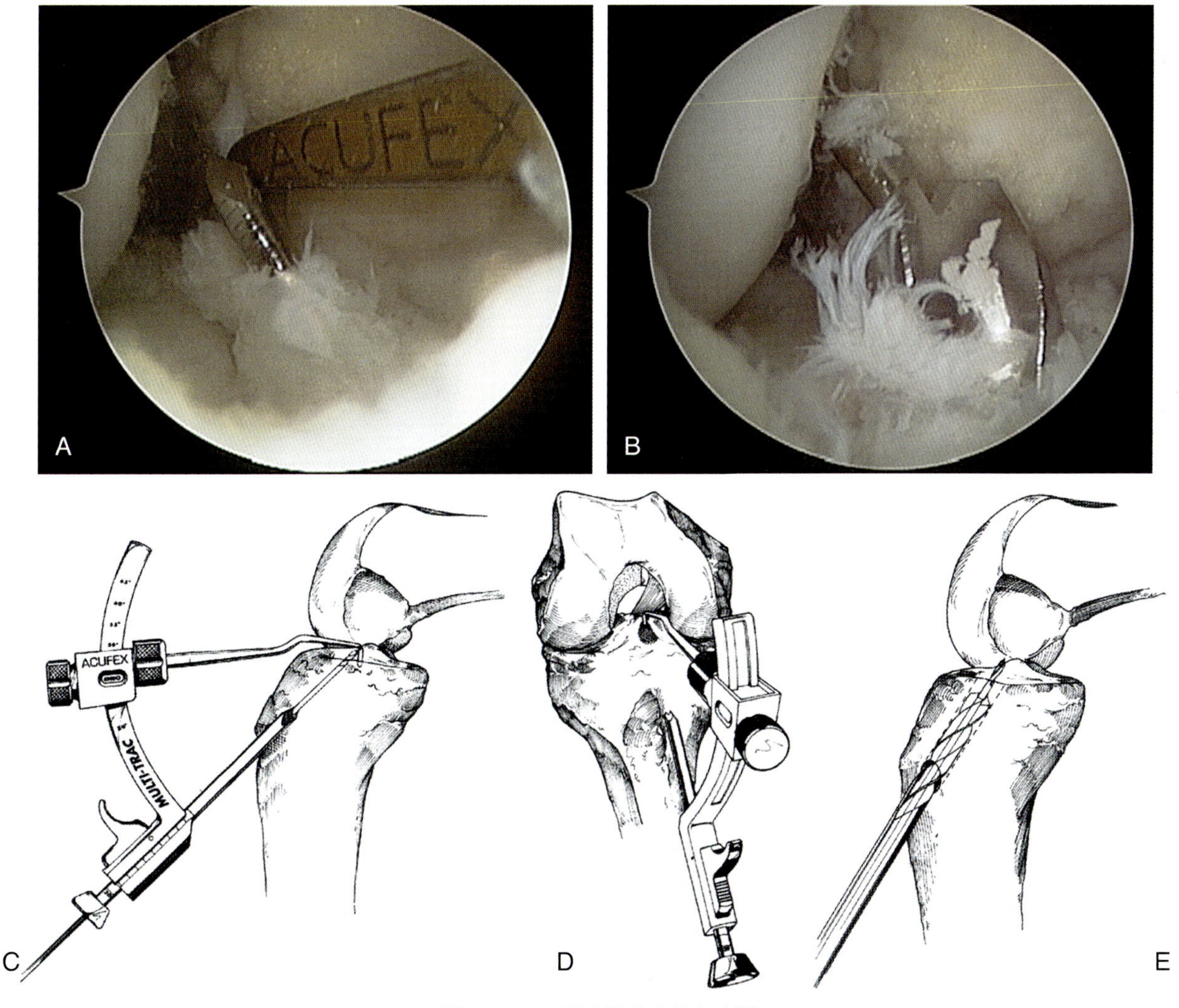

图 4-1-6　胫侧骨道定位与制作
A. 定位并钻入导针；B. 钻制骨道（钻头进入关节内）；C. 骨道定位示意图（侧位观察）；D. 骨道定位示意图（正位观察）；E. 钻制骨道示意图

的出点位（骨道的中心）位于 ACL 残端中心处稍偏后、内约 2mm 处为宜（要定位在撞击线之后，以确保重建的韧带不发生撞击）。定位器调整在"ENDO"位，将定位器外套管三角形尖端调整好方向后放在胫骨结节旁内侧顶在骨皮质上，钻入导针，再用已根据移植物粗细所选定的空心钻头经导针制作胫骨侧骨道。

4. 股骨侧骨道的定位与制作（图 4-1-7）使用 6.5mm 经胫骨导向器在股骨外髁髁间侧面按照左膝 1 点、右膝 11 点（髁间窝后顶为 12 点）定位的基本方法定位，在能够保证骨道后壁完整的前提条件下，尽可能向后接近过顶处。选点后可利用等距尺测量是否为等距点。屈膝与完全伸膝时移动范围在 2mm 内即为等长，表明选点合适；

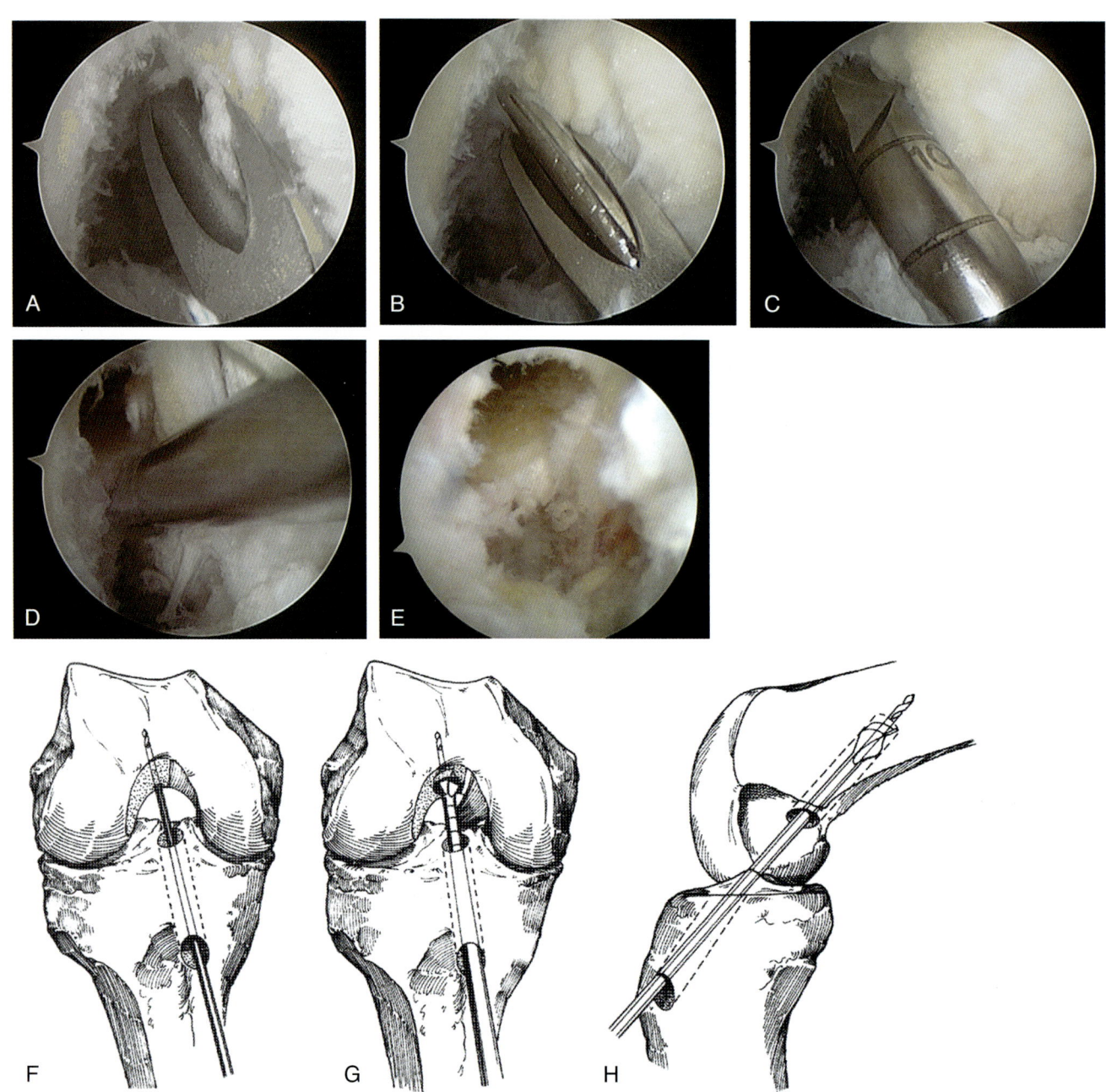

图 4-1-7　股骨侧骨道定位与制作

A. 定位；B. 沿定位器钻入导针；C. 沿导针放入空心钻钻制骨道；D. 完成股骨骨道；E. 骨道（后壁完整）；F. 股骨导针示意图；G. 钻制股骨骨道示意图（正位）；H. 钻制股骨骨道示意图（侧位）

若明显增大，表明为非等距点，应重新调整位置。定位后使用镜内钻头经导针引导通过胫骨骨道伸入关节腔直至髁间窝底部并向内钻入制作一个远侧为盲端、深度为 3.0～3.5cm 的骨道。清理骨道内残渣后检查骨道四壁的完整性，尤其要注意后壁。如果后壁打穿，则难以用挤压螺钉固定。

5. 将骨-腱-骨复合体装入重建 ACL（图 4-1-8） 导引针通过胫骨及股骨骨道、针尖端经股骨外侧皮质由膝上前外侧部皮肤钻出，将骨-腱-骨复合体胫骨骨栓侧的牵引线穿入导针尾部

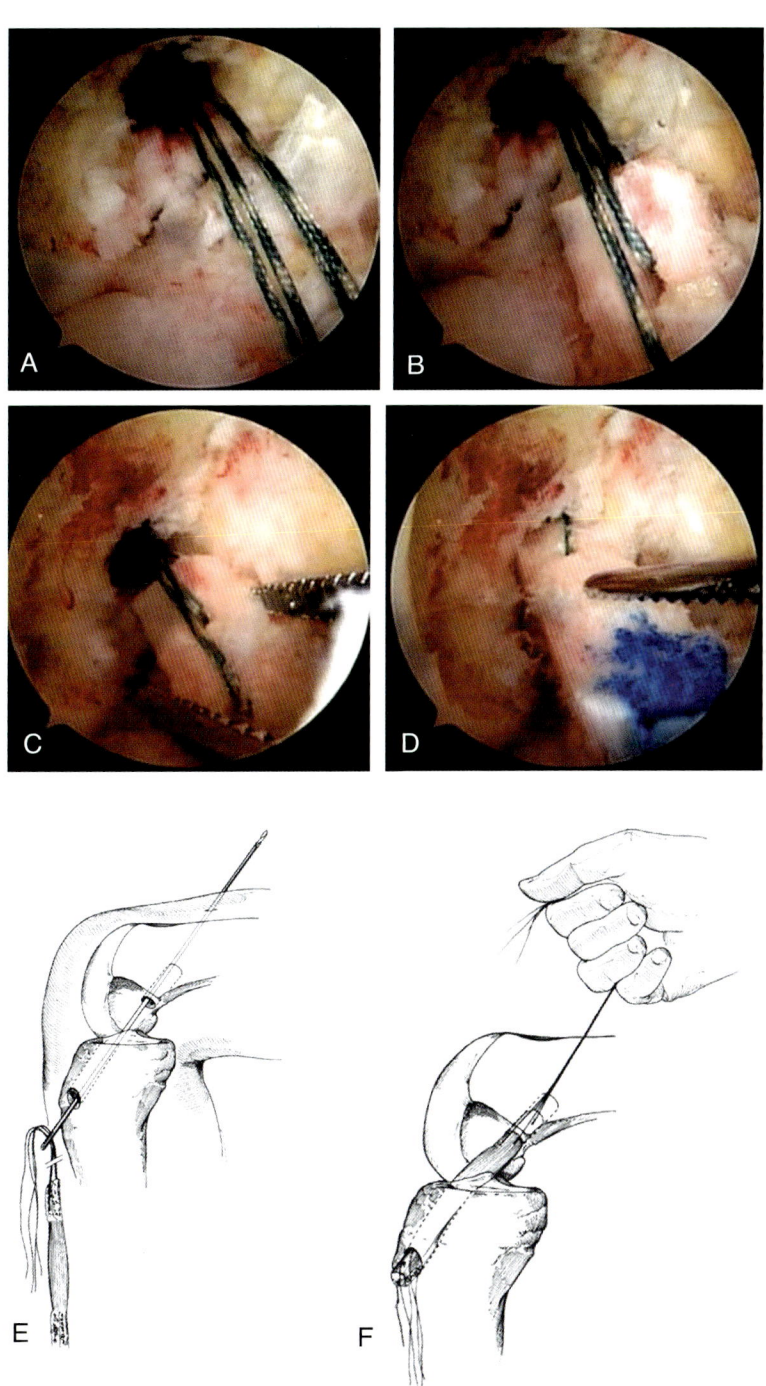

图 4-1-8　装入骨-腱-骨复合体

A. 牵引线通过骨道；B. 将骨块引入关节内；C. 牵引调整骨块方向与位置；D. 牵引导针引入骨块示意图；
E. 将骨块牵引送入骨道；F. 牵拉移植物示意图

的纫线孔内，向上方向拔出导针，牵引线经骨道沿导针方向被引出，利用牵引线将移植物引入骨道，使上方骨栓完全装入骨道，腱骨交界端应与骨道口平齐，松质骨侧朝上。装入时可在镜视下用器械帮助引导骨栓放入，必要时要适当调整方向，使骨栓位置更为合适。

6. 固定股骨骨道内的骨栓（图4-1-9）　经髌腱缘内下旁软组织在镜视下将引导挤压螺钉的导针插入关节腔并放置在骨栓与松质骨侧面和骨道上壁之间，然后经引导针将空心的挤压螺钉拧入两者之间固定上方骨块（7mm×25mm 规格的螺钉最常用），尽可能使钉尾与骨块平行，螺钉旋入的深度以与钉尾平齐骨道口边缘为宜，最后撤去导针。

7. 固定胫骨侧骨栓　将骨栓向外（腓侧）旋转180°，松质骨面朝下使重建的ACL有一定程度的旋转，靠近矢状面，形成类似前内、后外束的形状，屈伸膝关节，通过下端骨块移动情况来了解是否等长重建，有无撞击现象。然后，屈膝30°拉紧移植物利用挤压螺钉固定胫骨侧骨栓（图4-1-10），如果移植物过长用双门形钉将骨块直接固定，过短则用牵引下骨块的钢丝拉紧打结固定于钉在骨道口的门形钉上。重建的ACL关节镜下解剖形态见图4-1-11。

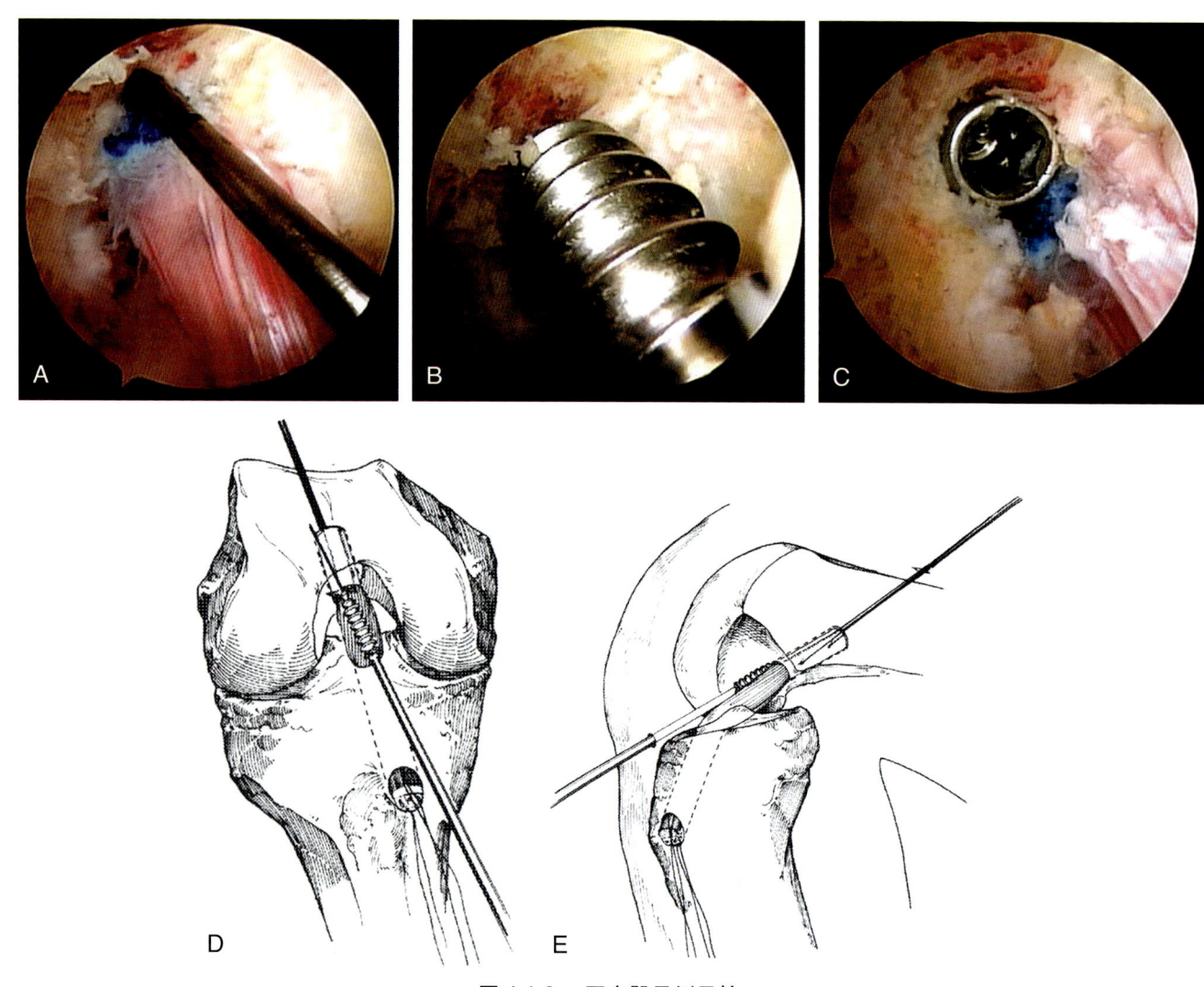

图4-1-9　固定股骨侧骨栓

A.放入导针；B.沿导针拧入挤压螺钉；C.挤压螺钉固定后；D.沿导针拧入挤压螺钉示意图（正位）；E.沿导针拧入挤压螺钉示意图（侧位）

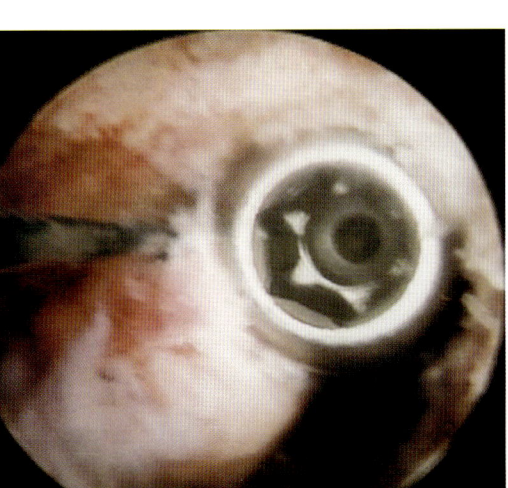 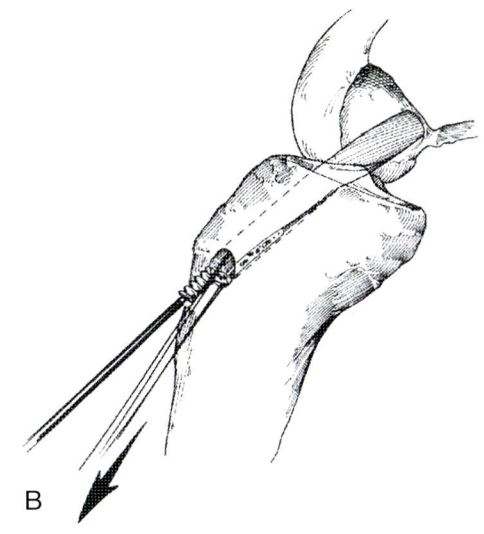

图 4-1-10　挤压螺钉固定胫骨侧骨栓

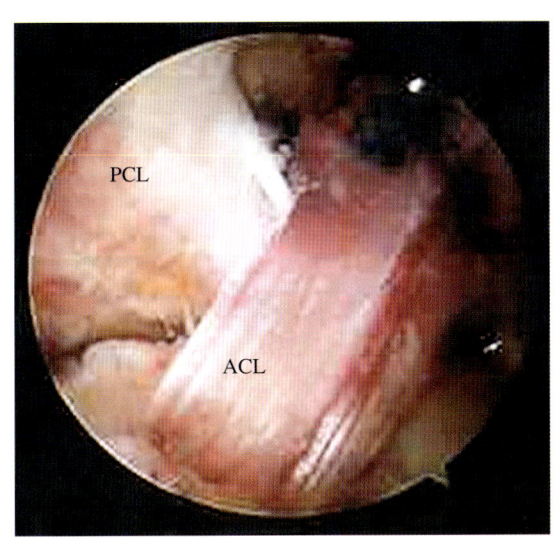

图 4-1-11　重建的 ACL 镜下解剖形态（左膝），
后侧为 PCL

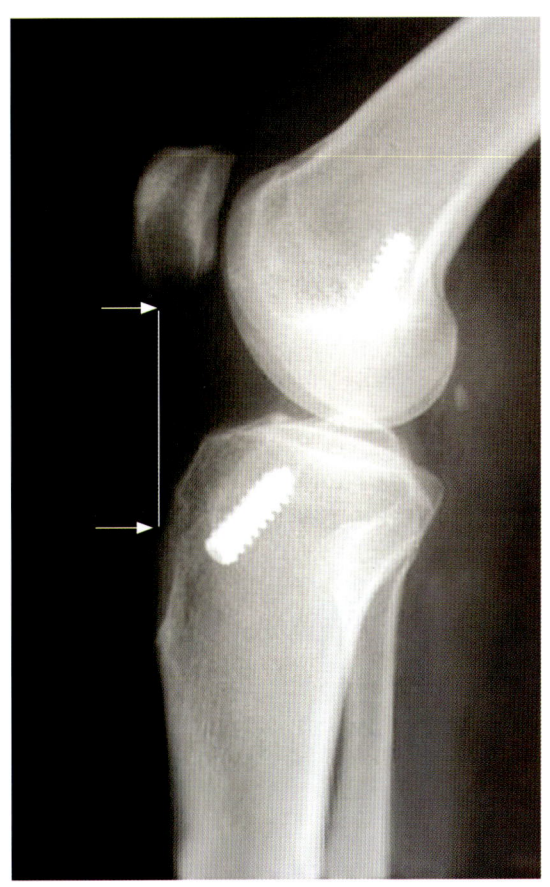

图 4-1-12　术后 X 线观察固定位置情况（侧位片）

8. 重建后进行前抽屉和 Lachman 试验，检查重建 ACL 在这两个位置上的稳定性，被动屈伸膝关节，检查屈伸是否受影响。最后冲洗关节腔及伤口，关节腔外皮下放置负压引流管，经内侧入水管皮肤戳口引出，缝合髌腱缺损处及切口，伸膝位可调性膝关节支具固定。术后拍 X 线片了解固定位置情况（图 4-1-12）。

9. 术后处理与康复　术后麻醉期后即可鼓励患者开始肌肉收缩练习，48～72 小时内拔引流管，3～5 天后开始在 0°-30°-60°的被动活动或用 CPM 进行膝关节功能康复。1 周部分负重，2 周全负重，3 周可弃拐，3 周屈膝到 90°，4 周过 90°，5～6 周至 120°，8 周屈伸活动应至正常，带可调性膝关节支具保护 3 个月；3 个月后可骑车、游泳；半年后可参加一般性体育活动；运动员恢复体育运动训练与比赛需要 1 年（图 4-1-13）。

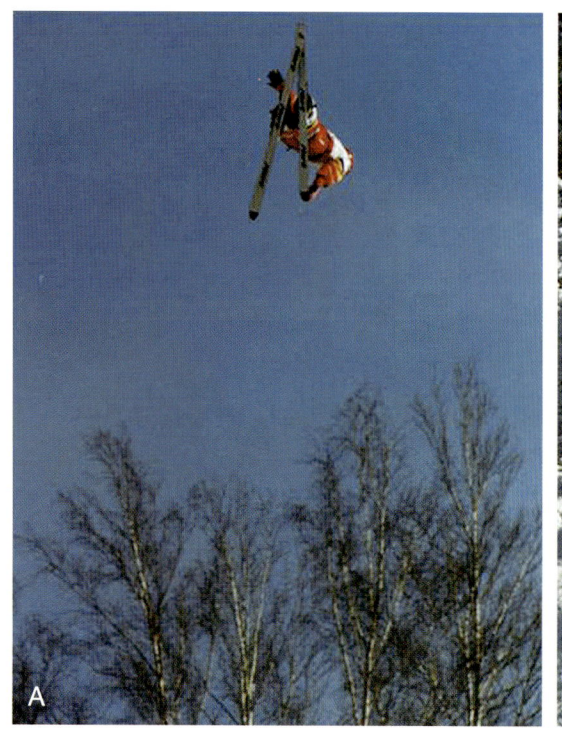
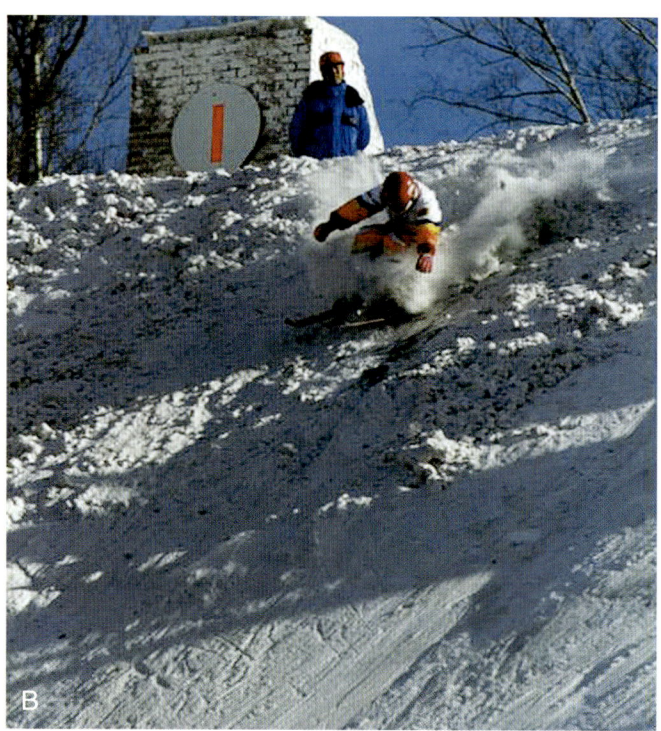

图 4-1-13 国家跳台滑雪运动员膝关节联合损伤 ACL 重建后复赛
A. 跳起腾空；B. 落地急滑

二、手术中应注意的问题与经验探讨

（一）术中骨道定位与等距点问题

由于正常 ACL 胫骨侧的附着点为一前后长两侧窄、类似椭圆的扇形附着面，其附着点中心部位并非是韧带的中心部位，相对偏前。然而重建的 ACL 下止点中心点基本上是骨道中心点。因此，若在其原下止点中心处定位钻骨道必然使重建的韧带偏前面引起顶部撞击。所以根据我们的经验认为在原下止点的矢状位向后约 2～3mm 处定位钻骨道即可取得很好的临床效果，即可不引起撞击综合征，又可获得良好的稳定效果。若下止点偏后则将影响稳定性。术中应用 ACL 胫骨瞄准器连接于 Multi-Trac 定位器上可以更好地定位 ACL 胫骨侧骨道的中心点而制作骨道，使镜下手术操作准确易行。ACL 胫骨瞄准器有三种类型。① ACL 胫骨 - 尖端瞄准器：定位点直接定在骨道中心部位，导针的出点即为骨道的中心部，钻头的尖端进入关节也在这一点上；② ACL 胫骨 - 肘部定位器：定点位置在所钻入导针的偏前方。因此，定位器定点钻骨道时，相对要偏后，不然易使骨道偏前；③ ACL 胫骨 - 撞击瞄准器：定位点即所钻入导针的出点，出点是骨道的中心部位。该瞄准器有弓形臂，可以靠在髁间窝上缘的关节面上。若定位偏前，就会影响伸膝提示术者向后调整位置。因此，这种瞄准器可以提供一个定点，减少移植物的撞击。股骨髁侧骨道（重建 ACL 的上止点）定位与撞击现象的关系不大，但与等长重建有重要关系。重建后的 ACL 在膝关节屈伸活动中长度的变化与该位置有直接关系。若定位在非等距点时膝关节运动时重建的韧带将会受到异常牵拉，从而影响重建 ACL 的改建，会使其拉长、张力减弱，最终影响膝关节的稳定性。一般重建 ACL 上止点的定位采取左膝位于 1 点、右膝位于 11 点（以髁间窝后端中央顶部为 12 点定位）的定位方法。亦可利用等距尺测定等距点后进行重建。最近文献指出股骨髁侧定位点应稍偏后于 ACL 的上止点的中心点，此点接近于过顶部。根据临床经验，我们认为依据时钟定位法在大致确定部位后再寻找过顶部位，利用经胫骨导向器定位，使用镜内钻头通过胫骨骨道钻入股骨髁间窝底部，使骨道口后壁紧贴髁、交界处的后缘（约 1.5mm），确保骨道位点正确。

（二）骨道制作时应注意的几个问题

1. 制作胫骨侧骨道注意钻头钻入的角度，防止钻入关节腔时损伤内髁软骨；钻头钻至胫骨平台下时要注意防止使用暴力顶压钻入，以免造成骨道出口处平台骨软骨大块骨折。根据骨块尺寸选择不同直径的钻头很重要，由其选用大口径钻头或有骨质疏松等情况时更应注意。此外，要注意避免 PCL 损伤。

2. 制作股骨侧骨道要确保骨道四壁的完整性。最易出现问题的是骨道后下部，如果定位偏后，骨道后壁一旦打穿，骨道完整性破坏，挤压螺钉起不到作用而使手术失败。因此，钻完骨道后要认真检查确认骨道完整性。根据我们的经验，检查骨道完整性的方法可经胫侧骨道将关节镜头伸入股骨侧骨道直视下观察，可用探钩伸入骨道探查，感触骨壁是否完整。

（三）移植物的固定

充分有效地固定移植物两侧的骨块是保证手术成功和术后早期康复并取得良好临床效果的前提条件。装入移植物和进行固定前要正确测量移植物的长度和骨道的间距，以了解两者长度是否合适，事先明确胫侧骨块的固定方法。否则待固定股骨侧骨块后出现整个移植物短于两骨道间距而使胫侧骨块深入胫侧骨道内时将对固定不利。

股骨侧骨块要先用挤压螺钉固定。导针放入的位置一定要明确，要放入骨块与骨道上壁之间，这样方可使挤压螺钉沿导针方向拧入骨块与骨壁之间，充分起到固定作用。若导针放置到骨道外软组织内，则将误导螺钉至软组织内造成不应有的后果。胫骨侧骨块的固定则需要根据 B-T-B 移植物的长度而定，其长度适当，恰好骨块与胫骨侧骨道外侧入口相平齐时可以用挤压螺钉固定；若长出骨道，则用双门型钉将骨块固定于胫骨上；若短于骨道深入骨道内难以用挤压螺钉固定时，可采用后固定法固定。

（四）重建移植物等距性问题

骨道的定点是否等距至关重要。我们在临床实践中发现骨道的中心可以良好地定位于等距点上，但所取的 B-T-B 移植物中重建 ACL 的髌韧带位于两骨块的一侧部而呈偏心状态，因此，如此装入固定重建的 ACL 很难保证是等长。为此我们将胫侧骨块向腓侧方向旋转 180° 固定，使韧带部分亦随之旋转，从而保证了重建 ACL 中心部纤维的等长性和中心轴作用。同时又由于韧带的旋转使原有韧带内髁侧部分接近中线旋转，外髁侧的远离中线旋转，使前后部腱纤维起到类似 ACL 前内、后外束的作用。若重建过程中发现胫侧骨道稍偏外，移植物外缘可能与外髁内缘发生摩擦，此时可将移植物向胫侧方向旋转，使其外缘向中线方向接近，避免撞击。

（敖英芳）

第二节　内置纽扣式微孔钢板固定半腱肌腱、股薄肌腱单束重建 ACL

微孔钢板（Endo-button）固定方法是 ACL 重建手术中镜内技术的一种发展。该方法不需附加外髁侧切口，利用内置纽扣式微孔钢板就能够将两端不带骨块的腱性移植物上端牢固地固定在股骨侧骨道内，是目前利用半腱肌腱、股薄肌腱等不带骨块移植物重建 ACL 技术中的一种，笔者单位在重建 3 600 余例后总结经验，认为是最佳的全镜内重建 ACL 固定上骨道内移植物的方法。利用该方法重建 ACL，关节内病变的处理及髁间处理等与挤压螺钉固定骨 – 腱 – 骨重建 ACL 的方法相同。

一、重建移植物半腱肌腱与股薄肌腱的切取

切取半腱肌腱与股薄肌腱的切口有三种方法。①斜形切口：在膝前胫骨结节内侧鹅掌腱上缘体表投影处行一平行于鹅掌腱的由上内斜向外下的切口（图 4-2-1）；②横切口：胫骨结节内侧鹅掌腱上缘体表投影处行一横行切口；③纵切口：膝前胫骨结节旁内侧，以鹅掌腱上缘附着处的体表投影点为中心，行一纵行的皮肤切口。各种切口均不大，长约 3～4cm，以能显露解剖出鹅掌腱上缘进而能够解剖出半腱肌腱与股薄肌腱汇入鹅掌腱的部分即可。皮肤

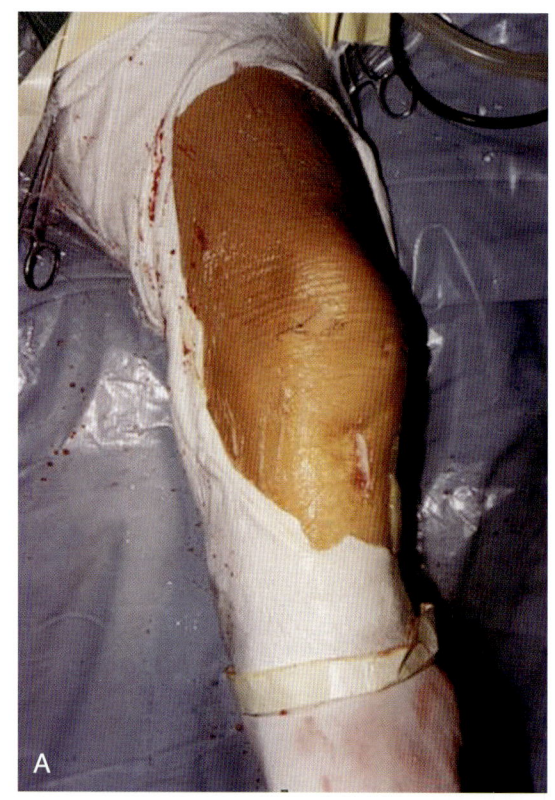

图 4-2-1 切口
A. 纵切口；B. 斜切口（已将股薄肌腱解剖出）

切开后，要逐层切开、解剖分离至鹅掌腱，沿其上缘切开解剖出间隙，将鹅掌腱上缘与缝匠肌腱牵向外侧，在其下方先寻找到股薄肌腱，分开后用牵拉带将其牵开，利于向深方解剖半腱肌腱，用牵拉带将其提起牵开，进而分别向其近端（侧）方向尽可能游离，充分游离后在向外牵拉使肌腱保持一定张力的条件下屈膝90°位用取腱器潜行切取两条肌腱的全长。取腱时的取腱器有开环与闭环两种。开环取腱器取腱时不需要将肌腱从附着点处取下，通过开环处将肌腱套入取腱器内即可取腱；闭环取腱器前部封闭，因此需要将肌腱从附着点处取下后放入封闭的取腱器内再行取腱（图 4-2-2）。取腱时取腱器推进到肌腱与肌腹交接处切断时会出现明显的切断抽出肌腱的感觉，随之就会把肌腱全长抽出（近端会带有肌肉组织）。取腱时要先取股薄肌腱，再取半腱肌腱；取腱时要注意取腱器的走行方向，不要指向深方（大腿中线方向），以免血管、神经损伤（尤其是隐神经），同时取腱器的走行方向要与肌腱平行，防止形成交角与剪切，以免在切取未到位前就将肌腱取断导致肌腱长度不够。

二、移植肌腱的准备

在操作台上进行。首先清理干净附着在肌腱上的肌肉组织并进行修剪，然后用 0 号编织缝线在肌腱两端进行缝编，再从肌腱中间部将半腱肌腱与股薄肌腱各一折为二、重叠互成四股，固定在准备移植物的操作台上进行准备。折转端用 4mm 宽的尼龙带（或较粗的涤纶编织线）穿经内置纽扣的两个中心孔内，将肌腱通过尼龙带与微孔钢板连为一体。目前已有制备好的带袢的微孔钢板，有袢长 1.5～3.5cm 等不同规格，可根据股骨侧骨道的长度不同而选用，两侧游离端用 0 号涤纶编织线缝合后备用（如果单一半腱肌腱长度足够，亦可折成 4 股进行移植重建 ACL）。缝编完毕后将肌腱在工作台上用 80N 的力进行预牵张 5 分钟。用 0 号编织缝线穿过一个边孔，作为引导线用于将内置纽扣经骨道引到股骨皮质外，另用一根 2-0 编织缝线穿另一边孔用来最后翻转内置纽扣进行固定。在将移植肌腱引入股骨侧骨道前，需要在肌腱股骨端侧利用标记笔进行标记（亦可用亚甲蓝标记），用以确定将肌腱引入骨道内的深（长）度。标记方法是首先在预计置入股骨端骨道内的深（长）度处进行标记，术中用以明确置入的深（长）度。然后在此标记线以远 6mm 处再进行标记，该标记用以术中判定微孔钢板是否已全部被牵拉出外髁骨道的外出口。如果手术技术已很娴熟，根据修编韧带的总体长度、预制好的上骨道长度可以设计好上骨道内的腱入深度，选用合适袢长的微孔钢板亦可以快捷有效地将上骨道内的肌腱引入固定。但初学者还应进行标记，以

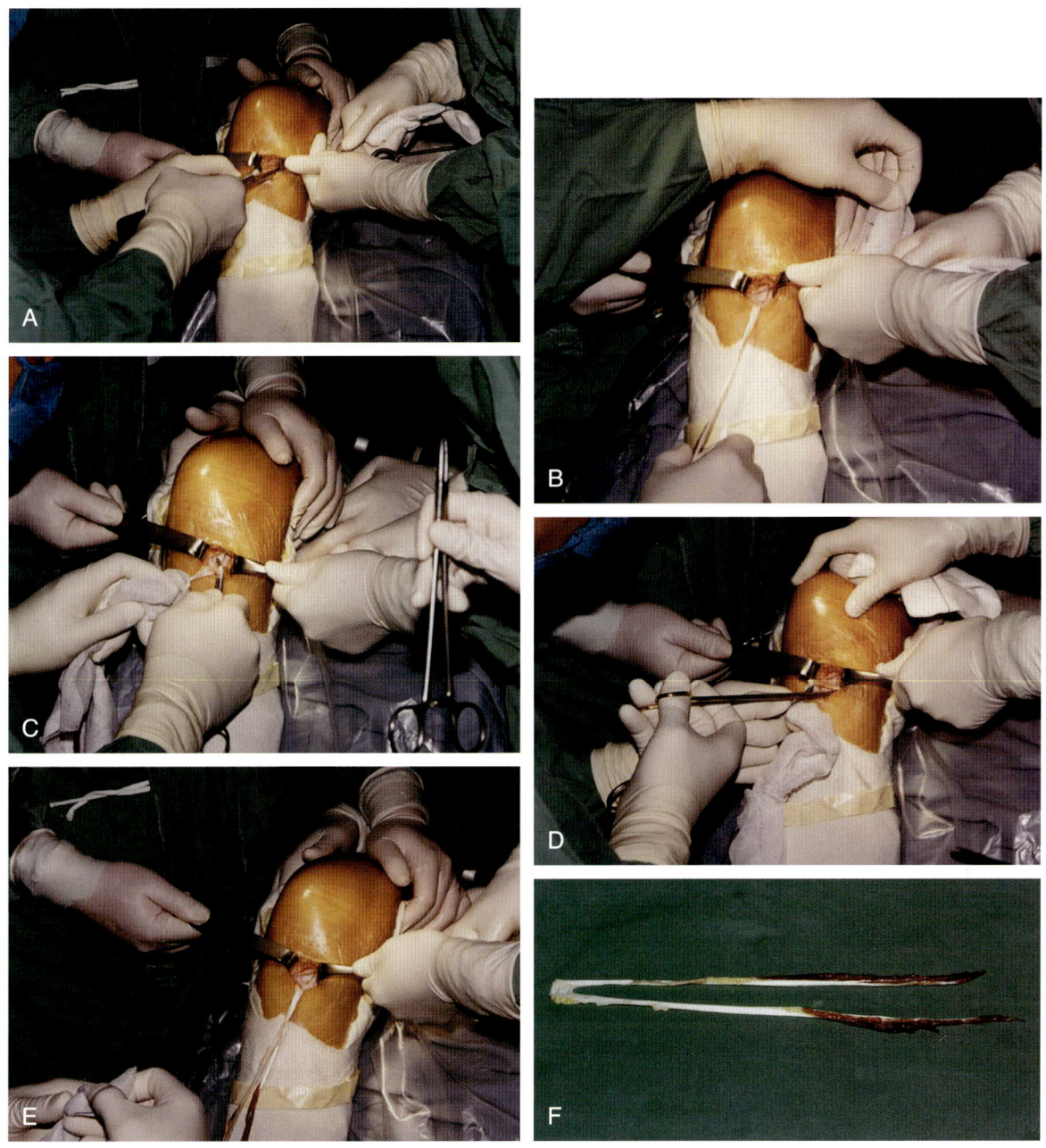

图 4-2-2 取 腱

A. 取股薄肌腱；B. 股薄肌腱取出；C. 解剖出半腱肌腱；D. 游离切取半腱肌腱；E. 两根腱已从近端断下；F. 完整取下的腱

免辨别不清腱入的程度与情况，不能很好掌握翻袢固定的时机。移植肌腱置入股骨端上骨道内的长（深）度至少为15mm（20～25mm更好）。移植物置入的期望长（深）度加上带袢微孔钢板（没有预制好的带袢的微孔钢板时可用缝编的带或固定线代替）的袢的长度就应是整个股骨侧上骨道的长度，并要按此要求准备移植物。

移植肌腱的准备根据取出肌腱的不同情况，有时肌腱较细四股强度不足或患者体重较大重建的韧带相对要求较强时，可以根据手术要求修编成五至八股等多股以增加重建韧带的整体强度。肌腱的修整准备见图4-2-3。

三、骨道的制作

骨道定位与前面所述应用骨-腱-骨重建ACL的方法基本相同，但所用的上骨道定位器的直径要小些,因为总体的骨道要细些。同样骨道制作的原则与骨-腱-骨重建ACL的方法一样,胫侧骨道及股骨外髁侧骨道装入移植物段的直径需要根据移植物的粗细程度即肌腱所能通过的测量套管内径而选定(常用的为7~8mm)。胫骨侧骨道制成后用镜内钻头在髁间窝底部钻制股骨侧装入肌腱的骨道(粗骨道),其长度要比预定将移植物引进植入骨道内的长度长(深)6mm,其目的是为微孔钢板牵引出上骨道出口外以提供翻转固定时的扭转半径。然后再用4.5mm的钻头经胫骨侧下骨道伸入股骨侧上骨道抵止到骨道的顶端后再继续向前钻进,直至穿透对侧骨皮质使骨道贯通于软组织下,形成一个内下近侧骨道粗、外上骨道细与倒置的"手榴弹"形状相似的骨道。骨道制作完成后需用带有刻度的测深尺精确测量股骨侧上骨道的全长,依据此数据再根据引入腱的长度决定使用何种规格(多长袢长)的微孔钢板。骨道的定位与钻制见图4-2-4、5。

四、将移植物引导装入骨道

在所期望将移植物插入股骨骨道内长度位点的近端6mm处留置标志,然后利用2.7mm的导引针牵引移植物,将导针经胫侧骨道进入关节腔,再至股骨侧骨道内直至穿透对侧皮肤,把移植肌腱的牵引线纫入导引针尾部的纫线孔内,将导引针由皮肤侧拔出,与此同时也把牵引线穿经骨道、软组织及皮肤引出,再用牵引线把移植物牵拉到

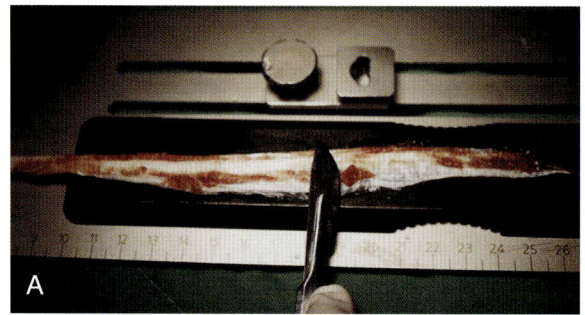
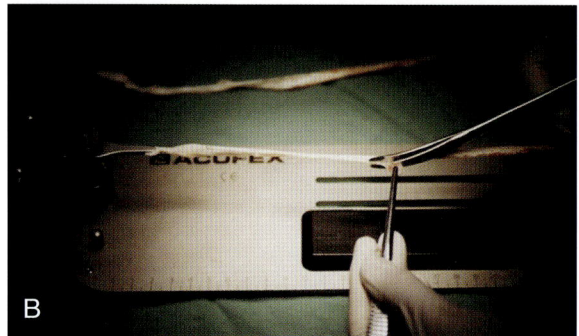
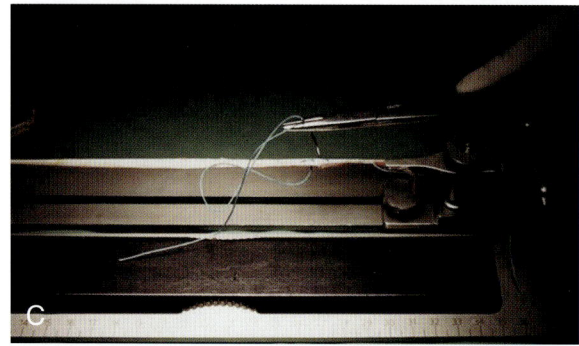
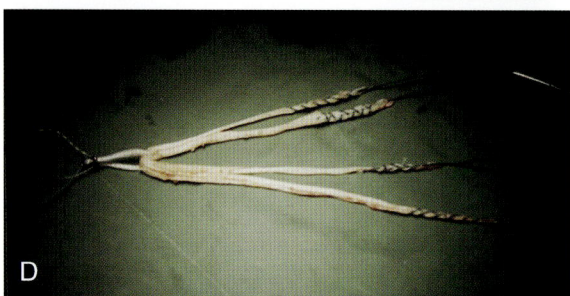
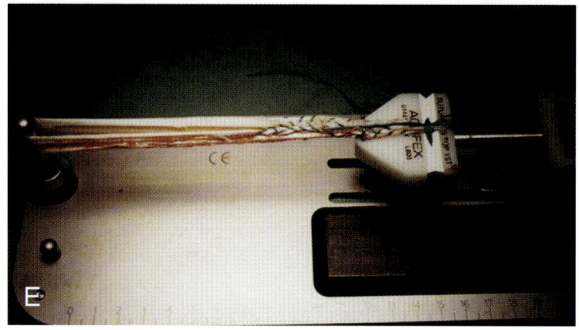

图 4-2-3 肌腱的修整准备
A. 剔除肌肉;B. 修剪;C. 缝编;D. 备好的肌腱;E. 预牵张

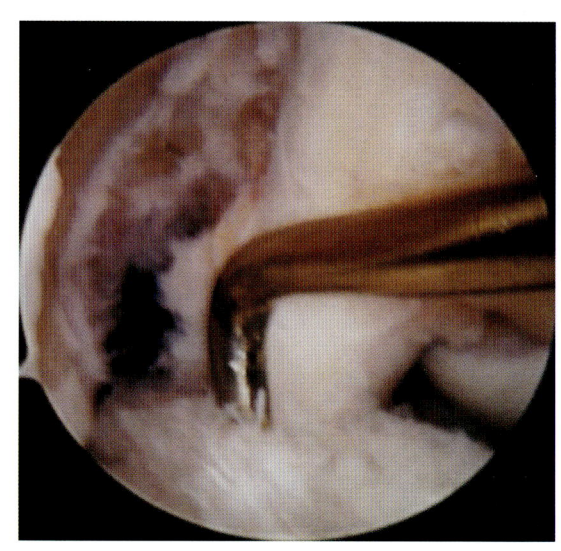

图 4-2-4 下骨道定位

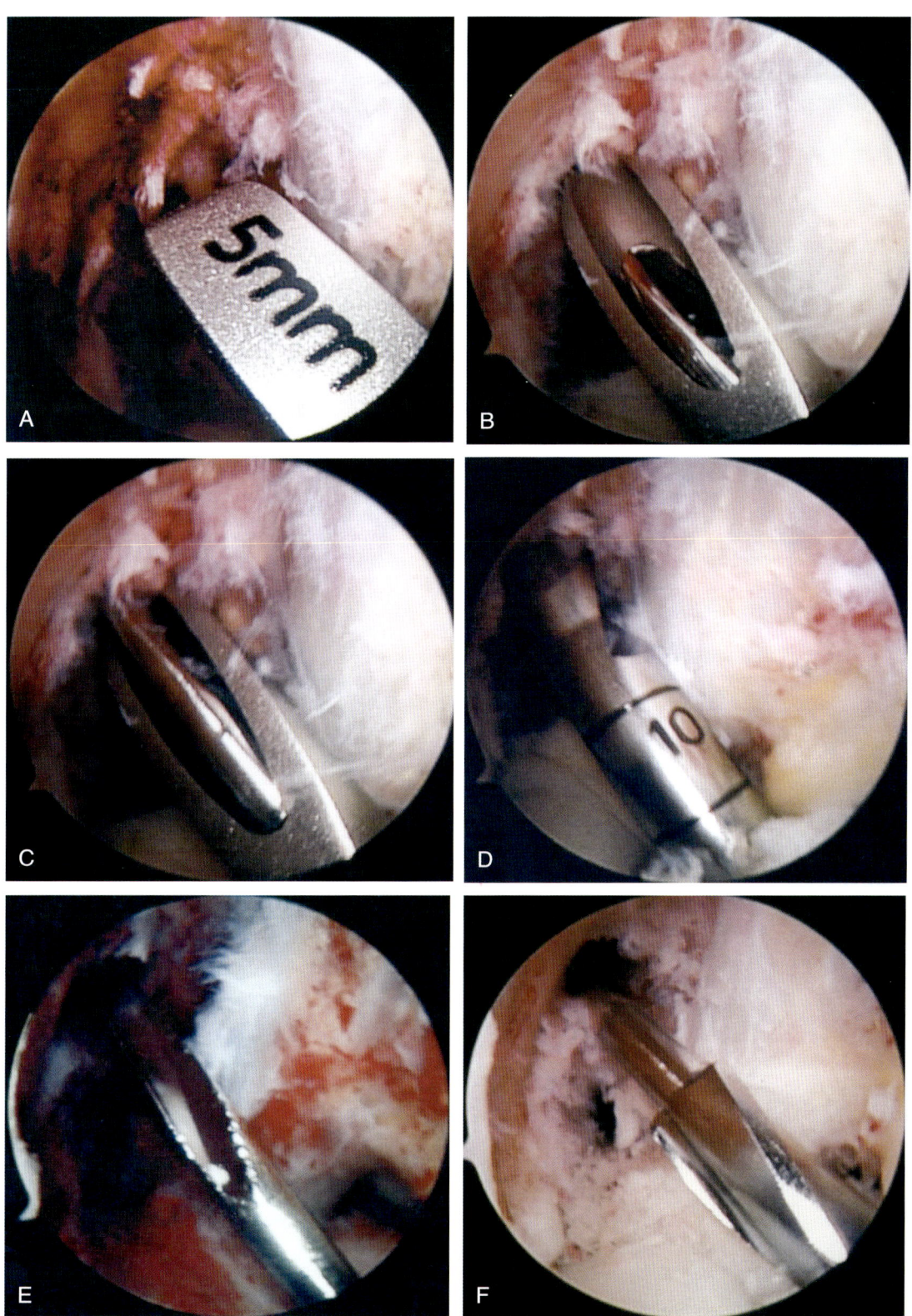

图 4-2-5　上骨道定位与钻制

A. 5mm 定位器；B. 定位；C. 钻入导针；D. 钻制近端粗骨道；E. 钻入 4.5mm 钻头的导针；F. 送入 4.5mm 钻头

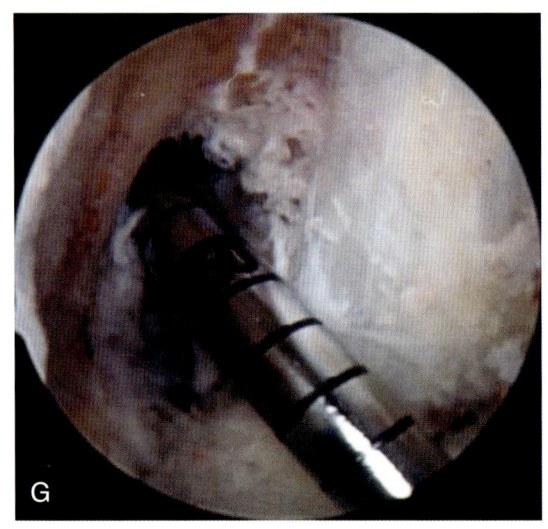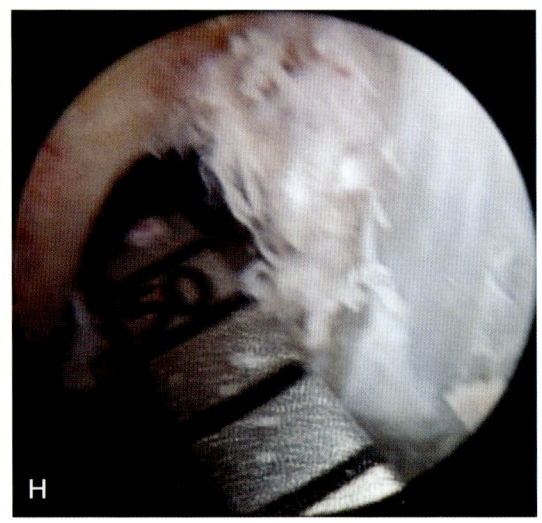

续图 4-2-5　上骨道定位与钻制

G. 用 4.5mm 钻头贯透骨道；H. 测量骨道全长（4.8cm）

骨道内，当远侧（第二个）标志点达到股骨骨道内口时表明微孔钢板已全被牵拉出骨道外，可以翻转微孔钢板。此时将翻转牵引线向外牵拉，使微孔钢板旋转与骨面平行，再将移植物回退（牵拉胫侧端）6mm，微孔钢板就可平行于骨皮质横架嵌压在骨道外口上而起到固定作用。最后屈膝 30°位拉紧移植物远端并根据其长度酌情固定。胫侧端固定的方法有：①如果胫侧肌腱未长出骨道时可采用后固定的方法（将牵引线打结固定在门形钉或螺钉上），后固定加用可吸收挤压螺钉固定；②胫侧肌腱平齐骨道口处，用可吸收挤压螺钉固定，最好加用后固定方法加固，否则强度不够；③平齐与长出下骨道的用 Intrafix 方法固定，效果很好；④下骨道远端肌腱的三门形钉固定方法，双门形钉双重嵌压肌腱固定后再将缝编韧带的线打结固定在远端的门形钉上；⑤带齿固定钉直接固定肌腱（将长出骨道的肌腱用带齿固定钉通过螺钉直接固定肌腱，此方法对局部影响较大，目前应用的已不多）。肌腱的引入与重建的 ACL 见图 4-2-6。

五、冲洗关节腔与伤口

腱切取部位放负压引流后缝合伤口、包扎，伸膝位可调节膝关节支具固定。术后处理及康复程序与利用骨-腱-骨重建 ACL 的方法相同。

【移植肌腱与骨道相匹配手术实例】患者男性，2008 年 7 月 30 日行 ACL 重建手术。常规全长切取半腱肌腱、股薄肌腱，各折 2 股（共 4 股），直径为 8mm，长 11.4cm，修整编织备用。常规关节镜前入路手术。术中探查 ACL 完全断裂，其他结构正常。清理 ACL 残端及髁间后，用定位器定位 ACL 下止点，用直径 8mm 空心钻钻透胫骨骨道，然后通过胫骨骨道定位 ACL 上止点于股骨外髁近过顶处，用 8mm 空心钻钻股骨骨道，深 3.8cm，再用 4.5mm 细钻贯透股骨骨道，测股骨骨道长 6.0cm。股骨骨道外口至胫骨骨道外口全长 12.6cm，关节内部分长 2.0cm，胫骨骨道长 4.6cm。用导针经胫骨骨道，将移植物引入股骨骨道内，上止点用袢长度为 3.0cm 的微孔钢板固定，腱入 3.0cm。移植物远端胫骨处用双门形钉卡压加缝线打结加强后固定。重建后镜下观察移植物与股骨髁间和 PCL 均不撞击，伸膝正常，屈不受限，前抽屉试验及 Lachman 试验均阴性。

此例中，切取半腱肌腱、股薄肌腱二股成四股的长度（11.4cm）一定，制作的骨道全长度（股骨骨道外口至胫骨骨道外口全长）一定（12.6cm），股骨骨道长度（6.0cm）、胫骨骨道长度（4.6cm）及关节内段长度（2.0cm）一定，都是不能个别更改的。因此，只能用选择合适袢长的微孔钢板来进行调整，使之合适。本例中选用袢长度为 3.0cm 微孔钢板固定上止点，上骨道内腱入长度为 3.0cm，下骨道内的肌腱长出骨道外口

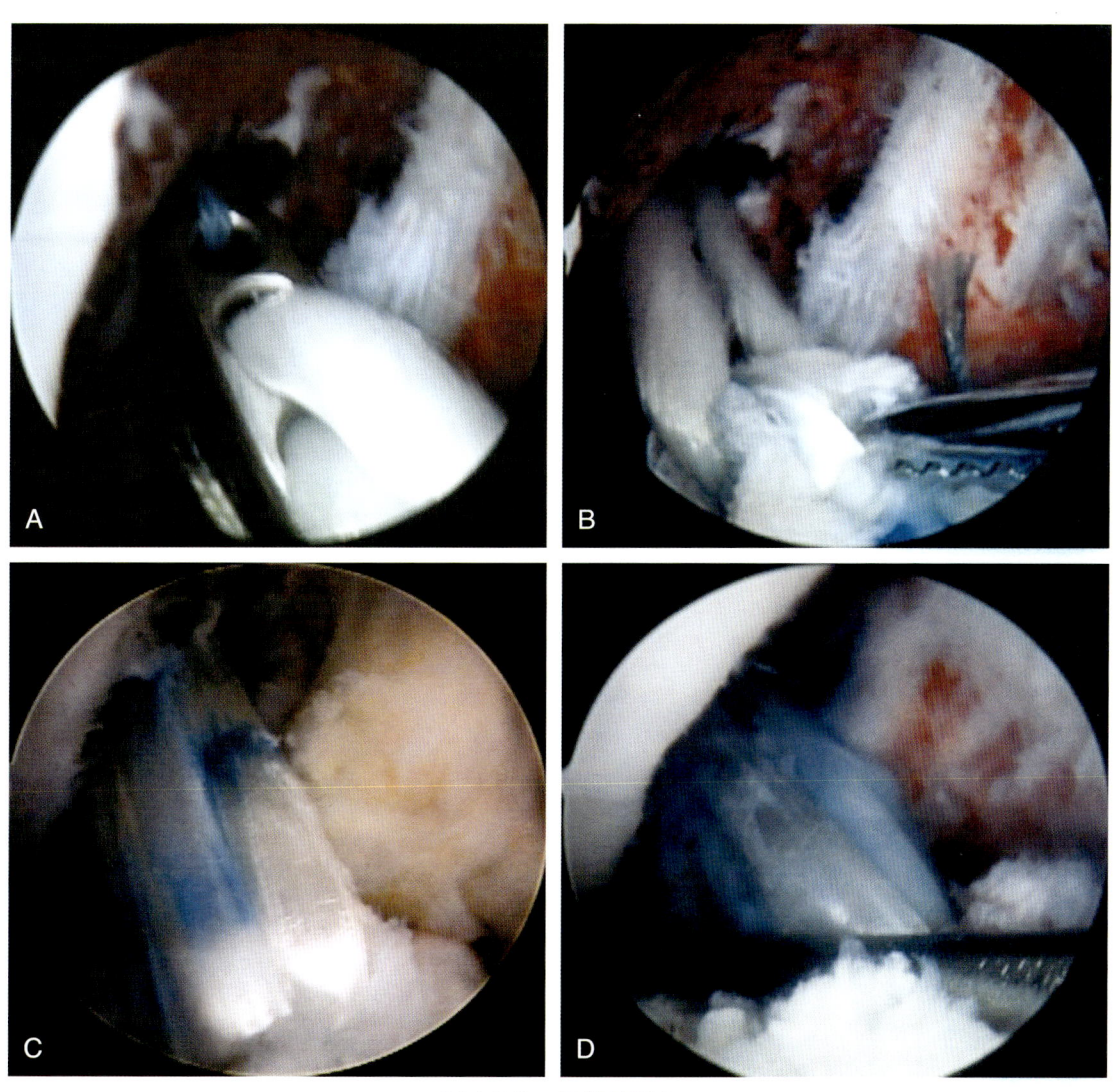

图 4-2-6　肌腱的引入
A. 引入微孔钢板；B. 引入肌腱；C. 蓝染标志线；D. 重建的 ACL

1.8cm，正可应用门形钉卡压后固定。

六、临床经验与体会

应用内置纽扣式微孔钢板（Endo-button）固定半腱肌腱、股薄肌腱重建 ACL 是目前被广大关节镜外科医生充分认可的手术方法，现在已基本上取代了自体骨-腱（中 1/3）-骨移植重建 ACL 的方法。

手术中骨道的制作与重建韧带的相互匹配非常重要。由于不同患者手术时取出的肌腱长短、粗细不一，制作成的骨道长度也不尽相同，上骨道内引入的肌腱的长度自然不会相同。因此，每一位患者手术中韧带重建设计都是个体化的，要根据不同患者的具体情况进行手术。下面就上骨道引入肌腱的基本设计原则予以列举分析，以便实际应用。本原则建立在兼顾下骨道内肌腱有足够的长度，同时上下两端兼顾的基础上。因为在实际手术操作中，根据不同的固定方法对于肌腱在两侧骨道中长度的要求是不相同的，但也可以根据韧带的长度适当选择固定方法。

通常上、下骨道加上关节腔内韧带的长度，总长度在 11～12cm 左右，关节腔内段重建韧带的长度在 2cm 左右，下骨道的长度在 4cm 左右，上骨道长度在 5～6cm 左右。上骨道的制作与引入肌腱长度的匹配原则与具体设计操作方法为：假定上骨道长度为 5cm，如果按最低要求腱入 1.5cm，选用微孔钢板的袢长应为 3.5cm；上骨道中粗骨道部（装肌腱的部分）的最低长度应为 1.5cm+0.6cm =2.1cm，上骨道中的细骨道部（用 4.5mm 钻贯透的通过微孔钢板、装有固定袢的部分）的最低长度为 3.5 cm−0.6cm = 2.9cm。这两方面是最基本的要求，必须同时满足，单独一方面符合要求都不能将肌腱很好装入。通常在实际操作中上骨道中的粗骨道部要比计算的深（长）些，细骨道部要比选用微孔钢板袢的长度短些，均留有余地以利于肌腱的顺利引入和翻袢固定。如果假定上骨道长度为 6cm，仍按上面的腱入长度设计重建钻制骨道时，粗骨道与细骨道的长度就单项而言均能满足，但整体来看就不匹配了。因为此时细骨道的长度为 3.9cm，远远大于 2.9cm，微孔钢板难以从骨道中拉出就不能固定。因此，只有调整粗细骨道的长度——粗骨道加深 1cm，腱入长度增加到 2.5cm，细骨道长度变为 2.9cm，使之相互匹配方可顺利进行手术。

手术中骨道的长度、肌腱的长度、固定的方法均需综合考虑。例如，手术中测量两骨道与关节内段的总长度为 11cm，关节腔内韧带的长度在 2cm，下骨道的长度为 4cm，上骨道长度在 5cm，缝编后准备重建韧带肌腱的长度为 9cm，肌腱总长度的分配设计可有：①上骨道内 2cm，关节腔内 2cm，下骨道内 5cm。此时可用袢长为 3cm 的微孔钢板固定。由于下骨道内的肌腱长为 5cm，会长出胫骨骨道外口 1cm，韧带远端的固定分别可以采用三门形钉固定法、Intrafix 固定方法、挤压螺钉固定加用栓桩式后固定方法；②上骨道内 3cm，关节腔内 2cm，下骨道内 4cm。此时要改用袢长为 2cm 的微孔钢板固定。由于下骨道内的肌腱长为 4cm，肌腱远端会平齐于胫骨骨道外口，此时应选用 Intrafix 固定方法或挤压螺钉固定加用栓桩式后固定方法；③如果肌腱远端没有长于胫骨骨道外口，应采用挤压螺钉固定加用栓桩式后固定方法。

（敖英芳）

附：Intrafix 固定

胫骨端固定一直是 ACL 重建技术的薄弱点，固定方法种类也很多，大致分为两类，一种为皮质外固定（如门形钉嵌压固定、栓桩固定等），另一种为解剖固定（界面干涉螺钉）。这些固定方法各有优缺点，目前研究较多，尚无统一认识，采用何种固定方法能达到更好的固定效果成为研究的重点之一。

除了上述 2 种经典固定方法，目前在这些经典固定基础上发明了一些新的固定方法，Intrafix （Depuy Mitek，美国强生）就是其中一种。

它是由两个部分组成，鞘和螺钉（图 4-2-7），固定时将螺钉拧入鞘中，通过鞘向周围挤压固定移植物。鞘和螺钉长度为 3cm，直径分为 6～8mm、7～9mm 和 8～10mm 三种。其材料分为不可吸收和可吸收两种，不可吸收材料为高密度聚乙烯，可吸收材料为磷酸三钙和多聚乳酸混合物。如果移植物直径匹配较好，其固定时平均断裂强度为 1 067N。

Intrafix 固定方法不同于以往的界面螺钉将肌腱挤压到骨道的一边，而是将肌腱充分张开，充分地占据骨道的边缘，这样形成的止点结构范围大，而且挤压螺钉从鞘内部呈放射状向周围挤压，经过充分挤压的移植物张力均匀，各个方向张力均高，固定后移植物总体张力好，这样经过替代后的移植物强度高，术后临床效果好[1]。Martel 等[2] 介绍了一种新的固定装置，结构类似于 Intrafix 固定螺钉，通过中心的螺钉挤压外面的鞘，使之挤压腱性组织，作者进行了生物力学测试，并将之与界面螺钉对比，发现采用这种固定方法移植物的断裂负荷及刚度更优于界面螺钉。Kousa 等[3]

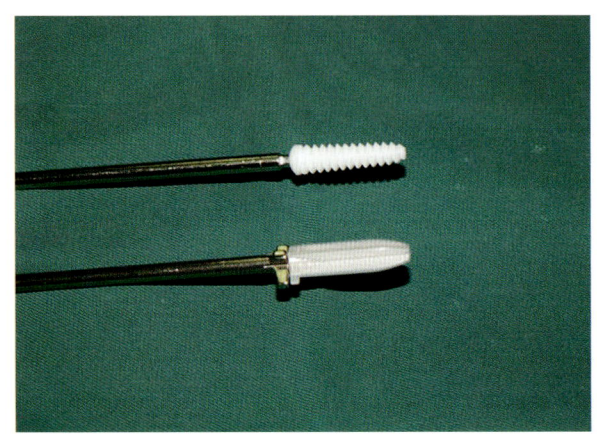

图 4-2-7　Intrafix 的鞘和螺钉

比较了 Intrafix、WasherLoc、Washer、界面螺钉和 SoftSilk 等五种胫骨固定方法的断裂负荷及在负荷试验时的移位程度，Intrafix 固定方法断裂负荷最高，为 1 332N，移位最小仅 1.5mm。而且 Intrafix 固定螺钉先用鞘将移植物的四束分开，然后用螺钉挤压固定，螺钉通过鞘挤压腱性组织，而不是直接挤压，这样可以减少对腱性组织的损伤。另外，这种固定方法使各束固定强度均匀，从而使各束间张力保持一致，在关节活动时各束间的微动会减少，从而促进束间愈合。我所动物实验研究中发现，骨道内同期愈合上会有差别，应力能够促进止点形成[4]。由于螺钉较长，在螺钉固定后，靠关节骨道出口处应力集中，所以容易形成止点结构，并且移植物和骨道壁广泛接触，形成止点范围广而更牢固。目前为了尽快恢复患者的运动功能，尤其运动员为使其回到原来的运动水平，早期快速康复程序目前较大范围采用，对于固定的牢固性和可靠性要求更高。Intrafix 固定螺钉对腱性结构损伤小，固定牢固，而且通过均匀挤压便于止点形成，这对于目前早期快速康复提供了便利条件[5]。

我所对使用此种固定方法的患者进行了观察随访，结果表明临床效果满意，本观察研究中可看到术后患者的 KT-2000 结果平均值为 1.16mm，术后患者的主观功能评分结果优良率高，患者大都恢复到原来的运动水平；并且术后螺钉的异物反应少，术后患者的平均体温不高，均在 38℃ 以下，且一般在 3 天后降到正常，未见感染的病例，总体临床效果好。

我所就使用 Intrafix 固定螺钉和生物可吸收界面螺钉及门形钉固定移植物后对胫骨骨道的影响进行对比分析研究。在 Intrafix 组我们发现胫骨骨道增宽特点和其他两组不同，首先术后随访发现 Intrafix 组胫骨骨道形状大多为 O 型（图 4-2-8），中间增宽，是否为采用 Intrafix 固定腘绳肌腱重建 ACL 术后骨道变化的普遍现象需要进一步的研究。其次，术后即刻骨道即有明显增宽。Intrafix 螺钉固定之前需要进行扩孔，扩孔器的直径为 9.2mm，所以扩孔后骨道中远段处直径扩大。而且螺钉挤压腱性移植物时也会挤压和扩张骨道，Buelow 等报道采用挤压螺钉固定后术后即刻骨道增宽平均 75%。由于 Intrafix 固定本身方式和特性使固定后

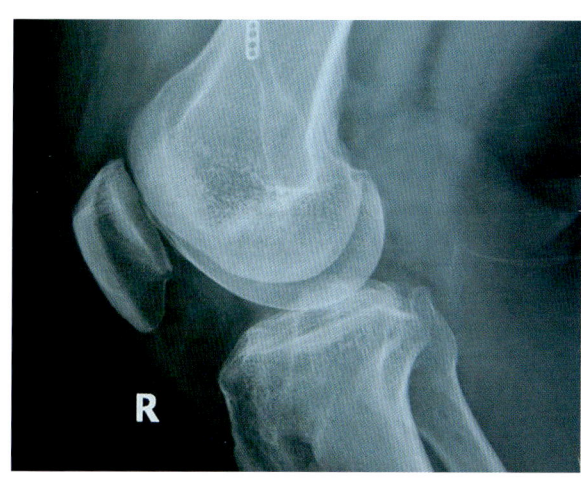

图 4-2-8　Intrafix 重建术后侧位片

Intrafix 重建术后 1 年随访时胫骨骨道侧位片，胫骨骨道呈 O 型

的骨道较钻孔时扩大，而且固定后的骨道并不是全程都扩大。与钻头直径相比较，随访时在骨道关节入口处扩大比例并不大；和术后即刻骨道直径相比较，正位片上术后随访和即刻两组统计学上无差异，侧位片上虽有差别，但仅有 1 例术后随访较即刻骨道扩大超过 2mm。采用 Intrafix 固定在手术时先扩孔，然后再挤压，这些都会引起骨道增宽，但并不是全程骨道在手术时都扩大，一般下骨道的长度在 4.5cm 左右，而扩孔器长度为 3.5cm，因此接近关节的 1cm 骨道在手术中并未扩张；而且因为牢固的挤压使这段骨道内的移植物和骨道壁间贴合紧密，无明显的雨刮效应，因此术后也未引起骨道的明显增宽；另外采用 Intrafix 固定方法不同于以往的界面螺钉将肌腱挤压到骨道的一边，而是挤压螺钉从鞘内部向外挤压，呈放射状向周围挤压，经过充分挤压的移植物张力均匀，各个方向张力均高，这种固定方法使各束固定强度均匀，从而使各束间张力保持一致，在关节活动时各束间的微动会减少，产生的蹦极效应也减少。在研究中发现采用可吸收界面挤压螺钉加门形钉联合固定组的骨道关节出口处和入口处直径扩大都明显，采用界面螺钉没有消除骨道扩大，原因是可吸收螺钉的挤压不均匀，肌腱间有微动，容易产生蹦极效应，而且所用螺钉长度为 2.5cm，这样不能完全消除摆动，仍有雨刮效应存在。

通过研究比较，三种固定方法都会引起骨道

增宽，Intrafix 螺钉固定虽然在骨道中端增宽明显，但在骨道关节入口处无明显增宽，对于该处的止点形成有利，这种固定方式对于预防骨道增宽展现了一个解决的方法。

在操作时为了更好地达到固定效果，尽可能将两个肌腱长度修成一致，使四束肌腱等长，编织时编织线要有足够的长度，最好使被挤压的腱性组织编织缝线不少于 3cm，这样螺钉固定时牢固性强。操作时螺钉拧入深度要足够，凸出的鞘组织可用咬骨钳切除，这样可以避免螺钉突出皮下引起的症状。有 1 例患者螺钉突出皮下，患者感觉局部不适，在术后 1 年时予以取出，症状缓解。

采用 Intrafix 固定的患者术后评价优良率高，大多数患者恢复到原来运动水平，采用这种方法重建 ACL 术后可以取得良好的效果。

（王　健）

第三节　前交叉韧带重建髁间窝成形的相关问题

ACL 和髁间窝外侧壁紧密的解剖关系已经研究很多年。最早在 1938 年 Palmer[6] 首先认识到这一潜在的病理关系。ACL 移植物与髁间窝撞击，导致膝关节活动受限或移植物失败。随着 ACL 重建技术的发展，这种关系的病理意义最近更是受到重视。Norwood[7] 认为在膝关节伸直时，ACL 受到髁间窝的压力变紧，其体部张力增大。Noyes[8] 认为在膝伸直时 ACL 前内侧的纤维与髁间窝顶接触。Tanzer[9] 认为由于膝关节过伸时 ACL 和髁间窝外侧壁撞击，可以导致 ACL 中 1/3 断裂。

20 世纪 90 年代，几乎在所有 ACL 重建手术中，都常规进行髁间窝成形术。手术目的主要是防止 ACL 移植物的撞击，ACL 移植物通过骨道更容易（髌腱），可以更清楚地看到髁间外侧壁的后壁，定位股骨骨道更容易准确。髁间窝成形推荐的切除程度不等，从 2mm 到股骨外髁宽度的 25%。

Kieffer[10] 定义髁间窝成形术（图 4-3-1）为股骨髁间窝前弓的扩大手术，是为了避免在膝关节伸直时，髁间窝与 ACL 移植物撞击导致移植物失败，切除髁间部分骨质，主要是髁间窝顶部或者外侧壁。髁间窝成形也可以使髁间窝的视野更清晰，在膝关节伸直位可以对移植物有一个清楚地视野；髁间窝成形手术的必要性与胫骨骨道的位置、髁间窝狭窄的程度以及移植物的直径等有关。

一、胫骨骨道的位置

ACL 下止点在胫骨骨道偏前内侧比偏后等距性更好，但更容易引起撞击。有些术者在选择胫骨骨道时选择 ACL 胫骨足印的中心而不是后面，在

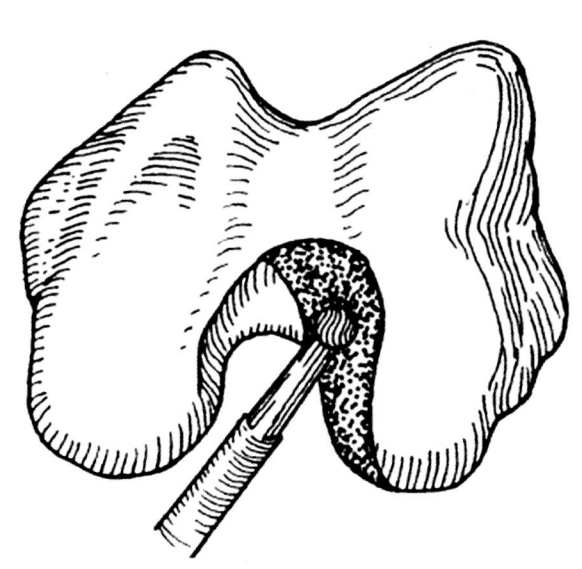

图 4-3-1　髁间窝成形术示意图

伸直时更容易发生撞击，而需要更多的髁间窝成形。Tanzer 等将 ACL 移植物定位在原胫骨止点中心时，即使是在髁间窝正常的膝关节，如果韧带直径超过 8 mm 都会导致髁间窝顶部或外侧壁的内下缘撞击。将 ACL 胫骨止点向后移会减少撞击。

二、髁间窝狭窄的程度

髁间窝狭窄时也容易发生 ACL 移植物与髁间窝撞击（图 4-3-2）。Feagin[11] 认为髁间窝狭窄可能由先天异常、膝关节长期不稳、或 ACL 修复失败所致。Lane[12] 指出在 ACL 断裂的膝关节，无论急性或慢性断裂，均可以发现髁间窝变窄。髁间窝狭窄（宽度 14～18mm）与 ACL 断裂或移植物失

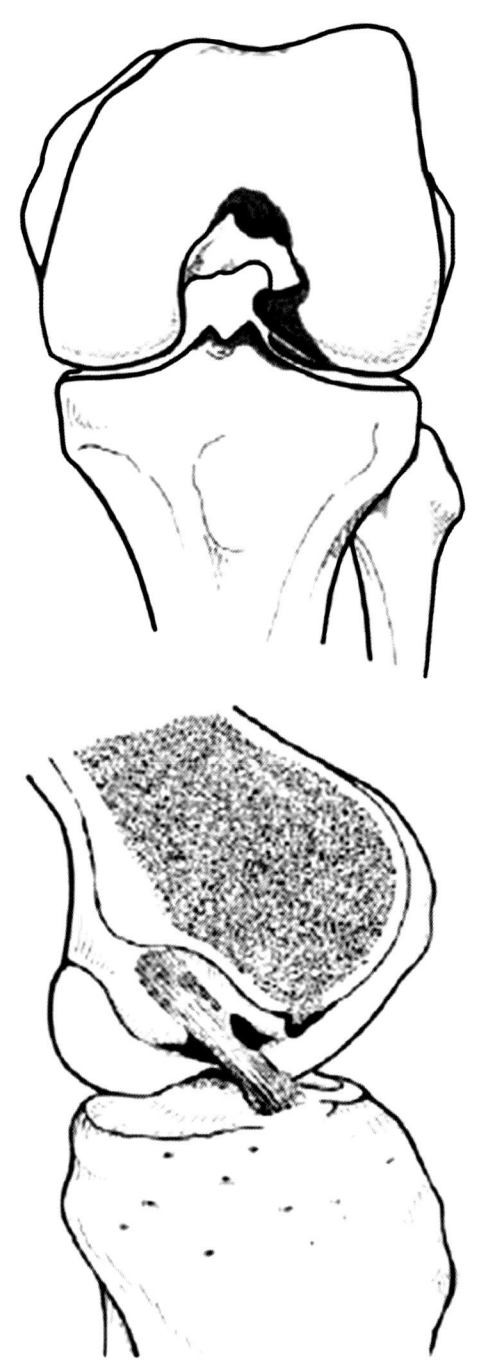

图 4-3-2　髁间窝狭窄时 ACL 移植物与髁间窝撞击

败有关。有作者提倡髁间窝成形手术使之恢复到正常尺度 21mm。很多作者使用不同的影像学方法评估髁间窝的尺度。Berg[13] 提出髁间窝宽度指数（NWI），认为 NWI 必须大于或等于 0.25，用来术中适应 ACL 移植物。他建议如果膝关节 NWI 小于 0.25 时，应进行髁间窝成形术。Anderson[14] 认为使用 CT 比 X 线能更准确地测量髁间窝。

三、移植物的直径

髁间窝不窄也会发生撞击。一个过于粗大的韧带，即使在一个正常的髁间窝内，也会发生韧带的磨损，导致重建韧带的失败。因此，髁间窝的尺寸及其内容物是评估是否需要髁间窝成形术的重要因素。移植物直径越粗，胫骨止点中心点相应要偏后。

髁间窝成形部位的转归。有人报道髁间窝成形术后 3 个月及 6 个月，随时间延长，非撞击的髁间窝成形区域由异常的纤维软骨和薄片状骨等组织再次充填。有人认为髁间窝成形术后 1 年时只有少量的骨质再生，不会因为骨质增生明显再次撞击导致移植物失败。

但是，髁间窝成形术也产生了一些不良后果。有研究报道髁间窝成形对膝关节软骨的影响。髁间窝成形术后 6 个月，膝关节股骨外髁及股骨滑车软骨就出现组织学早期骨关节炎病理改变。一个大的外侧壁的髁间窝成形可以使移植物的股骨止点发生改变，导致异常的膝关节动力学。Fu[15] 认为一个大的外侧壁的髁间窝成形会轻微改变 ACL 股骨止点的位置、股骨骨道的长度以及移植物的方向。虽然这些改变并不会明显改变韧带的走行，但是在髁间窝成形后，膝关节屈曲时移植物张力明显变紧。这说明在 ACL 重建时，应该减少髁间窝后部的骨质的去除。

髁间窝成形术中切除了关节软骨，我们认为髁间窝成形的范围应该尽量局限，只清除可能会导致撞击的部分即可。另外没有撞击的时候，就不必做髁间窝成形。实际上，在过去的几年中，髁间窝成形做的越来越少，并且成形范围也越来越小。只有在髁间窝狭窄明显的病例，尤其是慢性 ACL 不稳时，才考虑做髁间窝成形术。随着 ACL 解剖的深入了解，ACL 的定位更加准确，减少了髁间窝成形的必要。目前随着股骨止点的定位越来越低，ACL 移植物的走行变得低平，髁间窝撞击的发生更少，髁间窝成形也更少。我们认为髁间窝成形对那些喜欢把 ACL 胫骨止点定位非常靠前的医生来说还是很重要的。

总之，减少髁间窝成形减少了术后的出血、疼痛、肿胀以及潜在的髁间窝再生。在 ACL 重建时，应该仔细评估髁间窝与 ACL 移植物的情况。没有撞击，就不必做髁间窝成形。而且，我们必须确定胫骨骨道的正确位置。

（闫　辉）

第四节　同种异体肌腱移植重建前交叉韧带

大量的研究和长期的临床实践已经证明，断裂的 ACL 是几乎不能自愈的，只有通过手术重建才能尽快恢复膝关节的稳定性和运动能力。

目前，韧带重建用的材料多来自患者或运动员自身正常的肌腱组织，但术后取腱部位的并发症往往会影响运动员的正常训练和普通患者的日常生活和工作，使得治疗效果被打折扣。

组织移植已经被越来越广泛地用在运动创伤和关节外科的手术治疗中。用异体骨-髌腱-骨（B-PT-B）移植重建 ACL，5 年的随访结果显示，在疼痛、肿胀、Lachman 试验、Pivot 试验、KT-1000 测量等各方面的临床效果和用自身的 B-PT-B 重建 ACL 无显著性差异，8 年以上的随访结果也显示了其临床效果的可靠性和安全性。

一、在 ACL 重建中使用异体肌腱的手术适应证

虽然异体肌腱在 ACL 重建中的应用效果和安全性已经得到了大家的认可，但许多学者还是建议在有适当手术适应证的情况下使用异体肌腱。这些手术适应证包括：

1. 针对某些项目运动员的 ACL 重建，必要时使用异体肌腱。如足球运动员，进行 ACL 重建时，用自体 B-PT-B 的取腱部位并发症较多；而用自体腘绳肌腱后，控制小腿内旋的力量会减弱长达 1 年左右的时间。虽然术后 3～6 个月患者已经开始正常训练，但腘绳肌力量减弱导致控球和内侧足弓扣球动作受到一定程度的影响。这种情况下选用异体肌腱可避免使用自体 B-PT-B 和腘绳肌腱所带来的问题。

2. 对于自身肌腱比较细弱的患者，用自体肌腱重建 ACL 的强度比较勉强，用异体肌腱可以使重建的 ACL 更强壮时，也可以考虑使用异体肌腱。这类患者包括小儿麻痹后遗症患者和缺乏锻炼的一些女性患者。

3. 对于多发韧带损伤，进行 ACL 重建的同时还要重建其他多根韧带，患者自体双下肢可用的韧带或肌腱不足以同时重建多根韧带时，异体肌腱便是很好的选择。

4. ACL 翻修手术时，在以下两种情况下需要使用异体肌腱：

（1）自体肌腱在前次手术时已经被使用，不足以用之进行 ACL 翻修手术。

（2）前次手术遗留了宽大的骨内空腔（图 4-4-1），用自体 B-PT-B 的骨块和髂前上棘取骨植骨不足以实现移植物在骨道内的充分填充、牢固固定和可以预见的手术后的快速愈合，此时应该选用有较大骨块的异体 B-PT-B。

5. 对于特殊项目的运动员，如篮球运动员，他们在训练和比赛中需要做大量的"退步防守"动作，该动作对膝关节的旋转稳定性的要求较高。对某顶尖球队的 9 名运动员的 ACL 单束重建

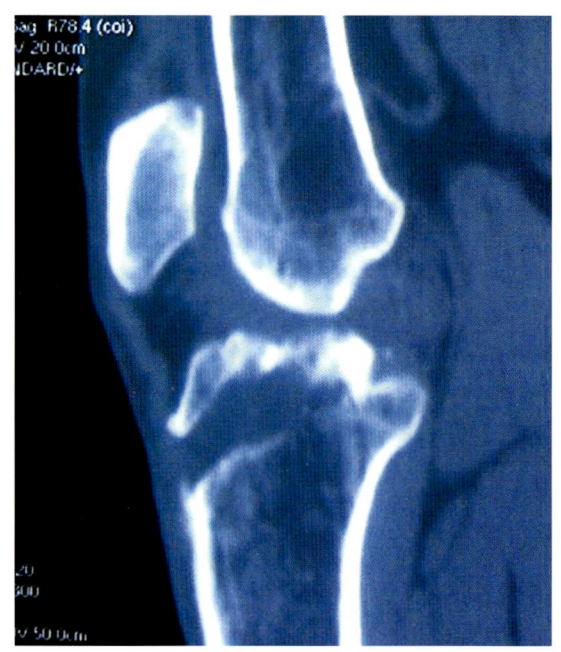

图 4-4-1　ACL 翻修手术前见胫骨近端和股骨远端前次 ACL 重建导致的巨大空腔

后 2 年以上的观察发现，虽然所有运动员的常规 KT-2000 的测量结果都显示双膝胫骨前移距离的差值都小于 2mm，表明单束重建的 ACL 均很好地控制了胫骨前移，但他们中只有 1 名运动员能打主力，该运动员的患膝股四头肌力量是健膝的 112%，不排除与肌肉力量的代偿改善了对膝关节旋转稳定性的控制有关。

对国家篮球队队员所做的退步防守动作与场上其他动作的关系的了解发现，如果退步防守动作不能到位，会影响在场上 80%～95% 的全部动作的发挥。这种情况下进行异体 B-PT-B 双束重建，既可以防止取自体肌腱可能带来的取材部位并发症，又可从 ACL 重建技术上同时解决膝关节的前后和旋转稳定性的问题，从长远来说异体 B-PT-B 植入后异体骨在骨道中的爬行替代后与周边骨的融合及其固定的可靠程度是其他不带骨块的移植物所无法比拟的（见图 4-4-17）。而取自体 B-PT-B 进行 ACL 的双束重建几乎是不能实现的，也是异体肌腱，特别是异体 B-PT-B 重建 ACL 的手术适应证之一。

二、ACL 重建中所用的同种异体肌腱

ACL 重建中所用的同种异体肌腱的种类直接受使用自体肌腱手术习惯的影响，如自体 B-PT-B 移植物多年来被多数术者称为移植物的金标准，人同种异体 B-PT-B 自然就成了最早被寻求用来作为替代材料的同种异体肌腱。

随着人们对使用自体肌腱，特别是自体 B-PT-B 取材后，取腱部位的不良反应（donor site morbidity）的观察和重视，人们开始将目光投向自体 B-PT-B 以外的其他自体移植物，如髂胫束、股四头肌腱和腘绳肌腱等。但因为自体髂胫束的生物力学特性与 ACL 差距过大，重建 ACL 或 PCL 的临床效果与自体或异体 B-PT-B 相比也有不足，取腱部位不良反应小而韧带重建效果可以与自体 B-PT-B 相匹敌的自体股四头肌腱和腘绳肌腱开始被越来越多的术者使用。这样紧接着就在同种异体移植物方面出现了同种异体股四头肌腱、半腱肌腱和股薄肌腱。

因为 ACL 重建所用的异体肌腱与手外科、足踝外科，甚至肩肘外科等所用的肌腱不同，ACL 重建所用的异体肌腱的长度、厚度和宽度比较大，像自体掌长肌腱、自体股二头肌腱等这些取材后对自体影响很小的肌腱因为强度或长度的问题而不够用于 ACL 重建的术中。因此，用于 ACL 重建的同种异体肌腱的开发除了追寻术者对自体肌腱的使用习惯外，还遵循着另外一个规则，即对 ACL 重建来说的生物学特性（包括生物力学特性）很好但又不可能从自体取材的一些肌腱也逐渐成为 ACL 重建中异体肌腱的材料，如异体胫前肌腱、异体胫后肌腱，异体跟腱等。

目前常用在 ACL 重建中的异体肌腱可以概括为有以下几种，按使用频率从多到少排列如下：

1. 人同种异体 B-PT-B。
2. 人同种异体胫前肌腱。
3. 人同种异体跟腱。
4. 人同种异体半腱肌腱。
5. 人同种异体胫后肌腱。
6. 人同种异体股薄肌腱。
7. 人同种异体股四头肌腱。

三、同种异体肌腱的组织结构特征

在上述 7 种同种异体肌腱中，其结构可以概括为三种（图 4-4-2～4）：

1. 两端带骨块的异体肌腱。如人同种异体 B-PT-B。

2. 一端带骨块的异体肌腱。如人同种异体跟腱和带髌骨骨块的人同种异体骨四头肌腱。

3. 不带骨块的异体肌腱。人同种异体胫前肌腱、半腱肌腱、半膜肌腱、胫后肌腱和不带髌骨

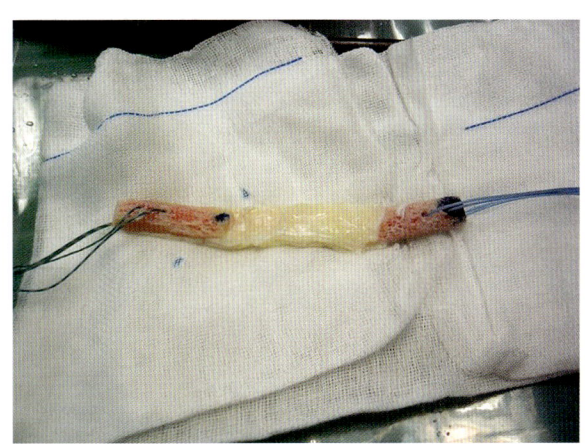

图 4-4-2　人同种异体 B-PT-B 修整完成后等待植入

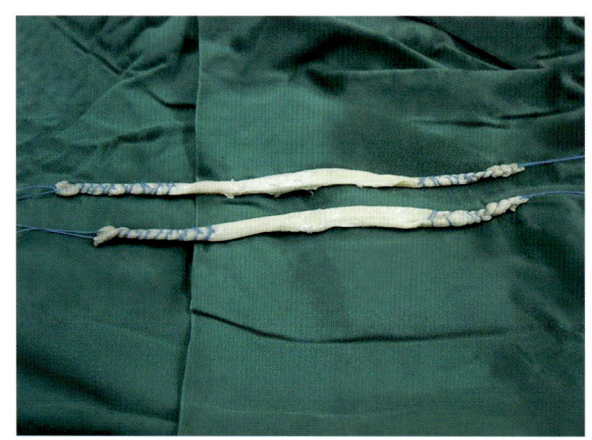

图 4-4-3　同种异体胫前肌腱术中修整完成后

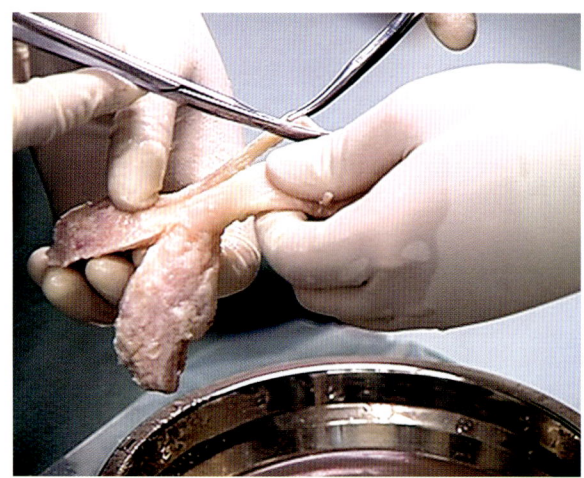

图 4-4-4　同种异体跟腱在术中从跟骨结节一分为二
图中正在清理跖肌腱

骨块的股四头肌腱都属这一类。

四、同种异体肌腱在 ACL 重建中的制备方式

相同结构特征的移植肌腱在术中的制备方式基本是相同的，而且与相同结构特征的自体肌腱是相同的。因此，不同结构特征的异体肌腱在术中按着自体 B-PT-B、自体一端带骨块的股四头肌腱和自体腘绳肌腱的制备方式进行植入前的移植物准备即可。具体内容见相关章节。

五、异体肌腱的强度和异体肌腱修整的关系

（一）强度足够的异体肌腱

在进入临床应用的异体肌腱中，异体 B-PT-B、胫前肌腱、胫后肌腱、跟腱、股四头肌腱的强度都足够强壮，修整中都可以分别归属于三种结构

特点按常规操作进行植入前的制备。但异体半腱肌腱和异体股薄肌腱的强度往往在移植物制备过程中要做特殊考虑。

（二）异体股薄肌腱

一般来说，异体股薄肌腱的直径较细，长度也较短。加上取材时可能还会有一定长度的损失，在修整中按着强度足够以及长度在股骨骨道和胫骨骨道中至少保留 2cm 的原则，不同的情况有以下三种修整方式：

1. 返折成双股　与异体半腱肌腱合用，进行四股异体腘绳肌腱单束 ACL 重建。

2. 以三股的形式使用　将异体股薄肌腱分成 2/3 和 1/3 两部分，2/3 的部分返折成双股，1/3 的部分作为单独一股，共形成三股（图 4-4-5）。

对于 ACL 单束重建，这种情况一般用在异体半腱肌腱本身三折以后仍然很弱，异体半腱肌腱的三折和两折的异体股薄肌腱共五股的强度还不足以进行 ACL 单束重建时。此时三折的异体半腱肌腱和三折的异体股薄肌腱可以达到直径 7mm 以上的单束六股异体腘绳肌腱的强度。

对于 ACL 双束重建，这种情况用在双折的二股异体股薄肌腱的强度不足以重建 ACL 的后外束，但四折的异体股薄肌腱的长度又不足以用来重建 ACL 的后外束。这样的三折处理，在强度和长度上就成为最佳选择。

3. 以四股的形式使用　对于单束重建 ACL，如果异体股薄肌腱的长度达到 28cm，四折后的四股异体股薄肌腱的长度是 7cm，直径又达到 6～

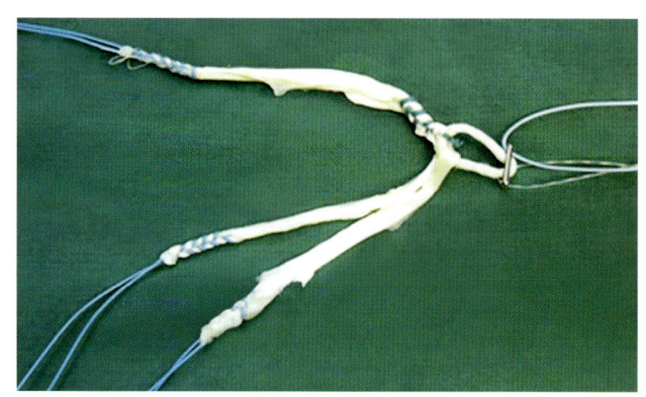

图 4-4-5　三股异体股薄肌腱
如果股骨端用 Endo-button 固定，可以将 2/3 的部分悬挂在 Endo-button 的袢上，单股的 1/3 部分牢固地拴在袢上。

7mm以上，单纯用一根异体股薄肌腱四折就可以完成手术。

对于双束重建来说，如果异体股薄肌腱的长度大于24cm，即可用四折的方法重建ACL的后外束。

（三）异体半腱肌腱

与异体股薄肌腱相比，异体半腱肌腱的强度和长度与异体股薄肌腱相比要好得多，只要按着处理异体股薄肌腱的原则处理，术中都可以得到满意的处理方案。

六、对异体肌腱修整时的最节省原则

因为异体肌腱的价格一般都比较昂贵，所以在使用异体肌腱进行ACL重建时一定要遵循最节省原则，这样进行ACL单束重建时，单根移植物就可以获得用两根移植物的重建强度；或在ACL双束重建中，本来需要使用两根异体肌腱的双束重建手术，就可以用单根异体肌腱完成双束重建。不仅可以节省患者的费用，也可以节约异体肌腱的资源。

在膝关节后外侧复合体和后内侧复合体等联合伤的重建中，如果使用异体移植物，最节省原则也是非常有用的，这方面的方法请见相关章节。以下是ACL重建中的最节省原则在实用中的例子。

（一）异体半腱肌腱使用中的最节省原则（图4-4-6）

对于ACL两骨道单束重建来说，这种使用方法的好处是：如果是自体半腱肌腱，因为两段半腱肌腱双折后已经有四股半腱肌腱，就可以不取股薄肌腱，而且获得的重建强度还比取自体的两根肌腱分别双折的四股强（因为股薄肌腱的双折较细）。对于异体半腱肌腱来说，在ACL单束重建中这样使用可以使得移植物的强度加倍。

对于ACL四骨道双束重建来说，无论是自体还是异体半腱肌腱，使用一半的半腱肌腱双折用来进行前内束的二股重建，另一半用来重建二股的后外束。要比前内束用二股自体或异体半腱肌腱，后外束用二股自体或异体股薄肌腱的重建强度更好。

（二）异体胫前肌腱（图4-4-7）

（三）异体骨-髌腱-骨

图4-4-8是将半个异体B-PT-B一分为二后修整出来的两个移植物，骨块直径分别是8mm，用

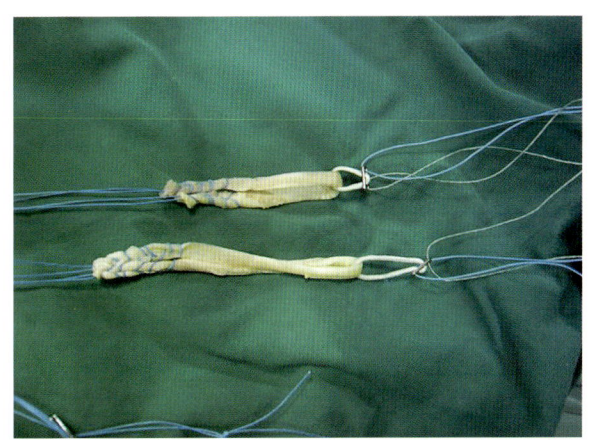

图4-4-7　一根28cm长的异体胫前肌腱

在ACL的四骨道双束重建中被分成16cm和12cm两段，其中16cm长的一段双折后被用来进行ACL四骨道双束重建中的前内束重建，12cm长的一段被用来以同样的方式重建后外束。

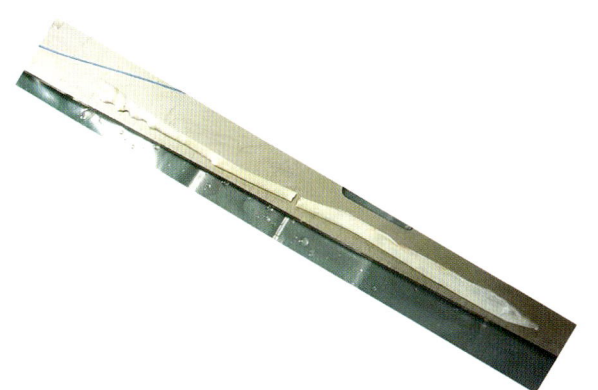

图4-4-6　31cm长的异体半腱肌腱

术中将其一分为二使用，一般双折进行前内束重建，另一半双折进行后外束重建。

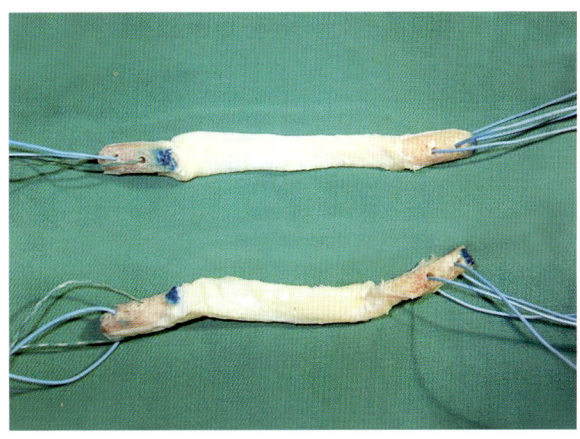

图4-4-8　从半个B-PT-B修整得来的两个异体B-PT-B

（骨块直径均是8mm）

于 ACL 的异体 B-PT-B 双束四骨道重建。这样半个 B-PT-B 就可以完成一个 ACL 双束重建，而且移植物的质量非常高。

（四）异体跟腱

如图 4-4-9 所示，一个完整异体跟腱可以很轻松地分成 2 个骨 – 跟腱移植物。

因此，如果遵循异体肌腱使用中的最节省原则，将可以最大限度地节约异体肌腱的使用和患者的花费。

七、异体肌腱在 ACL 重建中的固定方式

异体肌腱在 ACL 重建中的固定方式与自体肌腱的三种典型结构，即两端带骨块的自体 B-PT-B、一端带骨块的自体股四头肌腱和两端均不带骨块的自体腘绳肌腱相似，这里不再赘述。但在使用异体肌腱重建 ACL 时还是应该注意以下情况：

（一）金属界面螺钉优先使用的考虑

使用异体肌腱重建 ACL 有多方面的好处，但受体对异体肌腱的排异反应是所有术者在手术前都要向患者交代的术后可能出现的并发症之一。出于尽量减少非移植物方面的免疫排斥反应，建议对移植物骨块的固定首选免疫排斥反应发生率更低的金属内固定进行固定，如金属界面螺钉、金属的横穿骨道固定装置（如 Cross-Pin）或金属门形钉（图 4-4-10）。金属门形钉一般在异体 B-PT-B 太长，股骨端固定后，异体 B-PT-B 的胫骨端骨块从胫骨骨道穿出，不能使用界面螺钉固定的情况下使用。

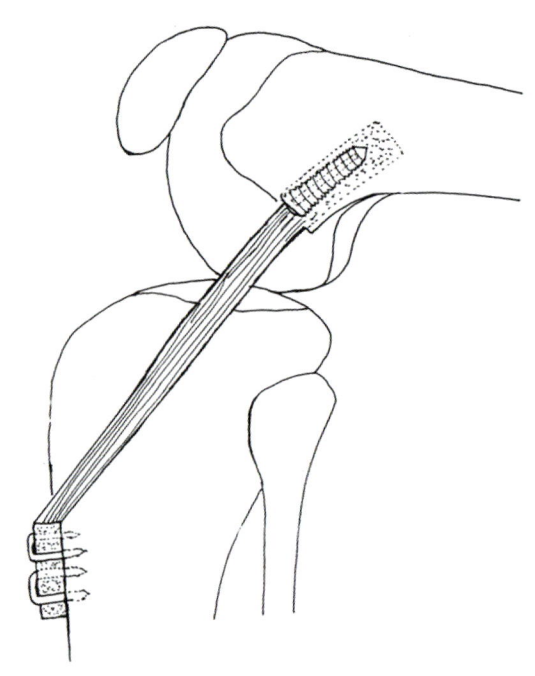

图 4-4-10　双门形钉固定

在异体 B-PT-B 过长的情况下，可用双门形钉固定胫骨端的骨块，能取得重复性很好的确切的固定效果。

虽然图 4-4-10 中所见的异体骨块被固定在胫骨表面形成了骨块隆起，但术后 1 年取钉时，可见骨块处的骨组织已经消失，变成骨膜样组织，原来固定骨块的门形钉还在，但因为骨组织已经消失，门形钉下便出现了空隙。这种情况几乎出现在所有这种类型固定的异体和自体 B-PT-B 重建 ACL 的术后取钉患者（图 4-4-11）。

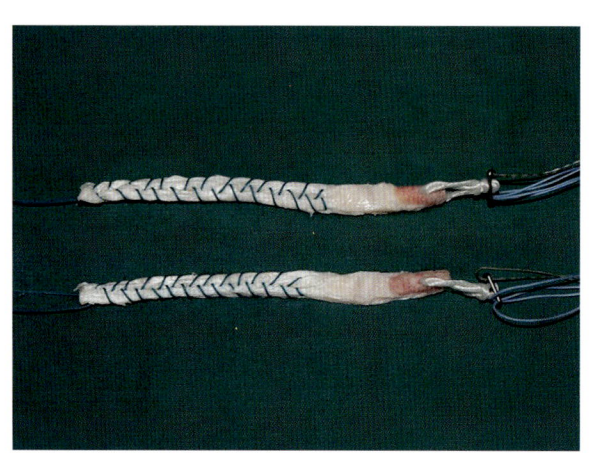

图 4-4-9　异体跟腱

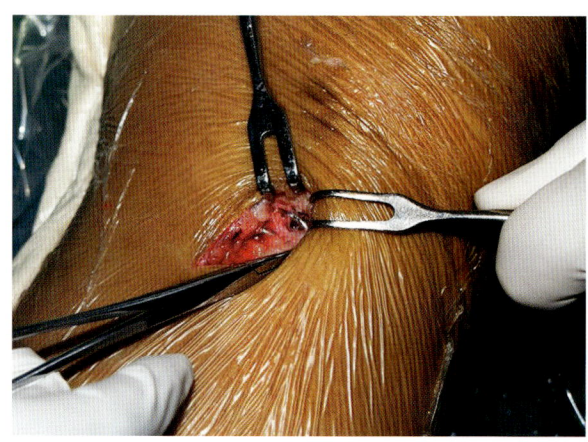

图 4-4-11　门形钉固定术后 1 年

在异体 B-PT-B 过长时使用双门形钉固定胫骨端的患者术后 1 年取钉时见门形钉固定的骨组织已经变成骨膜样组织，骨组织消失，门形钉下方出现空隙。

（二）可吸收界面螺钉组成成分方面的考虑

不同厂家生产的可吸收界面螺钉的成分组成是不同的，有的可吸收界面螺钉的成分是聚乳酸，有的成分是聚乳酸和聚丙烯酸混合物，甚至不同厂家生产的可吸收界面螺钉中的这两种成分的比例还有不同，有些品牌的可吸收界面螺钉中还有其他成分构成。因为它们与人体骨骼和腱性组织的生物相容性一般来说都是比较好的，所以在使用自体移植物重建 ACL 时，选择任何一种可吸收界面螺钉固定都是可行的。但在使用异体肌腱重建 ACL 时，对免疫排斥反应的潜在风险要给予特殊考虑。这时要考虑到含有聚丙烯酸成分的可吸收界面螺钉要比单纯含有聚乳酸成分的可吸收钉的术后低热反应更多。对于异体肌腱的使用来说，这方面最好给予考虑。

（三）使用异体跟腱的特殊考虑

根据作者多年的经验，使用不同移植物时，尤其是硬度较大的跟腱时，对可吸收界面螺钉直径的建议见表 4-4-1。

在使用异体跟腱重建 ACL 时，如果将不带骨块的跟腱组织放在股骨端，选用可吸收界面螺钉进行股骨端固定时，要考虑到编织好呈圆柱状的跟腱移植物的刚度和硬度较大，此时如果使用与固定自体和异体腘绳肌腱同样的原则选择与骨道相同直径的可吸收界面螺钉，在拧入钉子的时候可能会导致钉子的劈裂。

如果跟骨骨块在胫骨端，因为胫骨端的骨质较股骨端疏松，不会带来特殊问题。

八、ACL 前内束和后外束直径的测量及其与异体肌腱双束重建 ACL 的关系

选取 22 个新鲜健康成年男性膝关节标本。左膝 11 个，右膝 11 个。供体的年龄均在 25～45 岁之间。按目前大多数学者所接受的观点及术者在手术中进行 ACL 前内束和后外束骨道定位的习惯，在屈膝 90°位将 ACL 分为前内束和后外束。分别对前内束和后外束的股骨止点面积、中段横断面积和胫骨止点面积进行测量，结果见表 4-4-2。

而对同样年龄段的 85 位男性在 ACL 双束重建中将半腱肌腱用到极致的四折，股薄肌腱也用到极致的四折，即进行 ACL 的四骨道双束八

表 4-4-1　ACL 重建中使用相同骨道直径时对不同移植物和股骨端及胫骨端可吸收界面螺钉直径差异性的考虑

	自体和异体 B-PT-B	异体胫前肌腱和自体、异体腘绳肌腱	异体跟腱（骨块在股骨端）	异体跟腱（骨块在胫骨端，肌腱在股骨端，常见于 PCL 重建）
股骨端可吸收界面螺钉直径	骨道直径减去 2mm	等同于骨道直径	同异体 B-PT-B	骨道直径减去 1mm
胫骨端可吸收界面螺钉直径	等同于骨道直径	骨道直径加上 1～2mm（根据年龄和骨质疏松情况）	同异体 B-PT-B	等同于骨道直径

表 4-4-2　22 例中国成人男性 ACL 前内束（AMB）和后外束（PLB）股骨和胫骨止点面积测量、中段横断面积测量及按圆的面积计算的直径

	股骨止点面积（mm²）	按圆计算的股骨止点直径（mm）	中段横断面积（mm²）	按圆计算的中段横断面直径（mm）	胫骨止点面积（mm²）	按圆计算的胫骨止点直径（mm）
AMB	57.2±11.9	12.1	32.9±11.1	9.0	56.6±12.7	12
PLB	44.2±11.0	10.6	24.2±10.9	7.8	52.8±17.1	11.6

注1：表中 AMB 和 PLB 股骨和胫骨止点面积是将新鲜 AMB 和 PLB 的韧带纤维分别切除到股骨面和胫骨面，用墨汁将止点纤维根部染黑后进行测量的，向周边延伸的疑似止点范围没有计算在内，即测量的是真正的止点范围。

注2：如果屈膝 60°，根据 AMB 和 PLB 张力将 ACL 全部纤维分成 AMB 和 PLB 两部分，AMB 止点面积会有减小趋势，PLB 止点面积会有增大趋势。

股重建时，四折的半腱肌腱的直径是 7.54mm ± 0.52mm，四折后的股薄肌腱的直径是 6.23mm ± 0.44mm。

这些数据显示，自体腘绳肌腱即使进行 ACL 的双束八股重建，其重建的 ACL 的几何尺寸与天然 ACL 相比还是有欠缺的。这样，即使进行了双束重建，还只是完成了功能重建，离解剖重建还是有一定的距离。

虽然自体股四头肌腱及 B-PT-B 的宽度和长度都较好，如果进行双束重建，可以满足重建韧带的解剖尺寸，但是，所取的两个 B-PT-B 移植物的宽度可能会导致自体髌腱所剩无几；而所取的两个股四头肌腱移植物的宽度和厚度也会导致自体股四头肌腱遭到严重破坏，使得股四头肌腱断裂的风险增加。

与自体肌腱相比，异体肌腱中无论是异体 B-PT-B、异体胫前肌腱，还是异体跟腱，都能很好地解决 ACL 双束重建中的解剖位置和解剖尺寸，使得术者更容易实现最接近解剖的 ACL 重建。

九、带有骨块的异体肌腱在 ACL 双束重建中的最佳骨栓长度

带骨块的自体肌腱，如自体 B-PT-B 和自体带髌骨骨块的股四头肌腱，由于在 ACL 双束重建时的腱和骨块组织用量太大的原因，几乎不被用来进行 ACL 双束重建。但它们的异体腱却不受这方面的限制。

带骨块的移植物，无论是自体的还是异体的，因为下面两个原因，在 ACL 单束重建中骨块从胫骨骨道，经过关节腔，植入股骨骨道一般都没有问题：

1. 用 Transtibia 技术（即经胫骨骨道的技术）在 ACL 单束重建中，通过胫骨骨道钻取股骨骨道可以使股骨骨道的位和钻取比较准确，骨块植入时，只要屈膝到与骨道钻取时的相同角度，股骨骨道和胫骨骨道就在一条线上，不会给骨块的植入带来问题。

2. 如果术者在 ACL 初次单束重建中是通过关节镜的前内侧入路定位并钻取股骨骨道的，股骨骨道和胫骨骨道就不在一条直线上。这时，由于进行 ACL 单束重建时移植物骨块的长度多数都用 2cm，而单束重建的骨道技术使得 ACL 重建后的关节内部分的长度多是 2cm，且较稳定。这样骨块向股骨骨道方向拉入时，即使股骨和胫骨骨道不在一条直线上，2cm 长的骨块也不会被卡在关节内或胫骨骨道内。

3. 在 ACL 双束重建中，按单束重建常规修整的前内束的异体移植物的骨块在植入股骨骨道中不会遇到问题，而同样修整的后外束异体移植物的骨块在植入中就会经常遇到问题。一方面是因为在 ACL 双束重建中，不可能通过 Transtibia 技术将解剖上本来就不在一条直线上的后外束的股骨骨道和胫骨骨道的位置和方向都定位和钻取在解剖位；另一方面的原因是双束重建中，ACL 的前内束和后外束在关节内的长度与单束重建明显不同（表 4-4-3）。

表中可见，后外束在关节内的长度只有平均 1.51cm，如果将后外束异体移植物的股骨端骨块修整成 2cm 的长度，对于多数后外束关节内长度小于 1.5cm 的患者，术中就会发生通过胫骨骨道植入移植物时，骨块的上端已经到了后外束的骨道口，但骨块的一部分还卡在后外束的胫骨骨道

表 4-4-3　112 例 ACL 双束重建患者术中测量 ACL 双束的股骨和胫骨骨道长度及关节内长度

	股骨骨道长度（cm）	关节内长度（cm）	胫骨骨道长度（cm）
ACL 前内束	4.42 ± 0.63	2.62 ± 0.74	3.62 ± 0.35
ACL 后外束	3.99 ± 0.36	1.51 ± 0.20	4.14 ± 0.37

注：表中测量数据与骨道定位方法和钻取方向有关，否则测量结果将不具有可重复性。以右膝为例，本表测量结果来自前内束股骨骨道定位在 10：30，骨道钻取后的后壁厚度 1mm，通过关节镜前内侧入路的下方 1.5cm 的前内下辅助入路在屈膝 95°钻取该骨道；后外束股骨骨道定位在屈膝 90°时骨道中心点距离髁间窝外侧壁软骨前缘 7.6mm、软骨下缘 6.8mm，并在屈膝至最大角度情况下通过相同的前内下辅助入路钻取骨道。在两个胫骨骨道中，先钻取后外束的胫骨骨道，以胫骨髁间后窝的前缘为参照，并同时参照外侧髁间嵴后端内侧缘和外侧半月板后角止点，骨道钻取后应该紧贴外侧髁间嵴后端内侧缘和外侧半月板后角止点，并与 PCL 前方纤维之间有 2mm 骨壁。后外束胫骨骨道定位时用 50°定位器，与胫骨正中矢状面呈 40°。前内束胫骨骨道定位以后外束胫骨骨道和前内束足迹中心点作为参照，力求在骨道钻取后于前内束原来足迹的中心点并与后外束骨道之间有 3mm 的骨桥。定位前内束骨道时用 55°定位器（表中数据测量时用此角度，现在用 60°，钻取的骨道长度更长些），与胫骨正中矢状面呈 18°钻取前内侧胫骨骨道。

内的情况，往往需要重新修整骨块的方法植入移植物的骨块，给手术带来困难，而且在反复植入移植物过程中骨块和肌腱受损的情况会增加。

十、带有骨块的异体肌腱在 ACL 双束重建中的固定技术

对于不带有骨块的移植物，在 ACL 双束重建中的固定方法与自体肌腱没有区别。对带有骨块的异体肌腱，在进行 ACL 单束重建时，其固定方法也与自体肌腱无区别。

但对于带有骨块的异体肌腱在 ACL 双束重建中的固定技术，要考虑到固定完成后肌腱和骨块位置的合理性及固定方式的选择问题。

1. 并不是在带骨块移植物单束重建中能用的所有方法都可以用在 ACL 双束重建中。如 Rigidfix、Transfix 这些在 ACL 单束重建中所用的技术，由于双束重建中在很狭小的区域有两个骨道的缘故，而不适合使用。

2. 界面螺钉，无论是可吸收的，还是金属的，都可以用在带骨块异体移植物的 ACL 双束重建中进行股骨骨道的固定，但在下面两个方面与单束重建中不同：

（1）异体韧带植入后的朝向与单束重建不同：以异体 B-PT-B 为例，单束 ACL 重建时，异体 B-PT-B 植入时应该将髌腱朝向骨道后壁，这样才能使骨道位置正确的同时，重建的 ACL 关节内腱性部分亦可尽量远地离开髁间窝顶部的撞击。但在双束重建中，一般先植入后外束，植入时其腱性部分（图 4-4-12 中的 T_2）最好朝向前内束的方向，骨性部分朝向骨道的外下壁（图 4-4-12 中的 B_2）。前内束随后植入时将腱性部分朝向后外束的髌腱（图 4-4-13），骨性部分朝向前内束股骨骨道的内上壁（图 4-4-13 中的 B_1）。这样的好处是前内束的髌腱和后外束的髌腱可以"面对面"，反之两者之间就会有一方，甚至双方的骨块造成的间隔空间，使得两束之间的术后融合塑形速度变慢。虽然前内束在植入中髌腱不像单束重建那样被放在骨道后壁，但因为髌腱为了与后外束的髌腱"面对面"而被向下转了 90° 左右，与髁间窝撞击的可能性并未增加；后外束的骨道位置本来就很低，后外束髌腱为了与前内束髌腱"面对面"而不被放在骨道后壁也不会导致撞击综合征的发生。

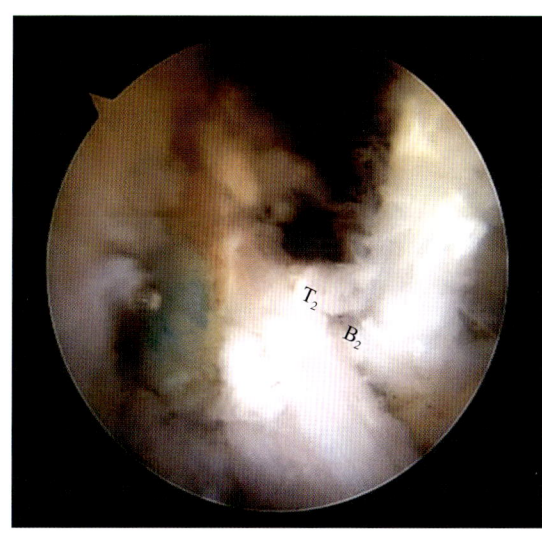

图 4-4-12　正在植入的异体 B-PT-B 后外束

B_2 是朝向后外束骨道外下壁的骨块侧，T_2 是朝向将要植入的前内束髌腱的后外束的髌腱侧，以便后外束的髌腱和前内束的髌腱在植入后中间没有大的间隙，而且"面对面"贴紧。

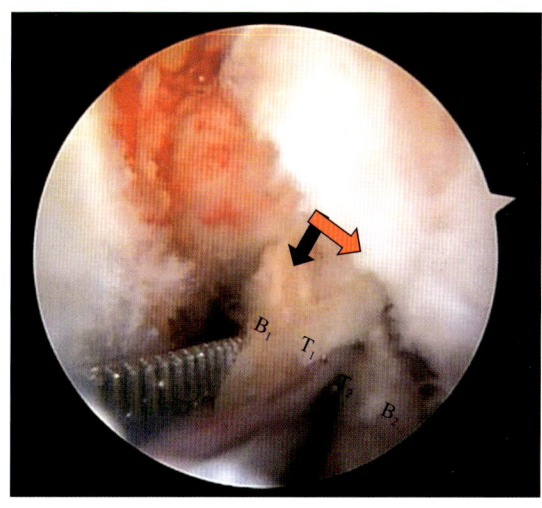

图 4-4-13　正在植入的前内束与后外束

T_1 是正在植入的前内束的髌腱侧，与正在植入的后外束的髌腱侧 T_2 面对面，而前内束的骨块侧 B_1 朝向前内束骨道的内上壁。黑箭头是进行单束重建时髌腱应该朝向的方向，而双束重建时，前内束的髌腱向下旋转了近 90°，是按着红箭头的方向旋转的。

（2）用异体 B-PT-B 移植物进行双束重建时，如果用界面螺钉固定，两只界面螺钉的固定位置也非常重要。如果在两个 B-PT-B 植入时不规范每个 B-PT-B 股骨端的松质骨的朝向，一旦分别固定前内束和后外束股骨骨道中骨块的界面螺钉"背靠背"，就有可能导致两个骨道间的骨桥破裂，给固定强度及腱骨生物融合的速度和程度带来影响。

如图 4-4-13，前内束和后外束的髌腱"面对面"时，两个骨道的界面螺钉就会分别位于 B_1 处和 B_2 处，就可以避免不良情况发生。

3. 专为股骨端带骨块的移植物设计的 B-T-B Endo-button 在用带骨块的异体肌腱进行双束重建时，股骨端两个骨道中的骨块用 2 只界面螺钉固定，操作既困难，又容易导致 2 骨块之间的骨桥破裂。B-T-B Endo-button（图 4-4-14、15）的出现给用带骨块的异体肌腱的 ACL 双束重建提供了可靠而又简便的股骨骨道的定方法。

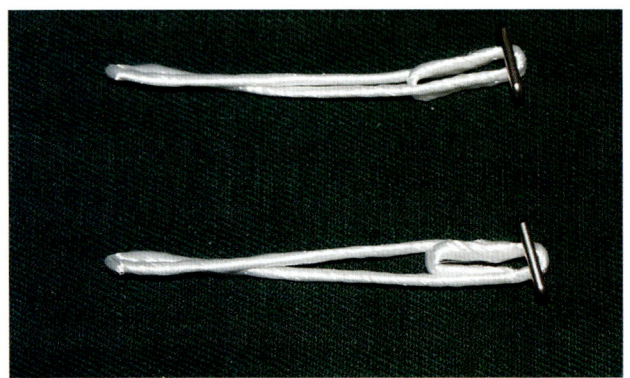

图 4-4-14　用于股骨端带骨块的移植物股骨骨道固定的 B-T-B Endo-button

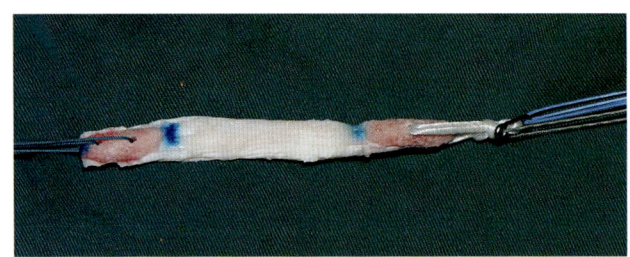

图 4-4-15　打算用 B-T-B Endo-button 在股骨端进行固定的异体 B-PT-B

十一、专为带骨块异体肌腱设计的 ACL 双束重建中的骨道技术

骨道技术主要包括三个方面：①使骨道定位更准确的技术；②使骨道方向尽可能与天然 ACL 纤维方向一致，避免重建 ACL 的关节内韧带结构与骨道间的折角和剪切力的不合理；③让骨道的分布在完全符合解剖或接近解剖的情况下更合理。

不带骨块的异体肌腱在 ACL 单束和双束重建中，及带骨块的异体肌腱在 ACL 单束重建中，只要骨道定位准确，骨道方向和骨道分布在移植物遭受的剪切力不是非常不合理的前提下可以有很多余地进行调整。但带骨块移植物在 ACL 双束重建中，在骨道定位准确的情况下，如果骨道方向更接近解剖，会使移植物的植入更加合理，并在植入后遭受更小的剪切力。在 ACL 双束重建中，如果要使得骨道的方向更合理，就应该了解正常 ACL 的前内束和后外束的中心轴的方向（表 4-4-4）。

因此，在 ACL 双束重建中，无论是用什么样的移植物，作者都将 ACL 前内束的胫骨骨道定位器的角度定成 60°，前内束胫骨骨道出口内移与胫骨正中矢状面的夹角是 18°；后外束胫骨骨道定位器角度定成 50°，与胫骨正中矢状面夹角定成 40° 就是参考本表的解剖研究结果。

在骨道技术中，遵循解剖重建的同时，还要从技术的角度考虑解剖重建的可能性和骨道分布的合理性。以前内束和后外束与胫骨正中矢状面夹角为例，前内束是 24.77°，后外束是 35.32°，果真在术中这样定位和钻取骨道，就会导致两个骨道出口在胫骨内侧面近邻或重叠，导致界面螺钉固定困难、两骨道间骨桥破裂、两骨道在出口处固定不可靠等问题。所以在实际操作中将

表 4-4-4　前内束、后外束与胫骨平台的夹角

	ACL 的前内束		ACL 的后外束	
与胫骨平台水平面的夹角（胫骨骨道定位器的角度）	65.82°	±5.47°	51.59°	±5.62°
与胫骨正中矢状面的夹角（术中以胫骨正中矢状面将胫骨骨道出口向内偏移的角度）	24.77°	±8.30°	35.32°	±6.41°

22 例成年男性新鲜尸体膝关节在屈膝 90° 下根据 ACL 纤维的不同张力将其分成前内束和后外束，并在屈膝 90° 下测量前内束、后外束与胫骨平台水平面和胫骨正中矢状面夹角

24.77°改成18°，35.32°改成40°（大于40°容易损伤内侧副韧带），既可以保持两骨道之间的骨桥厚度在1.5cm以上，给采用不同方式的固定方法实现可靠固定创造了条件，又偏离解剖不大，不会给移植物在术后所受的剪切力带来明显的异常。

十二、同种异体肌腱重建ACL的临床效果

Harner（1996）报道了90例患者，26例用自体移植物，其余64例用异体移植物，随访3～5年，发现两组之间的临床症状、体征、活动水平、关节功能、测量所得的稳定性没有显著性差异（表4-4-5）。

Shelton等（1997）的报道，60例患者分成两组，每组30人，最少随访时间24个月，发现两组在膝关节肿胀、疼痛、活动度、稳定性、髌股关节症状和肌肉萎缩方面都没有显著性差异。

Westerheide等（2002）报道了8～14年的长期随访结果，发现用B-PT-B的异体移植物和自体移植物相比，长期随访发现在主观评分、患者自身评价、客观测量、膝关节功能和膝关节松弛度等方面，两组都没有显著性差异。

作者对2004年3月至2005年8月期间接受关节镜下同种异体B-PT-B单束重建ACL的24例患者进行了术后随访，作为异体B-PT-B组，他们的平均年龄22.5岁（16～49岁）。对照组为2003年7月至2005年2月的24例接受自体B-PT-B单束重建ACL手术的患者，平均年龄24.5岁（18～43岁）。随访采用IKDC、Lysholm、Tegner评分系统及KT-2000测量评估膝关节功能的方法；采用Biodex等速肌力测试系统测量膝关节在60°/s和120°/s屈伸的最大扭矩；利用二次关节镜和MRI观察重建1年后ACL的形态、张力和信号改变。异体B-PT-B组和自体B-PT-B组随访时间平均为26.0个月（21～42个月）和26.0个月（22～39个月），均在2年以上。两组患者的基本资料见表4-4-6：

结果发现，两组患者术后均没有出现可以观察到的免疫排斥反应，异体B-PT-B组的术后体温、血沉、CRP与对照组无明显差异。随访时IKDC、Lysholm、Tegner评分，异体组平均为92、90、8，自体组分别为89.7、95、7.5，两组间除Lysholm评分外在统计学上没有显著性差异。KT-2000提示30°和90°胫骨前移的距离异体组平均为2.0mm（-0.5～7.0mm）、1.0mm（-2～8.5mm），自体组平均为1.0mm（-1～4mm）、0.5mm（-2.5～7mm），两组间无显著性差异（$P>0.05$）。Biodex等速肌力测试结果提示，伸膝和屈膝扭矩在60°/s、120°/s两组间无显著性差异。术后1年二次关节镜检查发现异体B-PT-B形态及张力良好，MRI均无异常信号。因此，异体B-PT-B作为移植物可以恢复ACL断裂患者的关节稳定性，患者的短期膝关节功能和前移距离与传统的自体B-PT-B相比没有明显的差异。

表4-4-5 Harner等对90例患者随访3～5年的临床效果

	移植物种类	
	自体移植物	异体移植物
术后伸膝受限	较多见	较少见
IKDC评分正常或接近正常	38%	48%
Cincinnati主观评分	84.5	85.8

表4-4-6 自体和异体B-PT-B单束重建ACL两组48例患者术前基本情况表

术前情况	异体B-PT-B组（$n=24$）	自体B-PT-B组（$n=24$）	P值
年龄	22.5（16～49）	24.5（18～43）	0.694
男性/女性	16/8	18/6	
左侧/右侧	14/10	9/15	
随访时间（月）	26.0（21～42）	26.0（22～39）	0.803
IKDC评分	43.7（4.6～85.1）	57.5（9.2～100.0）	0.069
Lysholm评分	55（5～86）	66.5（2～98）	0.114
Tegner评分	2.5（0～7）	2.0（0～9）	0.579

在作者对另外从 2003 年 7 月至 2005 年 11 月进行 ACL 重建的 56 例病例的随访中，23 例的 ACL 单束重建使用了自体 B-PT-B，22 例使用异体 B-PT-B 进行 ACL 的单束重建，11 例使用了异体 B-PT-B 进行 ACL 双束重建，合并其他韧带损伤的患者被排除在外，最短随访时间为 2 年以上。所有患者都是同一术者进行手术，专人进行随访和所有测量。随访和测量内容包括：查体临床了解 Lachman、ADT、垂腿位 ADT、Pivot-shift 和半月板体征及髌股关节体征，进行 IKDC、Lysholm 和 Tegner 评分，并对术后膝关节的前后稳定性进行了常规 KT-2000 测量和后推 KT-2000（back pushing KT-2000）测量。

结果发现，三组之间的常规 KT-2000 测量结果无显著性差异，IKDC、Lysholm 和 Tegner 评分在三组之间也无显著性差异，但异体 B-PT-B 双束重建组的后推 KT-2000 结果好于异体 B-PT-B 单束重建组。虽然异体 B-PT-B 双束重建组与自体 B-PT-B 单束重建组的后推 KT-2000 比无显著性差异，但异体 B-PT-B 双束重建组的后推 KT-2000 结果显示了好于自体 B-PT-B 单束重建组的趋势（表 4-4-7、8）。

当然，也可以看到一些 ACL 双束重建的临床效果不如单束重建或与单束重建相同的报道，也可以在文献中看见一些对于异体肌腱的顾虑。这些报告也提醒人们，使用异体肌腱可能会遇到我们在使用自体肌腱中所未遇到过的问题，得出一些不同于自体肌腱的结论。

十三、与自体肌腱移植重建 ACL 相比，同种异体肌腱重建 ACL 的相关考虑

（一）免疫排斥反应的考虑

在选用同种异体肌腱重建 ACL 时，患者考虑得比较多的问题是免疫排斥反应。任何一个正规组织库的产品，都采取了一定的措施降低免疫排斥反应的风险，包括：

1. 人的 B-PT-B 及其他韧带和肌腱本身的组成成分多是 I 型胶原，胶原纤维在人类的进化

表 4-4-7　常规方法测量 KT-2000 所得双膝胫骨前移数值的差值

（均数 mm ＝患膝胫骨前移距离 mm－健膝胫骨前移距离 mm）

	屈膝 30°			屈膝 90°		
	15 磅	20 磅	30 磅	15 磅	20 磅	30 磅
自体单束	0.67	0.75	0.67	1.83	2.17	2.42
异体单束	1.00	1.18	1.96	0.89	1.07	1.82
异体双束	0.68	0.82	1.41	0.68	0.68	0.95
P 值（异体单束 vs 自体单束）	0.31	0.29	0.07	0.14	0.13	0.30
P 值（异体单束 vs 异体双束）	0.27	0.28	0.21	0.36	0.29	0.14

表 4-4-8　后推胫骨到最后再用力向前测量 KT-2000 所得双膝胫骨前移总数值的差值

（后推 KT-2000 测量）

	屈膝 30°			屈膝 90°		
	15 磅	20 磅	30 磅	15 磅	20 磅	30 磅
异体单束	1.89	2.21	2.82	1.71	2.04	2.21
异体双束	0.50	0.77	0.95	0.68	0.91	1.18
自体单束	1.25	1.08	1.58	2.00	2.17	2.50
P 值（异体单束 vs 自体单束）	0.22	0.12	0.16	0.43	0.49	0.44
P 值（异体单束 vs 异体双束）	0.02	0.03	0.03	0.08	0.10	0.08
P 值（自体单束 vs 异体双束）	0.15	0.18	0.22	0.43	0.49	0.44

过程中，在结构和成分上表现出较强的保守性，即在高等生物向人进化中胶原纤维的组成和结构变化不大，人与人之间的Ⅰ型胶原的免疫原性就更低。

2. 清洗和冷冻可以减少移植物的抗原性，主要是通过清洗和冷冻去除了血液学的免疫排斥因素和杀死了带有免疫排斥作用的细胞。

3. 组织库产品的辐照处理也可以减少组织的抗原性，而且，新鲜的异体组织经过辐照处理，可以安全地移植到同种异体。

4. 至今为止的临床应用也证实了产品的可靠性，长期的临床随访未发现对人体有害的免疫排斥反应。

但这并不意味着人体对异体组织不存在任何微弱反应，比如我们对33例使用自体B-PT-B移植物和33例使用异体B-PT-B移植物单束重建ACL的患者的体温统计结果见表4-4-9。

上表显示，术后异体肌腱组的体温只有在术后第3天和第4天才会有小于0.3℃的改变，是非常微弱的。

因此，医生向患者介绍异体肌腱在ACL重建中的应用时，应该向患者客观交代有关免疫排斥反应的问题。但到目前为止的证据都表明了从免疫学角度考虑，该手术还是安全的。

（二）异体肌腱的术后感染率问题

到目前为止，还没有依据表明，使用异体肌腱重建ACL的感染率高于自体肌腱。

（三）异体肌腱经过组织库的加工程序后强度降低的问题

有学者指出异体B-PT-B移植重建ACL的再断率较高，尤其不推荐运动员和运动量很大的患者常规应用。还有人指出，γ射线消毒在除去病原体的同时可能改变移植物的力学特性，减少抗张强度等。

但多数学者还是承认异体肌腱的强度足以用来重建ACL，而且临床效果与自体肌腱重建ACL无显著性差异。异体肌腱如果严格按着组织库的标准加工，其生物力学特征所受的影响是有限的。比如，作者对按着组织库标准处理过的异体B-PT-B的生物力学进行了检测，虽然通过灭菌剂量的辐照，但出库的异体B-PT-B的生物力学数据显示，髌腱刚度是原来的92.98%，最大载荷是原来的95.12%，最大应力是原来的97.03%。

（四）异体肌腱植入后的转归

异体肌腱植入后的转归与自体肌腱几乎相同，异体肌腱中的组织成分不外乎是骨组织和肌腱或韧带组织。它们植入后与自体骨或肌腱、韧带植入后一样，都要经过植入、移植物活细胞或在灭菌中已经被杀死的细胞坏死并被吸收、留下移植物的胶原支架、受体自身细胞长入胶原支架、新长入的细胞在关节内的胶原支架中分化成熟使得关节内的移植物重新塑形成新的ACL组织，而在骨道中的部分塑形成骨组织。

在多种异体肌腱中，B-PT-B尤其独有的优势，一是它可在ACL重建的术中得到比其他移植物更牢固的固定；二是已经证明术后韧带组织的MRI（图4-4-16）和活检结果良好（图4-4-17）；三是

表4-4-9　自体B-PT-B与异体B-PT-B术后体温比较（℃）

	自体B-PT-B ($n=33$)	异体B-PT-B ($n=33$)
术后0、1、2天	无显著性差异	
术后第3天（$P<0.05$）	37.139 ± 0.329	37.345 ± 0.521
术后第4天（$P<0.01$）	37.011 ± 0.315	37.274 ± 0.348
术后第5天及以后	无显著性差异	

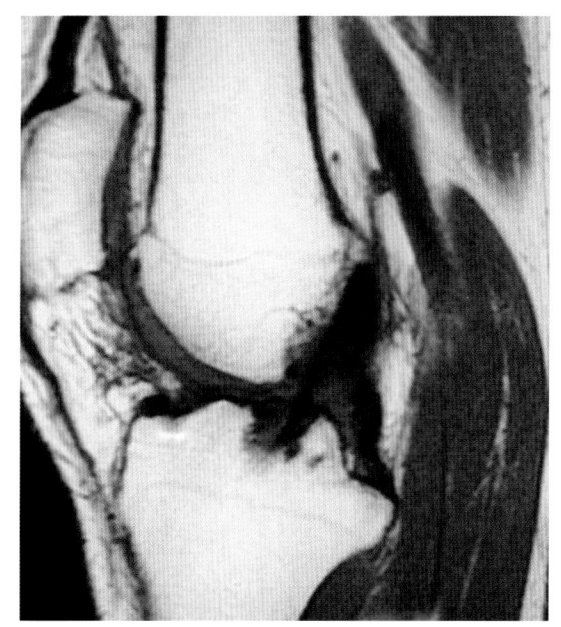

图4-4-16　MRI所见术后1年异体B-PT-B单束重建的ACL

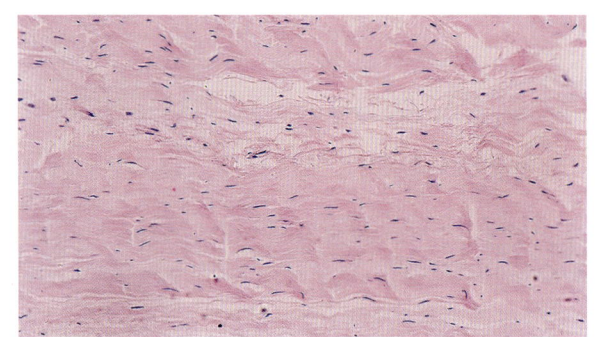

图 4-4-17　异体 B-PT-B 重建 ACL 1 年后重建 ACL 中段针吸活检组织（HE）

原来无一个活细胞的组织已经塑形成活的韧带组织

骨块在骨道中的转归较肌腱在骨道中的转归更令人满意（图 4-4-18）；四是韧带的镜下表现好（图 4-4-19）。

总之，异体肌腱重建 ACL，特别是双束重建 ACL，与自体肌腱相比有许多不同的特点，在异体肌腱使用中应该注意其特殊性。利用其有利的一面，避免其不足的一面。

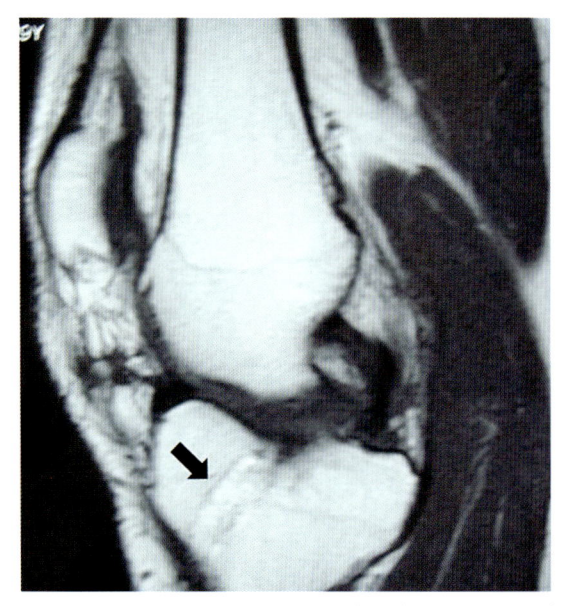

图 4-4-18　MRI 见异体 B-PT-B 移植重建 ACL 术后 1 年骨道中异体骨和自体骨的融合度非常高

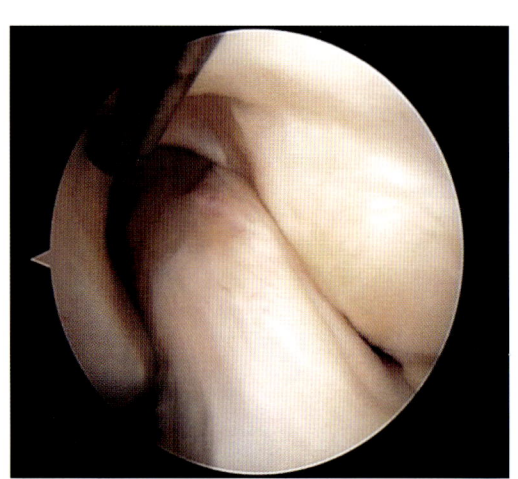

图 4-4-19　异体 B-PT-B 单束重建 ACL 术后 1 年的镜下所见

（余家阔）

第五节　Leeds-Keio 人工韧带辅助自体髌腱（中 1/3）移植重建前交叉韧带

目前，膝 ACL 断裂治疗的主要方法是手术重建 ACL。然而，重建韧带的材料是术后保证临床效果的关键因素之一。由于自体腱在重建后要经历缺血坏死、细胞增殖、塑形成熟的过程，因此，韧带重建后早期抗拉强度下降，限制了早期快速康复。应用人工韧带辅助自体腱重建 ACL，可在早期对自体腱起到应力保护作用，从而加速康复过程。笔者于 1995 年 10 月起应用 Leeds-Keio 人工韧带作为韧带增强装置带辅助自体髌腱（中 1/3）重建 ACL，并取得较长期随访临床疗效和治疗经验[16]。

应用 Leeds-Keio 人工韧带作为韧带增强装置，辅助自体骨 - 髌腱（中 1/3）- 骨 - 髌前筋膜 - 股四头肌腱瓣重建 ACL 治疗 ACL 断裂导致明显的膝关节不稳患者共 32 例；男性 17 例，女性 19 例，年龄 16～47 岁（平均 28 岁），其中运动员 13 例，非运动员 19 例。伤后距手术重建时间 4 个月～7 年（平均 2.6 年）。32 例中 7 例合并内侧副韧带断裂存在内侧不稳，同时应用 Leeds-Keio 人工韧带加固内侧副韧带，以纠正膝关节内侧不稳。

一、手术方法

（一）膝关节探查

首先应用膝关节镜常规进行膝关节探查，确认 ACL 断裂，探查关节内结构，清理髁间及交叉韧带残端，处理半月板和关节软骨的合并损伤。

（二）移植物的切取与准备

1. 膝关节前内侧弧形切口进入，显露髌腱、髌骨及股四头肌腱。
2. 切取股四头肌腱 - 髌前筋膜 - 髌腱（中 1/3）- 骨（胫骨结节髌腱止点部，宽与中 1/3 髌腱相同，长 2.5cm，厚 0.7cm）连续的骨 - 腱 - 筋膜、股四头肌腱条自体移植物。
3. 在骨块中线上等距测量定位后钻制直径为 1.2mm、由前向后贯透的两个骨孔，用于缝编固定人工韧带。
4. 然后在等张牵拉状态下将 Leeds-Keio 人工韧带作为韧带增强装置用骨 - 腱 - 筋膜、股四头肌腱条自体移植物将其包裹在中间，用涤纶编织线将两者固定缝编成为一体的重建 ACL 的复合性移植物，备用。

（三）重建 ACL

定位 ACL 下止点，用直径为 8.0mm 的钻头钻制下骨道（胫骨侧）；定位 ACL 上止点于股骨外髁髁间侧壁的近过顶位，由外向内钻制上骨道（外髁侧）（直径 8.0mm）。然后将移植物由胫骨侧骨道引入骨道重建 ACL，胫侧骨块位于下骨道内，髌腱部分位于关节腔内段，以保证重建韧带材料的质量；屈膝 30°位拉紧韧带，采用双门形钉返折固定方法，分别将人工韧带两端固定于胫骨与股骨外髁。合并内侧副韧带断裂需同时重建者，移植物由股骨侧骨道引入重建 ACL（胫侧骨块位于上骨道内），然后将从胫骨侧骨道外口引出的韧带返折斜向内上至内髁内侧副韧带上止点处，局部开骨槽后将韧带用门形钉固定，重建内侧副韧带。术后关节腔留置负压引流管，棉花腿加压包扎后膝关节伸直位夹板固定。

二、术后康复

麻醉期过后即开始早期进行股四头肌肌力和腘绳肌收缩肌力训练，减轻术后肌肉萎缩；术后第 2 天酌情拔引流管并可开始扶拐下床活动，逐渐负重；术后 1 周全负重并开始被动屈膝练习，2 周屈膝至 60°，3 周屈膝过 90°，4 周屈膝至 120°，6 周屈膝角度至基本正常，术后 2 个月恢复日常活动并加强肌肉力量训练；运动员术后 6 个月可恢复运动训练和比赛。

三、临床效果

（一）功能评分及统计结果

术后随访时间 7~9 年，平均 8 年。32 例中有 25 例术前和术后的功能评分进行随机化配对资料的 t 检验。结果显示手术后膝关节稳定性与功能明显改善，Lysholm 评分由术前平均 67 分（41~85 分）提高到术后平均 87 分（80~99 分），Noyes 评分由术前平均 147 分（120~180 分）提高到术后平均 230 分（200~260 分），患者主观评价对手术的满意度平均为 $86\% \pm 16\%$（70%~99%）。

（二）重建韧带关节镜下表现

16 例于韧带重建手术后平均 20 个月（11~59 个月）在取出门形钉手术时进行了关节镜检查，观察到了重建韧带的变化。其中 15 例重建韧带外形良好，自体腱良好包被中心部作为韧带增强装置的人工韧带，其中 12 例韧带表面有滑膜覆盖和血管增生，表明韧带逐渐塑形成熟的过程；探查重建韧带，均有很好的张力；1 例自体腱呈条束样改变，塑形不良，但人工韧带尚好，仍能起到作用；1 例因重建韧带与髁间窝外侧壁发生撞击而引起重建韧带外缘部分损伤；1 例术后 1 年膝关节再次外伤，关节镜观察发现人工韧带于下止点处断裂，但重建韧带外形良好，仍有作用。

（三）并发症

32 例均未发生关节与切口感染，未出现膝关节粘连与功能受限。仅 1 例于术后发生异物反应，保守治疗无效，术后 9 个月再次手术取出人工韧带，术后异物反应消失。此例未行关节镜检查。

四、经验探讨

临床上用于 ACL 重建的移植物基本上分为自体移植物、同种异体移植物和人工韧带三种。生物工程韧带尚在研究中，仍不能为临床所应用。尽管自体移植物由于取材方便、没有免疫排斥反应、不会传染疾病，并且有利于重建韧带的塑形改建而广泛应用于临床，但会产生与取材部位有关的并发症；同种异体移植物可以避免自体取材部位有关的并发症，但可能产生疾病的传播。所以人们一直在关注人工韧带研究与临床应用，尽管在20世纪80至90年代人工韧带重建ACL曾经得到广泛的临床应用而目前应用已经减少，但作为重建交叉韧带假体的人工韧带仍在不断研究并有新型人工韧带引入临床应用中[17]。

用于重建ACL的人工韧带可分为：永久型（permanent）、增强型（LAD或stent）和支架型（scaffold）三种类型[18]。Leeds-Keio人工韧带是支架型人工韧带的最主要代表。该人工韧带1980年由英国Leeds大学的Seedhom和日本庆应（Keio）大学的Fujikawa联合研制开发并相继引入临床应用，取得早期临床疗效。Leeds-Keio人工韧带是由原材料为对苯二甲酸聚乙烯制成的单股涤纶纤维（纤维的直径是22μm）编织制成的具有2.5mm×2.5mm大小网孔的双套管索条状韧带。该韧带抗拉强度为2 200N，硬度是200N/mm，在体内不完全递解，一直起分担负荷的作用；韧带网状编织结构能较好地允许和刺激宿主胶原纤维的长入，在上、下骨道内采用骨栓固定，从而获得良好的生物固定，长入的胶原纤维在应力刺激下完成塑形改造，最终形成一条新的ACL。在基础研究方面，有关韧带在人体内的生物相容性很早就得到证实，用Leeds-Keio人工韧带重建ACL的动物实验结果表明，Leeds-Keio具有良好的组织诱导长入作用，在应力作用下最终重塑为正常ACL的组织结构，所需要的时间在兔为16周[19]，在狗则为36周。

在临床应用方面，至今全世界大约有5万余条Leeds-Keio人工韧带被用于临床重建ACL[20]。有关用Leeds-Keio人工韧带重建ACL的临床随访结果不尽相同，作为该韧带主要研发者之一Fujikawa的临床应用报道效果是满意的[21,22]，另外其他一些作者也报道了较满意的短中期临床随访结果[23,24]。国内文献报道应用Leeds-Keio人工韧带重建膝关节交叉韧带8例，术后平均随访3年，临床效果较好[25]。然而也有报道1~7年的随访结果认为其临床应用效果并不满意，Murray等（2004）[20]报道了18例平均13.3年（10~16年）的随访结果，其中5例经关节镜证实Leeds-Keio人工韧带断裂，IKDC评分结果较差。Murray的较长期临床研究结果提示我们要注意人工韧带假体的生物疲劳与体内使用寿命问题。由于Leeds-Keio人工韧带是支架型韧带假体，在体内具有一定的递解性，如果单纯使用该韧带进行重建，一旦没能很好诱导新生韧带形成，不可避免就会出现所有关节内移植物所面临的具有共性的问题即生物材料疲劳与体内使用寿命，尤其是运动量和载荷都很大的膝关节。因此，这也是人工韧带假体重点研究的问题。与此同时，人们也在利用Leeds-Keio人工韧带假体的特点，复合自体腱组织进行韧带重建，以求达到优势互补的效果。Fujikawa等于2000年[21]报道了用Leeds-Keio人工韧带包裹自体腱组织重建ACL 135例临床观察疗效，患者术后2周恢复日常活动，10周50%以上开始体育活动，随访5年主客观评价及关节镜检查85%满意，很少有关节积液。

我们的临床研究与经验表明，将Leeds-Keio这种支架型人工韧带作为韧带增强装置来加强自体移植物重建ACL，不但充分利用了韧带本身的抗拉强度，术中即刻获得足够的固定和抗拉强度，而且兼顾了其组织诱导长入的优点，将其包裹于自体移植物中间，术后早期对重建韧带起到应力保护作用。研究表明这种人工韧带两端固定的方法能减少移植物1/3的应力。随着自体移植物塑形改造过程的完成，应力逐渐全部转移给自体移植物，最后重塑成一条新的ACL，而发挥稳定关节的作用。我们的研究结果表明，应用该方法重建ACL断裂，术后平均随访8年总体临床效果良好，关节镜下观察重建韧带塑形改建良好。应用Leeds-Keio人工韧带作为韧带增强装置来加强自体移植物重建ACL，术后即刻能够提供足够的固定和抗拉强度，早期对自体重建韧带起到应力保护作用，保证术后早期活动，快速康复。这对运动员患者显得尤为重要，术后半年即能恢复训练和比赛，延长了宝贵的运动生涯。此外，在重建交叉韧带的翻修病例中，由于自体移植物缺乏、膝关节复合韧带损伤修复时为保留原有的稳定关节的肌腱或韧带组织使之不再受到损伤，以及确有需要的运动员为保证快速康复尽早恢复运动训练与比赛等情况，应用Leeds-Keio人工韧带进行手术修复也不失为是一个很好的治疗方法。同时，本项研究为我们今后进一步临床研究人工韧带与韧带增强装置提供了有效、可参考的资料，奠定了临床应用的基础。

人工韧带辅助自体腱重建 ACL 后再次进行关节镜观察重建韧带变化的临床报告在国内尚未见到。本组中有 16 例进行再观察，发现重建韧带总体塑形改建情况良好。1 例于术后 29 个月进行关节镜检查时发现人工韧带完全断裂，而自体组织重建韧带外形及张力良好。该患者术后 1 年曾有一次明显的膝关节外伤史，考虑外伤是人工韧带断裂的主要原因，也表明人工韧带对自体组织重建韧带起到了重要的应力保护作用；1 例于术后 11 个月进行关节镜检查时发现韧带与髁间窝外侧壁撞击而发生部分损伤，但重建韧带外形及张力均可，考虑原因主要是下骨道定点有所偏外所致。因此，术中正确定位下止点，可以有效避免髁间窝撞击的发生。尽管有上述 2 例出现人工韧带的损伤与断裂，但其自体组织重建韧带的完好和术后膝关节功能评分均为优良的结果，从另一方面表明 Leeds-Keio 这种支架型人工韧带在作为韧带增强装置来加强自体移植物重建 ACL 中所起的重要作用。

Leeds-Keio 人工韧带同其他的人工材料一样，其生物相容性问题是人们关注的重点。尽管有其良好的生物相容性，其他作者上百例的临床应用报道中也未发生明显不相容的现象，但仍是尚未完全解决且不可忽视的问题。本组 32 例中有 1 例因术后发生明显的异物反应，表现为重建韧带的下骨道口局部皮下反复积液，保守治疗无效而不得不在重建韧带手术后 9 个月手术将人工韧带取出。尽管人工韧带发生异物反应的很少，且考虑主要与患者的个体素质差异有关，但确实是我们在临床应用中要予以认识和考虑的问题。

（敖英芳）

第六节　前交叉韧带保残重建

ACL 的保残重建（图 4-6-1）是尽量保留 ACL 胫骨残端的 ACL 重建技术（remnant-preserving technique）。因为 ACL 断裂的部位多数在韧带的近端（即近股骨止点处），而 ACL 的机械刺激感受器（mechanoreceptor）主要位于胫骨止点处，因此保残重建的主要理论依据是：保留的胫骨残端中的神经纤维末梢有利于术后本体感觉的恢复，可能也有利于韧带的再血管化，另外因为重建的韧带被包绕在残端中，可以避免术后髁间窝对重建韧带的撞击。保残重建的缺点则是：增加了手术难度，术中骨性标志暴露不清容易造成骨道定位的偏差；另外该技术是否会增加术后 Cyclops 的发生率尚没有定论。

保残重建技术可以追溯到 2000 年，日本的 Adachi 等[26]报道用 Leeds-Keio 人工韧带加强自体腘绳肌腱或者异体髂胫束重建 ACL 40 例，术中保留 ACL 残端，结果显示：术后患者位置感和稳定性上都较常规重建组好。同一组作者[27]在 2006 年又报道了他们改进的保残重建技术，他们根据 ACL 残端的形态分别进行前内束（13 例）和后外束（4 例）重建，但是并没有报告随访结果。韩国的 Lee 等（2008）[28]报道了 16 例用 4 股半腱肌腱和股薄肌腱保残重建 ACL，随访近 3 年，作者根据术中保留残端的长度是否超过 7mm 分为两组，其中超过 7mm 的 9 例（Ⅰ组），小于 7mm 的 7 例（Ⅱ组），结果两组应力位 X 线片、KT-2000、Lachman 和 Pivot-shift 这些客观评价无差异，HSS 和 IKDC 主观评价无差异，而单腿跳、模拟屈膝角度的本体感觉试验Ⅰ组较Ⅱ组好，因此认为：残端保留越多，术后本体感觉的恢复越好。

目前 ACL 的保残重建技术并没有得到广泛的认可，1996 年加拿大的一项调查表明[29]：40% 的加拿大骨科医生保留 ACL 残端。而 2004 年英国的调查则显示[30]：16%（21/129）的英国医生保留 ACL 残端。

我们认为：ACL 的保残重建技术对 ACL 重建后膝关节本体感觉的恢复有帮助，但是建议在具备了较丰富的常规 ACL 重建技术后才能使用，如果因为保留残端影响了骨道定位的准确性，则将得不偿失。

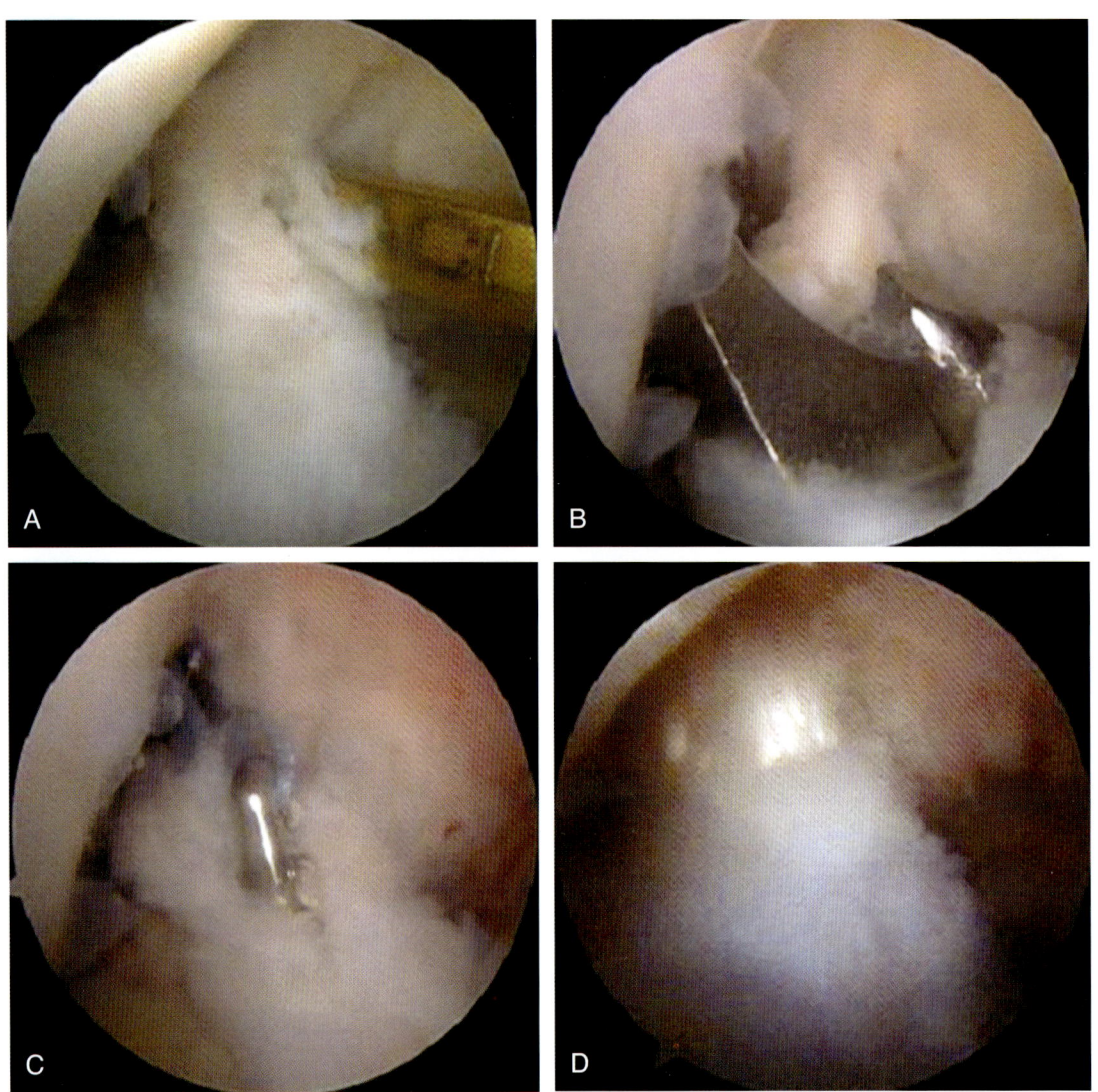

图 4-6-1 ACL 保残重建技术

A.胫骨骨道定位；B.股骨骨道定位器自胫骨骨道穿过；C.引入 Endo-button 及其连接的四股腘绳肌腱；D.术中固定好的韧带，远端可见残端包绕

（王永健）

第七节　前交叉韧带部分束重建

人们很早就把 ACL 分为功能性的两束，并根据其在胫骨止点的位置称为前内束和后外束。随着对两束解剖和功能研究的深入，双束 ACL 重建逐渐被认可。近年来，又有学者报道 ACL 部分束断裂，继而提出 ACL 部分束重建。2004 年日本的 Ishibashi 等[31]报道了一例 ACL 单束重建术后仍然有旋转不稳定的患者，术中行单纯后外束重建。2006 年德国的 Zantop 等[32,33]提出 ACL 部分断裂，并在 2007 年根据镜下两束断裂的部位，对 ACL 部分断裂进行了分型，他们观察了 121 例伤后 120 天内 ACL 断裂的镜下表现，有 12%（15 例）后外束完整。

严格说，目前文献中 ACL 部分束重建的手术报道很少，日本的 Ochi 等[27]在 2006 年的报道，实际也涉及了 ACL 部分束重建的概念。他们报道在 169 例 ACL 断裂患者的关节镜探查中，发现 17 例在股骨和胫骨间有残端连接，且残端的粗细是正常 ACL 的 1/3～1/2，他们根据残端在股骨止点的位置，对其中 13 例施行了单纯前内束的重建，其余 4 例施行了单纯后外束的重建，移植物是双股自体半腱肌腱，但是他们没有报道临床随访的结果。国内马文广和余家阔等[34]在 2006 年报道 1 例后外束和 1 例前内束部分束重建，术后分别随访 10 个月和 7.5 个月效果满意。余家阔等在 2007 年[35]报道了部分重建 11 例、单束重建 25 例，双束重建 20 例，认为部分重建组的膝关节稳定性优于单束重建和双束重建组。

实际上，ACL 的两束在解剖上无法明确的分开，因此临床医生很难准确判断部分束断裂，即使是在关节镜下仔细探查有时也很难下决心，术者必须对正常 ACL 双束的解剖和功能特点有清楚的了解，同时要结合临床查体，KT-2000，甚至 MRI 来综合判断。在决定行 ACL 部分束重建前还要考虑到是否有足够的空间来制作骨道，手术操作时还要尽量避免损伤保留的一束。

部分束重建，或者说单纯后外束重建的另一个适应证是：ACL 单束重建后（往往重建的前内束），患者仍然有不稳症状，术中发现重建的韧带张力尚可，且原胫骨骨道后方有足够的空间。

（王永健）

第八节　双束重建前交叉韧带

临床解剖与生物力学研究

在第 8 周的胎儿就可观察到 ACL 的形成，在 16 周时韧带在外观上呈现为明显的两束，胚胎发育的以后阶段其组织和成分不再发生变化。由于 ACL 和半月板是同一个胚细胞瘤，所以两者在解剖上密切相关，在功能上一致，韧带止点尤其和外侧半月板止点关系十分密切。

组成 ACL 的纤维是由 150～250nm 直径的纤丝先组成 1～20μm 的纤维，继而组成 100～250μm 的亚筋膜单位，这些亚筋膜单位被覆称为腱内膜的疏松结缔组织。3～20 个亚筋膜单位结合在一起组成纤维束，直径从 250μm 到数毫米不等，被腱鞘包绕。纤维束或绕韧带的纵轴螺旋走行，或直接由股骨止点到胫骨止点，周围包绕腱旁组织。通过一些解剖研究揭示 ACL 由连续排列的小纤维组成，并不能被分成不同的束。除了纤维之外，组成 ACL 的另一个重要成分是细胞，韧带不同部位细胞的形态和比例是不同的，韧带中部的纤维较多，细胞较小，其次是接近股骨止点部分，细胞成分相对较多，呈圆形，而靠近胫骨止点的韧带内细胞的成分最多。

ACL 的供应血管来源于膝中动脉，膝中动脉呈直角起于腘动脉，在关节外隐行于腘窝脂肪中，与同名的神经伴行，从腘斜韧带的孔隙中穿过后关节囊，几乎呈垂直走向远端。动脉进入关节囊后立即分支供应髁间窝内组织，包括 ACL。但除了滋养动脉，ACL 还接受一个大的膝中动脉后降支的供应。另外，滑膜血管在滑膜下伴韧带全程走行，它们的分支像网一样包绕整个韧带。骨质内的血管不通过止点到达韧带内，韧带内血管也不穿过骨性止点到达骨质。韧带股骨端的血供好于胫骨端，在胫骨止点近端 5～10mm 处韧带周围的动脉网缺失。虽然脂肪垫内血管丰富，但只有很少的分支供应 ACL。

一、大体解剖

ACL 表面被两层滑膜覆盖，为关节内、滑膜外结构。它起自股骨外髁内侧面，纤维斜向前、内、下止于胫骨内外侧棘和两棘之间的非关节软骨区，由致密结缔组织组成，平均长度 32mm（22～41mm），矢状径前后距离 17mm，冠状面宽 7～12mm，其纵轴和股骨纵轴夹角呈 25°～30°。靠近股骨侧实质部纤维较细，向胫骨侧逐渐增粗，截面积为 34～42mm²，男子的平均面积略大于女子。止点处的面积是实质部面积的 3.5 倍，这种结构造成了解剖模拟和定位的困难。Staubi 和 Rausching 通过 MRA 测量认为 ACL 关节腔内走行基本平行于髁间窝顶部。ACL-胫骨平台角度随关节屈伸角度而变化，完全伸直时角度约 67°±4°，屈膝 30°时为 45°±3°，屈膝 90°时为 28°±4°。

二、股骨止点

ACL 股骨止点位于股骨外髁内侧面后部的小

窝内，是位于股骨外髁而非髁间窝顶部，但并非所有纤维均位于股骨外髁垂直的部分，大部分人的纤维延续到弧顶部分（接近 11 点位），有部分人止点延续到弧顶中部（接近 12 点位）。Girgis[36] 等的解剖研究认为股骨止点像圆环的一部分，前方边缘较直，后方边缘呈弧形，和股骨外髁内侧面的关节软骨边缘弧度一致，距股骨外髁的软骨缘 2.8~4mm，长 18mm，宽 11mm，长轴轻度向前倾斜约 25°，止点面积 113mm^2。本研究所研究发现：ACL 在屈膝过程中沿矢状面发生旋转，其轴心大约位于股骨止点的近前角，接近过顶（over-the-top）位置，面积较小，该区域的纤维束在屈膝过程中始终处于紧张状态，具有良好的等长性，止点离轴心越远的纤维束在膝关节屈伸过程中的等长性越差。

三、胫骨止点

ACL 胫骨止点呈椭圆形分散于胫骨髁间嵴（髁间隆起）的前、外和后方，其前部纤维向前伸出，形成一个"足"形区域，可以延伸到半月板横韧带的下方，一部分纤维束和外侧半月板前角止点纤维混合；胫骨止点向后可延伸到外侧半月板后角根部（止点），接近后交叉韧带，个别还接受外侧半月板后角的部分纤维。由于胫骨止点如直角弯管状，韧带的中心和止点的中心不一致（韧带的中心偏后）。胫骨止点较股骨止点面积大，止点的前后长度为 17~30mm，前端距胫骨平台前缘约 15mm。本研究所研究发现：ACL 胫骨止点近似于三角形，前宽后窄，其后方邻近 PCL，二者间隔一纤维束，来源于外侧半月板后角，其前缘构成了 ACL 胫骨止点的内后壁，后缘与过后位置相延续；ACL 的纤维不都止于胫骨平台骨面上，ACL 前外侧部纤维末端形成拱形结构，跨于外侧半月板前止点的上方，并止于邻近骨面与软组织，其中 ACL 外侧部表面的纤维与外侧半月板前角止点纤维相互交织，拱形结构与外侧半月板前止点间为疏松结缔组织填充；ACL 的骨性胫骨止点明显小于全部胫骨止点，形状也由三角形变为不规则条形。胫骨外侧髁间嵴范围局限，为一圆丘形隆起，其内侧面构成了 ACL 胫骨止点的后外侧壁，胫骨内侧髁间嵴范围较广泛，为嵴状，基本呈前后走向，其外侧为 ACL 胫骨止点内侧缘。

四、ACL 的分束解剖研究

ACL 由股骨止点向胫骨止点走行过程中，大约旋转了 90°，这是由于股骨止点与胫骨止点走行不一致造成的，股骨止点的走行方向是由近端向远端，而胫骨止点方向是由前向后。伸直时，韧带所有纤维均紧张，并且纤维平行走行。在屈曲时，纤维出现交叉现象，只有小部分前部韧带紧张，后部大部分韧带松弛，据此将韧带分为功能性的两束，小的前内束（anteromedial bundle，AMB）和大的后外束（posterolateral bundle，PLB）[36]，在胫骨侧，AMB 占据前内侧部分，PLB 位于后外部分，并因此而得名。此种分束方法由 Palmer 首创，后来被广泛接受，并且成为研究 ACL 功能的解剖学基础。

分束后的止点研究发现，在股骨侧止点的分界线自前向后将止点区分为近端和远端两部分，AMB 占据股骨外髁内壁的近端，PLB 占据更远端部分并靠近前方软骨。两部分的面积各约 50%，分别为 47mm^2 ± 13mm^2 和 49mm^2 ± 13mm^2，我们的测量为 69.37mm^2 ± 20.2mm^2 和 86.60mm^2 ± 30.22mm^2。Christel[37] 测得股骨止点两束中心距离为 8.2mm ± 2.2mm，韧带的中心和股骨止点的中心基本一致，Yasuda[38] 等测量认为 AMB 的中心在股骨外髁后壁远端 5~6mm，位于 10:30（右膝）和 1:30（左膝）位，PLB 中点位于距股骨外髁软骨缘 5~8mm 处，此中心点位于屈膝 90°时股骨髁和胫骨平台接触点向股骨纵轴所做的垂线上。Takahashi 等测得 AMB 和 PLB 股骨中心点到股骨外髁后边缘的距离分别为 7.8mm 和 7.0mm，到股骨髁间窝顶的距离分别为 4.1mm 和 11.3mm；Zantop[39] 测定 PLB 位于股骨外髁前方软骨缘深方 6.5mm 和上方 5.8mm，AMB 位于股骨外髁前缘软骨深方 18.9mm、股骨髁间窝下方 5.3mm（图 4-8-1）。本研究所的解剖研究发现国人 AMB 股骨止点中心点位于 10 点 10 分 ±7 分（右膝）或 1 点 49 分 ±5 分（左膝），过顶点位于 10 点 45 分 ±8 分（右膝）或 1 点 08 分 ±9 分（左膝），PLB 股骨中心点与过顶附近纤维连线的距离为 11.8mm，与股骨外髁软骨缘的最小距离为 6.16mm，两束中点距离为 9.42mm（图 4-8-2）。

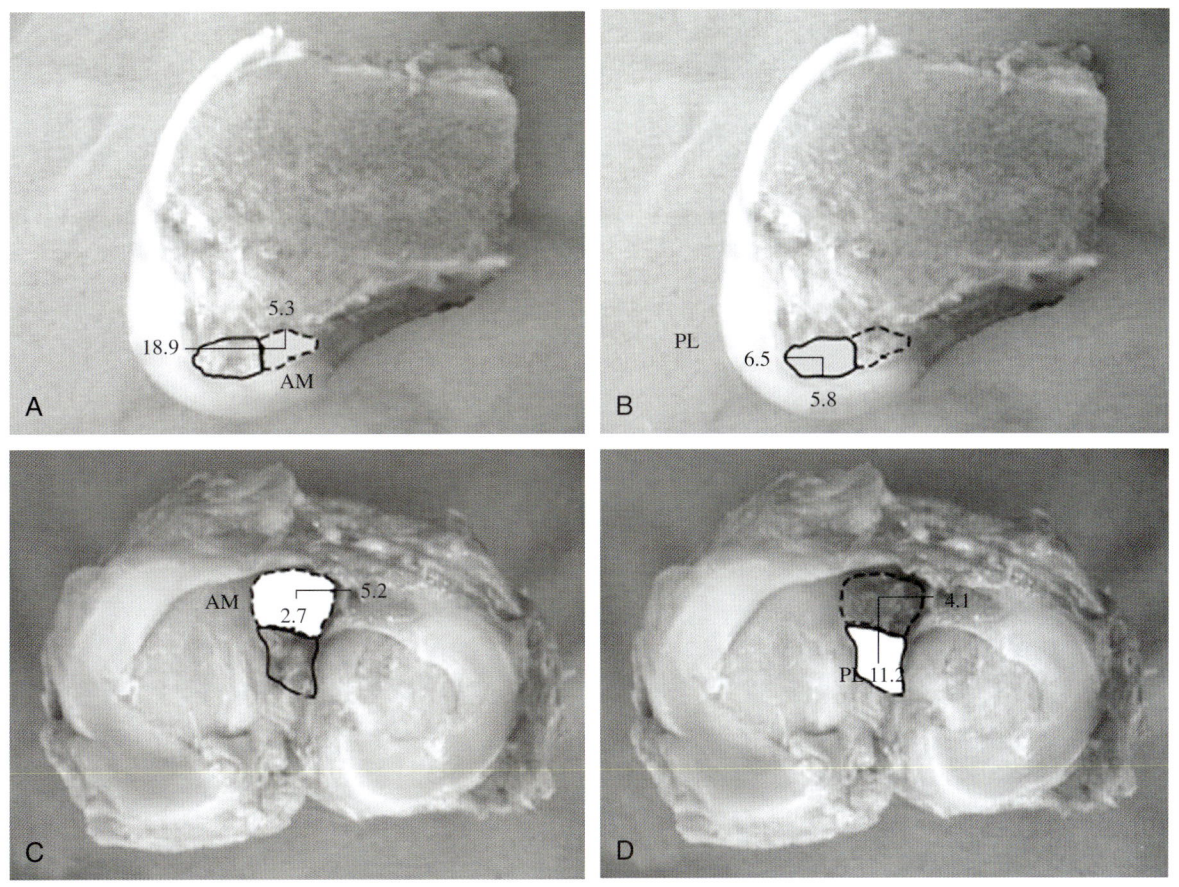

图 4-8-1 Zantop 双束解剖位置图
图中数值单位为 mm

Harner[40] 等测量发现胫骨止点面积是股骨止点面积的 120%，AMB 为 56mm² ± 21mm²，PLB 为 53mm² ± 21mm²，如果将止点中非骨性部分排除，我们测得的胫骨骨性止点面积为分别为 58.96mm² ± 18.67mm² 和 64.47mm² ± 22.40mm²，与股骨止点面积几乎相同。Christel 测得 AMB 和 PLB 胫骨止点中心的距离为 9.9mm ± 2.11mm，与我们测得的 9.17mm ± 1.61mm 相近，我们还发现 PLB 的 ACL 胫骨止点与 PCL 间有恒定纤维束间隔存在，为可靠的术中定位标志。按 Harner 的分束方法，在矢状位上，AMB 和 PLB 的胫骨止点中心点到胫骨前方软骨边缘距离平均为 13.0mm 和 14.7mm，几乎处于同一水平。Zantop 测得 AMB 中心位于外侧半月板前角中心的后方 2.7mm 和内侧 5.2mm，PLB 中心位于外侧半月板前角中心的后方 11.8mm 和内侧 4.1mm（图 4-8-1）。Francesco Giron 测得胫骨止点平均 17mm ± 2mm 长（12～

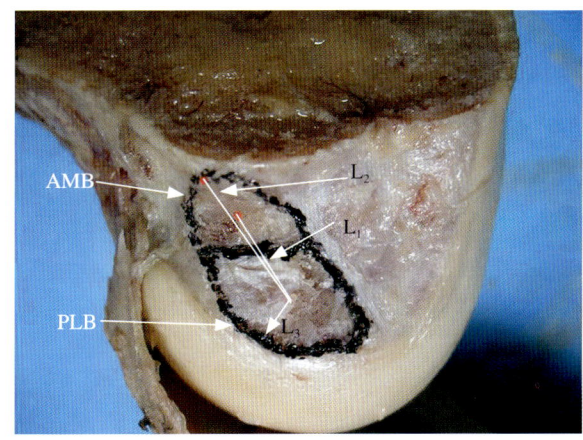

图 4-8-2 ACL 股骨止点解剖图示
L₃ 后外束中心到股骨外髁软骨缘最短距离，L₂ 后外束到过顶点距离，L₁ 两束中心距离

19mm），9mm ± 2mm 宽（7～16mm），PLB 和 AMB 止点的分界线平均位于距过后点内侧 11mm ± 2mm（8～14mm）和外侧 17mm ± 4mm（11～

24mm）。

双束的分束方法并不统一，Harner 等分别在屈膝 90°位与 30°位时给胫骨施加前向载荷以确认 AMB 与 PLB；Mochizuki 等在屈膝 90°用手术刀将 ACL 分为 AMB 与 PLB。Harner[40]认为 AMB 和 PLB 的胫骨止点分界线自前向后，实际将止点分成了内、外两部分，与大多数学者观察到的前内、后外的分布结果不同，其分束的方法和测得面积与 Girgis、Yasuda、Odensten 和 Gillquist、Christel 等的测量结果不同。Mochizuki 等剔除了 ACL 表面的膜状部分，得到的股骨止点的形态呈"Lasagna（胶囊）"状，和韧带的实质部形态十分相仿。AMB 和 PLB 的股骨止点面积比为 3∶2，屈膝 90°为时，其中心分别位于 10∶20 和 8∶50 位（右膝），可见除去膜状部分对韧带止点的研究影响较大。

除了将 ACL 分为 AMB 和 PLB 两束之外，也有学者将其分为多束。1979 年 Norwood 和 Cross 将韧带分为三束，并发现胫骨止点呈三角形，PLB 位于三角后方的尖部，AMB 和中间束（intermediate bundle）位于前方的两个角部（AMB 在前内侧，中央束在前外侧），中央束有时是不存在的；在股骨止点上，AMB 位于后上部，PLB 位于前下部，中央束位于两者之间；并认为 AMB 负责前外侧稳定，中间束负责直向和前内侧稳定，PLB 辅助后外侧稳定，并防止膝关节过伸和过度内、外旋。

Amis 等将 ACL 也分为 3 部分，但前内、中央束和 PLB 在胫骨上的止点位置从前向后依次分布，在股骨点三束自近端向远端依次分布。

Odensten 和 Gillquist[41]的组织学研究发现 ACL 内的纤维是连续分布的，之间并没有分束。事实上，ACL 由许许多多纤维束组成，它们在股骨和胫骨上都有不同的止点，而当关节处于不同的位置时，相应的一部分纤维束处于张力状态而起稳定关节的作用。即使韧带在胚胎或老年期外观似有 2~3 束，也不是目前临床分束研究的主要根据。虽然 ACL 的分束方法和数目目前还存有争议，但是越来越多的研究者赞同功能性地分为两束的观点。在双束的解剖研究中，两束止点的位置关系和各种数据的测量仍有较大的差异，这充分说明功能上的分束在解剖上并没有分束，而且为双束定位的统一带来困难。

五、ACL 双束定位

为了模拟 ACL 双束的功能，文献上曾出现不同的重建方法，大致可分为：双骨道模拟双束重建，三骨道双束重建，四骨道解剖双束重建等方法，前两种方法目前很少应用。

（一）双骨道模拟双束重建

利用和单束相同的骨道定位方法定位，Takeuchi 利用环钻钻胫骨骨道，将得到的骨块做成两个高 25mm、直径 9mm 的骨柱，嵌在半腱肌腱、股薄肌腱围成的腱环两端，形成类似骨-髌腱-骨的替代物，通过旋转替代物做成更加接近 AMB 和 PLB 的双束重建。Hara 将髌腱中 1/3 和半腱肌腱复合，将骨-髌腱-骨置于半腱肌腱前方和其一起进入胫骨骨道，在股骨侧，骨-髌腱-骨进入股骨骨道固定，半腱肌腱经过股骨过顶点绕过股骨外髁，穿出后外方关节囊，在屈膝 90°位拉紧固定在股骨外侧皮质，髌腱重建 AMB 功能，半腱肌腱重建 PLB 功能。Marcacci 介绍了和 Hara 相似的方法，利用半腱肌腱和股薄肌腱，经位于 ACL 胫骨止点后内部的胫骨骨道，绕行过顶点将肌腱自股骨外髁后方引到关节外，再经股骨骨道引入关节内，经相同的胫骨骨道引出胫骨前内侧固定。股骨和胫骨侧均采用单骨道和部分位于非解剖位置的替代物（绕过过顶点后方）是其特点，但是，此方法均没有临床随访效果。

（二）三骨道双束重建

三骨道双束重建又可以分为股骨单骨道-胫骨双骨道和股骨双骨道-胫骨单骨道双束重建。

1987 年，Zaricznyj 等采用股骨单骨道-胫骨双骨道方法利用单股半腱肌腱重建 ACL。股骨骨道与单束定位相同，胫骨骨道 AMB 骨道位于尽量靠近 ACL 止点前内侧，PLB 骨道位于止点的后外侧，临床随访 14 例效果较好。Pederzini 将股四头肌腱的髌骨侧骨块置于股骨单骨道内，将肌腱部分分为 5mm 和 8mm 的两束分别引入两个胫骨骨道中重建 ACL，但没有临床随访结果。1989 年，Kariya 等也报道了类似的方法，胫骨骨道一个定位于 ACL 胫骨止点的中央，另一个中心定位于其前内方 10mm，用髂胫束制作两个筋膜条，从同一个股骨骨道穿入，分别穿入两个胫骨骨道，在胫骨侧固定。此方法也没有临床随访结果。

采用股骨双骨道的学者认为 ACL 的生物力学特性和股骨骨道位置关系更加明显，虽然解剖上胫骨止点较股骨止点范围大，但可用于重建的止点面积小，为了防止替代物撞击，采用单骨道重建。Hamada 等将胫骨骨道定位于 ACL 胫骨止点的中心，AMB 的股骨骨道采用等长点重建法，定位于 11：00 位，PLB 股骨点位于 9：00 位（右膝）。Kim 等采用与 Hamada 基本相同的方法重建，只是将股四头肌腱的髌骨骨块端置于胫骨骨道内，将肌腱分成两条置于两个股骨骨道中。

（三）四骨道解剖双束重建

无论以上介绍的那种重建方法重建的韧带均不符合正常 ACL 的解剖，Edwards 等比较了 3 种双束重建 ACL 的方法，结果发现胫骨和股骨双骨道的方法最接近正常 ACL 的功能，股骨单骨道 - 胫骨双骨道和胫骨单骨道 - 股骨双骨道的方法不但不能重建正常的功能而且往往有限制关节活动范围的可能。

Mott 在 1983 年曾提出采用胫骨双骨道和股骨双骨道重建 ACL 更符合解剖重建的构想。这一构想首先由日本的学者应用于临床。1994，Muneta 等将 AMB 和 PLB 的股骨定位于 11：30 和 10：30（右膝），其 AMB 的中心点明显位于解剖中心之外。Yasuda 和 Freddie Fu 等认为双束应该重建在 AMB 和 PLB 的解剖中心，大多数研究者均将 AMB 股骨点选在 11：00 位和靠近过顶点 4～6mm 处。由于缺乏 PLB 定位的解剖标志，各家定位的位置稍有不同，有 10：00、9：30 和 9：00 位等。Yasuda 认为如果韧带的残端消失，应以股骨髁与胫骨平台接触点的股骨髁软骨上方 5～8mm 处（屈膝 90°）作为 PLB 股骨骨道中心；Fu、Rainer 等首先依据残端或与 Yasuda 相同的方法定位 PLB 的股骨骨道，然后在其后方 10：30～11：00 位间隔 2mm 钻取 AMB 骨道。

裸眼定位的准确性和重复性较差，容易出现骨道融合现象，目前关于双束重建定位器的研究较少。Hara 附加后内入路定位 PLB 骨道，可同时避免股骨两个骨道的重叠现象和股骨髁后皮质的爆裂。Yasuda 采用偏心 5～6mm 的股骨定位器定位 AMB，中心靠近过顶点，PLB 仍靠裸眼定位；Aglietti 在股骨外侧附加切口，经股骨外髁后方放入后方定位器，由股骨外向关节内定位股骨骨道，AMB 尽量靠近过顶位，PLB 定位时参考 AMB，沿软骨缘更加向下向浅部方向，位于 9：00 位，强调应该定位在股骨髁尽可能深的地方，并且沿关节软骨的弧度定位骨道可以模仿正常 ACL 的解剖。Christel 为了更加准确定位，他先经膝关节前内入路定位 AMB 股骨骨道，用 4.5mm 空心钻扩大骨道，将 PLB 定位器前端插入 4.5mm 的 AMB 骨道内，旋转定位器，将 PLB 定位在 9：30 位置，通过定位器的定位通道在此处用 4.5mm 钻钻孔，再用与替代物同直径的骨钻扩大骨孔（通常为 6～8mm 和 5～7mm），两个骨道之间留 2mm 骨皮质。对于裸眼定位者，股骨两个骨道的重叠现象很难避免，应用 Christel 定位器可在一定程度上避免此现象的发生，另外由于通过前内侧入路定位时股骨骨道较短，最短仅 25mm，而经过胫骨骨道定位股骨止点时所得到的骨道较长，Yasuda 等设计了专用定位器，使胫骨骨道和股骨骨道基本保持在一条直线上，可经过胫骨骨道定位股骨骨道，设计的胫骨定位器尖端呈弯月形，先经过前外入路观察，前内入路放入导向定位器前端部分，弯月形的一端定位于 PLB 的胫骨中点（在胫骨两个髁间嵴的最后方，PCL 的前方 5mm），另一端指向后外的股骨中点；然后用同一个定位器定 AMB 胫骨止点中心点（PLB 克氏针前方 7mm），定位器的导向端指向 AMB 的股骨中点。虽然设计了定位器，但是定位各束胫骨中心点时仍然靠目测定位。我们根据自己的尸体解剖研究发现，位于过顶点附近的 AMB 纤维是等距性最好的纤维束，应该作为 AMB 重建时的关键点，其理由有二：① AMB 的纤维特性是关节屈伸过程中的等距性，并因为此原因才区别于不等距的 PLB；② 既往大量的临床结果证实，等距重建取得了良好的临床效果。PLB 的定位因为没有明确的解剖标志，必须根据和其他标志的测量数据来确定。我们研究发现 PLB 的股骨骨道中心除和 AMB 的中心存在关系之外，另一个关系密切的标志是股骨外髁后方的软骨缘，其后方边缘和软骨缘走行一致，距离仅 1～2mm。根据此特点，我们测定了 PLB 中心到过顶点的距离 L1（11.8mm ± 1.60mm）以及 PLB 中心点到股骨外髁软骨边缘的距离 L2（平均 6.16mm ± 1.00mm），其数值相对较恒定，我们通过参照 L1 先将 PLB 骨道定位确定在一个弧线上，再通过 L2 将位置确定在该弧线的一个点上，因此我们设计了 PLB 股骨骨道专用定位器。该方法克服了时钟定位法、footprint 定位法的盲目性，克服了 Yasuda 等定位法中过多依赖镜下估计的缺陷，也克服了 Christel 等定位方法中只有一个定位参照物的不足。因此，可以更加客观、准确的定位 PLB 股骨止点中心点。在尸体的手术和临床的使用中，此装置能够准确地确定 PLB 的骨道，保证和 AMB 之间完整的骨质间隔，没有失误，是确实有效的定位装置。当然，正如单束定位时我们选择 PCL 前方 7mm 作为 ACL 定位中心一样，对于不同的人，选择一个固定的定位器是适合的，对于替代物较大的情况，我们设计了不同型号的定位器，以保证骨道之间有完整的骨壁间隔。

  Christel 等将胫骨骨道 AMB 定位于 AMB 中央、胫骨内外嵴之间，PLB 在 PCL 的前方 7mm，靠近胫骨外嵴，PLB 的定位依靠 AMB 而定，其中心位于 AMB 骨道中心的后方 9mm。Fu FH 等依靠胫骨止点的残端定位 AMB 和 PLB 的胫骨骨道，Franceschi 定位 PLB 时定位器（图 4-8-3）朝向胫骨外嵴，定位 AMB 时参考 PLB 骨道，中心位于前者中心前 8mm，胫骨内外嵴之间。Aglietti 等瞄准时应用 65°的 Howell 防撞击定位器先制作 AMB 的胫骨骨道，并通过调整定位器将 AMB 的止点向前移动 2mm，仍然位于 AMB 自然止点的后部。PLB 的胫骨止点中心放在 AMB 骨道中心后外方 8mm，再更向外后的骨道不但不符合解剖，而且功能更小。PLB 胫骨定位器在冠状面上与胫骨纵轴夹角呈 45°夹角，定位器的克氏针导向套筒在胫骨内侧表面紧靠内侧副韧带的外侧。Yasuda 等在解剖的研究中测得 ACL 的胫骨止点前后距离为 20mm，足够制作两个 6mm 的孔道，但是无法重建 ACL 楔形的形状，在重建 AMB 时由于有撞击的可能，正常 AMB 的前部大部分止点不能制作骨道，所以两束的胫骨骨道都要尽可能重建在他们的后方部分以避免 AMB 的撞击和保证两个骨道之间的骨桥，可见胫骨侧重建在各束的中心的可能性不大。Adachi 为了避免撞击，将胫骨骨道做成椭圆形，先定位 PLB 骨道于 ACL 残端的后半，再平行于 PLB 骨道将导向克氏针定位于其前方骨壁前 3mm，骨钻扩大后，用骨锉将下骨道做成椭圆形，牵入替代物时 AMB 位于前方。我们在解剖研究胫骨止点时将膝关节伸直，用细克氏针紧贴股骨髁间窝顶部在胫骨上标记出一条弧线，作为防止伸直位避免撞击的撞击线，研究发现 18 例（63.3%）的撞击线位于 AMB 中心点前方，8 例（26.7%）的撞击线位于 AMB 后方，有 3 例（10%）的撞击线位于 PLB 范围内，这说明将解剖 AMB 的中心点作为重建时 AMB 的中心点极可能引起重建物和髁间窝的撞击。为了避免撞击，应该将 AMB 骨道和 PLB 骨道限制在撞击线之后，我们测得撞击线之后 ACL 止点的平均长度为 14.59mm ± 3.39mm，可以制作两个 7~8mm 以下的胫骨骨道，而且应该选择尽量向后的止点部位定位胫骨骨道，并根据此原理设计了专用定位器，可以一次定位同时确定两个胫骨骨道。Siebold 研究也认为胫骨双骨道均定位在中心部位可能性不大，而且胫骨止点的限制，仅能选择 AMB 直径 6mm 和 PLB 直径 5mm 的移植体。

  双束重建时胫骨骨道多参照 PCL 和外侧半月板前角，AMB 的股骨骨道参照过顶点作为 ACL 的定位标志（landmark），但 PLB 的股骨止点没有可靠的参考点。真正地解剖重建 ACL 十分不易，因为韧带的止点在手术时很少残留，相对于实质部宽大的止点部使选择准确性下降。

  四骨道双束的替代物均选择半腱肌腱和股薄肌腱，选择两股半腱肌腱重建 AMB，两股股薄肌腱重建 PLB。由于股薄肌腱在某些患者较细，Christel 选择的方法是放弃双束重建；而为了弥补分散后肌腱强度的下降，日本学者多采用将半腱

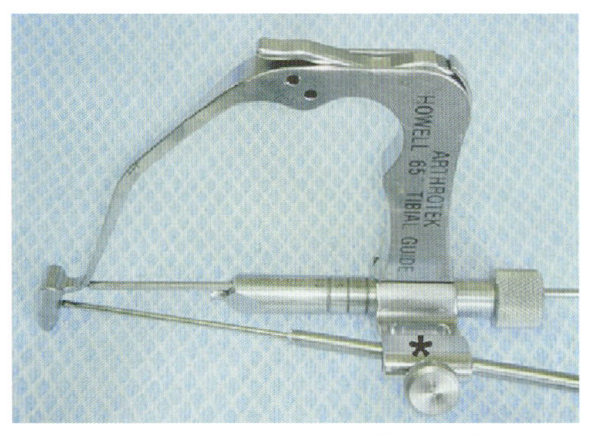

图 4-8-3 Francesco Giron 改制的胫骨双束定位器

肌腱分为两段，再进行两折做成两股的方法，相当于被四折，如此，替代物的直径达 7~9mm，但长度仅 50~60mm。

替代物固定时的屈膝位置各家报道不同。Aglietti 习惯在 15°和 45°分别固定 PLB 和 AMB；Hamada 在屈膝 20°、Adachi 在屈膝 90°、Muneta 和 Yasuda 在屈膝 30°固定两束；Franceschi 分别在 0°和 90°固定 PLB 和 AMB；Fu 在 10°和 70°固定两束；Rainer 在屈膝 60°固定 AMB，在屈膝 20°固定 PLB；Christel 和 Yagi 主张在 15°固定 PLB，屈膝 60°~90°固定 AMB；Miura 通过生物力学研究发现，屈膝 60°/0°位固定 AMB 和 PLB 时，AMB 的原位力较自然的 AMB 增加 34%，30°/30°固定时 PLB 的原位力较自然的 PLB 增加 46%，附加旋转力时 PLB 的原位力增加 67%。Yagi 等认为屈伸过程中过度的负荷会引起重建物的失败，应该选择其原位力最大的位置固定，以避免屈伸过程中韧带的拉长。

在双束重建时经何种入路定位股骨骨道各有优缺点。经胫骨骨道旋转股骨定位器可以得到更接近解剖位置的 AMB，而经过胫骨骨道定位 PLB 的股骨骨道并不是很容易能达到股骨解剖点上，往往更加偏上偏浅；且胫骨骨道定位时需要更加偏内的特殊方向，极易损伤内侧副韧带，而且钻取股骨骨道时有扩大胫骨骨道的可能，会破坏胫骨两骨道之间仅 1~2mm 的骨桥。经过前内侧入路定位较简单容易，但需要膝关节极度的屈曲，关节镜的视野不佳，PLB 的骨道较短，仅 25mm。经过大腿外侧切口定位需要另一个切口，定位较准确，骨道长度合适，出口的位置较圆，但镜下重建时需要特殊的钻头，从股骨外侧钻孔时需要附加较大的切口。Zantop 通过尸体试验证实位于解剖位置的双束重建效果好于位于非解剖位置的双束重建（PLB 定位偏后）。

除双束重建为，Shino 等在技术上曾尝试通过股骨双骨道、胫骨三骨道重建 ACL 三束的形态，股骨骨道和双束重建时的一致，胫骨骨道 PLB 位于后方，前内和前外另钻两个孔，目前还没有临床随访的结果，国际上还没有其他类似的报道。

临床重建与结果

目前，ACL 重建术被普遍采用，大量的文献报道证实单束重建取得了巨大的成功，无论髌腱组还是腘绳肌腱组，5 年以上的随访，KT-1000 分别在 1.2mm 和 1.7mm 左右，79% 的患者术后 KT-1000 与健侧相差在 3mm 以内，在限制胫骨向前移位方面，髌腱具有显著的优越性，但在关节功能评分方面两组没有明显差异。长达 10 年的术后随访，单束重建也取得了优良的效果，86.2% 的自体髌腱重建患者 IKDC 评分正常和接近正常，Lysholm 评分平均为 91.4 分，Tenger 评分平均为 5.9 分，70% 的运动员能恢复到伤前运动水平，73% 的患者 KT-1000 的测量结果与健侧的差值小于 3mm，20.7% 为 3~5mm，8% 大于 5mm，自体腘绳肌腱的长期随访也取得相同的成绩。目前为止，单束重建仍然是评价其他方法的标准术式。

单束重建术给大多数 ACL 断裂的患者提供了满意的术后效果，许多运动员手术后可以重返运动场，取得佳绩。但是，仍有一些研究者发现将近 1/5 的患者残留轻度的旋转不稳定，这一现象和手术技术、替代物种类、固定方法无关。Freedman 等通过对 34 例患者最短 2 年的随访发现髌腱组中 14.5% 和腘绳肌腱组 13.7% 患者存在 Pivot-shift 试验阳性；Aglietti 等发现髌腱组和腘绳肌腱组中 Pivot-shift 试验阳性的比例分别为 17% 和 18%。Logan 等利用动态 MRI 对比 ACL 重建侧和健侧肢体在负重屈曲和 Lachman test 中的区别时发现，虽然前后稳定性双侧没有显著差异，但是重建侧膝关节在活动范围内内旋增加。Tashman 等应用摄影系统评价了 6 例交叉韧带重建患者下坡慢跑时的情况，发现单束重建后膝关节旋转的异常并没有恢复，Bush-Joseph 等和 Ristanis 等通过对步态的研究发现单束重建 ACL 没有完全恢复膝关节的旋转不稳。Brandsson 等利用同样的手段检查了 9 例患者的步态，发现重建前和重建后股骨和胫骨的相对旋转和移位没有区别。

针对临床出现的现象，人们试图改进各种方法增进手术效果，更加近似解剖的双束重建方法成为新的研究热点之一。目前为止，双束重建临床研究国际上报道并不多，多是 2 年左右的短期随访，而且研究者采用的重建方法多有不同。1987 年 Zaricznyj 首先报道了股骨单骨道胫骨双骨道重建的 14 例患者、平均 3 年半的随访结果，所有患者可以从事原来的职业，12 例患者达到优秀。Nyland 四骨道重建 2 年后的随访发现（18 例异体胫前肌腱），KT-2000 结果平均 2mm，与对侧膝关节相比股四头肌肌力（13/18）、腘绳肌肌力（5/18）和单腿跳试验（28%）均有差距，但所有患者均能从事伤前所从事的运动，大部分人（83%，15/18）觉得恢复到了伤前运动水平的91%。2004 年，Yasuda 等将半腱肌腱截断成两段，双股重建 PLB，四股半腱肌腱和股薄肌腱重建 AMB，对 57 例患者 24 个月的随访发现 KT-2000 结果为 0~2mm 的患者有 49 例，3~5mm 的有 8 例患者，有 1 例患者 Pivot-shift 检查阳性。

以上随访仅能说明双束重建取得了良好的临床效果，并不能说明其比单束重建优越，单、双束重建临床效果的对比十分重要。1999 年，Muneta 报道了单、双束重建的短期随访效果（他利用双股半腱肌腱重建 AMB 和 PLB，当替代物直径小于 7mm 时取股薄肌腱加强 AMB），随访发现双束较单束能够获得更好的稳定性，但没有进一步的统计学分析；2006 年 Muneta 发表了 2 年以上的随访结果，双束重建的 KT-1000（1.9mm ± 1.9mm）结果较单束（2.7mm ± 2.3mm）有统计学差异，Lachman 和前抽屉检查双束也与单束有统计学差异，但 IKDC 评分、主观评价和 Lysholm 评分没有统计学差异。Hamada 等选用与 Muneta 同样的材料重建 ACL，术后 2 年的随访结果发现两组均获得满意的 KT-1000 结果，与健侧相比单束重建的差值为 0.9mm ± 1.8mm，双束的差值为 0.7mm ± 1.2mm，在 KT-1000、肌力、IKDC 评分两组间未发现有统计学差异。2004 年，Adachi[42] 等通过对 55 例单束和 53 例双束重建 ACL 32 个月随访发现，两组之间在 KT-2000 结果（1.5mm ± 2.0mm 和 1.2mm ± 1.6mm）和位置觉等方面均没有临床差异。2006 年，Yasuda[43] 等将患者随机分为解剖双束重建组、非解剖双束重建组和单束重建组三组（每组 24 人），术后 2 年的随访发现解剖双束重建患者 Pivot-shift 试验的阳性率最低，KT-2000 的结果显示解剖重建明显好于其他两组（1.1mm：2.8mm：2.2mm），在肌力和活动范围及 IKDC 评分方面，各组之间没有明显差异。2007 年，Aglietti[44] 随访发现，经股骨外髁后方定位（后方定位器）股骨骨道进行双束重建的患者较单束重建在 KT-1000 结果和主观 IKDC 功能评分方面均有显著差异，而经前方定位股骨骨道的双束重建（临床常见的重建方法）和单束重建相比无显著性差异。2008 年，德国的 Rainer[45] 发表的文章认为双束重建在 Pivot-shift 和 IKDC 客观评分上有优越性，但在其他方面单、双束重建组没有显著性差异；日本的 Kondo[46] 发现双束在控制前移位（KT-1000 值 1.2 mm：2.5mm）和 Pivot-shift 分级方面较单束效果好，其他评分未见差异；芬兰的 Timo Järvelä[47] 至少术后 2 年的随访发现双束组和单束组在 KT-1000 和关节功能评分方面没有统计学差异，双束组较单束组 Pivot-shift 检查效果好。本研究所对于双束重建 1 年左右的随访，没有发现双束重建（32 例）与单束重建（32 例）在 KT-2000（1.68mm：1.47mm）、Lysholm 评分、Tegner 评分等方面均没有统计学差异，因为 Pivot-shift 试验不够客观，没有对其进行评价。

总结目前的国际报道可见，有部分报道认为双束重建在 KT 值和 Pivot-shift 试验方面具有优势，极少的报道（2 篇）认为在 IKDC 评分上有优势，大部分的报道认为单、双束重建在功能评分上没有差异，部分报道认为两者在任何方面均没有差异。2008 年 Richard[48] 等通过对国际上文章资料的 meta 分析得出结论：双束重建和单束重建在 KT-1000 和 Pivot-shift 等方面相比没有显著性优势，结果并不支持双束重建能更好地恢复关节旋转稳定性的设想。

双束重建从理念上和尸体的生物力学研究两方面均有优势，而目前的临床结果并不如实验室结果，当然临床上还缺乏检测膝关节旋转功能的技术，可能不能完全反映双束重建的优点，也许还会有其他不同的报道。但是，就目前所有的国际报道而言，各个文章之间有一定的差异，仅有部分报道认为双束重建在部分方面存在统计学差异，其优势并不能提高患膝的功能。而与单束重建相比，双束重建在以下方面具有明显缺点：①骨道数量多，骨丢失量大，对患者的创伤较大；②对于部分骨骼较小的患者，两个较大的胫骨或股骨骨道会超出正常韧带的止点范围；③术中操作技术要求较高，有使两个骨道重叠的危险，容易造成失败且可重复性小；④手术需要的耗材量较大。鉴于目前的随访结果，有学者对双束重建的必要性提出了质疑[49]，包括双束重建的优越性、适应证、股骨髁骨折的可能性和翻修的难度增加等问题还有待于大量的实验解决。就目前的国际研究结果来看，即使双束重建存在优势，和其存在的劣势相比推广 ACL 双束重建的理由还不够充分。

（王健全）

第九节　同种异体兔前交叉韧带移植重建后交叉韧带的实验研究

移植物的选择是影响 ACL 重建的主要影响因素之一，对 ACL 重建效果起着决定性作用，Cummings 等[50]证明移植物是影响 ACL 重建效果最主要的因素，其作用较手术方式要大得多。理想的移植物应该是能复制原 ACL 复杂的解剖结构，重建后韧带与原 ACL 具有相同的生物力学特性，可行性强、可靠固定，生物学愈合快，供区症状小[51]。关于移植物的研究很多，从生物材料到人工材料，从自体移植物到异体移植物再到组织工程学移植物，ACL 重建效果得到了明显提高，但一直没有找到理想的移植物[52]。

现在临床上所采用的移植物均为肌腱组织，而不是韧带组织，ACL 在组织学、组织化学和生物力学特性方面与之均存在着明显的区别[52,53-55]。鉴于低温处理对移植物的材料特性无明显影响（反复冷冻融化除外）[56,57]，同种异体骨-ACL-骨复合物作为移植物重建 ACL 在理论上有突出的优点：最容易复制 ACL 的复杂解剖结构；具有相同的生物力学特性和组织学特性；两端为骨块，可以骨骨愈合。动物试验结果显示，该移植物生物力学结果差，不能很好地稳定膝关节，但组织学结果满意。移植物强度不足是其失败的主要原因[58-60]。该实验提示：移植物与正常 ACL 具有的相同组织学特性和生物力学特性很可能对 ACL 重建效果有重要影响，同时，在应用时符合"以强代弱"原则。

既往研究发现，人类 PCL 与 ACL 在组织学、组织化学、解剖学和材料力学方面很相近[61-64]，且 PCL 在强度和长度上明显大于 ACL[65]，因此应用人骨-PCL-骨重建 ACL 在理论上既具有与骨-ACL-骨移植物相近的优点，又克服了其强度不足的致命缺陷，可能是一种更适合 ACL 重建的新型移植物。

我们为此进行了动物实验，以兔为动物模型进行研究，试验中发现兔的 ACL 和 PCL 在大体解剖形态方面与人类相似，适合于做交叉韧带重建动物模型，但兔 ACL 在强度、长度和横截面积方面大于 PCL，与人类相反[66]。根据试验动物本身的特点，利用反向思维，按照"以强代弱"的重建原则用兔同种异体 ACL 重建 PCL 进行试验，40只成年新西兰大白兔分为 6 周、12 周、26 周、52周 4 组。

一、移植物取材与制备（图 4-9-1）

无菌条件下取成年雄性新西兰大白兔股骨-ACL-胫骨复合体，胫骨骨块由下止点向外后方修整，保证长度的情况下尽可能水平方向切取胫骨外侧平台皮质骨部分，宽度与下止点一致；切取股骨止点骨块，骨块为皮质骨部分，方向为后下，沿股骨外髁内侧皮质走行，最后用骨锉修成直径约 2~3mm，长度约 3~4mm 骨柱。装入双层无菌塑料袋，-80℃保存 14 天以上待用，记录每只取材兔子的重量。移植物制备所用动物均为其他试验取材后动物，并且其试验对本试验无明显影响。

具体手术方法如下：①每只兔予 20% 氨基甲酸乙酯（乌拉坦）5ml/kg 耳缘静脉注射及氯胺酮 0.1g 肌内注射行全身麻醉；②用投币方式决定手术侧，对侧作为对照侧。术区备皮，消毒，取膝前内侧弧形切口，沿髌骨内侧打开关节腔，显露膝关节内前方结构，切断 PCL 股骨止点，术中做后抽屉试验发现胫骨后向明显失稳；③沿膝内侧皮下向后游离，直达膝内后方，在内侧副韧带后方切开关节囊，显露 PCL 胫骨止点，切断并取出 PCL（图 4-9-1B、C）；④用骨钻打磨成形髁间窝，注意保护 ACL（图 4-9-1D）；⑤在自制点对点定位器引导下，用 2.5mm 骨钻经股骨内髁内侧打骨道，方向指向外前，止于 PCL 股骨止点处（图 4-9-2A）；同样经胫骨结节内下向后上打骨道，止于 PCL 胫骨止点处，方向应比较水平（图 4-9-2B）；⑥按照取材动物与试验动物体重基本一

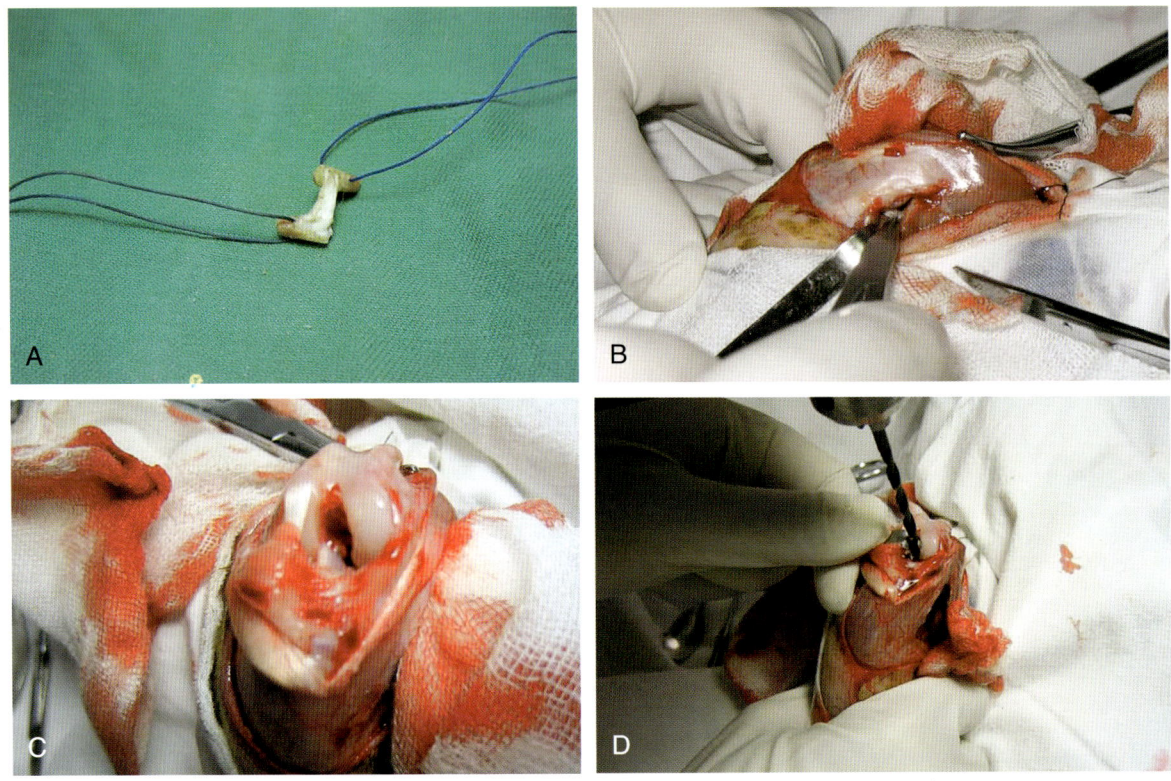

图 4-9-1　移植物取材与制备

A. 术中所用移植物，兔股骨-ACL-胫骨复合体；B. 经膝关节后内入口显露 PCL，并将其切断、取出；C. PCL 取出后的膝关节；D. 髁间窝成形

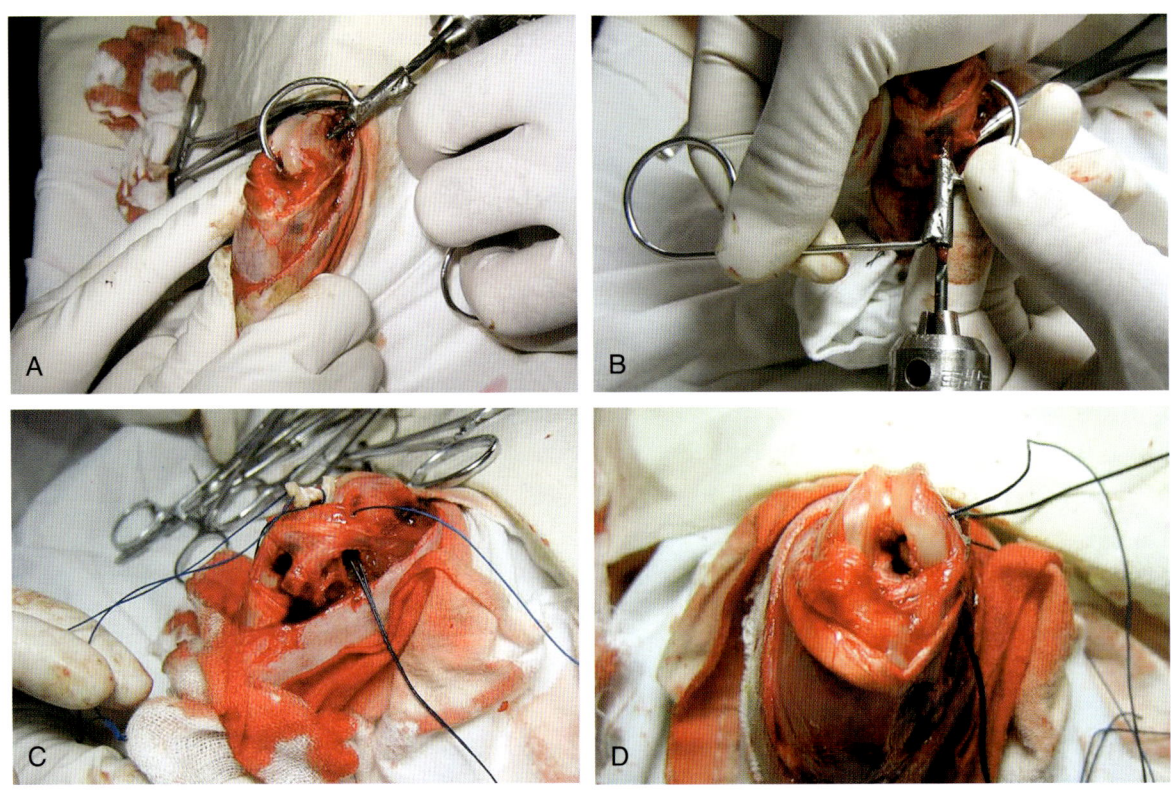

图 4-9-2　兔 PCL 重建

A. 钻取股骨骨道；B. 钻取胫骨骨道；C. 移植物经相应固定线牵入膝关节内；D. 移植物植入后状态

致和取材肢体与重建肢体左右相反的原则，选取体重相匹配的对侧移植物融化，用 0.8mm 克氏针在骨块上打孔，并穿入 1-0 涤纶编织线作固定线；⑦移植体股骨骨块自膝关节前方通过引线经髁间窝拉至后方（图 4-9-2C）；⑧胫骨骨块植入股骨内髁骨道，再将股骨骨块植入胫骨骨道，此时可见移植后的韧带形成前外束和后内束，与原解剖结构基本一致（图 4-9-2D）；⑨在股骨内髁内侧骨道旁边植入一枚门形钉，牵引线穿入后打结固定上止点；在胫骨骨道下方胫骨上横行打孔，牵引线穿入后打结固定下止点；⑩关节内用稀碘伏冲洗后再用大量生理盐水冲洗，关闭切口，术后肌注青霉素 3 次（每次 80 万 U/d）；⑪动物为笼内饲养，自由负重。

各组试验动物在取材前均运动良好，可以奔跑，未见关节肿胀、跛行及其他异常，查体见试验组膝关节后抽屉试验均为阴性，取材时关节腔内未见关节明显积液、滑膜炎表现，6～52 周各组重建后 PCL 均可见滑膜包绕，呈现出前外侧束和后内侧束，类似正常 PCL，其中 3 个月时滑膜增生最明显，52 周时与对侧正常 PCL 基本一致（图 4-9-3、4）。

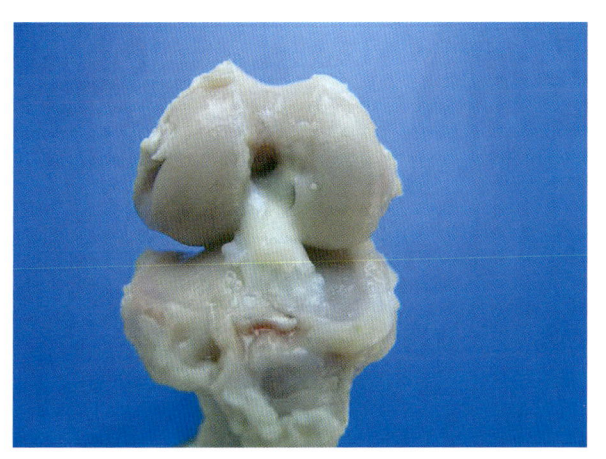

图 4-9-3　移植物重建术后 1 年（前面观）　　　图 4-9-4　移植物重建术后 1 年（后面观）

二、组织学表现

组织学研究发现，移植物在术后 6 周时细胞增殖最明显，新胶原纤维的形成不是很显著，甲苯胺蓝染色未见异染，说明 6 周时移植物处于细胞增殖期，细胞的功能尚未完善，Ⅰ型胶原明显减少，Ⅲ型胶原开始增生（图 4-9-5）；12 周时胶原纤维增多最明显，细胞数量明显减少，二者的排列均较 6 周时明显规整，说明 12 周时移植物细胞的功能已经得到明显完善，细胞核由圆形、椭圆形向杆状和纺锤体形过度，也说明细胞逐渐成熟（图 4-9-6）；术后 26 周时移植物的组织结构接近正常 PCL，Ⅰ型胶原增多，Ⅲ型胶原减少，说明移植物处于塑形期（图 4-9-7）；术后 52 周时移植物更接近正常 ACL，胶原纤维束较 26 周时排列更有序且明显致密，Ⅰ型胶原纤维明显增多，说明移植物已经进入成熟期（图 4-9-8）。在术后 12 周时移植物中开始出现异染现象，标志着重建后 PCL 也具有类软骨现象。可见异体骨 -PCL- 骨的成熟过程与 Bosch 等及 Clancy 等用自体髌腱重建 PCL 的结果相似，但成熟的速度更快。

本试验中在组织学方面还发现一些新的特点：①移植物中未出现典型的坏死现象。移植物在重建后 6 周时成纤维细胞样细胞增生很明显，成为移植物愈合过程中细胞数最多的阶段，从周围区到中心区，密布增殖的细胞，未见明显的少细胞区和无细胞的坏死区。与以往报道的结果不同[67]。原因可能是本研究中没有设定 2 周组，其坏死期在术后 6 周时已经完全结束；或者是由于兔 ACL 与 PCL 具有相近的组织学特性，与以往应用的移植物在组织学上有明显不同，导致其成熟过程中没有明显的坏死期；②韧带愈合过程中未见明显成熟障碍。与以往 Bosch 等[68]及 Clancy 等[69]的

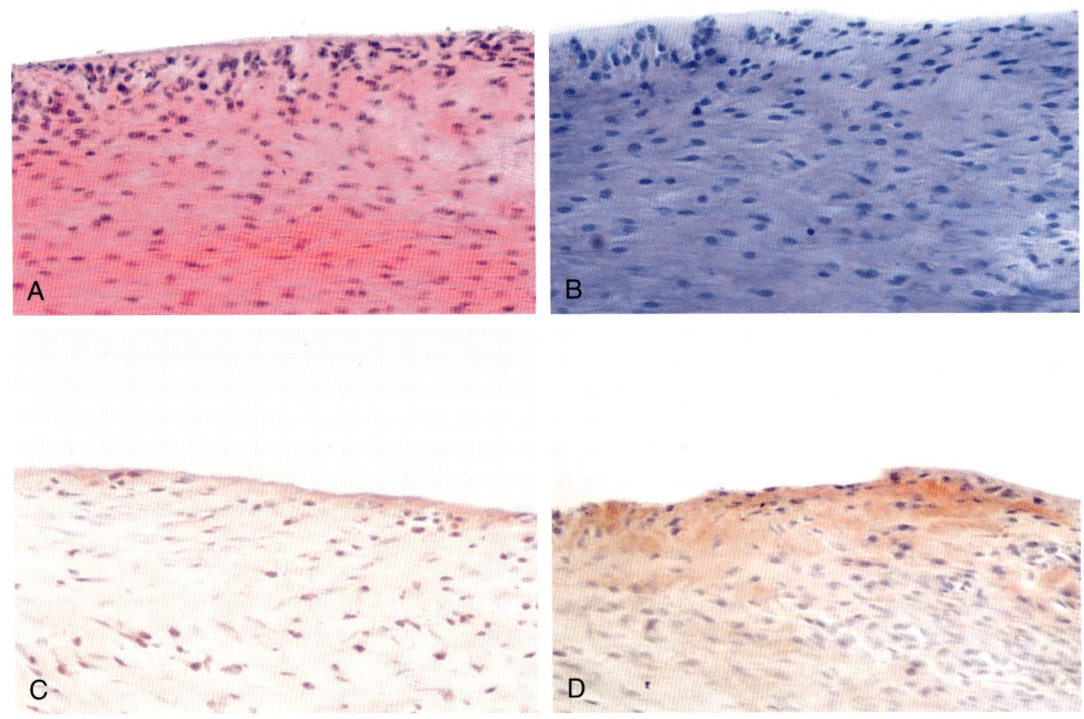

图 4-9-5　术后 6 周移植物组织学图片
A. HE 染色；B. 甲苯胺蓝染色；C. Ⅰ型胶原染色；D. Ⅲ型胶原染色

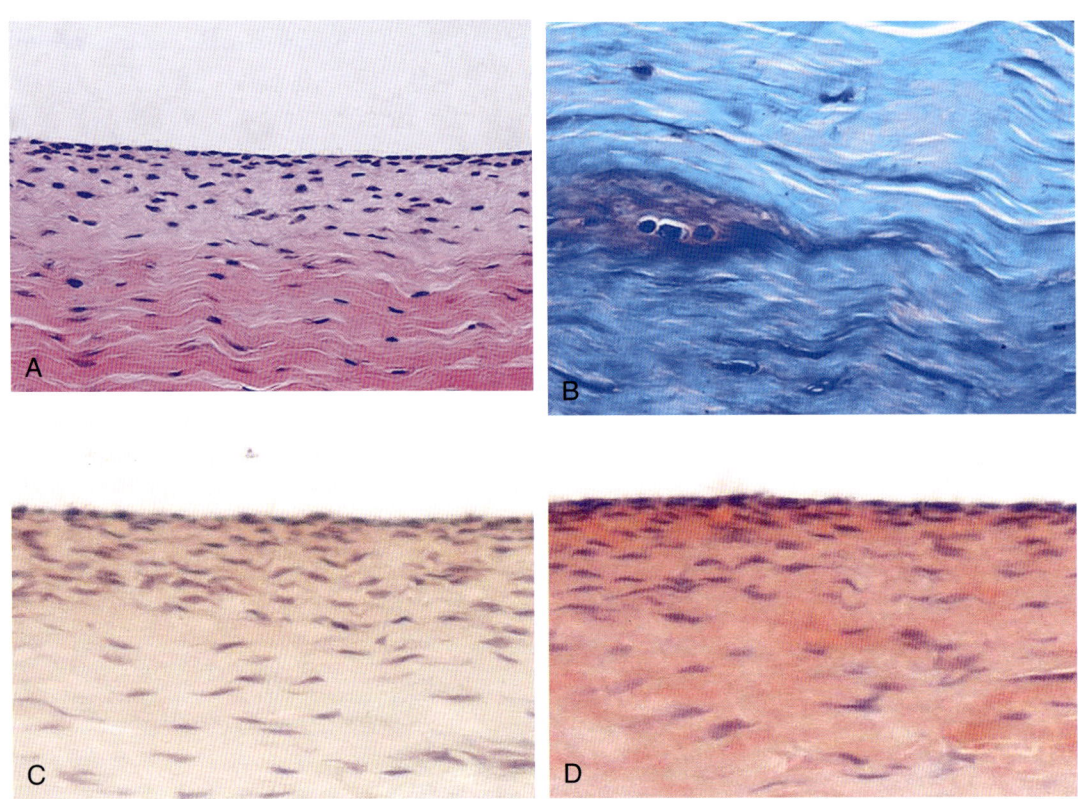

图 4-9-6　术后 12 周移植物组织学图片
A. HE 染色；B. 甲苯胺蓝染色；C. Ⅰ型胶原染色；D. Ⅲ型胶原染色

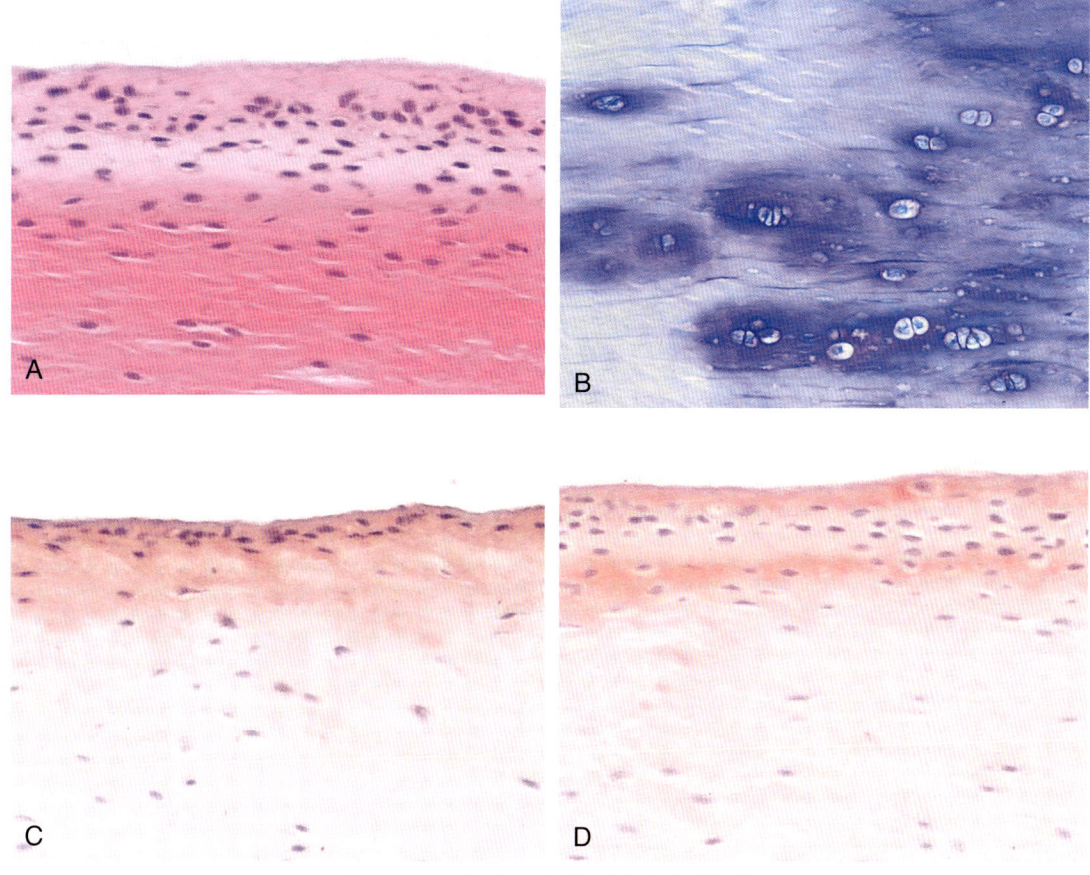

图 4-9-7　术后 26 周移植物组织学图片
A. HE 染色；B. 甲苯胺蓝染色；C. Ⅰ型胶原染色；D. Ⅲ型胶原染色

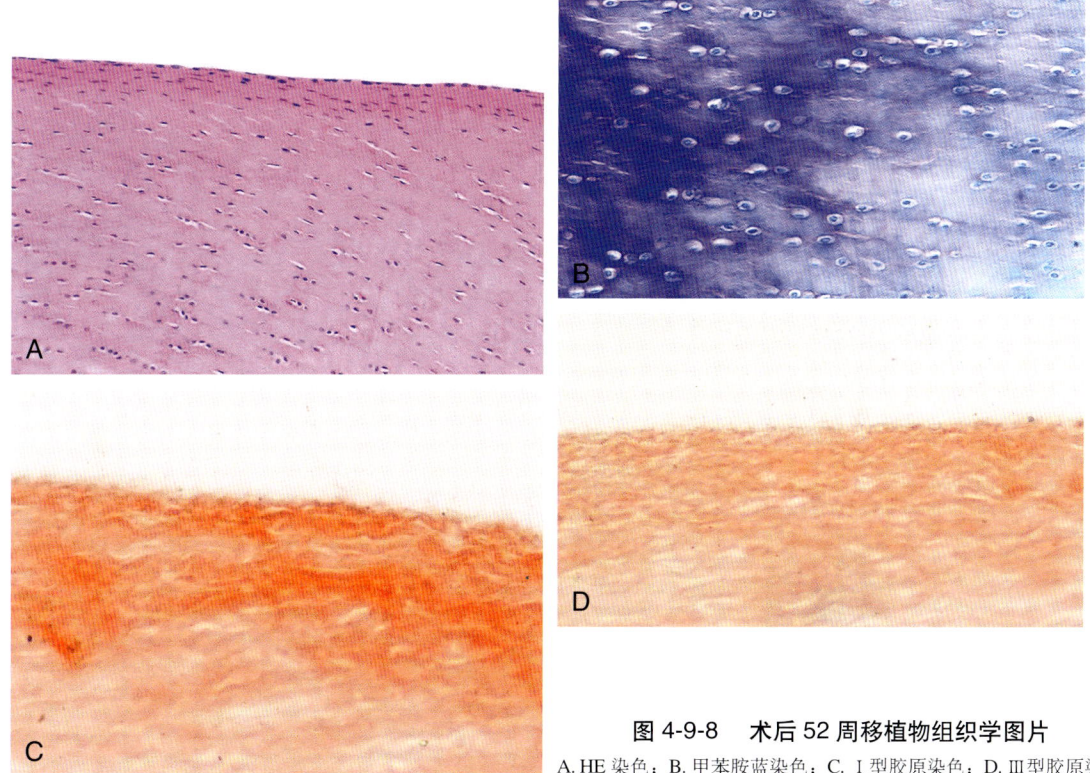

图 4-9-8　术后 52 周移植物组织学图片
A. HE 染色；B. 甲苯胺蓝染色；C. Ⅰ型胶原染色；D. Ⅲ型胶原染色

报道不同，可能与髌腱中胶原纤维排列过于紧密有关。

三、生物力学表现

生物力学研究发现术后6周时移植物的强度较术前有明显下降，仅为对侧正常PCL的45%（兔正常ACL为PCL强度的161%）；12周和26周时移植物强度有一定程度提高，分别达到59%和66%；52周时移植物强度有了明显提高，达到83%。移植物在术后6周、12周、26周和52周时的最大应力分别为对侧正常PCL的23%、28%、36%和58%，可见移植物在材料力学特性方面的恢复明显慢于结构力学特性，并且在26周以前恢复很缓慢，52周时有了突然增加。从生物力学角度分析，这种恢复现象是由移植物横断面积和强度在愈合过程中的变化共同作用造成的。移植物的横断面积在术后6周、12周、26周和52周时分别为对侧正常PCL的196%、209%、182%和142%，正常ACL的平均横断面积为PCL的154%，可见移植物横断面积在愈合过程中存在着由小到大，再由大到小的变化，但在术后52周时仍然明显大于正常PCL，造成最大应力的恢复程度不如最大载荷。另一方面移植物强度在术后6周、12周、26周和52周时分别为对侧正常PCL的45%、59%、66%和83%，可见移植物强度在成熟过程中持续增大，结合移植物面积先由小到大，再由大到小的变化规律，移植物最大载荷在愈合过程中必然出现先缓慢恢复再突然增加的现象。弹性模量在恢复过程中也存在着相似的现象。

Jackson等[70]认为应用异体移植物重建ACL时，移植物强度的减弱是由于移植物的定位和张力不正常造成的，准确定位和保持移植物的张力正常可以有效地减少移植物强度的减弱。在本试验中，我们应用了点对点定位器，基本保证了重建韧带止点的解剖定位；利用ACL的解剖学特点重建PCL，重建后出现与原PCL相似的前外侧束和后内侧束结构，尽可能保证各束的止点定位；移植物根据供体兔与受体兔的体重进行了匹配，使移植物长度与原PCL长度尽可能一致；术中做屈伸膝活动及前、后抽屉试验，调整止点的固定位置以保证移植物的张力与原PCL张力相一致。当然，由于ACL与PCL在解剖结构上并不是完全相同，移植物与原PCL在尺寸上存在差别，所以不可能完全达到解剖重建的要求，即将移植物内各纤维束都行解剖定位并保证其处于正常张力下。由于本试验中在定位和张力方面的努力，移植物强度的恢复也达到了较高水平。

四、生物力学与组织学结果比较

将生物力学结果与组织学结果对照研究发现：术后6周，组织学发现该阶段成纤维细胞样细胞增殖在移植物成熟过程中是最明显的，但胶原纤维排列紊乱，束状结构消失；组织学发现12周时胶原纤维生成最明显，26周时胶原纤维排列明显规律；52周时胶原纤维排列明显规律、致密。可见在细胞增殖期移植物的强度下降最明显，随着新胶原纤维的生成和增多，强度逐步提高，但只有在胶原纤维排列规律后移植物的强度才有明显提高。说明移植物中胶原纤维含量及排列与移植物强度密切相关。

在胶原纤维生成最明显的12周，免疫组织化学结果发现12周时生成的主要是Ⅲ型胶原，在26周和52周时，部分Ⅲ型胶原转化为Ⅰ型胶原，而Ⅲ型胶原的强度明显不如Ⅰ型胶原，因此，移植物强度与其中胶原纤维种类也相关。

本试验中，术后52周时移植物的组织学结果很类似于正常PCL，而材料力学特性与正常PCL仍有明显差别，说明材料力学特性在评价移植物成熟程度方面较组织学特性更敏感，且可以在移植物功能方面量化移植物的恢复程度，因此材料力学特性是一种更能准确评价移植物恢复程度的指标。虽然本试验中结构力学特性的恢复结果与对侧正常PCL有较大差距，但明显好于以往应用自体髌腱重建PCL的试验结果。

五、本实验研究的结论

1. 兔前、后交叉韧带在组织学、组织化学和材料力学方面很接近，但兔ACL在强度、长度和横断面积方面明显大于PCL，与人类相反。根据试验动物本身的特点，利用反向思维，按照"以强代弱"的原则，可以用兔ACL重建PCL进行试验，研究移植物具有与原韧带相近的组织学特性和生物力学特性对交叉韧带重建效果的影响，以及为寻找新型、更理想的ACL重建移植物提供试验依据。

2. 移植物材料力学特性的恢复与组织学变化密切相关，胶原纤维再塑形的程度对材料力学特性的恢复至关重要；材料力学特性较组织学特性更敏感，且可以在功能方面量化移植物的恢复程度，因此材料力学特性是一种更能准确评价移植物恢复程度的指标。

3. 本试验在兔动物模型上用无菌取材新鲜冰冻同种异体骨-ACL-骨移植物重建PCL后发现，在重建后52周时移植物在组织学特性、组织化学特性方面类似于正常PCL，在生物力学特性方面的恢复达到了很高水平，证明移植物具有与原韧带相近的组织学特性和生物力学特性对交叉韧带重建效果有重要作用，足够的移植物强度是其发挥作用的前提条件。

4. 试验研究表明在初始强度足够的条件下，应用与原韧带相近组织学和材料力学特性的同种异体移植物重建交叉韧带可以取得更好的效果，人PCL与ACL在组织学、组织化学、解剖学和材料力学方面很相近，且PCL强度明显大于ACL，提示在临床上骨-PCL-骨可能是更适合ACL重建的新型移植物。

（刘　平）

第十节　同种异体后交叉韧带移植重建前交叉韧带

基 础 研 究

移植物在ACL中的重要性已为大家所共知，寻找理想移植物一直是ACL重建领域内的重要课题，考虑到现在临床上所采用的移植物均为肌腱组织，而不是韧带组织，与ACL在组织学、组织化学和生物力学特性方面均存在明显的区别[71-75]，人们设想应用与ACL具有相同组织学特性、生物力学特性的移植物重建ACL，首先应用的是异体骨-ACL-骨移植物，但试验结果并不理想，即使在应用了韧带增强装置也没有获得良好的效果[76,77]。我们认为试验结果不理想的主要原因是移植物的初始强度不足，不符合"以弱代强"原则，因为移植物的强度在术后有一个明显的衰退过程，因此，移植物强度必须大于原韧带[78]，移植物强度是影响ACL重建效果的决定性因素。

为了摆脱上面困境，我们想到了应用具有相近组织学特性、生物力学特性的移植物重建ACL。既具备此特性又具有足够初始强度的移植物目前只有一个——骨-PCL-骨复合体。下面将ACL与PCL在组织学、解剖学和生物力学等方面的文献进行总结和分析，为该试验提供理论依据。

一、ACL与PCL的比较

（一）组织学与组织化学

Petersen等[79]对人ACL和PCL进行了比较研究，发现二者在组织学和组织化学方面很相近，都主要由Ⅰ型胶原构成，Ⅲ型胶原主要分布于纤维间隔区。胶原纤维呈平行排列，细胞主要为狭长的成纤维细胞，规律地分布于胶原纤维束间。ACL和PCL的组织结构都不均一，在ACL前部距胫骨止点5~10mm处存在纤维软骨区，该区域与股骨髁间窝相对应，在PCL中1/3的中部也存在着纤维软骨区，在电镜下观察纤维软骨区内的细胞具有典型的软骨细胞特征，其周围存在Ⅱ型胶原，所有的纤维软骨区均为无血供区。作者认为ACL中的纤维软骨区可能是由于伸膝时ACL与髁间窝之间产生了压应力所致，PCL中的软骨区可能是由于纤维束扭转过程中造成压应力和剪切应力所致。其他作者[80]也发现交叉韧带中有类软骨现象，ACL内含有较多的氨基多糖，而氨基多糖被认为是软骨组织的重要细胞外间质。肌腱和韧带这两种组织中，肌腱承受张力负荷，其氨基多糖的主要成分是硫酸皮肤素；而ACL同时承受张力和压力负荷，其氨基多糖的主要成分是硫酸软骨素[81]。

Amiel等[82]研究发现，ACL和PCL在组织学和组织化学方面很相近，但二者与肌腱差别显著，ACL、PCL为关节内组织，与内侧副韧带等也有明显不同。Lyon等[83]发现电镜下内侧副韧带细胞表型为成纤维细胞，ACL细胞表型为软骨细胞。Riechert等[84]发现ACL、PCL中Ⅲ型胶原含量很接近，约为10%，是肌腱中Ⅲ型胶原含量的2倍，

Ⅲ型胶原含量高并不代表韧带是一种不成熟的组织，而是说明韧带的代谢快，具有更好的适应性，Ⅲ型胶原含量高是与韧带的功能性载荷相适应的，它具有更好的弹性和柔韧性。

当然，ACL、PCL 的组织成分并不完全相同，Neurath 等发现，PCL 中的层连蛋白、内功素含量较 ACL 高，ACL 中Ⅳ、Ⅵ型胶原含量较 PCL 高[85]。

可见 ACL 和 PCL 在组织学和组织化学方面很相近，都是特殊的韧带组织，与其他韧带明显不同，与肌腱组织差别更显著。目前临床上应用的所有移植物均为肌腱组织，而不是韧带组织，ACL 在组织学、组织化学方面与之均存在着明显区别。

（二）超微结构

Harner 等[86]对人 ACL 和 PCL 的超微结构进行了比较研究，发现由近端向远端 ACL 中胶原纤维由单峰分布（单纯小直径胶原纤维）逐渐转变为双峰分布（小直径胶原纤维和大直径胶原纤维），胶原纤维的平均横截面积逐渐增大，由 7 304nm^2 上升到 10 085nm^2；PCL 与 ACL 相反，其近端胶原纤维为双峰分布，向远端逐渐转变为单峰分布，胶原纤维的平均横截面积由 10 027nm^2 下降到 6 313nm^2。可见在胶原纤维分布方面 PCL 与 ACL 非常相似，起点处胶原纤维均为单峰分布，平均横截面积小，止点处均为双峰分布，平均横截面积大，并且相对应部位胶原纤维平均横截面积很相近，只是二者起止点位置相反而已。Hart[87]报告兔 ACL 与膝关节内侧副韧带在胶原纤维直径方面存在者明显差别，该差别与 Woo 报道[88]的兔 ACL 与膝关节内侧副韧带在生物力学方面的差别形成很好的吻合。Craig 等[89]与 Flint 等[90]研究结果也表明胶原纤维的超微结构与组织的力学特性相一致。

（三）生物力学

Noyes 等[91]于 1976 年测量了人正常 ACL 的生物力学特性，其测量值长期被认为是 ACL 的正常值。结果为：年轻人（16～26 岁）正常 ACL 最大载荷（强度）为 1730N±660N，刚度为 182 kN/m±56kN/m，最大应力为 37.8 MPa±9.3MPa，弹性模量为 111 MPa±26MPa，长度为 26.9mm±1.5mm，横截面积为 44.4 mm^2±9.7mm^2；年老者（48～86 岁）正常 ACL 最大载荷（强度）为 734 N±0.266N，刚度为 129 kN/m±39kN/m，最大应力为 13.3 MPa±5MPa，弹性模量为 65.3 MPa±24MPa，长度为 27.5 mm±2.8mm，横截面积为 57.5 mm^2±16.2mm^2。Woo 等于 1991 年测量正常骨-ACL-骨复合体生物力学特性结果为：年轻人（22～35 岁）正常 ACL 最大载荷（强度）为 2 160N±157N，刚度为 242kN/m±28kN/m；中年人（40～50 岁）正常 ACL 最大载荷（强度）为 1 503N±83N，刚度为 220kN/m±24kN/m；老年人（60～97 岁）正常 ACL 最大载荷（强度）为 658N±29N，刚度为 180kN/m±25kN/m。

Kennedy 等[92]是最早测量 PCL 强度的，发现 PCL 强度是 ACL 强度的近 2 倍，分别为 107.3kg±8.1kg 和 63.8kg±2.3kg。Marinozzi 等测量 PCL 的最大载荷为 855N。Prietto 测量 PCL 最大载荷为 1 627N±491N，刚度为 204kN±49 kN/m。Trent 等测量 PCL 最大载荷为 739N。Amis 等认为上述测量结果偏低，原因是 PCL 中的纤维排列为多方向的，单轴力学测试时各纤维束紧张程度不一，造成各束相继断裂而不是同时断裂。Race 等测量了 PCL 前外侧束和后内侧束的强度分别为 1 620N 和 258N，横截面积分别为 43mm^2 和 10mm^2，最大应力分别为 35.9MPa 和 24.4MPa，供体年龄为 53～98 岁，作者认为考虑到年龄因素的影响，年轻人 PCL 的强度可能为 4 000N。

Butler 等[93]将交叉韧带分成骨-胶原纤维束-骨进行测量发现 ACL 和 PCL 纤维束的材料力学特性很相近，而髌腱明显大于交叉韧带，与 Harner 等[86]关于 ACL 和 PCL 超微结构研究的结果相一致。

可见关于正常 ACL 和 PCL 生物力学特性测量结果的差异比较大，可能与测量方法及采用的标本不同有关，ACL 和 PCL 中纤维束的排列具有多方向性也是造成韧带整体测量困难的原因。目前可以肯定的是 PCL 强度明显大于 ACL，二者的材料力学特性基本一致。

（四）解剖学

ACL 起自股骨，向前、内、远侧走向，止于胫骨，长度 22～41mm，平均长度为 32mm，宽度 7～12mm，韧带的起点处横截面积最小，向止点处呈扇形散开，外面包有滑膜，ACL 是关节内、滑膜外结构，纤维束呈外螺旋结构，分为前内束

（AMB）与后外束（PLB），AMB 起自股骨止点的近侧部分，止于胫骨止点的前内侧部，PLB 起自股骨止点的远侧部分，止于胫骨的后外侧部分[94]。

PCL 起自胫骨后缘中部，向前、内、近侧止于股骨内髁外侧面，平均长度 38mm，平均宽度为 13mm，半月板股骨韧带对 PCL 有增强作用，起自外侧半月板后角，止于股骨内髁外侧面 PCL 止点附近，位于 PCL 前方的是 Humphry 韧带，后方的是 Wrisberg 韧带，二者经常有缺如。PCL 横断面积自胫骨向股骨逐渐增大，ACL 相反，由股骨向胫骨逐渐增粗，PCL 横截面积为 ACL 的 150%，PCL 由起点向止点延伸呈现为内螺旋结构，分为前外束和后内束。屈膝角度可以改变交叉韧带的形状，但横断面积无明显变化[86]。

（五）总结

综上所述，PCL 的强度明显大于 ACL（2 倍），ACL 和 PCL 在组织学、组织化学、超微结构及生物力学特性方面都很相近，因此，可以认为骨 -PCL- 骨是在保证足够初始强度前提下具有与原韧带相近组织学特性与生物力学特性的移植物。

解剖学研究证明，PCL 与 ACL 具有相类似的解剖结构，均为扇形结构，都可分为两个功能束，且 PCL 较 ACL 稍长（同一样本中），因此，在解剖学上应用骨 -PCL- 骨重建 ACL 也基本可行。为了验证这一点，我们在尸体标本上进行了模拟重建。

二、模拟重建

在成人尸体标本上测量 30 例 PCL 股骨止点的直径，求取平均值，制造相应直径的环形骨锯（前部内径 10mm，外径 11mm，后部内径为 2mm，外径 4.5mm，图 4-10-1）。选取正常成人膝关节标本，用克氏针在 PCL 股骨止点中心沿股骨内髁内后向前外方向钻入，穿对侧皮质后，将环形骨锯套在克氏针上，锯取 PCL 股骨止点骨块（图 4-10-2、3）。解剖显露 PCL 胫骨止点，用骨刀沿其两侧纵行凿取 PCL 胫骨止点骨块，长约 3cm（图 4-10-4、5）。将骨 -PCL- 骨移植物完整取下（图 4-10-6）、修整。在同一膝关节上进行 ACL

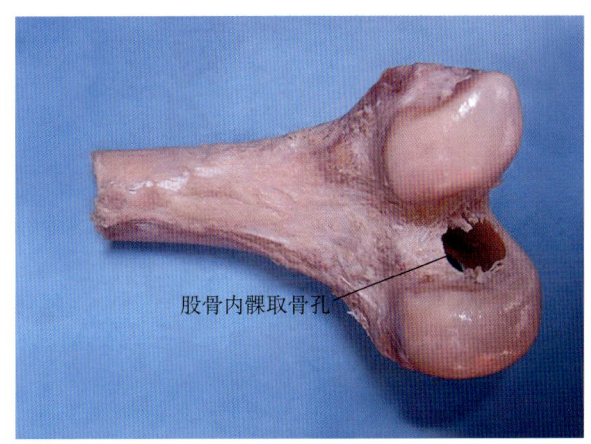

图 4-10-2　股骨内髁钻取骨孔

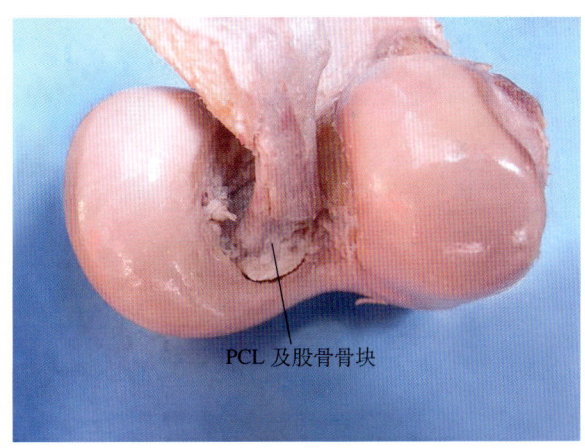

图 4-10-3　PCL 及股骨止点骨块

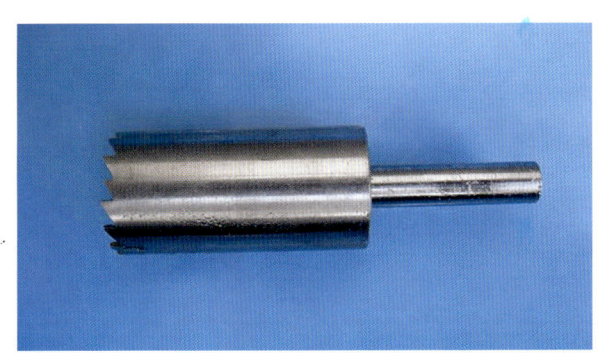

图 4-10-1　PCL 股骨骨块取骨器（环锯）

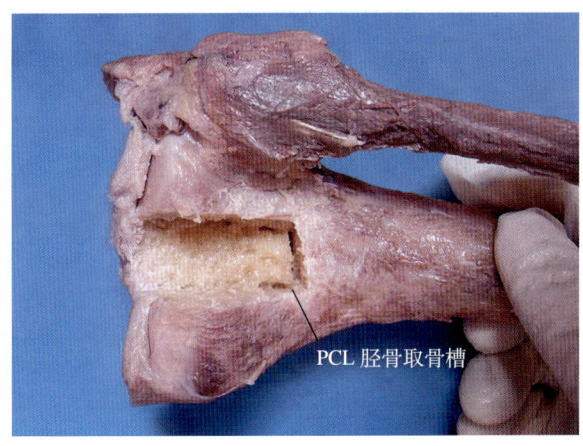

图 4-10-4　PCL 胫骨止点取骨槽

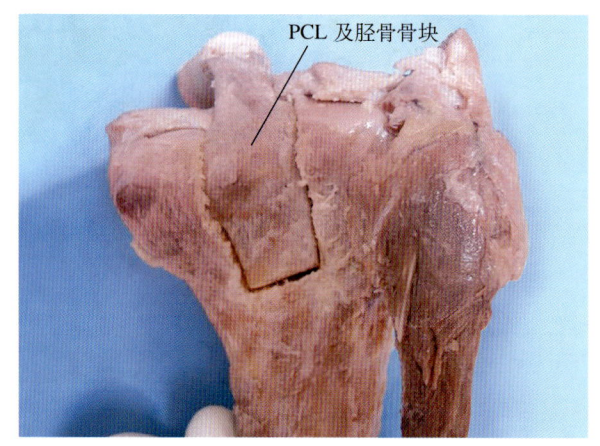

图 4-10-5　PCL 及胫骨止点骨块

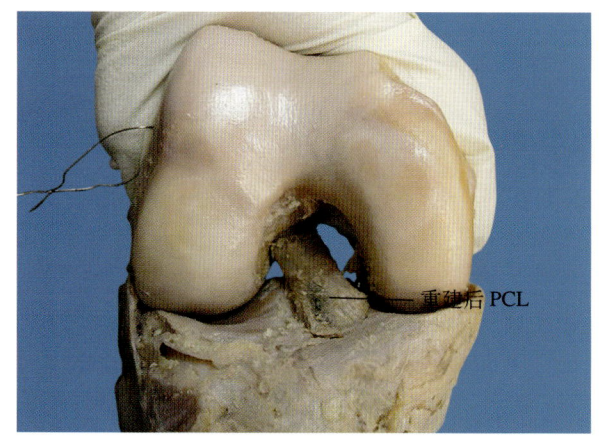

图 4-10-7　重建后 ACL（前面观）

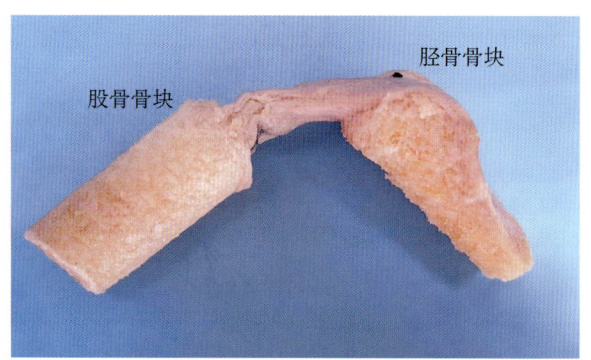

图 4-10-6　骨-PCL-骨移植物

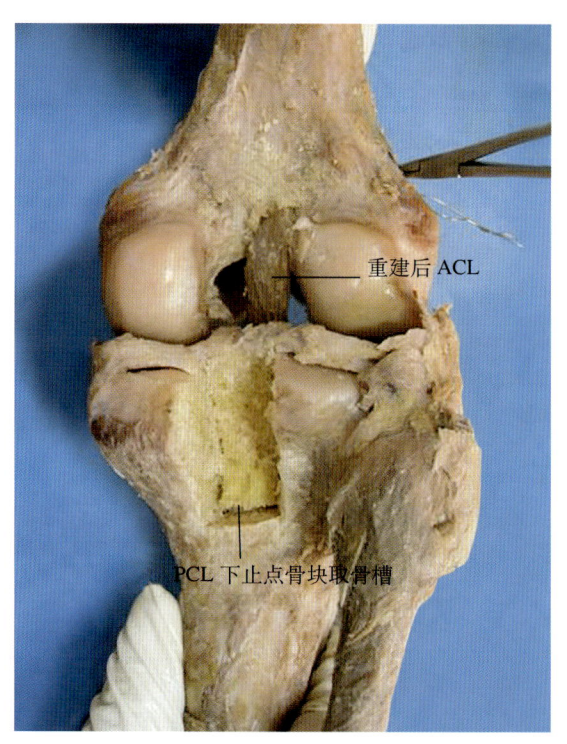

图 4-10-8　重建后 ACL（后面观）

重建，术中将移植物的股骨骨块植入胫骨骨道，将胫骨骨块植入股骨骨道，可见重建后 ACL 形态良好，与原 ACL 相似，也可分为前内束与后外束（图 4-10-7、8）。试验说明应用骨-PCL-骨移植物重建 ACL 在解剖学方面是可行的。

（刘　平）

临床重建

ACL 是膝关节最容易发生断裂的韧带，重建 ACL 将恢复膝关节的稳定性和正常的功能，且有可能预防关节退变的发生。1950 年美国海军建立了规模较大的组织库，同种异体材料开始广泛使用[95]。20 世纪 80 年代和 90 年代是 ACL 重建技术的普及阶段，经过 10 年，骨科运动医学手术中同种异体组织的使用率猛增。2003 年，美国组织库协会（AATB）提供了 1 279 000 个同种异体肌肉骨骼系统组织用于各种修复手术，膝关节外科领域同种异体组织用于交叉韧带重建、半月板移植和骨软骨移植[96]。

ACL 重建应用同种异体组织的优点是：无术后供区综合征；由于切口小，外观较美观；取材大小不受限制，特别适用于翻修手术；不用取自体组织，因而手术时间缩短；有报道显示采用同种异体组织术后关节粘连和强直的发生率明显小于应用自体组织。该方法也有自身的缺点，最令患者担忧的问题是病毒和细菌等的传播，如 HIV 病毒、乙型肝炎病毒、丙型肝炎病毒、细菌和朊病毒等传播均有报道，但经过严格的供体筛选和病原体检验可将疾病传播的危险降至1/100万。移植物可能会引起宿主的免疫排斥反应，是否发生取决于供体组织细胞的Ⅱ型MHC蛋白，它们位于抗原呈递细胞如B细胞和巨噬细胞上，这些细胞处理并向T细胞呈递抗原，T细胞识别特异MHC蛋白，同时被$CD4^+$T辅助细胞的T细胞受体识别。外源性MHC蛋白将激活T细胞引起对移植物的免疫排斥反应。同种异体移植物重建后与宿主组织的愈合相对较慢，局部存在骨吸收，骨道增宽较自体组织移植明显，但临床结果和松弛度检查没有显著差异[97]。

用于ACL重建的同种异体移植物有很多种，最常用的是骨-髌腱-骨，其初始强度是正常ACL的1.5～2倍，两端带骨块，使移植物和骨道愈合更快，但髌腱长方形形状和长度与骨道的匹配问题对手术及其结果有一定影响。跟腱的应用也较广，仅次于骨-髌腱-骨，其圆形结构和长度易于控制使其与骨道的匹配性较好，但一端无骨块、形成腱-骨愈合是其弱点，临床结果则与骨-髌腱-骨并无差异[98]。部分学者使用阔筋膜，其强度小于髌腱和跟腱，两端均存在腱骨愈合的薄弱点，目前较少采用。还有一些学者使用股四头肌腱、腘绳肌腱、胫前肌腱、胫后肌腱、腓骨肌腱等，效果并不好于髌腱和跟腱。Nikolaou等和Jackson等取同种异体骨-ACL-骨重建狗和山羊的ACL，对重建后的韧带进行组织学、微血管造影及生物力学研究，结果显示韧带愈合经过移植物坏死、富含血管的滑膜组织覆盖、细胞增殖、胶原形成和重塑等过程，止点愈合为韧带、纤维软骨、钙化软骨和骨四层结构，类似于正常的ACL[99,100]。12～18个月后移植物强度为正常的25%～80%，低于正常ACL的强度。微血管造影显示血管增生至36周成熟，走行与韧带走行一致，18个月血管分布与正常韧带类似。应用异体ACL重建ACL绝对强度低于自体肌腱移植，但其生物力学和生物化学特性与ACL一致，肌腱可抵抗单向变形应力，而韧带主纤维束之间有连接纤维相互联系，其多轴向抗应力强度更好，止点愈合为四层结构，其强度也要好于肌腱的Sharpey纤维愈合。由于初始强度与ACL相同，而冷冻、灭菌处理及重建后愈合过程中的强度丧失可使最终

韧带强度下降，因此初始强度超过正常ACL可能会提高重建效果。另外，同种异体移植物组织结构的改建塑形和强度恢复较自体移植物慢一些，因此康复略晚。

为克服同种异体肌腱的缺点而又可以避免异体ACL初始强度不足的缺点，北京大学运动医学研究所采用同种异体骨-PCL-骨重建ACL。

一、同种异体骨-PCL-骨的获取

同种异体骨-PCL-骨移植物的供体经过监测和多种病毒学和细菌学检查，包括乙型肝炎病毒、丙型肝炎病毒、艾滋病病毒、梅毒螺旋体等检查，筛选后入选供体库。供体在死亡后12小时以内进行取材，也可以在冷冻24～48小时内取材。获取移植物时无论有无无菌条件均可以取材，但污染条件下取材需将移植物进行灭菌处理。取材应包括PCL及股骨和胫骨止点区骨块，骨块大小应大于韧带止点。由于PCL胫骨止点成坡状，因而取材时要尽量保证远端的厚度，以免影响将来的使用。移植物去除后应保存在低温条件下，如干冰冰箱等，迅速运回组织库进行下一步的处理。

二、同种异体骨-PCL-骨的处理

当同种异体骨-PCL-骨移植物获取后通常需灭菌处理。美国FDA已经有多例HIV、乙型肝炎病毒、丙型肝炎病毒、West Nile病毒、细菌和朊病毒传播，造成受体患者感染的报道。因此，疾病传播已经成为医生和患者最担忧的问题。一般的灭菌方法，如消毒剂和抗生素处理，只能对移植物表面进行灭菌，组织内部则仍可能有微生物存在。一种解决方法是无菌条件下取材和严格遵循供体筛选和检测原则，可将疾病传播几率控制在1/100万以内。另一种解决方法是移植物灭菌。经过有效灭菌处理后仍存在未灭菌项目的可能性，即灭菌确认级别（SAL）应达到10^{-6}。目前肌肉骨骼组织的灭菌方法存在一些问题：①经过灭菌处理后，移植物的生物机械特性受到负面影响；②并非所有灭菌剂具有足够的组织穿透力，没有良好的组织穿透力，灭菌效果无法保证；③与金属和塑料等合成材料比，肌肉骨骼组织更容易被大量微生物感染，即生物负荷高，微生物数量越多，达到理想效果的灭菌时间越长；④组织移植

物属于有机材料，本身可被微生物利用，成为其保护组织，可使灭菌失效。因此，寻找一种效果良好、对移植物影响小的灭菌方法仍是目前组织移植学的研究重点。

目前常用的灭菌方法包括环氧乙烷灭菌和 γ 射线照射灭菌。

（一）环氧乙烷

可以有效去除细菌和病毒颗粒，通常为气态，使用时需与惰性气体如 CO_2 混合，以防发生事故。应用方法为熏蒸法，其残留物和副产物环氧乙烷、乙烯氯醇化和乙二醇为有毒气体，可使癌症和孕妇自发流产的发生率增加，也可以造成关节内滑膜炎症。术前多次曝气处理、室温保存 2 周以上和术中 500ml 生理盐水浸泡 10 分钟以上可减少移植物中残留物浓度。冻干也有相同作用。目前已经很少应用。

（二）γ 射线照射

其原理主要是直接改变生命体核酸结构，导致基因组功能丧失或破坏，同时生成自由基，对微生物蛋白、酶等产生破坏作用，达到灭菌效果。由于自由基来自于液态水的分解，冻干和冷冻组织因缺少水分而影响自由基的生成，因而冻干或冷冻组织灭菌需更大剂量的照射处理。通常采用 ^{60}Co 产生的 1～3.5Mrad（10～35kGy）进行灭菌处理，有人认为 1.5～2.5Mrad 即有效，也有人认为 8.9Mrad 才有效。有实验显示同种异体皮质骨灭菌超过 3Mrad 将影响其强度，而同种异体骨 - 髌腱 - 骨照射剂量 3～4Mrad 将影响韧带的结构特性。

北京大学运动医学研究所采用本方法对同种异体移植物进行灭菌，照射剂量为 2.5Mrad（25kGy），略低于 3Mrad，对移植物的影响较小。根据大量异体材料在取材前和术前、术后的组织块检测显示无 HIV、HBV、HCV、梅毒螺旋体等微生物生长。术后随访亦无一例疾病传播发生。

（三）其他灭菌方法

目前已经出现一些新型低温化学灭菌方法，具有穿透力强、对组织的生物力学特性无影响的优点。这些方法包括超低温 CO_2、γ 射线照射结合抗氧化剂等。

三、同种异体骨 -PCL- 骨的储存

同种异体组织经过灭菌处理后将对其进行储存。储存方式包括三种：①新鲜移植物冷却后 24 小时内进行移植；②冻干保存；③深低温冷冻保存。

深低温保存是在供体组织冷却达 0℃，48 小时内进行处理，移植物进行灭菌，速度控制下冷冻达 -135℃，低温保护下包装，再放置于 -196℃ 条件下保存，可保存 10 年。也可以在处理后 -80℃ 条件下保存，可达 3～5 年。深低温保存和灭菌处理使组织内细胞受到破坏，但也使移植物的抗原性明显减少。

冻干保存的取材、处理方法是相同的，之后对移植物进行冷冻、脱水处理，过程比较复杂，最后将移植物真空包装，室温下可保存 3～5 年。使用前需预先水化，如果移植物带有骨块，水化时间则至少 30 分钟。本方法对移植物的色泽、外形、结构和胶原的特性将有一定减弱作用。

新鲜保存对细胞和基质的保存较好，但抗原性和疾病传播的机会将高于前两种方法，通常用于骨软骨移植物的储存。

我们对同种异体骨 -PCL- 骨移植物的保存采取的是深低温保存，移植物真空包装三层，放置于 -80℃ 冰箱保存 3 年。

四、手术技术

同种异体骨 -PCL- 骨移植重建 ACL 的手术技术并不复杂，与应用骨 - 髌腱 - 骨重建技术基本相同，不同的是移植物的准备和手术细节。

移植物首先从 -80℃ 储存冰箱内取出，助手戴无菌手套打开真空包装。每打开一层更换新的无菌手套，直至将移植物取出置于铺好无菌手术单的器械车上。将移植物浸泡于 37℃ 温生理盐水至少 30 分钟。移植物融化后在肌腱操作台上进行预牵张 5 分钟，使经 γ 射线照射后挛缩的移植物延展开。

预牵张后进行移植物修整。PCL 的止点较宽大，尤其是股骨止点，因此修整移植物时应保留足够的韧带止点，且前外束和后内束均应保留，以达到重建两束的效果。股骨侧沿韧带走行止点方向摆锯取股骨髁骨块，将表面软骨刮除，软骨下骨相对胫骨侧硬度略低，注意勿损伤骨质，其强度足以坚强固定。骨块修整至可轻松通过直径 11mm 的套筒，长度保留 20mm 左右。取胫骨侧

骨块，修整至长度 22～25mm，宽度可轻松通过 11mm 套筒。修整时韧带实质部尽可能多保留。胫骨侧骨块钻两骨孔，穿过 2 号骨科缝线和 2 号可吸收线各一根作为导引线。股骨侧骨块中部钻一个骨孔，穿过 5 号钢丝一根。移植物置于湿纱布中备用（图 4-10-9）。

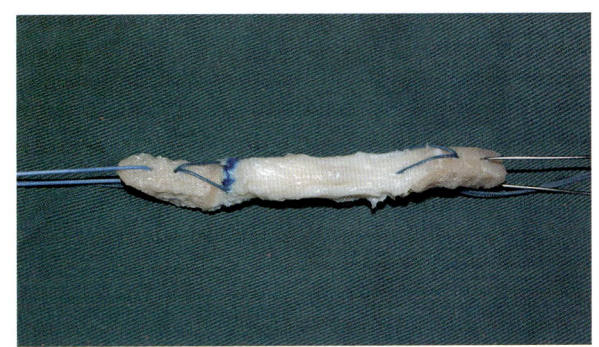

图 4-10-9　同种异体骨 -PCL- 骨移植物（修整后）

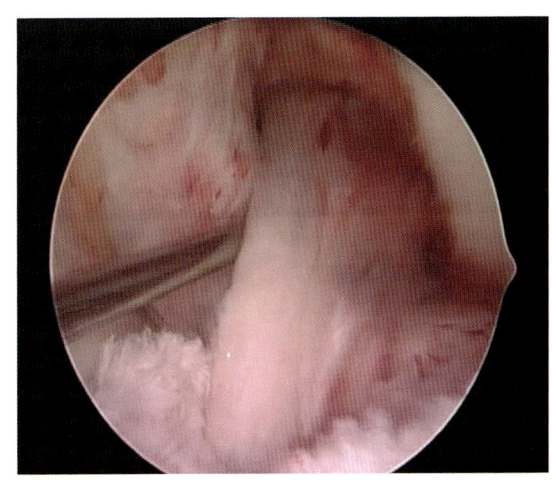

图 4-10-10　同种异体骨 -PCL- 骨重建 ACL 镜下移植物形态

手术需上止血带，常规入路，探查关节内各结构，处理相应的损伤。髁间窝清理，清晰显露股骨和胫骨止点区域。胫骨结节前内纵切口，下止点定位器和克氏针确定 ACL 下止点位于内外侧髁间嵴连线中点前 2mm，用直径 11mm 空心钻钻胫骨骨道。胫骨定位不要偏前，否则前方骨质保留过少易发生固定时骨折。定上止点于髁间窝外侧壁后部 2 或 10 点处，11mm 空心钻钻股骨骨道 30mm 深，清理髁间窝，用导针经胫骨骨道将移植物拉入关节，移植物的胫骨骨块完全拉入股骨骨道，一枚 7mm×25mm 钛合金挤压螺钉由骨块前上方拧入固定，患者胫骨侧骨块（移植物的股骨侧骨块）用一枚 8mm×25mm 钛合金挤压螺钉于屈膝 30°后抽屉位固定，也可将钢丝打结加强固定于一枚门形钉上（图 4-10-10）。术后夹板固定。

值得注意的是移植物倒转重建 ACL，即移植物的胫骨侧骨块拉入股骨骨道，股骨侧骨块位于胫骨骨道，原因是移植物胫骨侧骨块的皮质骨相对坚强，牵拉时不易出现发生骨块折断。另外，供体对侧膝的 PCL 移植物翻转重建患者膝关节的 ACL，移植物前外束和后内束的走行恰好符合患者的 ACL 前内束和后外束走行。换言之，患者右膝 ACL 重建需采用取自供体左膝的 PCL，这样正好重建了 ACL 的前内束和后外束，起到了解剖重建的效果。骨道选择 11mm 直径是因为如果移植物骨块修整过小将影响骨质强度，同时也使保留的韧带及两束止点面积变小，直接影响移植物的初始强度，而 11mm 的直径并不过大，骨道内外壁在内外髁间嵴之间，较双束重建的双骨道直径之和要小，因此胫骨骨折的发生率并不增加。

五、术后康复

同种异体骨 -PCL- 骨重建 ACL 术后康复与自体骨 – 髌腱 – 骨重建术后康复类似。术后支具固定膝关节于伸膝位，术后第 1 日即开始股四头肌练习，术后 1 周内开始屈伸膝练习，2 周内不超过 90°，4 周达 120°，4 周后快速练习至最大角度，术后 2.5～3 个月去除支具，6～9 个月恢复运动。

【病例总结】2008 年 1 月至 7 月，共应用同种异体 PCL 重建 ACL 7 例，均为年轻男性，非运动员，2 例在术后 3 个月、6 个月分别获得随访。7 例患者术后 X 线均显示骨道及内固定物位置良好。2 例获得随访的患者在体检时膝关节屈伸良好，前抽屉试验和 Lachman 试验均为阴性，股四头肌萎缩阳性。KT-2000 检查结果与健侧相比，屈膝 0°及 90°胫骨最大移位距离差值为 1mm 和 1.5mm。患者无松弛、不稳等感觉，行走自如，已开始恢复跑步锻炼。长期随访结果有待进一步明确。

（焦　晨）

第十一节 髁间嵴撕脱骨折

髁间嵴（又名髁间隆起）是 ACL 下止点的附着部，髁间嵴撕脱骨折移位明显时，上移的骨折块顶挤在髁间引起顶部撞击，除影响膝关节伸直外，由于 ACL 松弛，会出现 ACL 缺失的症状，表现为膝关节前向不稳。因此，对有移位的髁间嵴撕脱骨折应采取手术治疗，复位骨折并要进行很好的固定。以往对髁间嵴撕脱骨折多采取切开手术的方式，目前随着膝关节镜外科技术的发展，髁间嵴撕脱骨折已成为镜下手术的适应证，除能在镜下复位、固定外，还可同时检查、处理其他合并损伤。

一、损伤机制

有两种不同的损伤机制。

1. 青少年骨骺未闭合前，由于 ACL 受到暴力作用于附着的髁间嵴，引起撕脱骨折。此种损伤多由运动创伤所致，并易引起 ACL 松弛。

2. 成人股骨内髁由内向外受力撞击髁间内侧嵴致使髁间嵴骨折或股骨外髁由外向内受力，撞击髁间外侧嵴致使髁间嵴骨折。多由于摩托车祸伤引起。

二、术前诊断

（一）急性损伤

均有明显的外伤史，膝关节迅速肿胀、疼痛、功能障碍。急性损伤伤后检查较为困难，由于患者紧张及肿痛等原因。检查有时往往不易发现膝关节前向不稳。膝关节 X 线平片检查可明确诊断，并可明确髁间嵴骨折分离移位的程度。

（二）陈旧性损伤

有明确的外伤经过，有些病例表现以膝关节前向不稳为主，有些则以髁间窝撞击影响伸膝功能为主。X 线平片检查有助于明确诊断，CT 检查有助于了解骨折愈合情况。

三、关节镜下手术治疗

Ⅰ型髁间嵴骨折可保守治疗，Ⅱ型以上者需手术治疗。

（一）陈旧性骨折手术方法

1. 关节入路及镜下检查局部处理　屈膝 90°，采用膝关节前内、外侧入路置镜检查进行手术。

陈旧性骨折多数分离移位的骨折块边缘会呈现纤维结缔组织愈合，但骨折块很难骨性愈合。笔者所经历的病例中，曾有 1 例伤后 18 年骨折块仍未愈合，仍有明显分离移位。考虑骨折后由于未曾诊断与进行治疗，膝关节运动时，由于 ACL 的牵拉作用，使撕脱的骨折块难以愈合。陈旧性骨折镜下往往见不到骨折线，只可见到髁间嵴解剖位置改变随 ACL 下止点附着部明显上移，前方周边呈半圆状隆起，增高明显者酷似鹅头顶样（图 4-11-1）。骨折块有的可活动，时间长的不活动。临床症状以不稳为主者可发现 ACL 松弛，但形态改变不明显；以髁顶部撞击为主者，伸膝时可发现隆起的骨折块夹顶在髁间，影响伸膝。手术时需用锐性穿刺器将骨折基底部粘连及瘢痕组织分开，显露骨折部位后用刨削器清理骨折间隙内的软组织，再用打磨头将骨块与骨折床两面进行打磨，使骨折面新鲜化（图 4-11-2），以利复位固定后愈合。但不宜去掉骨质过多，否则将影响复位及骨折面的良好接触，不利于术后骨折愈合。清理创面后试行复位，多数骨折块可完好复位。但亦应注意 ACL 挛缩可能影响复位。笔者病例中仅有 1 例伤后 2 年多进行手术，由于 ACL 挛缩明

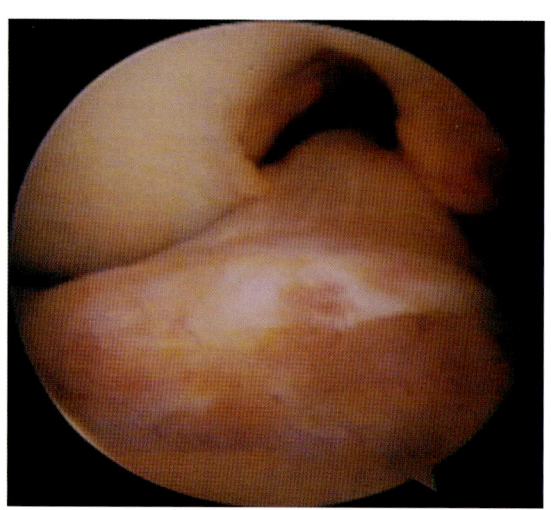

图 4-11-1　陈旧性髁间嵴撕脱骨折

前交叉韧带修复与重建手术　193

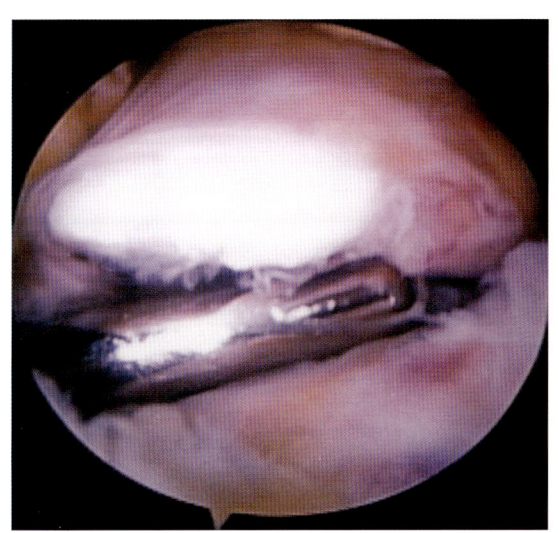

图 4-11-2　骨折创面新鲜化

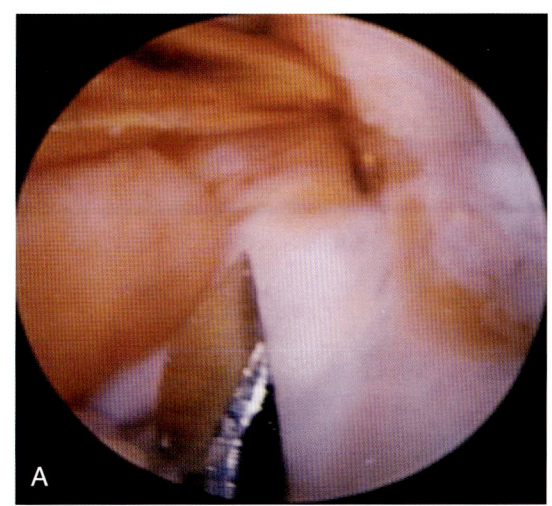

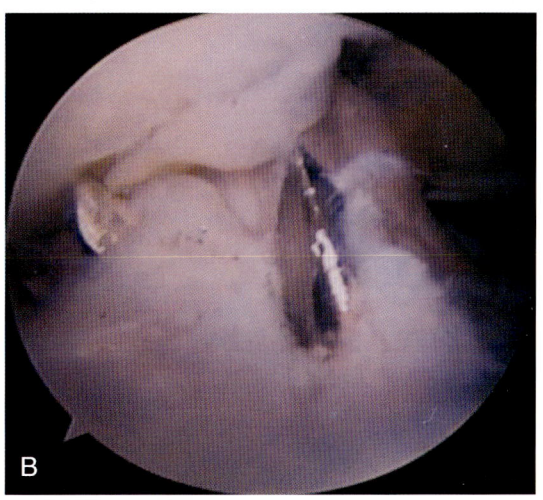

图 4-11-3　钻制骨道
A. 用 ACL 定位器定位；B. 钻入克氏针

显，难以复位，患膝又以前向不稳为主要临床症状，而必须行 ACL 重建手术。此外，骨折当时，骨折块后部的连续性存在，骨块前端明显上翘，以后骨折块在维持后部连续性的情况下愈合变为陈旧性。此时镜下检查不易发现，若清理骨折前部翘起处的软组织而不将其后方连续处弄断，骨块仍将上翘，难以复位。遇此情况更应慎重处理，因为此种情况下其后部的骨折缘已很靠后，多在 ACL 下附着部后缘的后方，加上 ACL 对视野的阻挡，不易观察后方情况，处理时要预防损伤后部结构。此种情况下 ACL 尚有良好的附着，张力基本能够保证前向稳定，临床症状多以膝关节伸直受限为主。因此，此种情况应进行髁间窝成形解决伸膝受限即可。

2. 复位与内固定

（1）复位、固定骨块、钻制骨道：由前内入口进入，用 ACL 定位器预定位，然后在髌骨结节内侧定位导向器进针点处为中心纵行切开皮肤长约 2cm，直至胫骨内侧面，剥离骨膜。再将骨折块复位，用 ACL 定位器准确定位于骨折块中心的后方（尽可能靠后）后，经导向器钻入直径 2mm 的克氏针再穿经髁间嵴骨折块中后部（图 4-11-3）（有些可穿经 ACL），如果骨块较大，用定位器定位，在导向器的引导下再钻入一根克氏针至骨折块前部；如果骨折块小，可将骨道打在骨床前缘。两根克氏针均保持原位不动，再钻入一根固定用克氏针，以防前两根钻制骨道的克氏针取出后骨折块移动，造成引导钢丝骨道错位，不利于钢丝的引入。如果骨折块较大，认为单一根钢丝固定不牢固时，可考虑用双钢丝固定。此时，需要钻 3 个骨道，这 3 个骨道的位置应在其所构成的等腰（边）三角形三个角的顶点处。

（2）钢丝的引入

1) 引入固定钢丝（图 4-11-4）：用硬膜外麻醉穿刺针的外套管作为钢丝的引导装置，用能够通过其内径的钢丝（柔韧性要好）作为骨折块的内固定物。首先将钻制引导钢丝骨道的克氏针取出，然后将带有固定钢丝的硬膜外穿刺针外套管经胫骨第一个骨道即钢丝引入骨道（出口位于骨折块后部，有时穿经 ACL 下附着部韧带组织）侧骨道口插入骨道（有时不易插，要显露清楚，看清认准），直至由关节内穿出骨道口，在关节镜下

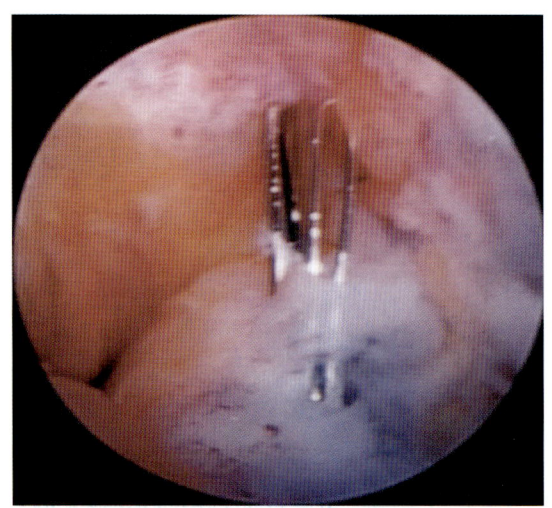

图 4-11-4 引入固定钢丝

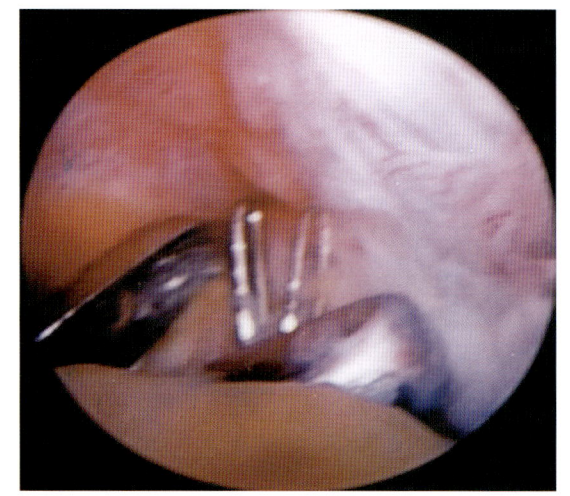

图 4-11-6 用髓核钳将钢丝钳夹引出

确认看清后,调整套管尖端朝向,使其出口端朝向前方(术者方向),然后像硬膜外麻醉样顺其外套管向关节腔内送入钢丝,当钢丝顶端出现在关节腔内并有一段能够钳夹引出后,再利用外套管协送钢丝穿经关节腔、关节镜前内侧入口引出体外后将外套管撤出。如果要用双钢丝固定,需要在经同一引入骨道引入两根钢丝。

2)引导钢丝的引入(图4-11-5、6):用同样方法经过另一骨隧道将引导钢丝引入关节腔,并经前内侧关节镜入口引出体外。所不同之处是引导钢丝要细(但要有足够的抗拉强度,以满足牵引固定钢丝的力量),而且要双折使用,双折端引入关节腔再拉出体外准备牵引固定钢丝。

3)固定钢丝及反折成袢的引导钢丝均已在体外。将单股固定钢丝放入引导钢丝的袢内,相互反方向180°位理顺、拉直,然后牵拉位于胫骨端侧的引导钢丝,将固定钢丝重新送入关节腔内,在引导钢丝牵引下经骨道的关节腔侧内口引入骨道再从其骨道胫骨侧外口引出,完成整个固定钢丝的引入与引出过程。如果采用双钢丝法固定,则需引入两根固定钢丝,同时这两根钢丝将用同样的方法分别经位于前方的两个骨道引出。

4)骨折块的固定(图4-11-7、8):屈膝30°位或伸直位分别拉紧钢丝两端,将固定骨块用克氏针拔出,在钝穿刺器械或髓核钳的协助下,使骨折块复位,然后将拉紧的钢丝在胫骨侧缠绕打

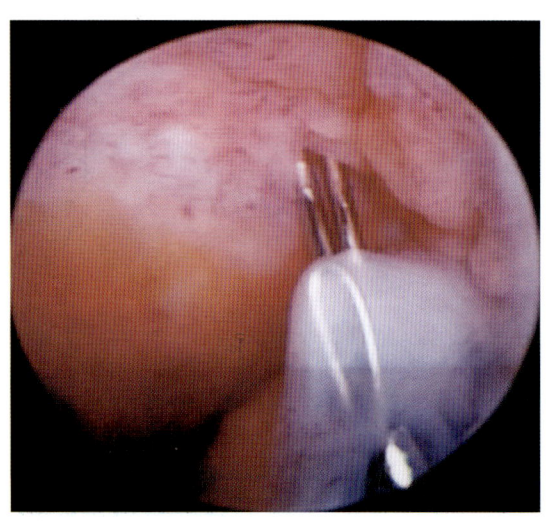

图 4-11-5 引入牵引钢丝

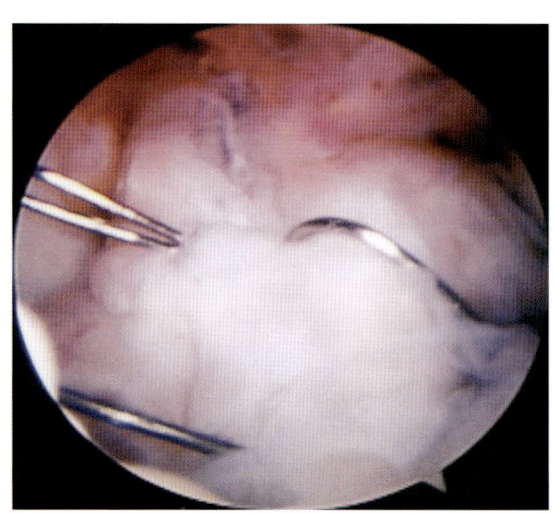

图 4-11-7 固定骨折

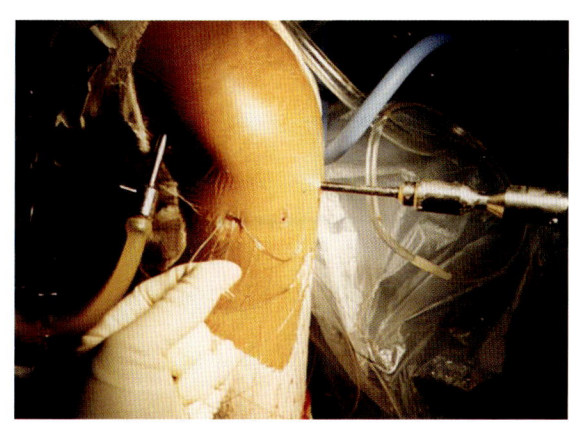

图 4-11-8 体外操作情况

结，埋于皮下。如果两骨道相邻很近，有可能拉豁时，加用门形钉，将钢丝打结固定在门形钉上，亦可直接应用此法固定。

（二）新鲜骨折手术方法

急性损伤关节腔内积血，镜下可明显见到骨折块及骨折床，骨折块由于ACL的牵拉，可向后上方翘起（骨折后部块尚未完全分离，有连续）或完全分离移位。用钝穿刺器或髓核钳将骨块复位。骨折间的血凝块或松软的肉芽结缔组织很容易清理，骨折面不需特殊清理与制作出新的创面。新鲜骨折骨折块与骨床很清晰，能够很好地复位，其手术固定方法与上面介绍陈旧性的方法基本相同（图4-11-9）。

（三）术后处理及康复

术后伸膝位可调性活动支具固定。麻醉恢复后即可开始下肢肌肉活动训练，术后第2天即可扶拐下地部分持重，1周即可全负重，2周即可开始在康复师的指导下进行被动屈膝功能练习，4周可至60°~90°，5周过90°，8周过120°，12周屈伸应基本正常，膝活动支具亦随膝关节活动角度改变而随时调整。室外活动时，膝支具保护性应用至术后3个月。骨折愈合约在半年左右可以拔除内固定钢丝。

临床实践及结果表明，该方法较为简捷、固定可靠、手术创伤小，术后可以早期进行功能康复，临床效果良好。我们用自己的这种方法治疗新鲜与陈旧性髁间嵴撕脱骨折均取得了良好的临床效果。手术中值得注意之处是骨折创面要清理干净（陈旧性骨折要有新的创面），骨道位置要选好，选用固定钢丝要柔韧，粗细适当，过细强度不够术后易折断，太粗不利于引入与引出。

（四）其他手术方法

除笔者所用手术方法外，国外专著中介绍的方法有[101,102]：①髁间嵴骨折松质骨螺钉固定法：镜下处理骨折部位，复位后在定位器引导下于胫骨内侧由下斜向内上直至骨折块钻入导向克氏针后，经该导针钻入空心的松质骨螺钉固定骨折块；②克氏针加用钢丝缠绕固定法：对于松质骨螺钉相对较粗，对骨骺损伤较大，因此上一种方法不适于骨骺尚未闭合的青少年。该方法是将两根克氏针钻入固定骨块，然后再用钢丝缠绕在双克氏针上，如同髌骨骨折的克氏针加用钢丝的固定方法。

国内文献介绍方法[103,104]：①固定钢丝分别经两个预制的小骨道引入，分别将两端由关节腔内引出体外缠绕打结，然后再送入关节腔内，在胫骨结节部用力拉任意一根钢丝，使缠绕的钢丝结经胫骨骨道带到胫骨结节部的关节之外，之后仅留一根钢丝在骨道内，拉紧所留钢丝的两头缠绕打结，固定骨折块；②用可吸收缝线横穿ACL基底并经骨床或骨块上的钻孔及骨道引出关节外打结固定。此方法的优点在于可免除取内固定物的第二次手术。

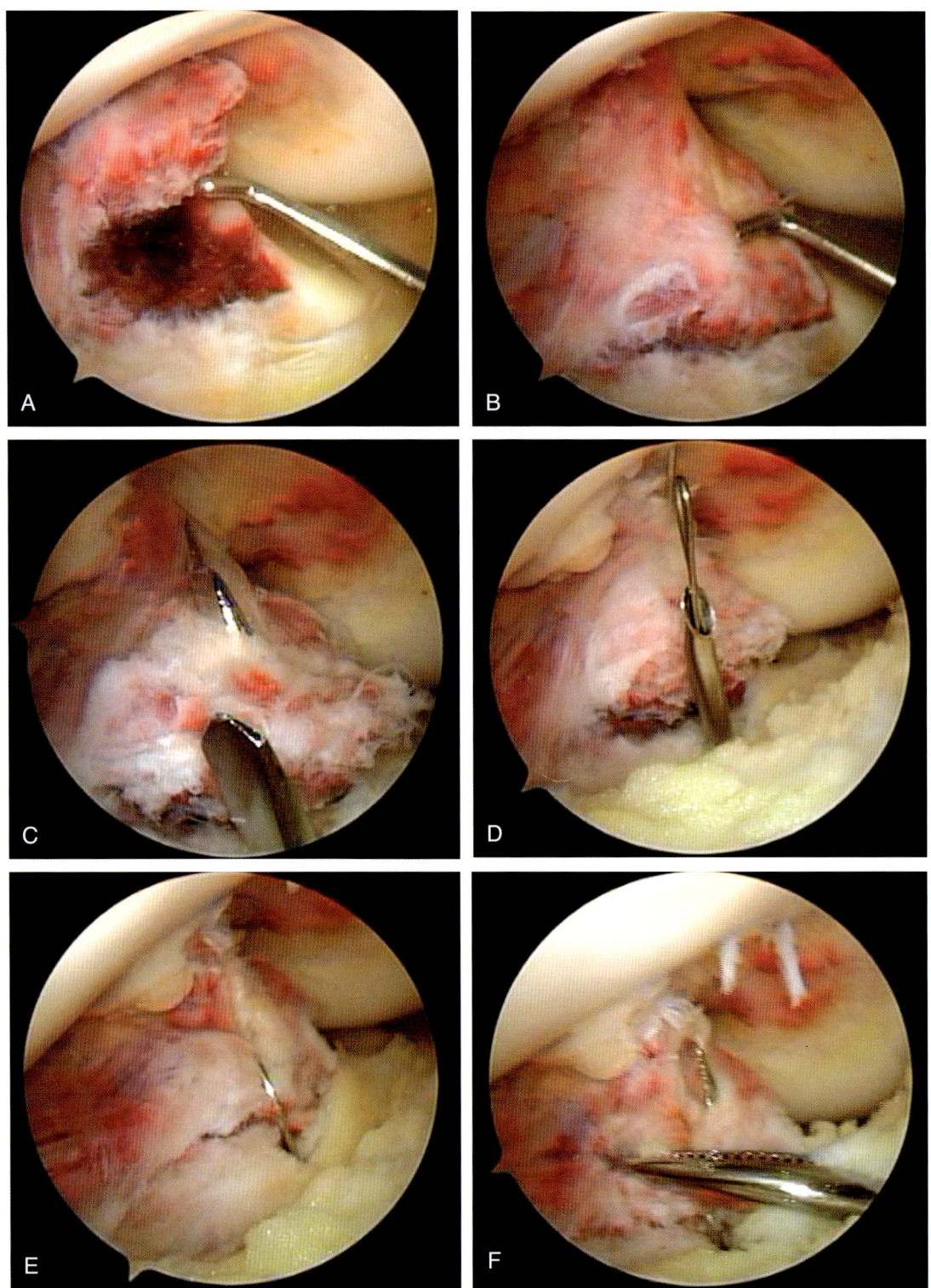

图 4-11-9 急性骨折手术方法

A. 骨折；b. 复位；C. 钻制骨道；D. 引入钢丝；E. 复位固定；F. 固定后

（敖英芳）

第十二节 急性前交叉韧带断裂的关节镜下早期重建

以往膝关节联合损伤的手术治疗均切开进行，由于手术复杂，创伤较大，术后患者恢复及康复较慢。因此，急性膝关节损伤的早期微创手术治疗成为临床的重要课题。为此，我所在开展急性膝关节损伤早期关节镜检查及膝关节镜下重建 ACL 临床研究的基础上[105-107]，开展了膝关节镜下早期重建治疗急性、完全性 ACL 损伤的临床工作[108]。

一、急性单纯性 ACL 断裂的早期重建

急性单纯性 ACL 断裂的早期重建的技术、方法与陈旧性损伤的重建方法基本相同，不同之处在于急性损伤阶段组织充血肿胀明显，加之损伤的组织由于出血等原因手术视野不甚良好。重建移植物可以用半腱肌腱与股薄肌腱，亦可用髌腱。其关键是手术时机的选择，若在创伤急性期过后重建，时间应在 3 个月间为宜，过久会出现关节内继发损伤。

二、ACL 合并内侧副韧带断裂的手术方法

在运动损伤中的 ACL 常合并内侧副韧带断裂与内侧半月板损伤，出现所谓的"膝关节三联损伤"。ACL 合并内侧副韧带断裂时应该早期重建治疗，以尽早修复与重建断裂的内侧副韧带为原则，同时重建 ACL。此时的处理原则是先探查内侧副韧带损伤情况，决定修复内侧副韧带的方案，然后进行关节内手术，重建 ACL 后再进行关节内侧副韧带损伤的修复。

（一）手术切口与取腱

膝关节镜探查明确 ACL 完全断裂后沿内侧副韧带走行方向行膝前内侧斜切口，上起内收肌结节，下至胫骨结节内下方，长 8~10cm，可经此切口入路显露髌腱后切取自体骨－髌腱－骨复合体（胫骨侧骨块长 2.5cm，厚 1.0cm；髌骨侧骨块长 2.0cm、厚 0.6~0.8cm；宽度均同所取髌腱），修整后备以重建 ACL。内侧结构损伤严重时，亦可取对侧膝关节的半腱肌腱与股薄肌腱重建。由于合并内侧结构损伤，通常不利用患膝侧的半腱肌腱与股薄肌腱，但也不是绝对的。

（二）膝关节镜下操作

首先探查关节内主要结构，处理半月板、软骨等损伤，清理 ACL 的残端与髁间窝（保留韧带残端的重建可以适当处理）。

1. 自体骨－髌腱（1/3）－骨复合体重建 ACL 利用镜下定位器定位，分钻胫骨与股骨侧骨道，利用引导针将骨－髌腱－骨复合体引进装入骨道后，经导针将挤压螺钉送进拧入外髁侧骨道固定上方骨块，然后将下方骨块向外旋转 180°（使韧带形成前内、后外束状），调整张力，屈伸膝关节检查是否等长重建，有无撞击现象；然后屈膝 30°位后向应力下拉紧韧带固定下方骨块（酌情用挤压螺钉、双门形钉或钢丝）；②术中查前抽屉和 Lachman 试验检查重建 ACL 后膝关节的稳定性。

2. 自体半腱肌腱与股薄肌腱重建 ACL 移植物可以取自对侧膝关节。重建方法同本章的第二节。

3. 同种异体腱重建 ACL 有条件的地方可以得到国家正式批准的组织库来源的同种异体腱，作为重建 ACL 的移植物，可以取得很好的临床疗效。同种异体腱重建 ACL 方法同本章的第四节。

（三）关节外损伤的处理

屈膝 30°膝关节内翻位下操作。检查明确内侧关节囊与伸膝筋膜损伤的程度、范围以及内侧副韧带断裂的部位。缝合撕裂的关节囊后重叠缝合伸膝筋膜。内侧副韧带上止点或体部断裂者可以原位缝合修补；下止点完全断裂者需进行下止点重建，在其止点部位钻骨道，将断端固定在骨道内。

三、术后康复

1. 单纯急性 ACL 损伤重建后的康复方法和程序与陈旧性损伤相同。

2. 联合损伤的术后康复 术后屈膝 30°位长腿石膏托固定。鼓励患者进行下肢肌肉收缩练习，48~72 小时内酌情拔引流，即可扶拐下地患肢免负重；3 周后去石膏改换 30°~60°膝关节活动支具，开始在 30°~36°内进行功能练习并可部分负重，4 周后增加功能练习角度，开始练伸膝，可完全负重，然后渐渐弃拐；5 周屈膝至 90°，6 周至

120°，8周屈伸应至正常，带活动型膝支具保护膝关节3个月，半年内免体育活动，半年至1年间在练好肌力的同时逐渐恢复运动，但要避免运动训练，1年后恢复运动训练与比赛。

四、经验探讨

有关ACL急性损伤的治疗意见虽然尚未完全统一，有人认为早期修复或重建ACL的疗效不够确切，主张保守，亦有主张早期手术治疗。我们认为ACL断裂合并内侧副韧带断裂或其他主要结构损伤时，应尽早手术。因为在复合损伤的情况下保守治疗往往难以有效，严重的膝关节内侧关节囊、伸膝筋膜的撕裂及内侧副韧带的断裂将会引起严重的膝内侧不稳；ACL断裂造成膝关节前向不稳，最终将会导致严重的复合性功能性不稳定而进一步加重膝关节损害。早期手术的优点是，损伤部位清楚，组织修复条件好，能够早期修复并可处理合并损伤，使膝关节早期恢复稳定性，防止后遗病变发生。我们的有关临床观察经验及结果已表明，急性ACL早期修复重建可以取得良好临床效果。

急性ACL断裂早期手术以往均切开手术进行ACL重建。有关ACL急性损伤，尤其是合并内侧关节囊、伸膝筋膜横行撕裂以及内侧副韧带断裂时早期进行关节镜下ACL重建的报告很少。与陈旧性ACL损伤关节镜下重建相比，急性ACL损伤，尤其是合并其他结构损伤时，早期关节镜下重建，相对手术技术难度较大，要求较高，必须具备急性膝关节损伤早期关节镜检查及治疗的经验，必须具有良好的关节镜下手术操作技术，同时必须具有娴熟的关节镜下重建ACL的临床技术。否则，在膝关节严重损伤条件下，在有限的止血带时间内完成镜下检查，处理关节内合并损伤与重建ACL是较为困难的。

总结我们的临床实践，有几点经验值得借鉴：

1. 初期重建手术技术不娴熟时，为节省有效的止血带时间，可以在不驱血不打止血带的条件下进行关节腔冲洗，将积血、血凝块彻底清理干净，充分保证关节镜下操作时视野清晰。然后置镜检查，明确ACL伤情及关节内其他结构有无合并损伤。ACL完全断裂难以原位修复需重建者，撤出关节镜后行膝前内侧斜切口（切口照顾到内侧副韧带的修复）切取骨－髌腱（中1/3）－骨复合体备以重建ACL。

2. 驱血打止血带后进行镜下手术。首先处理软骨或半月板等合并损伤，然后清理ACL残端及髁间窝，再进行ACL重建。这样可以在有限的止血带使用时间内完成镜下操作。目前，关节镜下重建技术已很成熟，术者如果掌握了手术技术，完全能够在有效的止血带时间内完成整个手术。因此，可以直接上止血带开始手术。

3. 关节内操作完毕后，逐层处理关节外损伤。如果有内侧关节囊横裂损伤，首先要缝合横裂的内侧关节囊组织（关节镜手术中漏液时应在开始手术就将其关闭），这一点对保证术后膝关节前内侧稳定性起到很重要的作用。然后根据内侧副韧带损伤部位及特点进行修复，体部或上止点断裂缝合修复效果良好，下止点断裂需进行下止点重建。重建ACL后若不修复内侧副韧带则术后效果不佳，将会出现膝关节内侧不稳。最后缝合断裂的伸膝筋膜。

4. 急性膝关节损伤施以早期关节镜术时很少出现并发症。但如果同时进行镜下ACL重建，由于操作时间延长，要特别注意关节腔内的液体渗流到小腿间隔引起肿胀，遇此情况要停止镜下手术，以免液体继续渗流使小腿组织内压不断增高导致肌间隔综合征发生的可能性。根据我们的临床观察发现膝关节前内侧关节囊的撕裂与继发液体渗流关系不大。本资料中全组病例均未出现此种现象，并顺利完成镜下重建手术。然而后关节囊的损伤则与此有相当程度的关系。我们的资料中曾遇有1例ACL合并PCL断裂及后关节囊损伤者出现此种情况，停止镜下检查，改为切开手术，术后抬高患肢迅速消肿，恢复良好；另1例PCL断裂合并髁间嵴撕脱骨折，关节镜下重建PCL后发现小腿后间隔明显肿胀，即改为开放手术同时行小腿后间隔肌筋膜切开减压，未出现小腿肌间隔综合征。我们的资料中亦有1例急性ACL断裂合并PCL断裂，急诊条件下完成前、后交叉韧带重建手术却未出现此种情况，考虑与后关节囊的损伤程度有直接关系。若后关节囊损伤严重，膝关节腔后室开放，扩充液体便可通过撕裂的后关节囊间隙渗流至小腿后间隔而引起肿胀。

5. 急性ACL断裂早期进行重建手术后康复工

作非常关键。要做到早期康复，防止膝关节粘连的发生。

6. 急性膝关节联合损伤由于有内侧副韧带损伤，利用同侧半腱肌腱和股薄肌腱重建 ACL 对内侧稳定性的恢复不利。因此，我们认为若要利用半腱肌腱和股薄肌腱重建 ACL 时，尤其对一些经常有跪地动作专项的运动员可取对侧的半腱肌腱和股薄肌腱进行重建。

临床实践及结果表明，急性 ACL 断裂可以施以早期关节镜检查和镜下重建手术。早期关节镜下手术可以早期发现及时处理合并损伤，治疗及时创伤小，康复快，能够早期恢复膝关节的稳定性和运动功能，能够防止由于 ACL 缺失引起的膝关节功能性不稳以及由此导致的一系列后遗病变。

（敖英芳）

第十三节　急性前交叉韧带断裂合并内侧副韧带损伤的修复与重建

内侧副韧带（medial collateral ligament，MCL）是急性 ACL 断裂时最容易合并损伤的关节外结构[109]。我们研究所一组 179 例急性 ACL 断裂的患者，其中合并 MCL 损伤的为 97 例，占 54.2%。

一、急性 ACL 断裂合并 MCL 损伤的临床特点

（一）MCL 损伤的程度

参考 Fetto 和 Marshall[109] 的方法，将 MCL 损伤分为Ⅲ度。Ⅰ度：仅有很少量纤维的撕裂，在 MRI 上表现为韧带的肿胀；Ⅱ度：完全的浅层纤维（胫侧副韧带）断裂，在 MRI 上也有同样的表现（但不包括浅层下止点完全断裂）；Ⅲ度：深层（内侧关节囊韧带）和浅层均断裂，MRI 表现是在Ⅱ度损伤的基础上，还有关节液外渗到内侧副韧带组织中，临床体检主要表现为 0°和 30°膝内侧开口感均为阳性，且没有抵抗感。因为 MCL 浅层下止点完全断裂是一种严重的且难以自愈的损伤类型，我们也将其归为Ⅲ度损伤。

本组中 97 例 MCL 损伤的患者中，Ⅰ度的占 5%，Ⅱ度的占 22%，Ⅲ度的占 73%。

（二）MCL 断裂部位特点

因为 MCL 在解剖上分为浅层（胫侧副韧带）和深层（内侧关节囊韧带）。我们又将 MCL 的损伤部位分为上止点周围、体部和下止点周围三组。在我们研究所 97 例急性 ACL 断裂合并 MCL 损伤的患者中，51 例（53.1%）进行了 MCL 的修复手术。

手术探查见到 MCL 的浅层和深层损伤部位各有特点，且多数深、浅层共同损伤时，两层的断裂部位并非位于同一平面。浅层损伤的主要部位位于上下止点或靠近止点的部位，而深层则多断裂在体部。在本组病例中，MCL 浅层损伤共 51 例，分别发生在上面三个部位的为 21 例、3 例、27 例；MCL 深层损伤共 30 例，分别发生在上面三个部位的为 9 例、19 例、2 例。

二、急性 ACL 断裂合并 MCL 损伤的修复指征

当 ACL 断裂合并 MCL 断裂或其他主要结构损伤时，膝关节将会发生复合不稳而严重影响其运动功能，尤其在运动员中更为突出，严重者会终止其运动生涯；另外，有一部分 MCL 断裂后（主要是胫侧副韧带下止点），断端会逐渐出现变性、挛缩、坏死或吸收而难以修复[110]。因此多数人主张 ACL 损伤合并 MCL 断裂时要早期手术，一期修复、重建断裂的 ACL，同时修复需要修复的 MCL 损伤（比如胫侧副韧带下止点完全断裂、MCL 断端嵌入关节隙内等）。

我们认为：早期手术的优点是损伤部位清楚，组织修复条件好，有利于早期修复，并可处理合并损伤，使膝关节早期恢复稳定性。首先，对于断裂的 ACL，先按照常规进行一期重建。然后，在术中对术前认为可能需要手术修复的 MCL 损伤进行二次评估。术前认为可能需要修复的主要是Ⅲ度的 MCL 损伤，即在非麻醉状态下查体，膝内侧 0°及 30°开口感均为阳性。二次评估的方法就是当完成 ACL 重建后，对于 MCL 上止点或体部断裂的患者，如果再检查内侧开口感不明显，我们会对其采用保守治疗。如果仍有明显的开口

感，或者是浅层下止点的完全断裂，则需要一期手术修复。

三、MCL损伤的修复方法

应该根据不同的损伤方式和部位选择不同的修复方法（以我们研究所手术处理病例为例）。

（一）上止点周围断裂

本组共有25例，占手术患者的49%。涉及浅层上止点周围断裂的有21例，涉及深层的有9例，其中5例是深浅两层上止点均断裂。这些病例因为断裂的层次和形式不尽相同，而分别采用不同的手术方法：对于止点部位的断裂或撕脱，可以利用做骨槽的方法或用高强度的角针直接将韧带末端缝在原止点处；如果带有很小的撕脱骨折块，应将其切除后，再做止点重建；对于近上止点处实质部部分或全部断裂的，可以用涤纶编织线做端-端缝合，或者将其缝在周围的骨膜上。

（二）下止点周围断裂

本组共有27例，占手术病例的52.3%。所有病例都有浅层下止点周围断裂，其中只有2例是深、浅层下止点共同断裂。浅层下止点周围断裂的表现较特殊：即都是完全断裂，断端呈马尾状，尤其是止点处断裂或撕脱的病例，其远侧断端全部都从鹅足下脱出，与其断裂的下止点处分离较远，本组病例在手术探查时没有发现远侧断端在原下止点处有愈合迹象的。而且浅层下止点深方的胫骨皮质十分坚硬，难以用角针直接缝合固定在骨皮质上，所以可以利用做骨桥的办法，将韧带断端编织后穿过骨桥，再返折后缝合固定。而对于止点处仍有较多韧带组织的病例，就采用端-端缝合。

（三）体部损伤或伴有关节囊撕裂

本组共24例，伴有关节囊撕裂的有（切开时确认）18例。体部撕裂的处理均采用直接端-端缝合；但如果涉及深、浅两层，则采用分层缝合的办法。而关节囊绝大多数为横行撕裂，范围最大的可以从髌腱内侧一直到达后关节囊。本组中有3例为内侧关节囊纵裂，1例在前内，2例在后内。对关节囊的处理亦采用直接间断缝合的方式。

（杨渝平）

第十四节　交叉韧带合并半月板损伤的处理

膝关节半月板是人体膝关节功能运动的重要结构。随着基础与临床研究的深入，膝关节半月板的生物学、生物力学功能已引起临床界的广泛重视，因而对膝关节半月板损伤后膝关节切开半月板切除术的治疗原则提出了严峻的挑战。研究发现交叉韧带断裂合并半月板损伤发生率很高，而半月板损伤处理的好坏直接关系到韧带重建的临床效果。因此，在重建交叉韧带的同时很好治疗半月板损伤非常重要。目前，半月板手术发展很快，术中尽可能缝合修复半月板，最大限度地保留半月板，不轻易全切除半月板。

一、半月板手术切除原则

（一）半月板部分切除术

是指仅切除半月板的撕裂部分和一部分裂口附近的正常半月板组织，保留大部分半月板及其周缘组织结构的一种手术方式。半月板部分切除手术是半月板切除术中对关节功能干扰最小，对关节软骨造成损伤较少的手术方式。由于半月板切除较少，对膝关节生理功能影响小，手术时间短，对组织损伤轻，患者痛苦小，因此患者术后恢复较快。

（二）半月板次全切除术

是指半月板撕裂较严重，裂口已接近边缘，半月板难以保留，但半月板的周边组织和前后角附着点未损伤时，所施行的一种将半月板组织大部分切除，同时又能保留一部分半月板周边组织和前后角的手术方式。

（三）半月板全切术

半月板全切术是指由于半月板的撕裂程度很重，裂口已波及半月板的周缘组织结构，在切除撕裂的半月板的同时，需要切除部分半月板的周缘组织。如果半月板撕裂的边缘较整齐，其周缘组织结构较稳定，则可以考虑施行半月板缝合术，而不必行全切除术。

(四)成形术

成形术是指在切除半月板撕裂部分后,将所保留的部分修整接近正常半月板的形态。例如,在盘状半月板中心部分完全性或不完全性撕裂而滑膜缘未受累及时,将中心部分切除,所留半月板修整成类似于正常半月板形态。

二、半月板缝合修复

半月板缝合修复已成为修复损伤半月板的主要手段,通过缝合后半月板修复部位的愈合来保全半月板的解剖与整体功能的完整性。半月板缝合技术发展到现在有许多方法,但全内缝合技术已成为主要应用和有效的方法。

(一)可吸收性半月板固定钉修复半月板损伤

生物可吸收性材料已广泛应用于骨科及运动创伤医学领域内病损组织的修复与重建治疗中。其中生物降解可吸收性材料聚乳酸(polylactic acid,PLA)应用最广。目前,除在骨折内固定的治疗、韧带增强装置、组织工程的细胞载体等方面的应用研究外,已应用于关节内骨、骨软骨、半月板损伤的治疗。可吸收性半月板固定钉修复半月板就是这种生物材料在医疗应用方面的进一步发展。

可吸收性半月板固定钉的制造材料是在人体内能够自行降解并被机体吸收的聚乳酸,在合成加工过程中经过自身增强处理,其抗拉、抗张强度明显增强。可吸收性半月板固定钉钉入半月板后的初始拔除强度为70N,抵抗缝合的强度为60N。可吸收性半月板固定钉植入人体后逐渐降解,可靠固定时间约为半年,在体内完全吸收代谢约需2~3年。

镜下基本手术技术:适用于位于半月板中(红-白区)、外(红区)1/3区的纵裂(合并层裂时不宜使用)。手术需用专用可吸收性半月板固定钉器械,固定钉(BIOFIX)直径为1.1mm,长度有10mm、13mm、16mm三种规格,具体需要在术中酌情选用。固定前要将半月板损伤创缘新鲜化,并将其复位。然后根据损伤部位选用合适的套管并将其置入关节内抵止在预定进钉固定处,用穿刺针对半月板进行穿刺后用固定针(需插入半月板边缘并进入关节囊)作为导针通过顶针将固定钉推入半月板进行固定。对较长的裂口需要2个或2个以上的固定钉固定时,2个固定钉的间距为5~10mm。

术后康复要避免过早负重以及较大范围的屈膝活动,尤其是下蹲动作,6个月后可逐渐开始体育运动。

目前,应用可吸收性半月板固定物(钉、箭、镖等)修复半月板损伤的器械已发展到射钉枪似的装置,将固定物(镖)装入后扣动扳机即可像射击一样将固定物射入半月板进行固定,使手术操作更为简捷。

尽管应用可吸收性半月板固定物及该项技术修复半月板损伤有手术操作简便、损伤小的优点,尤其对后体部与后角处的损伤。但值得提出的是适应证选择要适当,同时要注意手术中和术后固定钉固定不牢、脱落于关节内的情况以及可吸收性材料降解过程中可能出现的异物反应等。

(二)T-Fix缝合方法

由内向外和由外向内的半月板缝合技术已用于半月板损伤的缝合修复治疗,但由于需要皮肤附加切口增加损伤以及处理后角损伤可能出现血管、神经损伤的并发症等因素,促使人们进一步改进方法。T-Fix缝合方法即是随上述方法之后研究应用于临床的。T-Fix缝合的基本方法是利用专用的器械通过引导针将T-Fix的固定装置(连同缝线)穿经损伤部位至半月板边缘的关节囊外而起到固定缝线的作用,间距5mm的两个T-Fix的缝线相互打结固定即完成一次缝合。

(三)FasT-Fix缝合方法

FasT-Fix缝合技术又是一种全新半月板全内缝合技术,操作简便迅速、不需要在关节内打结、副损伤小。FasT-Fix缝合在生物力学特性方面基本等同于垂直褥式缝合。手术时需要专用器械,手术适应证同上。

操作方法:首先要使半月板损伤处的创面新鲜化。通过特制的侧方带有裂隙的导管将FasT-Fix放置针送到预定的缝合处定位进针点后穿刺进针、穿经损伤缝合部位至半月板关节囊外,将所携带FasT-Fix缝合的固定装置送放到半月板的胫骨侧或股骨侧表面,完成第一个固定物的放置。将第二个固定装置送到FasT-Fix放置针的尖端,正确放好到位后在第二针缝合进针处(相隔5mm)再次穿刺进针,用同样的方法将第二个固定装置送到半月板的胫骨侧或股骨侧表面,完成第二个固定物的放置。将放置 FasT-Fix 的导针撤去,通过留在体外的一端向外牵拉缝线,再经该缝线引导送入线结推进器使缝合处的缝线拉紧而起到缝合固定的作用,然后将牵拉缝线在关节内切断。如果损伤裂口较大需要进行多针缝合。

(四)半月板缝合修复术后康复训练的临床意义与注意事项

半月板缝合修复术后康复训练的早期,在治疗师指导下进行膝关节小范围的活动和髌骨滑动训练,可以促进滑液循环,有益于膝关节半月板的愈合。同时,膝关节早期康复训练,可以有效地防止关节内粘连和膝周组织挛缩,有助于膝关节伸、屈活动度的恢复。治疗师指导滑板活动时,患者平卧位屈髋、屈膝,半月板不承受压负荷,主要靠肢体重量,辅以肌力收缩,带动膝关节屈曲,不会牵拉缝合的膝关节半月板。康复训练的早期,数字卡盘调式式膝关节支具调节在伸、屈 0°~90°的范围,负荷训练时关节活动控制在 0°~10°的范围,有效地保证术肢在安全的关节活动范围内尽可能充分地活动关节。半月板裂伤缝合修复 6 个月后才能完全愈合,因此其康复很关键。

(敖英芳)

第十五节　双膝前交叉韧带损伤的特点及治疗

双膝前交叉韧带(ACL)断裂在临床上并不少见。因此,一侧膝 ACL 断裂对另一侧膝 ACL 的影响以及双膝 ACL 断裂的治疗原则有必要引起重视。

一、膝关节 ACL 断裂对另一侧膝关节 ACL 的影响

在体育活动和日常生活里,双侧下肢大都处在协调统一的整体运动中。所以,一侧膝关节 ACL 损伤后,对侧膝关节是否会受影响应引起我们的关注和研究。

ACL 断裂后,由于膝关节周围装置的代偿,部分患者在早期或无明显的不稳,但是较多患者会在伤后不久出现膝关节不稳的症状。这种不稳,除了韧带本身的结构缺失导致膝关节机械稳定性受损,还有一个更重要的原因就是 ACL 伤后膝关节本体感觉功能的部分缺失,尤其是 ACL 本身本体感觉功能的丧失。膝关节 ACL 损伤后,股四头肌会发生萎缩,其与腘绳肌力量平衡发生变化,来代偿因本体感觉受损而引起的不稳。有研究认为,这种代偿一般在伤后 1 年左右再无进展。而且,此代偿的保护作用有限,只能代偿慢速运动时膝关节的不稳,但当速度加快时,该代偿便显不足[111]。所以这并不能避免运动时因膝关节不稳所造成的半月板、其他韧带等稳定结构的继发损伤。我们在临床研究中注意并观察到,一侧膝关节 ACL 损伤后出现不稳,患者一般会在运动或日常活动中对患膝关节加以保护,这样一些较复杂的动作就主要由健侧膝关节完成,势必加重健侧膝关节的运动和承载负担,再加之患膝关节缺乏稳定辅助作用,健侧膝关节在运动中受伤的风险将大大提高。笔者观察发现,一侧 ACL 断裂后引起对侧膝关节 ACL 致伤原因有:足球运动因先受伤膝关节急停不能导致接触性损伤,篮球运动侧步时原伤膝关节不稳摔倒致对侧膝受伤、转身躲闪过缓致接触性损伤,柔道及摔跤项目受伤均是因先伤一侧屈膝站立突然失稳被对方摔倒致伤。此外,Roberts 等[112]发现,一侧下肢的 γ 运动神经元不仅接受同侧肢体传入信息,同时也接受对侧的。Fremerey 等[113]的研究则认为,ACL 的急性损伤会导致患膝本体感觉的全面下降,而且对侧膝关节的本体感觉也会明显受损。从上述两点看,一侧膝关节 ACL 损伤后出现不稳,带伤进行体育运动以及其他活动时,由于双膝关节的生物力学与运动平衡关系被打破,健侧膝关节致伤因素与风险增高。临床研究表明[114],多数病例第二次膝关节 ACL 损伤为非运动伤,这也说明了一侧膝关节 ACL 伤后,即便没有激烈的体育运动,也不能完全避免健侧膝关节受伤的可能。

笔者临床研究的 34 例双膝关节 ACL 断裂患者中，除去 1 例未行关节镜探查明确诊断以及 1 例车祸至双膝同时损伤患者外，其余 32 例（64 膝）中，57 膝有不稳症状，占其中的 89.1%。32 例双膝关节 ACL 断裂患者中，运动员组平均年龄 22.8 岁，非运动员组平均年龄 26.2 岁，说明了在 ACL 损伤的病例中，青少年占据很大部分。临床观察发现较为年轻的双膝 ACL 损伤病例，二次受伤时运动性损伤居多，他们在一侧膝关节 ACL 损伤未予以重建治疗，然而参加相应体育运动的频率仍然较大，势必加大另一侧膝关节致伤的风险[114]。

二、双膝 ACL 断裂的治疗原则

笔者单位于 1995 年 1 月至 2005 年 8 月共收治 34 例双膝 ACL 断裂患者，占此期间收治 ACL 断裂重建患者（2 391 名）的 1.34%，结合我们的治疗经验就其双膝 ACL 断裂的治疗原则予以阐述。

单纯一侧膝关节 ACL 断裂后为了防止、延缓与减轻膝关节的继发损伤，恢复膝关节的稳定性，其治疗原则是应在伤后早期进行 ACL 重建，双膝关节 ACL 断裂的治疗原则亦应与此相同。到诊的双膝 ACL 损伤病例，均存在共性的基础上有其不同的特点。临床资料分析显示，患者先伤侧膝关节受伤至手术时间均在 1 年以上，其中最长的竟达 18 年，后伤侧膝关节只有 9 例是在伤后 3 个月内接受重建手术。其中，非运动员运动性损伤为 28 例，占据运动性损伤的 87.5%。这也就进一步说明了尽管普通人群的运动健身意识日益增加，但是对膝关节 ACL 损伤的特点以及严重性认识不足，伤后治疗不够及时。此外，大部分患者伤后早期未获正确诊断，不知 ACL 已发生断裂，有部分患者虽得以诊断，但由于患者或医生对 ACL 断裂对膝关节的危害与影响认识不清，未能得到及时有效的处理，以致受伤的膝关节进一步引起继发损伤并逐渐影响到对侧膝关节。

Fremerey 等[113]的研究认为，ACL 损伤后导致的本体感觉受损并不能单纯用康复措施得到恢复。这在我们的观察中也得到了证实：2 名运动员在一侧伤后曾经接受康复治疗，但是效果不佳。相关研究显示，ACL 重建术后 6 个月，膝关节全伸及全屈位的本体感觉已经得到恢复，术后 3 年左右，膝关节中立位的本体感觉也有了很大的提高[113]。Ochi 等[115]通过体感诱发电压发现 ACL 重建后，感觉神经元可以再生。这与 ACL 重建后本体感觉得到恢复的说法相符。在临床统计上，患者的满意程度和本体感觉的恢复有很大的相关性。随着 ACL 重建技术的日趋成熟，其术后效果的优良率明显提高，可达 90% 以上。Scarvell[116]认为 ACL 重建术后，膝关节的正常运动功能可以完全恢复。因此，ACL 断裂后应当早期重建以尽快恢复膝关节的稳定性，避免继发损伤及减小另一侧膝关节损伤的风险。

以往，由于手术技术及康复水平的限制，两侧同时重建，手术时间长而且患者术后康复不便，所以有一部分双膝 ACL 损伤是分次重建。但是分次重建有其弊端：患者要承受两次麻醉及手术的痛苦，而且要分期进行康复，术后恢复的时间明显延长，尤其是运动员，重返运动训练与比赛的时间就更加滞后。目前，随着手术技术的发展与关节镜下微创重建技术的广泛开展，交叉韧带重建手术时间明显缩短，同时应用早期康复的康复程序，使手术治疗效果明显提高，使很多双膝 ACL 损伤病例进行一次手术双侧 ACL 重建，取得很好临床效果。此外，我们的经验还表明，双膝 ACL 同时重建，患者恢复运动的时间及术后效果与单膝 ACL 重建并无差异，并没有发现因双侧重建而影响临床效果的情况。为了评估双膝 ACL 同期重建的手术效果，我们从单膝 ACL 重建病例中选出一对照组，其患者的年龄、性别、手术医生、手术技术（重建移植物和固定方式）及术后随访时间与双膝同期重建病例匹配。经过平均 7.2 年的随访，双膝组平均 IKDC 评分为 87.8，单膝组为 90.0，两组 IKDC 评分没有显著性差异；双膝组及单膝组的平均 Lysholm 评分分别为 92.6 和 91.2，没有显著性差异。双膝组术后恢复快跑的时间为 5.8 月，单膝组为 6.2 月，无显著差异。两组患者随访时均无膝关节不稳主诉，Lachman 试验均可及较强终末抵抗。双膝组的 40 侧膝关节和单膝组的 20 侧膝关节在随访时进行了 KT-2000 的膝关节稳定度检查。两组术前与随访时的 KT-2000 绝对值差值没有显著性差异，术后均未发生并发症。

因此，我们建议双膝 ACL 断裂诊断明确后应当及时一次手术重建，尽早恢复双侧膝关节的功能，保证运动能力，使运动员可以早期恢复运动，并可增加运动年限，同时有效防止、延缓与减轻双膝关节的继发损伤。

（马　勇）

第十六节　前交叉韧带重建后翻修

随着 ACL 重建手术的广泛开展和手术例数的增多，已出现手术失败而需要翻修手术的病例。因此，对于这方面出现的一些情况与问题非常有必要认真注意，以预防和减少翻修手术率的发生，同时也为临床上能够更好的处理所遇到的翻修病例。目前，有关 ACL 重建失败与翻修手术在国际上已有报告，国内文献报告与临床经验不多。ACL 重建手术失败的原因较为复杂，有时为多因素综合影响的结果，可以涉及伤后手术重建前的处理与治疗复合损伤和整体损伤的程度；手术时合并损伤的处理、重建方法的选择、手术技术、移植物的选择与固定；术后处理与康复，重建韧带的塑形改建与止点形成以及并发症等多方面。

一、ACL 手术失败的技术原因分析

（一）移植物的选择与应用

目前重建 ACL 的移植材料主要有自体腱、同种异体腱和人工韧带三种。根据不同的情况可以具体选择与应用，自体韧带与肌腱移植材料中髌腱（中 1/3）有良好的初始强度，重建后经塑形改建的韧带可以有很好的强度而起作用。然而由于其取腱后对膝前的影响，逐渐被 STG 取代。但是单股 STG 的初始强度很有限，其中半腱肌腱的断裂强度为 1 216N，股薄肌腱的断裂强度为 838N，任何一根肌腱的单独使用均很难起到有效的作用而导致髂胫束重建失败。将 STG 双折四股合用，可以明显提高重建 ACL 的强度，取得很好的临床效果，减少翻修手术的发生率。

同种异体肌腱与韧带重建 ACL 在国际上已开展应用，国内亦有报告。国内尚未见有针对应用同种异体肌腱与韧带重建 ACL 翻修发生率的报告，但笔者见到 2 例同种异体腱重建 ACL 后翻修病例中出现的骨道明显扩大与韧带吸收现象，表明应用同种异体腱重建 ACL 除应注意可能发生的传染性疾病的危险之外，对其免疫反应和韧带的塑形改建与成熟过程要有正确的认识。同种异体腱移植重建 ACL 失败的原因除手术技术条件外，主要与由于免疫反应而导致的移植物延迟愈合与不愈合有关。

人工韧带重建 ACL 近期临床观察亦可以获得较好的稳定膝关节的效果，但其生物相容性与材料疲劳问题仍是人们关注的问题。由于国内开展应用人工韧带重建 ACL 相对较少，尚未暴露出较多的问题。

（二）骨道的位置

目前 ACL 的重建方法不论是单束单骨道重建还是双束双骨道重建都不能达到解剖学重建。单束单骨道重建中要能够使移植物在膝关节屈伸活动中始终保持等距仍是膝关节 ACL 韧带重建手术的重要原则。所以股骨侧上骨道定位与钻制时等距点就非常关键。胫骨侧下骨道与移植物是否发生撞击综合征有关，偏前、偏外、过于偏内均会发生撞击。上骨道偏近于髁顶中线或下骨道偏后均会出现"垂直韧带"而使膝关节仍存在不稳。笔者临床经验中，重建韧带骨道的位置直接关系到重建的韧带的临床效果，其中以骨道的位置不正确居多，位置不正确而翻修的病例达到 67%。表明重建 ACL 手术中骨道位置的定位与制作不正确是引起手术失败与翻修的主要原因。股骨骨道位置不正确的病例术中所见见图 4-16-1。

（三）移植物的固定

手术中根据重建移植物的不同而选择合理有效的固定方法与固定物并正确地进行固定是保证 ACL 重建成功的直接重要因素之一。临床应用自体髌腱（中 1/3）重建 ACL，当采用钛合金的挤压螺钉固定上、下骨道内的骨块时，采用的固定方法与固定物均正确，然而在固定上骨道内的骨块时，若挤压螺钉的位置不正确或根本没有拧挤在骨道内，固定物就不会起到很好的固定甚至根本没有起到固定作用，而使重建 ACL 的移植物在骨

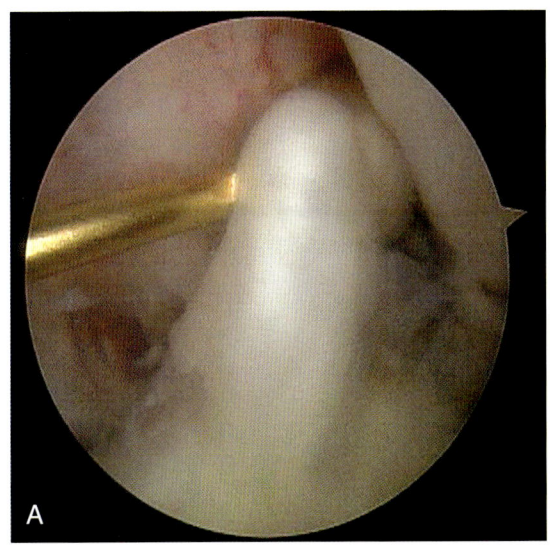

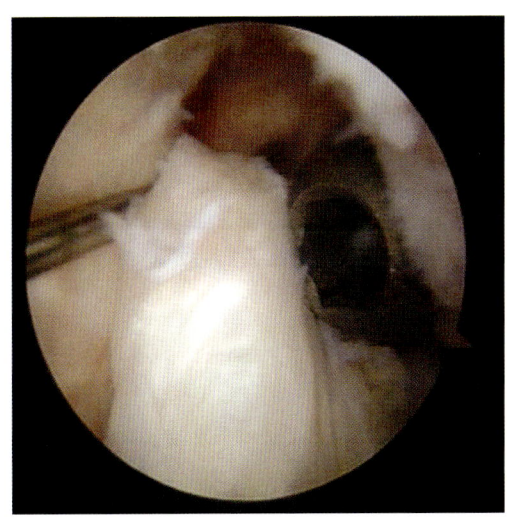

图 4-16-2　翻修手术中发现挤压螺钉固定错误
螺钉拧在骨道外的前下方骨组织内

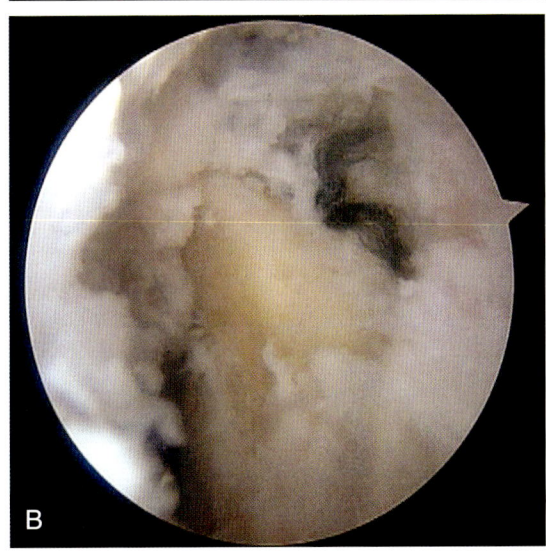

图 4-16-1　上骨道位置不正确使第一次重建的 ACL 失效
A. ACL 失张力；B. 清理后见上骨道位置明显偏前

道内的移动与滑脱导致重建失败（图 4-16-2、3）。因此，术中一定要注意固定物的位置正确与否以及固定的可靠性，出现问题及时纠正，必要时改用或加用其他固定方法，保证移植物两端的有效固定。

（四）初次重建手术时复合韧带损伤处理不当

ACL 断裂复合韧带损伤处理不当会直接影响到 ACL 重建的临床效果，严重者可以导致重建失败。由于 ACL 断裂复合韧带损伤时影响临床效果的因素亦为复合性，往往这种情况下 ACL 重建的失败可以认为是由于术前严重损伤的后遗症所致。然而，在良好重建 ACL 的同时与正确处理其他合并韧带损伤非常重要。运动损伤中 ACL 断裂多合并内侧关节囊损伤与内副韧带断裂。因此，不论急性损伤的早期 ACL 重建还是陈旧性损伤的手术，如果合并内侧结构损伤时未发现或未进行修复，将会在术后出现内侧不稳定而直接影响效果。合并 PCL 断裂以及后侧结构损伤时更应一并进行重建与修复，否则可以认为是更主要的问题没有同时得到处理，无疑术后直接影响重建效果，易于失败而需再次手术修复与重建其他韧带。

（五）手术中其他相关的因素

ACL 重建手术中除以上明显的技术失误可以直接导致失败外，影响术后效果乃至仍可以使韧带重建失败的非显性因素还有许多，例如骨道的角度、骨道直径大小与粗细、移植肌腱的匹配、移植肌腱的预处理、固定物大小直径与骨道和移植肌腱的匹配、肌腱固定时的牵引张力、固定韧带的角度、接受 ACL 重建手术患者局部骨质条件是否影响固定等有关。因此，认真进行关节镜下 ACL 重建手术的每一步骤与做好每一项操作都很重要，必须认真操作，防止可能出现的任何技术失误。

二、术后导致重建手术失败的原因分析与处理

（一）术后感染

ACL 重建术后感染是非常严重的并发症，如

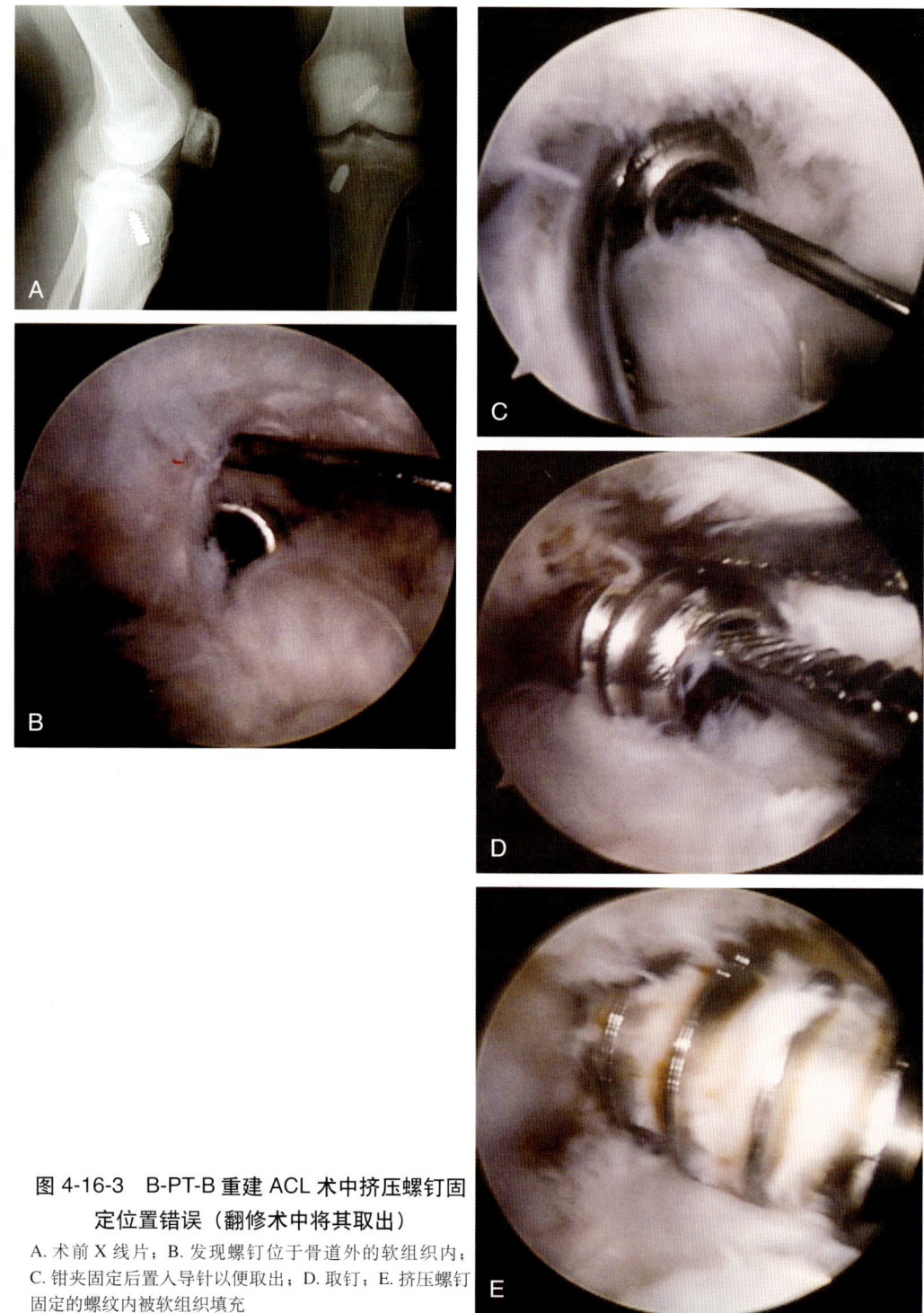

图 4-16-3　B-PT-B 重建 ACL 术中挤压螺钉固定位置错误（翻修术中将其取出）

A. 术前 X 线片；B. 发现螺钉位于骨道外的软组织内；C. 钳夹固定后置入导针以便取出；D. 取钉；E. 挤压螺钉固定的螺纹内被软组织填充

果诊断、处理不及时均将直接导致 ACL 重建失败。虽然关节镜下重建 ACL 使重建手术微创化，也使关节腔不直接暴露于外界，但仍有术后感染的发生。尽管关节镜下重建 ACL 感染的发生率较低，如果一旦发生，除关节感染造成的严重威胁与影响外，对重建 ACL 的影响是非常严重的，处理不当必然导致手术失败而需要翻修手术。ACL 重建术后感染如果得不到早期有效的治疗，重建不久、尚未重新建立血运塑形改建完毕的韧带较长时间内浸泡在感染性关节液内会被消化吸收而使重建失败。另外由于感染，膝关节制动难以进行早期康复，在增加膝关节粘连风险的同时不利于韧带的塑形改建，也造成 ACL 重建失败。根据笔者 ACL 重建术后感染的治疗经验，手术后感染一经临床诊断明确，就要积极处理，尽早关节镜下进行彻底的病灶清理与冲洗后应用有效的抗生素治疗可以使关节感染得以有效控制与治愈，感染控制后辅以积极有效的康复仍可以取得较好的临床效果并可尽量减少 ACL 重建感染后的翻修手术。如果因 ACL 重建术后感染而使重建失败需要翻修的病例，笔者的经验是翻修手术时间应在半年左右为宜。

（二）术后处理、康复锻炼与运动

ACL 重建后积极正确的康复程序对取得良好的临床效果亦是很关键的因素之一。随着关节镜下重建与移植韧带初始强度的增加、固定方法的不断改进与重建韧带两端的固定强度的提高，ACL 重建后的康复逐渐趋于早期快速的康复程序。但是，无论如何康复过程一定要遵循重建韧带塑形改建的自然规律，有计划地进行康复与功能锻炼，进而逐渐恢复运动。过度康复或过早、过强的恢复运动极有可能造成移植重建失败。笔者单位重建 ACL 3 600 例的术后康复经验表明，采用术后伸直位功能性膝关节支具保护性固定、早期练习膝关节肌力与关节屈伸活动、术后 2 个月内以关节屈伸活动到正常为主同时进行肌肉力量训练、3~6 个月内以肌肉力量训练为主、6 个月后逐渐恢复一般性运动、1 年后可恢复体育运动训练与运动比赛的康复程序能够取得良好的康复效果，可以有效地避免由于康复程序不当造成的重建失败。

（三）韧带的改建成熟与腱骨间愈合止点形成

利用肌腱重建 ACL，关节腔内段都要经过移植物坏死、自身组织长入替代、塑形改建成为韧带的过程；而骨道内段经过血管与成纤维细胞的长入和应力的作用，同样经过塑形改建成为止点而发挥生物学固定的作用。实验研究与临床观察表明重建 ACL 后韧带与止点改建成熟的时间基本需要 1 年左右。任何影响重建韧带与止点改建成熟的因素都会影响预后。其原因与移植物本身的问题有一定关系，例如带有骨端的韧带与不带骨端的肌腱愈合方式不同，时间亦不尽相同；同种异体肌腱或韧带的愈合时间亦不尽相同，异体肌腱或韧带可能出现免疫反应而导致重建失败。术后骨道的扩大亦是重建失败翻修的原因，表明腱骨间未能很好愈合，与移植物的位置、固定、张力、腱骨间存在活动、腱骨间可能进入关节液或存在有渗液等因素有关。

（四）人工韧带

人工韧带已用于重建 ACL，但人工韧带的生物相容性、韧带与骨面的磨损以及韧带的应力疲劳仍然是人们关注的问题，也是人工韧带重建 ACL 失败的主要机制。因此在使用中要予以注意，第一次重建时最好应用能较好地允许和刺激宿主胶原纤维的长入、在骨道内能获得良好的生物学固定、长入的胶原纤维在应力刺激下能完成塑形改造的支架型人工韧带。

三、经验探讨

笔者单位收治了 13 例因 ACL 重建失败需要进行翻修手术的患者[117]。初次重建手术在关节镜下进行重建 8 例，5 例切开手术重建；重建移植物选用自体 B-PT-B（骨-髌腱-骨复合体）7 例，自体 STG（半腱肌腱与股薄肌腱）4 例，同种异体 STG 移植重建 2 例。13 例中重建 ACL 的上、下两端骨道均偏前有 4 例，单纯股骨侧上骨道偏前有 4 例，其中 2 例在上骨道不正确的同时内固定物位置异常；同种异体 STG 移植重建 2 例中 1 例术后出现明显排异反应，再次手术取出移植物及内固定物，另 1 例股骨侧骨道内的肌腱应用 Cross-pin 固定，术后骨道明显增粗而失败；2 例应用自体 B-PT-B 重建时上骨道内骨块的固定物挤压螺钉位置异常；1 例重建术后 2 周感染，再次关节镜下进行感染病灶清理与关节腔冲洗引流术，应用抗生素抗感染治疗后 6 周。

术前除有关节不稳症状外，检查表现为膝关节前抽屉试验（ADT）、Lachman 试验均为阳性，轴移试验（Pivot-shift test，PST）阳性，KT-2000 测量：30°位松弛度差值均为 4~8mm（平均 5.5mm），90°位为 0~6.5mm（平均 3.1mm）。MRI 影像学结果可为术前诊断与手术提供参考。

（一）翻修手术中的所见与处理

所有病例均在关节镜下诊断与手术，处理合并损伤，重建 ACL。13 例中原有重建的 ACL 已完全断裂和吸收的有 7 例；重建韧带仍有部分连接性，但韧带已明显松弛失张力的有4例；2例内固定物位置异常，1例在上骨道位置偏前的基础上挤压螺钉拧在骨道外面的骨质内，另1例挤压螺钉拧在骨道外面重建的ACL与正常PCL之间的软组织内，均未起到固定的作用。1例因膝关节功能受限（ROM 10°～90°），行粘连松解，术中检查原有重建的韧带尚可，故暂时未予以处理，进一步随访观察；1例拟定翻修，手术检查判断后外束张力可，占ACL的60%以上，与患者交代病情后，未行翻修手术；1例因骨道骨质缺损较大而行一期植骨术，准备二期进行翻修手术；其余10例均进行一期ACL翻修重建手术。这10例患者翻修手术所用移植物有同侧STG 4例、对侧STG 4例、同侧B-PT-B 1例、髂胫束1例。其中，取对侧STG有三种原因：①首次重建已用患侧STG；②患膝有内侧不稳；③需要同时行内（外）侧副韧带（或PCL）重建手术。

手术取出异常的内固定物，处理关节软骨及半月板损伤、清理髁间窝失用移植物后行翻修重建术。固定方法根据移植物采用Endo-button、界面螺钉、门形钉和Intrafix等。1例合并PCL断裂同时行重建手术。合并其他韧带断裂待翻修完成后再缝合或是行重建手术。

（二）术后康复原则

术后伸直位膝关节支具保护固定；早期膝关节直抬腿肌力及关节屈伸活动度练习；术后2个月内关节活动度恢复正常，同时行肌肉力量训练；3～6个月以静蹲等肌力练习为主；6个月后逐渐恢复一般运动；1年后可恢复体育训练。

（三）术后随访结果

术后随访时间13～71个月，平均31.9个月。随访内容包括术后KT-2000膝关节客观稳定性检查、IKDC膝关节功能评分以及Tegner和Lysholm评分。部分患者术后行MRI、X线片检查以评估翻修骨道和移植物的情况。术后KT-2000检查90°和30°平均差值分别为1.6mm（1～3mm）和3.1mm（2～6mm），较术前有明显改善。术后与术前比较，各项主观功能评分均有很大改善。其中，髌股关节软骨损伤可能会影响IKDC及Lysholm评分，股胫关节软骨损伤虽与这两项评分呈负相关，但是没有统计学意义。KT-2000检查结果与主观功能评分没有相关性。

术后MRI显示移植物形态正常（图4-16-4），X线片显示内固定物、骨道位置好（图4-16-5）。其中1例翻修术后膝关节感染，1个月后行关节镜下清理术，恢复好，随访时膝关节功能良好。骨道翻修1例术后1年CT及X线片显示骨道内移植骨已经与骨道愈合（图4-16-6），接受了自体B-PT-B翻修重建术，另1例随访未到1年。KT-2000差值30°为6mm的病例术后1年再次关

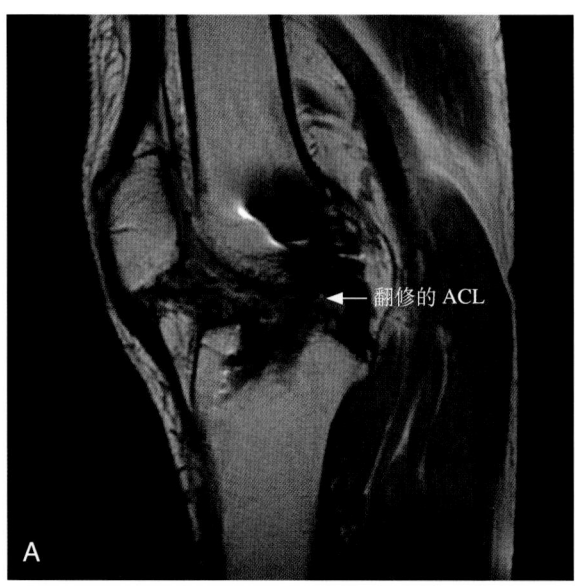
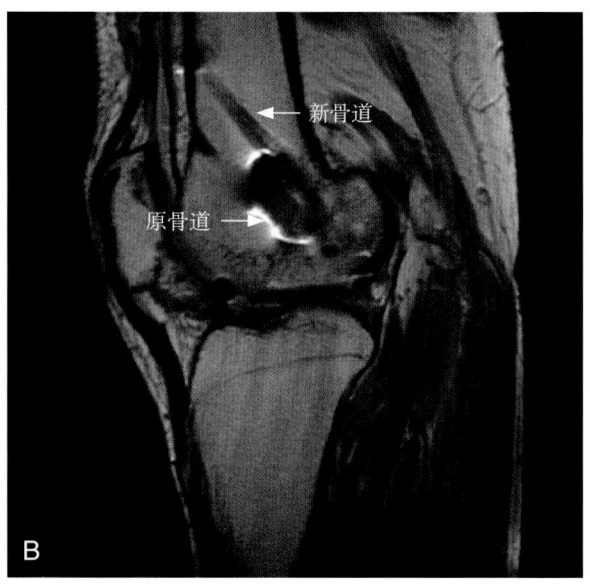

图4-16-4　翻修术后MRI示移植物形态正常

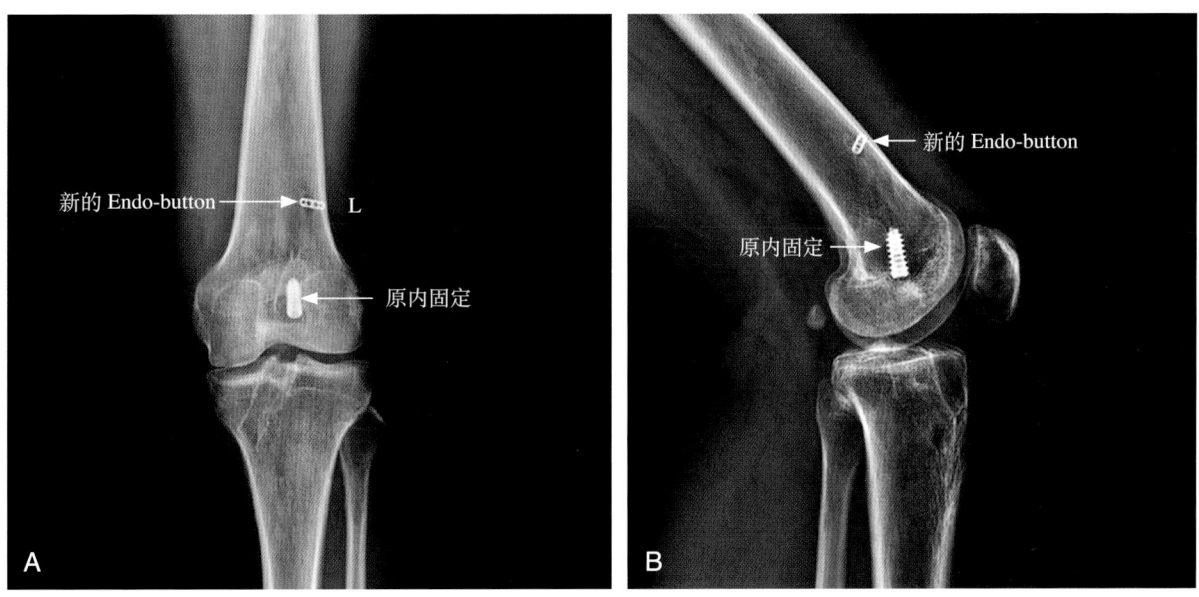

图 4-16-5　翻修术后 X 线片示内固定物、骨道位置好

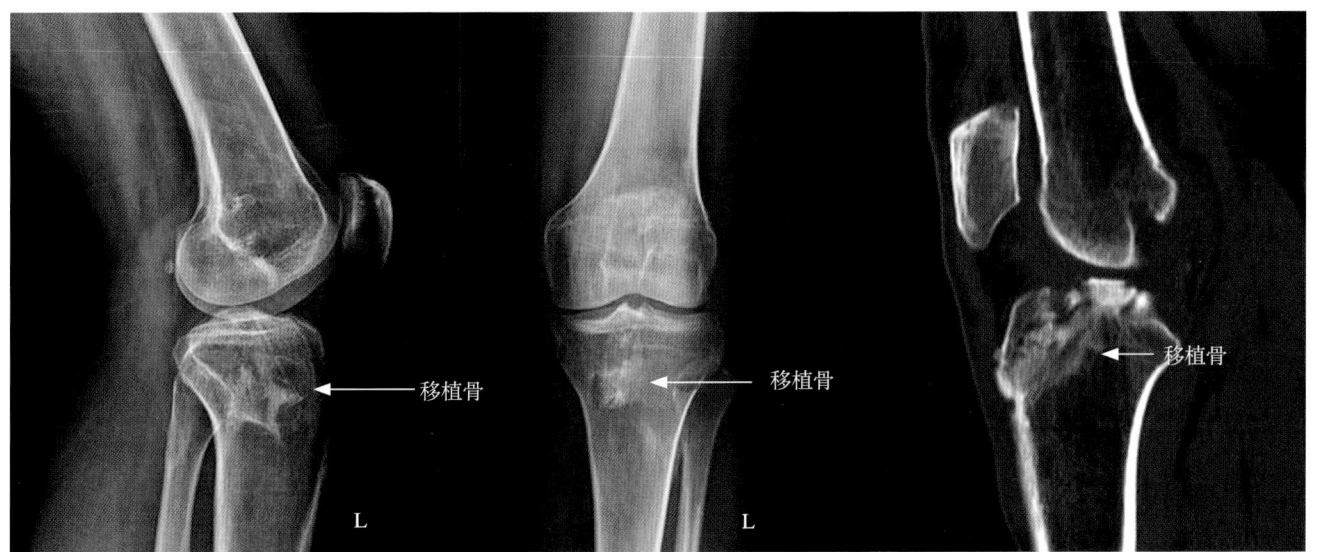

图 4-16-6　骨道翻修术后 1 年 CT 及 X 线片显示骨道内移植骨已经与骨道愈合

节镜探查，见韧带松弛，但是形态可，前抽屉位张力好，膝关节"4"字征韧带紧张，考虑 90°位差值仅为 2mm，故未再处理。

四、经验探讨

ACL 重建术后失稳因 ACL 重建例数的逐年增加在国外已经引起广泛关注。术前了解患膝失稳的原因及对患者状况的仔细评估是 ACL 翻修重建成功的关键之一。患膝关节的活动水平以及活动中的相关症状必须认真了解。其次是患者前一次重建手术的详细情况，包括移植物来源、重建过程、固定方法，有无合并其他韧带、半月板及软骨损伤，术后康复情况，有无感染史及身体免疫力状况。在术前常规查体中，Pivot-shift 试验尤其重要，它往往与患者膝关节不稳症状紧密相关。术前常规 X 线片以便了解骨道有无偏离、骨道内有无囊肿以及内固定位置。MRI 是评估重建移植物完整性的可靠方法。

（一）ACL 翻修重建的手术指征

临床上，ACL 重建的指征是其断裂后出现膝关节失稳，翻修重建首先亦要基于这一点。当然，重建后失稳患者的症状一般比较复杂，如疼痛、肿胀、打软、绞锁、弹响及僵硬等，有时还会有跛行。膝关节疼痛几乎是所有翻修病例的共有临床表现。但是，膝关节疼痛的原因很多，可能是因为重建失败后膝关节失稳继发，也有可能是软骨损伤、滑膜炎症及其他复杂因素。后者单靠翻修重建未必能够同时解决。所以，在考虑翻修重建的必要性时，首先要明确患者有无失稳及其主要目的是解决疼痛还是恢复膝关节的稳定性。其次，患膝关节活动受限是翻修的相对禁忌。当然，首次重建后 Cyclops 形成影响伸直、半月板绞锁、游离体及移植物断端或是内固定物影响关节活动度，长期伸直受限引起后关节囊挛缩等都必须考虑到并给予处理。重建后感染导致失稳的翻修手术时机尚无定规。笔者的经验中有感染控制稳定后 4 个月翻修重建手术的病例。有文献报告翻修重建手术需延迟至感染控制后 6~9 个月；另外也有作者认为控制感染稳定后 6 周即可早期翻修重建 ACL。

（二）原内固定物的处理

螺钉等若出现松动或对翻修重建时的骨道钻制、移植物固定有影响，必须取出。位置异常的螺钉取出时要注意清理固定物周围附着物，避免留下坏死组织，减小术后感染的风险。大部分病例，由于原骨道位置均偏前、不与翻修骨道重叠且又与后者邻近，内固定螺钉在骨道内位置固定、无松动，取出螺钉后必然使得翻修骨道前骨壁结构的强度下降，一般不予取出。需要强调的是，内固定螺钉若无影响则不必强取，取钉的并发症如骨质损坏、骨折及螺钉断裂等均会对手术效果和患者满意度造成影响。

（三）原骨道处理及新骨道钻制

骨道主要有两个问题：一是原骨道位置与翻修骨道有无重叠，二是原骨道的增宽是否对翻修骨道的钻制造成影响。ACL 重建失败的主要原因与手术技术相关，其中主要是骨道位置错误。本组病例中，大部分骨道的位置明显偏前，所以不影响翻修骨道的钻制。从国外的报道看，股骨骨道即便没有明显偏差，因其钻制方法有经胫骨骨道和经前内辅助入路等多种方法可供选择，一般不会增加翻修难度。原胫骨骨道的处理是翻修的难点，其无论偏前还是偏后一般会与新骨道发生重叠，这样若要避开原骨道，可能会使新骨道的位置受到影响。我们的经验是改变新骨道在水平面上的角度，使其外口较原骨道偏内或是偏外，同时保证关节内骨道内口的位置正确。但胫骨原骨道若明显增宽，在取出内固定之后，用刮勺及骨挫等清理硬化的骨壁，关节镜直视下判断骨壁已经清理至新鲜骨组织。这时再判断是否需要一期植骨，二期翻修重建。髂骨置入胫骨骨道时用关节镜监视关节内口，避免骨块打入关节。植骨术后主要用 X 线片、CT 扫描来评估愈合与否。术后 3~4 个月时，骨道边缘模糊、有反应性硬化，骨道里有比较好的骨组织被认为是愈合的表现。

（四）移植物的选择及固定方法

目前，自体腱仍是可靠的 ACL 重建移植物选择。尽管取腱后会对膝前造成影响，B-PT-B 作为"黄金标准"仍很广泛。我们在临床上多采用双折四股腘绳肌腱翻修这种病例。反之，如果同侧腘绳肌腱在重建时已经被取，对侧因内侧失稳或同时须重建其他韧带不能选用，B-PT-B 也是很好的选择。但是，翻修的膝关节如果合并内侧不稳等多个韧带损伤时，就需要考虑选择其他移植物。这时，同侧、对侧的 B-PT-B、腘绳肌腱乃至股四头肌腱 - 骨均可在考虑之列。异体肌腱在自体移植物不足或者缺乏时可以考虑，但其存在传染疾病风险、发生排异反应的可能以及塑形改建与自体腱或许不同应该与患者交代。人工韧带若是能在生物相容性及材料疲劳上有所突破，必将成为今后翻修重建乃至于首次重建的较好选择。

翻修时固定物的选择与一般重建原则相同，主要根据移植物的选择及骨道的情况综合判断。一般，B-PT-B、股四头肌腱 - 骨等需要界面螺钉，腘绳肌腱需要股骨端的 Endo-button 及胫骨端门形钉、界面螺钉联合固定或者 Intrafix 固定。

（五）术后康复原则

ACL 翻修重建术后正确的康复锻炼对取得良好的手术疗效也很关键。除遵循我们提出的一般原则之外，还需针对具体情况因地制宜。如对于术后感染病例，在再次手术清创、关节灌洗之后，体温未正常之前膝关节宜伸直位支具制动，可练习直抬腿。但若体温恢复正常、血常规、血沉等趋于平稳，又要及时积极行活动度练习，以防关节粘连。同时，应该强调的是患膝肌肉力量的练习。患者往往满意于活动度的恢复或是不能坚持肌力练习，导致双膝肌肉力量失衡，患膝缺少足够肌力保护，主观功能降低，再伤风险增加。

（六）ACL 翻修重建的手术效果与临床评价

ACL 翻修重建之所以存在挑战，不仅因为患膝关节原有骨道、移植物及内固定物对再次处理造成影响，患膝关节在历经重建前创伤、伤后不稳、重建手术以及术后再次失稳等多重打击之后，其关节结构状况、功能等必然无法与第一次重建时的条件相比。本研究所有患者的髌股关节软骨均有不同程度损伤，且与主观功能评分呈负相关。ACL 重建术后 1 年二次关节镜探查发现，原有的关节软骨损伤会进一步加重。所以，翻修时发现的髌股关节、股胫关节软骨损伤在历经翻修术后亦有可能加重，从而影响术后膝关节功能。本研究表明，翻修重建术后主观功能评分虽有很大改善，但无法与首次重建术后取得很好稳定性的结果相比，国外研究也是如此。所以，对翻修手术的效果评价要客观公正。讨论翻修的处理固然重要，但防止能够造成 ACL 重建术后再次失稳的因素更为重要。

（敖英芳）

参 考 文 献

[1] 徐雁, 敖英芳, 于长隆, 等. 四股半腱肌腱重建兔前交叉韧带后束间结构转归过程的实验研究. 中国运动医学杂志, 2005, 24(5):517-520.

[2] Martel O, Carta JA, Garces G. A new device for the fixation of anterior cruciate ligament tendon grafts Design and experimental study. Med Eng Phys, 2007, 29(1): 163-168.

[3] Kousa P, Jarvinen TL, Vihavainen M, et al. The fixation strength of six hamstring tendon graft fixation devices in anterior cruciate ligament reconstruction. Part II: tibial site. Am J Sports Med, 2003, 31(2): 182-188.

[4] 王健, 敖英芳. 自体兔后交叉韧带重建后移植物止点转归的实验研究. 中国运动医学杂志, 2006, 25(3): 286-289.

[5] Buelow JU, Siebold R, Ellermann A. A new bicortical tibial fixation technique in anterior cruciate ligament reconstruction with quadruple hamstring graft. Knee Surg Sports Traumatol Arthrosc, 2000, 8:218-225.

[6] Palmer I. On the injuries to the ligaments of the knee joint: A clinical study. Acta Chir Scand, 1938, 81 (53): 1-282.

[7] Norwood LA Jr, Cross MJ. The intercondylar shelf and the anterior cruciate ligament. Am J Sports Med, 1977, 5: 171-176.

[8] Noyes FR, Keller CS, Grood ES, et al. Advances in the understanding of knee ligament injury, repair, and rehabilitation. Med Sci Sports Exerc, 1984, 16: 427-443.

[9] Tanzer M, Lenczner E. The relationship of intercondylar notch size and content to notchplasty requirement in anterior cruciate ligament surgery. Arthroscopy, 1990, 6:89-93.

[10] Kieffer DA, Curnow RJ, Southwell RB, et al. Anterior cruciate ligament arthroplasty. Am J Sports Med, 1984, 12: 301-312.

[11] Feagin JA Jr, Cabaud HE, Curl WW. The anterior cruciate ligament: Radiographic and clinical signs of successful and unsuccessful repairs. Clin Orthop, 1982, 164:54-58.

[12] Lane GL, Daniel DM, Stone ML. Graft impingement after anterior cruciate ligament reconstruction. Presentation as an active extension "thunk." Am J Sports Med, 1994, 22:415-417.

[13] Berg EE. Assessing arthroscopic notchplasty. Arthroscopy, 1991, 7: 275-277.

[14] Anderson AF, Lipscomb AB, Liudahl KJ, et al. Analysis of the intercondylar notch by computed tomography. Am J Sports Med, 1987, 15:547-552.

[15] Fu FH, Bennett CH, Ma B, et al. Current trends in anterior cruciate ligament reconstruction: Part II. Operative procedures and clinical correlations. Am J Sports Med, 2000, 28:124-130.

[16] 敖英芳, 王永健, 曲绵域, 等. Leeds-Keio 人工韧带辅助自体髌腱 (中 1/3) 移植重建前交叉韧带. 中国运动医学杂志, 2005, 24(6): 681-684.

[17] Nau T, Lavoie P, Duval N. A new generation of

[18] 王永健, 敖英芳. 人工韧带在前交叉韧带重建中的应用. 中国运动医学杂志, 2002, 21(3): 300-304.

[19] Mori A. A histological study of the augmented reconstruction of the anterior cruciate ligament in rabbits. Nippon Ika Daigaku Zasshi, 1992, 59(2):176-185.

[20] Murray AW, Macnicol MF. 10-16 year results of Leeds-Keio anterior cruciate ligament reconstruction. Knee, 2004, 11(1):9-14.

[21] Fujikawa K, Kobayashi T, Sasazaki Y, et al. Anterior cruciate ligament reconstruction with the Leeds-Keio artificial ligament. J Long Term Eff Med Implants, 2000, 10(4):225-238.

[22] Fujikawa K, Iseki F, Tomatsu T, et al. Microscopic and histologic findings after reconstruction of the anterior cruciate ligament by the Leeds-Keio artificial ligament. Knee, 1984, 10:35-40.

[23] Mollica Q, Poggetto AD, Niceforo A, et al. The biological evaluation of the Leeds-Keio ligament in the human knee. Ital J Orthop Traumatol, 1988, 4:501-512.

[24] Marcacci M, Gubellini P, Buda R, et al. Histologic and ultrastructural findings of tissue ingrowth. Clin Orthop, 1991, 267:115-121.

[25] 何国础, 钱不凡, 杨庆铭, 等. Leeds-Keio 人工韧带重建关节韧带手术 8 例报道. 中华创伤杂志, 1996, 12(5): 321.

[26] Adachi N, Ochi M, Uchio Y, Sumen Y. Anterior cruciate ligament augmentation under arthroscopy. A minimum 2-year follow-up in 40 patients. Arch Orthop Trauma Surg, 2000, 120(3-4):128-133.

[27] Ochi M, Adachi N, Deie M, et al. Anterior cruciate ligament augmentation procedure with a 1-incision technique: Anteromedial bundle or posterolateral bundle reconstruction. Arthroscopy, 2006, 22(4):463. e1-5.

[28] Lee BI, Kwon SW, Kim JB, et al. Comparison of clinical results according to amount of preserved remnant in arthroscopic anterior cruciate ligament reconstruction using quadrupled hamstring graft. Arthroscopy, 2008, 24(5):560-568.

[29] Mirza F, Mai DD, Kirkley A, et al. Management of injuries to the anterior cruciate ligament: results of a survey of orthopaedic surgeons in Canada. Clin J Sport Med, 2000, 10:85-88.

[30] Kapoor B, Clement DJ, Kirkley A, et al. Current practice in the management of anterior cruciate ligament injuries in the United Kingdom. Br J Sports Med, 2004, 38:542-544.

[31] Ishibashi Y, Tazawa K, Tsuda E, et al. A case of posterolateral bundle reconstruction for residual rotatory instability after anterior cruciate ligament re-reconstruction [Japanese]. J Jpn Arthrosc Assoc, 2004, 29:27.

[32] Petersen W, Zantop T. Partial rupture of the anterior cruciate ligament. Arthroscopy, 2006, 22(11):1143-1145.

[33] Zantop T, Brucker PU, Vidal A,et al. Intraarticular rupture pattern of the ACL. Clin Orthop Relat Res, 2007, 454:48-53.

[34] 马文广, 余家阔, 李军, 等. 膝关节前交叉韧带部分断裂与重建 2 例初步临床观察. 中国运动医学杂志, 2006, 25(6): 713.

[35] 余家阔, 敖英芳, 于长隆, 等. 关节镜下腘绳肌腱部分重建、单束重建和双束重建前交叉韧带的疗效比较. 中华创伤骨科杂志, 2007, 9(60: 523-528.

[36] Girgis FG, Marshall JL, Monajem A. The cruciate ligaments of the knee joint. Anatomical, functional and experimental analysis. Clin Orthop ,1975, 106:216-231.

[37] Christel P, Franceschi JP, Sbihi A. Anatomic anterior cruciate ligament reconstruc-tion:The French Experience. Oper Tech Orthop, 2005, 15:103-110.

[38] Kazunori Yasuda, Eiji Kondo, Hiroki Ichiyama, et al. Surgical and biomechanical concepts of anatomic anterior cruciate ligament reconstruction. Oper Tech Orthop, 2005, 15:96-102.

[39] Thore Zantop , Mathias Wellmann, Freddie H. Fu, et al. Tunnel positioning of anteromedial and posterolateral bundles in anatomic anterior cruciate ligament reconstruction anatomic and radiographic findings. Am J Sports Med, 2008, 36:65-72.

[40] Harner CD, Baek GH, Vogrin TM, et al. Quantitative analysis of human cruciate ligament insertions. Arthroscopy, 19991, 5:741-749.

[41] Odensten M, Gillquist J. Functional anatomy of the anterior cruciate ligament and a rationale for

reconstruction. J Bone Jiont Surg (Am), 1985, 67:257-262.

[42] Adachi N, Ochi M, Uchio Y, et al. Reconstru-ction of the anterior cruciate ligament. Single-versus double-bundle multistranded hamstring tendons. J Bone Joint Surg(Br), 2004, 86:515-520.

[43] Yasuda K, Kondo E, Ichiyama H, et al. Clinical evaluation of anatomic double-bundle anterior cruciate ligament reconstruction procedure using hamstring tendon grafts: Comparisons among 3 different procedures. Arthroscopy, 2006, 22:240-251.

[44] Aglietti P, Giron F, Cuomo P, et al. Single-and double-incision double-bundle ACL reconstruction. Clin Orthop Relat Res, 2007, 454:108-113.

[45] Rainer Siebold, Carsten Dehler, Thomas Ellert, et al. Prospective randomized comparison of double-bundle versus single-bundle anterior cruciate ligament reconstruction. Arthroscopy, 2008, 24, (2): 137-145.

[46] Eiji Kondo, Kazunori Yasuda, Hirotaka Azuma, et al. Prospective clinical comparisons of anatomic double-bundle versus single-bundle anterior cruciate ligament reconstruction procedures in 328 consecutive patients. Am J Sports Med, 2008, 36(9): 1675-1687.

[47] Timo Järvelä, Anna-Stina Moisala, Raine Sihvonen, et al. Double-bundle anterior cruciate ligament reconstruction using hamstring autografts and bioabsor-bable interference screw fixation: Prospective, rando-mized, clinical study with 2-year results. Am J Sports Med, 2008, 36: 290 -297.

[48] Richard B. Meredick, Kennan J. Vance, et al. Outcome of single-bundle versus double-bundle reconstruction of the anterior cruciate ligament: A meta-analysis. Am J Sports Med, 2008, 36: 1414-1421.

[49] Christopher D. Harner. Double bundle or double trouble? Arthroscopy, 2004, 20(10): 1031-1034.

[50] Cummings JF, Grood ES, Butler DL, et al. Subject variation in caprine anterior cruciate ligament reconstruction. J Orthop Res, 2002, 20(5):1009-1015.

[51] Miller SL, Gladstone JN. Graft selection in anterior cruciate ligament reconstruction. Orthop Clin North Am, 2002, 33(4):675-683.

[52] Sherman OH, Banffy MB. Anterior cruciate ligament reconstruction: which graft is best? Arthroscopy, 2004, 20(9):974-980.

[53] Hamner DL, Brown CH Jr, Steiner ME, et al. Hamstring tendon grafts for reconstruction of the anterior cruciate ligament: biomechanical evaluation of the use of multiple strands and tensioning techniques. J Bone Joint Surg Am, 1999, 81(4):549-557.

[54] Woo SL, Hollis JM, Adams DJ, et al. Tensile properties of the human femur-anterior cruciate ligament-tibia complex. The effects of specimen age and orientation. Am J Sports Med, 1991, 19(3):217-225.

[55] Staubli HU, Schatzmann L, Brunner P, et al. Mechanical tensile properties of the quadriceps tendon and patellar ligament in young adults. Am J Sports Med, 1999, 27(1):27-34.

[56] Tom JA, Rodeo SA. Soft tissue allografts for knee reconstruction in sports medicine. Clin Orthop Relat Res, 2002, 402:135-156.

[57] Vangsness CT Jr, Garcia IA, Mills CR, et al. Allograft transplantation in the knee: tissue regulation, procure-ment, processing, and sterilization. Am J Sports Med, 2003, 31(3):474-481.

[58] Jackson DW, Grood ES, Arnoczky SP, et al. Freeze dried anterior cruciate ligament allografts. Preliminary studies in a goat model. Am J Sports Med, 1987, 15(4):295-303.

[59] Vasseur PB, Rodrigo JJ, Stevenson S, et al. Replace-ment of the anterior cruciate ligament with a bone-ligament-bone anterior cruciate ligament allograft in dogs. Clin Orthop,1987,219:268-77.

[60] Vasseur PB, Stevenson S, Gregory CR, et al. Anterior cruciate ligament allograft transplantation in dogs. Clin Orthop,1991,269:295-304.

[61] Petersen W, Tillmann B. Structure and vascularization of the cruciate ligaments of the human knee joint. Anat Embryol(Berl), 1999, 200(3): 325-334.

[62] Dienst M, Burks RT, Greis PE. Anatomy and biome-chanics of the anterior cruciate ligament. Orthop Clin North Am, 2002, 33(4):605-620.

[63] Harner CD, Xerogeanes JW, Livesay GA, et al. The human posterior cruciate ligament complex: an interdisciplinary study. Ligament morphology and

[64] Butler DL, Kay MD, Stouffer DC. Comparison of material properties in fascicle-bone units from human patellar tendon and knee ligaments. J Biomech, 1986, 19(6):425-432.

[65] Kennedy JC, Hawkins RJ, Willis RB, et al. Tension studies of human knee ligaments. Yield point, ultimate failure, and disruption of the cruciate and tibial collateral ligaments. J Bone Joint Surg Am, 1976, 58(3):350-355.

[66] 刘平, 敖英芳. 兔交叉韧带解剖学及生物力学特性研究. 中国运动医学杂志, 2005, 24: 326-328.

[67] Amiel D, Kleiner JB, Roux RD, et al. The phenomenon of "ligamentization": anterior cruciate ligament reconstruction with autogenous patellar tendon. J Orthop Res, 1986, 4(2):162-172.

[68] Bosch U, Kasperczyk WJ. Healing of the patellar tendon autograft after posterior cruciate ligament reconstruction-a process of ligamentization? An experimental study in a sheep model. Am J Sports Med, 1992, 20(5):558-566.

[69] Clancy WG Jr, Narechania RG, Rosenberg TD, et al. Anterior and posterior cruciate ligament reconstruction in rhesus monkeys. J Bone Joint Surg Am, 1981, 63(8):1270-1284.

[70] Jackson DW, Grood ES, Cohn BT, et al. The effects of in situ freezing on the anterior cruciate ligament. An experimental study in goats. J Bone Joint Surg Am, 1991, 73(2):201-213.

[71] Miller SL, Gladstone JN. Graft selection in anterior cruciate ligament reconstruction. Orthop Clin North Am, 2002, 33(4):675-683.

[72] Hamner DL, Brown CH Jr, Steiner ME, et al. Hamstring tendon grafts for reconstruction of the anterior cruciate ligament: biomechanical evaluation of the use of multiple strands and tensioning techniques. J Bone Joint Surg Am, 1999, 81(4):549-557.

[73] Woo SL, Hollis JM, Adams DJ, et al. Tensile properties of the human femur-anterior cruciate ligament-tibia complex. The effects of specimen age and orientation. Am J Sports Med, 1991, 19(3):217-225.

[74] Staubli HU, Schatzmann L, Brunner P, et al. Mechanical tensile properties of the quadriceps tendon and patellar ligament in young adults. Am J Sports Med, 1999, 27(1):27-34.

[75] Neurath MF, Stofft E. Structure and function of matrix components in the cruciate ligaments. An immunohistological, electron-microscopic, and immunoelectron-microscopic study. Acta Anat, 1992, 145:387-394.

[76] Jackson DW, Grood ES, Arnoczky SP, et al. Freeze dried anterior cruciate ligament allografts. Preliminary studies in a goat model. Am J Sports Med, 1987, 15(4):295-303.

[77] Jackson DW, Grood ES, Arnoczky SP, et al. Cruciate reconstruction using freeze dried anterior cruciate ligament allograft and a ligament augmentation device (LAD). An experimental study in a goat model. Am J Sports Med, 1987, 15(6):528-538.

[78] Frank CB, Jackson DW. The science of reconstruction of the anterior cruciate ligament. J Bone Joint Surg Am, 1997, 79(10):1556-1576.

[79] Petersen W, Tillmann B. Structure and vascularization of the cruciate ligaments of the human knee joint. Anat Embryol (Berl), 1999, 200(3): 325-334.

[80] Jiang Q, Lin G, Qu M, et al. Cartilage-like phenomenon in the anterior cruciate ligamenta. Chin Med Sci J, 2001, 16(2):103-106.

[81] Vogel KG, Ordog A, Pogany G, et al. Proteoglycans in the compressed region of human tibialis posterior tendon and in ligaments. J Orthop Res, 1993, 11(1):68-77.

[82] Amiel D, Frank C, Harwood F, et al. Tendons and ligaments: a morphological and biochemical comparison. J Orthop Res, 1984, 1(3):257-265.

[83] Lyon RM, Akeson WH, Amiel D, et al. Ultrastructural differences between the cells of the medical collateral and the anterior cruciate ligaments. Clin Orthop Relat Res, 1991, 272:279-286.

[84] Riechert K, Labs K, Lindenhayn K, et al. Semiquantitative analysis of types I and III collagen from tendons and ligaments in a rabbit model. J Orthop Sci, 2001, 6(1):68-74.

[85] Neurath MF, Stofft E. Structure and function of matrix components in the cruciate ligaments. An immunohistochemical, electron-microscopic, and immunoelectron-microscopic study. Acta Anat (Basel), 1992, 145(4):387-394.

[86] Harner CD, Xerogeanes JW, Livesay GA, et al. The human posterior cruciate ligament complex: an interdisciplinary study. Ligament morphology and biomechanical evaluation. Am J Sports Med, 1995, 23(6):736-745.

[87] Hart RA, Woo SL, Newton PO. Ultrastructural morphometry of anterior cruciate and medial collateral ligaments: an experimental study in rabbits. J Orthop Res, 1992, 10(1):96-103.

[88] Woo SL, Newton PO, MacKenna DA, et al. A comparative evaluation of the mechanical properties of the rabbit medial collateral and anterior cruciate ligaments. J Biomech, 1992, 25(4):377-386.

[89] Craig AS, Eikenberry EF, Parry DA. Ultrastructural organization of skin: classification on the basis of mechanical role. Connect Tissue Res, 1987, 16(3):213-223.

[90] Flint MH, Craig AS, Reilly HC, et al. Collagen fibril diameters and glycosaminoglycan content of skins-indices of tissue maturity and function. Connect Tissue Res, 1984, 13(1):69-81.

[91] Noyes FR, Grood ES. The strength of the anterior cruciate ligament in humans and Rhesus monkeys. J Bone Joint Surg Am, 1976, 58(8):1074-1082.

[92] Kennedy JC, Hawkins RJ, Willis RB, et al. Tension studies of human knee ligaments. Yield point, ultimate failure, and disruption of the cruciate and tibial collateral ligaments. J Bone Joint Surg Am, 1976, 58(3):350-355.

[93] Butler DL, Kay MD, Stouffer DC. Comparison of material properties in fascicle-bone units from human patellar tendon and knee ligaments. J Biomech, 1986, 19(6):425-432.

[94] Dienst M, Burks RT, Greis PE. Anatomy and biomechanics of the anterior cruciate ligament. Orthop Clin North Am, 2002, 33(4):605-620.

[95] Prokopis PM, Schepsis AA. Allograft use in ACL reconstruction. Knee, 1999, 6:75-85.

[96] McAllister DR, Joyce MJ, Mann BJ, et al. Allograft update: The current status of tissue regulation, procurement, processing, and sterilization. Am J Sports Med, 2007, 35(12):2148-2158.

[97] Noyes FR, Butler DL, Grood ES, et al. Biomechanical analysis of human ligament grafts used in knee-ligament repairs and reconstructions. J Bone Joint Surg (Am), 1984, 66A:344-352.

[98] Levitt RL, Malinin T, Posada A, et al. Reconstruction of anterior cruciate ligament with bone-patellar tendon-bone and Achilles tendon allografts. Clin Orthop Rel Res, 1994, 303:67-78.

[99] Nikolaou PK, Seaber AV, Glisson RR, et al. Anterior cruciate ligament allograft transplantation: Long-term function, histology, revascularization, and operative technique. Am J Sports Med, 1986, 14:348-360.

[100] Jackson DW, Grood ES, Arnoczky SP, et al. Freeze dried anterior cruciate ligament allografts: Preliminary studies in a goat model. Am J Sports Med, 1987, 15(4):295-302.

[101] Matthews DE, Geissler WB. Arthroscopic suture fixation of displaced tibial eminence fractures. Arthroscopy, 1994, 10(4):418-423.

[102] John B. McGinty. Operative Arthroscopy. 2nd ed. New York: Lippincott-Raven, 1996, 586-591.

[103] 夏春, 董平, 张祥生, 等. 关节镜下治疗髁间棘撕脱骨折的临床研究. 中华骨科杂志, 1998, 18(4):203-205.

[104] 高波, 王满宜. 胫骨髁间棘撕脱骨折的关节镜治疗. 中华骨科杂志, 2001, 21(5):294-296.

[105] 敖英芳, 等. 急性膝关节损伤早期关节镜检查的临床作用. 中国运动医学杂志, 1998, 17(1): 36.

[106] 敖英芳, 等. 膝关节镜下采用挤压螺钉固定骨－髌腱－骨自体移植重建前交叉韧带. 中华外科杂志, 2000, 38(4): 250-252.

[107] 敖英芳, 等. 膝关节镜下微创重建前交叉韧带. 中国微创外科杂志, 2001, 1(1):14-17.

[108] 敖英芳, 等. 膝关节前交叉韧带急性损伤早期关节镜检查和手术治疗. 中华外科杂志, 1999, 37(11): 671-673.

[109] Fetto JF, Marshall JL. Medial collateral ligament injuries of the knee: A rationale for treatment. Clin

Orthop, 1978, 132:206-218.

[110] 敖英芳, 王健全, 余家阔, 等. 急性完全性前交叉韧带损伤的膝关节镜下早期重建治疗. 中华外科杂志, 2000, 38(7):523-525.

[111] Stockmar C, Lill H, Trapp A, et al. Fibre type related changes in the metabolic profile and fibre diameter of human vastus medialis muscle after anterior cruciate ligament rupture. Acta Histochem, 2006, 108(5): 335-342.

[112] Roberts D, Friden T, Stomberg A, et al. Bilateral proprioceptive defects in patients with a unilateral anterior cruciate ligament reconstruction. Journal of Orthopaedic Research, 2000, 18(4): 565-571.

[113] Fremerey RW, Lobenhoffer P, Zeichen J, et al. Proprioception after rehabilitation and reconstruction in knees with deficiency of the anterior cruciate ligament. Journal of Bone and Joint Surgery, 2000, 82(6): 801-806.

[114] 马勇, 敖英芳. 双膝前交叉韧带损伤特点及治疗. 中国运动医学杂志, 2007, 26(2): 168-171.

[115] Ochi M, Iwasa J, Uchio Y, et al. The regeneration of sensory neurones in the reconstruction of the anterior cruciate ligament. Journal of Bone and Joint Surgery, 1999, 81(5): 902-907.

[116] Scarvell JM, Smith PN, Refshauge KM, et al. Does anterior cruciate ligament reconstruction restore normal knee kinematics. Journal of Bone and Joint Surgery, 2006, 88(3): 324-330.

[117] 敖英芳, 马勇, 崔国庆, 余家阔. 前交叉韧带重建失败的原因分析. 中华外科杂志, 2007, 45: 86-89.

第三篇

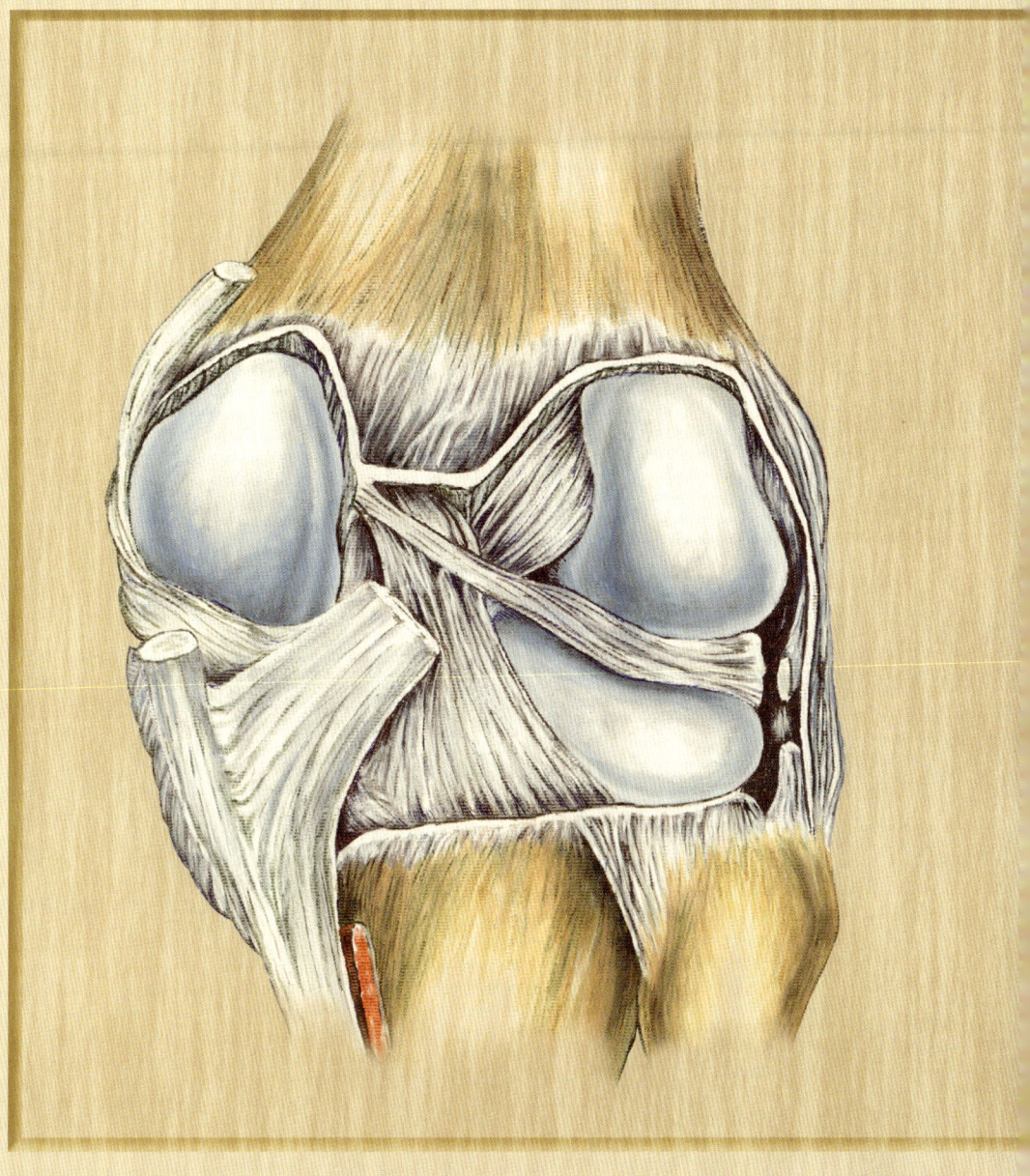

后交叉韧带损伤的修复与重建

第五章 后交叉韧带损伤与重建临床基础

第一节 诊断与治疗概要 / 219
第二节 后交叉韧带断裂继发膝关节软骨损伤 / 222
第三节 后交叉韧带重建后移植物组织学变化 / 226
第四节 后交叉韧带双束重建的临床解剖学基础 / 229

第一节 诊断与治疗概要

膝关节后交叉韧带（posterior cruciate ligament，PCL）是保持膝关节稳定的重要结构之一，断裂后将会引起膝关节后向不稳及旋转不稳，从而影响膝关节的整体功能，并会导致一系列继发病变，损害关节内其他结构、加重损害，严重者可引起膝关节病废。近年来，随着对 PCL 解剖、生物力学特征及生理功能作用、伤后自然转归及对膝关节功能的影响，重建替代物的选择、重建生物力学、重建韧带生物学转归等方面研究的深入，对 PCL 损伤的认识有了新的发展，临床诊治水平有了进一步提高。目前，随着现代膝关节镜微创外科技术的发展完善，关节镜下进行 PCL 重建技术不断成熟并在逐渐、深入开展。

一、PCL 的基本解剖与功能

（一）解剖特点

PCL 与 ACL 协同作用，共同保证膝关节的稳定性与运动功能。PCL 在膝关节内走行与 ACL 相交叉，下止点（起点）起于胫骨髁间后窝后部，约在关节面下 0.5cm 处，然后斜向内上方向走行，上止点（止点）止于股骨内髁髁间侧面前内侧部，附着部呈圆弧形（图 5-1-1），长约 2.0cm。PCL 分为前外、后内两束。前外束位于外侧，在屈膝位时紧张；后内束位于内侧，在伸膝位时紧张。PCL 较粗大，粗细程度约是 ACL 的 2 倍，平均长为 3.8cm，宽 1.3cm。

（二）主要功能

PCL 作为膝关节主要的稳定结构，在整个膝关节活动中起着运动轴心的作用。其主要作用为限制胫骨后移，保证膝关节的后向稳定作用。同时可以限制胫骨过伸，并有一定程度的限制小腿内旋、内收、外展的作用。正常情况下，PCL 完整，膝关节不会出现不稳。如果 PCL 断裂，膝关节失去以 PCL 为轴的旋转作用，除出现膝关节后向不稳外，亦可出现后侧旋转不稳。

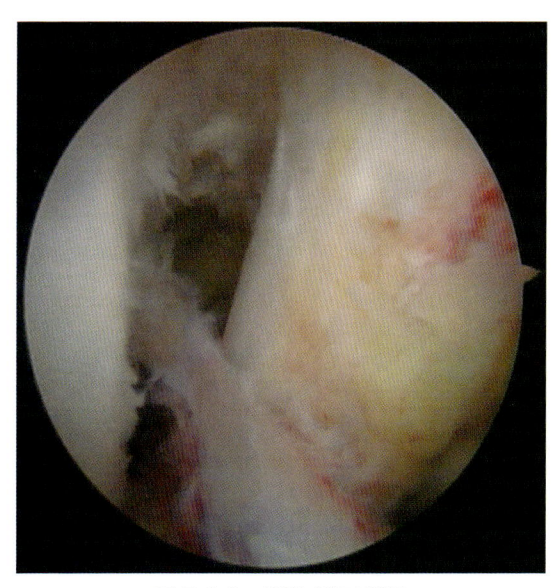

图 5-1-1 PCL 镜下所见

(三)损伤机制

任何造成 PCL 受力的暴力与创伤均可引起 PCL 损伤。

1. 过伸伤　膝关节在过伸受伤中，PCL 首先受累，常易造成 PCL 损伤，而 ACL 正常，但如果暴力过大，亦可引起 ACL 断裂，同时引起后关节囊严重损伤。过伸伤同时并有内收内旋损伤时可并发外侧副韧带损伤，过伸伤时的应力点位于胫骨上端前方，同时产生胫骨后移位应力，致使 PCL 损伤。

2. 前后移位损伤　屈膝位时小腿（胫骨）受到由前向后的暴力作用，致使 PCL 承受向后的损伤力，以致损伤。PCL 损伤与 ACL 不尽相同。ACL 损伤常易合并内结构损伤（屈膝外翻伤所致）。PCL 伤常单独发生，合并伤多以外侧结构为多。根据我们的临床经验，合并侧方结构损伤时，暴力多较大，同时有旋转损伤。如果出现膝关节脱位，常引起 PCL 与 ACL 同时断裂，同时并发侧方韧带结构损伤。

3. 旋转翻损伤　当此暴力过大时会导致 PCL 断裂与其他韧带的合并损伤。

4. 内外翻损伤　导致内外侧结构损伤，暴力过大时会导致 PCL、ACL 合并损伤。

二、临床表现与诊断

PCL 损伤主要表现为膝关节功能性后向不稳及向侧方旋转不稳，以及由于膝关节不稳所继发膝关节内结构损害而引起的症状。膝关节早期不稳可以在伤后不久很快就出现，是由于膝关节失去韧带后向稳定作用所致。膝关节后期不稳可以在伤后较长时间内出现，由于膝关节失去后向稳定结构，膝关节周围肌肉韧带的稳定作用失代偿所致。

1. 病史　均有膝关节损伤史，伤后出现膝关节后向不稳定而影响运动功能。

2. 查体　①出现由于膝关节不稳继发膝关节内结构损害的体征，如肌肉萎缩、软骨损伤、半月板损伤的体征；②后抽屉试验阳性；③后向旋转不稳检查；④重力试验阳性（胫骨因重力作用而下沉，致使胫骨上端明显凹陷，胫骨结节较健侧明显低下）；⑤反向轴移试验；⑥股四头肌收缩试验等。

3. X 线检查　对于带有部分骨质的起、止点撕脱损伤有诊断价值，对韧带实质部断裂诊断意义不大；可以发现或除外其他骨性结构损伤；膝关节后向应力（后抽屉）侧位 X 线片可见胫骨明显后移。

4. KT-1000（2000）检查后向松弛明显。

5. MRI　PCL 正常信号改变，增粗、断裂、迂曲或消失等改变。

6. 膝关节镜检查　可以明确诊断 PCL 损伤情况，镜下可表现为损伤的 PCL 张力明显减弱或吸收消失，急性损伤时可发现断端。PCL 急性损伤与陈旧性损伤镜下表现见图 5-1-2、3。

三、临床治疗原则与探讨

以往，由于对 PCL 的重要作用研究不够，其

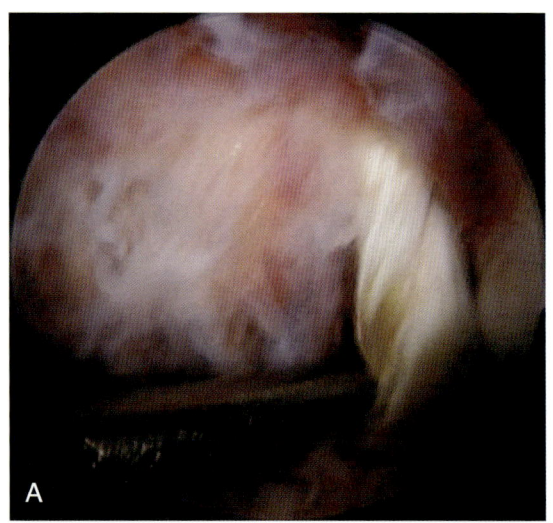

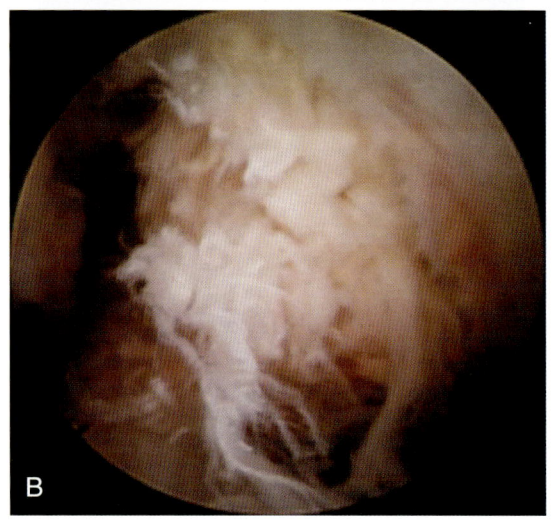

后交叉韧带损伤与重建临床基础

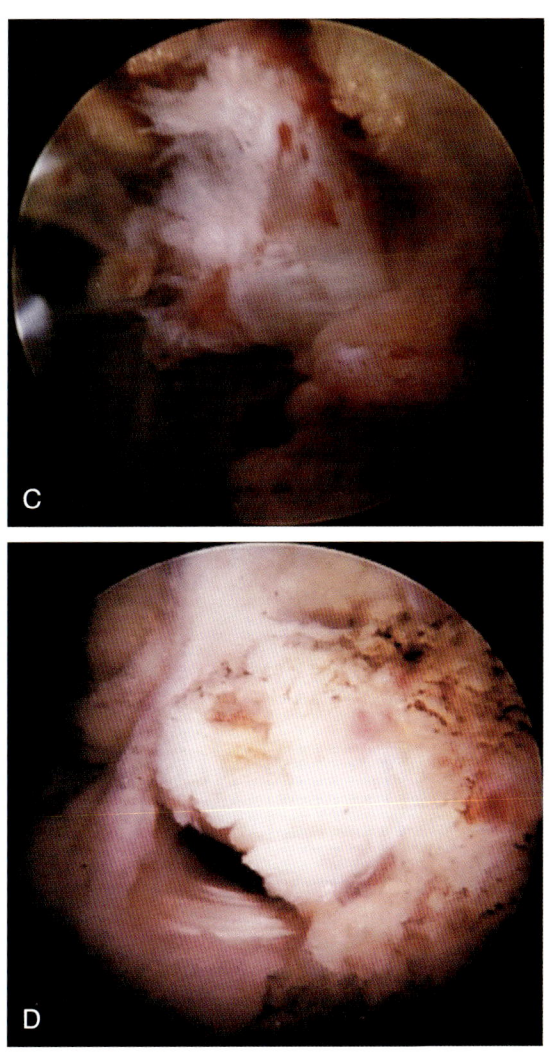

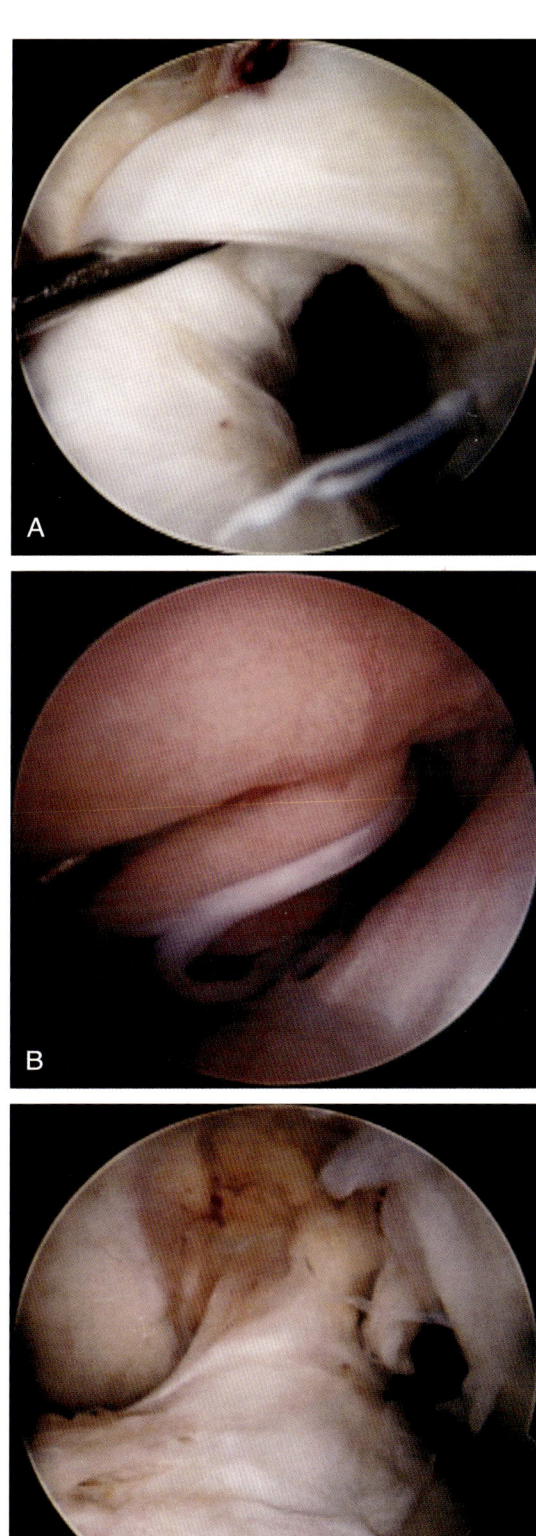

图 5-1-2 PCL 急性损伤
A. 大部断裂；B. 体部断裂；C. 下端断裂；D. 下止点与胫骨后缘的关系

解剖部位较深在，损伤发生频率较低，多认为伤后主观症状较少，并可利用股四头肌力的代偿作用使膝关节后向不稳得到纠正，加之手术重建较为复杂，效果不尽理想等，认为 PCL 断裂可以不进行修复与重建。但临床表明 PCL 在保证膝关节后直向稳定与旋转稳定方面起重要作用，PCL 断裂后由于失去制导和限制作用，失去静力稳定因素导致后向不稳、旋转不稳而严重影响膝关节功能。虽然加强膝关节周围肌肉力量训练，尤其是股四头肌力，可以补偿部分稳定作用，但不能代替 PCL 的作用，若不及时纠正，将会失去 PCL 组合的整体稳定作用，使膝关节失去正常运动规律，引起或加重其他主要结构损害，反复后直向不稳、异常牵拉韧带及关节囊继发松弛，进而出现后侧

图 5-1-3 PCL 陈旧性完全断裂
局部空虚，仅残留滑膜束

方旋转不稳。因此，PCL断裂的诊治应予以重视，出现功能性不稳时应尽早进行重建修复，以恢复关节的稳定性，中止膝关节不稳对关节其他结构的继发损害，尤其合并其他韧带损伤时，更应积极治疗。

笔者1999年报道了一组1975－1996年间收治的48例PCL断裂患者的治疗效果，在总结了我们对PCL断裂治疗的经验和临床认识过程的基础上，提出了我们的临床观点。48例中，10例保守治疗（下肢长腿石膏固定4～6周），38例进行开放重建手术治疗，平均随访6年8个月。当时根据日本整形外科（骨科）"膝关节韧带损伤治疗效果判定标准"进行评分，保守治疗效果差（43.25分），手术治疗效果较好（77.26分）。手术治疗组又有几种不同的治疗方法，分别为：附着点撕脱骨片原位固定修复（9例）；体部断裂原位缝合修复（13例）；利用自体移植物髂胫束重建（4例）、半腱肌肌腱重建（单独用，2例）、股薄肌肌腱重建（单独用，4例）、骨－髌腱（中1/3）－骨重建（后期开始应用，共6例）。整体观察与对比研究中发现，以附着点处带撕脱骨片损伤进行原位修复固定治疗的效果最佳（91.25分），在自体移植物重建的治疗方法中，骨－髌腱（中1/3）－骨复合体重建的效果优于其他移植物（87.5分）；PCL体部断裂原位缝合修复者效果不明显。

我们的临床观察研究表明，PCL断裂总体手术治疗效果优于保守治疗，但当韧带实质部完全断裂时，原位断端缝合几乎不起作用。PCL断裂应采取积极的手术治疗措施，除韧带止点的撕脱性损伤要及时进行原位修复外，韧带实质部的完全性断裂应进行重建手术治疗。在自体移植物重建修复PCL的材料选择中，可选用半腱肌腱与股薄肌腱、骨－髌腱（中1/3）－骨复合体、股四头肌腱等。笔者报告的资料中利用半腱肌腱与股薄肌腱重建的效果并不理想，主要是早期的病例，利用的肌腱都是单根使用（技术与固定方法所限），根本没有复合使用与多股重建。现在随着移植物生物力学特性、重建韧带塑形转归、韧带固定方法等研究的进展，已经彻底改变了原来简易的重建方法。使我们从临床实践中不断总结了经验，有助于对PCL损伤与修复重建治疗的整体的认识，有利于指导临床医疗工作。

另外需要指出的是膝关节的有效稳定性是建立在韧带整体完整性的基础之上。因此，处理PCL损伤的同时要注意其他韧带的复合损伤，遇有合并损伤就要同时修复损伤的韧带。PCL损伤多易合并后外侧结构损伤，但有时易于漏诊。因此，不论急、慢性损伤均要予以注意，重点检查，防止复合韧带损伤的遗漏并要同时进行修复与重建。

（敖英芳）

第二节　后交叉韧带断裂继发膝关节软骨损伤

一、实验研究

PCL是膝关节内主要的后向稳定结构之一，对于膝关节的稳定性和功能起着非常重要的作用。而PCL损伤后必然会对关节稳定性产生影响，进而可能造成关节内结构的损害[1-3]，关于单纯PCL损伤转归的临床文献报道较多，但结果不太一致，PCL周围血运较丰富，本身有一定的愈合能力，但愈合能力有限，而且其愈合相关的因素并不是很清楚，所以预后不容易估计。因此通过实验室研究对单纯PCL损伤后膝关节内骨与软骨改变进行观察，对于了解其转归有重要意义。

我所进行了动物实验研究，取成年21只新西兰大白兔，分为2组，即实验组与对照组（右膝作为实验组，左膝作为对照组）。实验组切开关节后单纯切断PCL，对照组仅切开关节，而不切断PCL。其余两组处理相同。分别于术后6周、3个月、6个月各处死7只，取下膝关节标本，随机抽取其中1个膝关节作扫描电镜观察，其余先进行大体观察，骨赘用游标卡尺进行宽度测量，骨赘分级如下：1级：骨赘最大宽度＜2mm；2级：骨赘最大宽度≥2mm；3级：骨赘最大宽度为3mm；4级：骨赘最大宽度＞3mm。然后进行墨汁染色观察软骨情况，根据分类标准[4,6]将软骨表面的大体所见分为4级：Ⅰ级：软骨面完整，无墨汁沉积；Ⅱ级：软骨表面轻度纤维化，墨汁染色可见长条形的斑点样沉积，或淡灰色斑痕；Ⅲ级：软骨表面明显的纤维化，墨汁染色深黑色斑痕，呈天鹅绒状；Ⅳ级：软骨表面糜烂，墨汁染色见软骨缺失，暴露软骨下骨。然后用缓冲甲醛溶液固定标本，进行组织学处理，分别对膝关节髌骨、股骨滑车、内髁、外髁、内侧平台、外侧平台软骨进行HE染色、甲苯胺蓝染色以及Ⅰ、Ⅱ、Ⅲ型胶原免疫组化染色。

在实验中，兔膝关节在6周时的大体表现上尚无明显的退变迹象，而在其后的3个月、6个月标本上出现明显的退行性变，滑膜增厚变性，关节边缘骨赘增生明显，关节表面软骨可见裂隙及剥脱。实验组术后6个月标本和实验组术后6周标本软骨损伤墨汁染色有统计学差异，可以看到随着时间的延长膝关节的退行性变有逐渐加重的趋势。

组织学检查见对照组中大部分为正常关节软骨（Mankin评分[5] 0～1分），对照组术后6个月HE染色（图5-2-1）见表层光滑、平整，软骨细胞分布均匀，序列整齐，层次清楚，无簇聚软骨细胞，潮线完整；甲苯胺蓝染色均匀，无失染现象。免疫组织化学染色Ⅰ型胶原仅限于软骨下骨，Ⅱ型胶原均匀分布于整个软骨层，Ⅲ胶原染色均为阴性。实验组中随时间延长软骨损伤表现愈加明显。不同部位软骨损伤程度不一，主要集中在滑车及内髁为主。滑车区软骨损伤主要以轻中度软骨损伤为主，随时间延长，软骨损伤所占比例增大。而内髁软骨损伤程度随时间延长程度日益加重。6周时，软骨组织学表现接近正常或仅为轻度软骨损伤（Mankin评分2～7）。轻度损伤可见表层略不平整，有小裂隙，偶见少量簇聚的软骨细胞；甲苯胺蓝染色表层有失染现象。但此时免疫组化染色可见Ⅱ型胶原尚均匀，Ⅲ型胶原也有阳性表达，分布广泛，主要在中深层，软骨层未见Ⅰ型胶原表达；3个月时，软骨损伤比例增加，且程度也增加，以中度软骨损伤（Mankin评分8～10）为主。可见表层纤维化，有裂隙深达中间层，细胞排列紊乱，潮线不规则，簇聚细胞出现频率增加，甲苯胺蓝染色不均匀。此时Ⅰ型胶原表层可见表达，Ⅱ型胶原主要分布在软骨中深层，纤维化的表层染色为阴性，Ⅲ型胶原染色深，主要在中深层；6个月时较3个月的软骨损伤比例增加，并可见重度的软骨损伤（Mankin评分11～14）。此时可见范围较大的软骨纤维化现象，而且达深层，细胞数量减少，潮线消失，钙化层难以分辨（图5-2-2），甲苯胺蓝染色大部分层次失染。此时Ⅰ型胶原在损伤处可见表达，Ⅱ型胶原分布不均，在深层表达明显，Ⅲ型胶原深层强表达。

电镜结果见对照组术后6个月关节软骨有一层细颗粒状的膜样结构，胶原纤维不裸露；实验组术后6周时见正常膜样结构消失，表面可见细小的纤维网暴露，胶原纤维断裂，剥脱；实验组术后3个月时镜下见软骨表层有裂隙，表面可见细小的纤维网暴露，胶原纤维断裂；实验组术后6

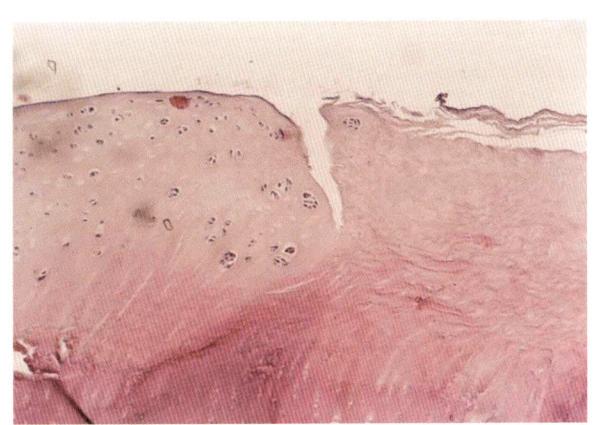

图5-2-1　对照组术后6个月组织学
HE染色可见软骨表层平整，软骨细胞分布均匀，序列整齐，潮线完整（×100）

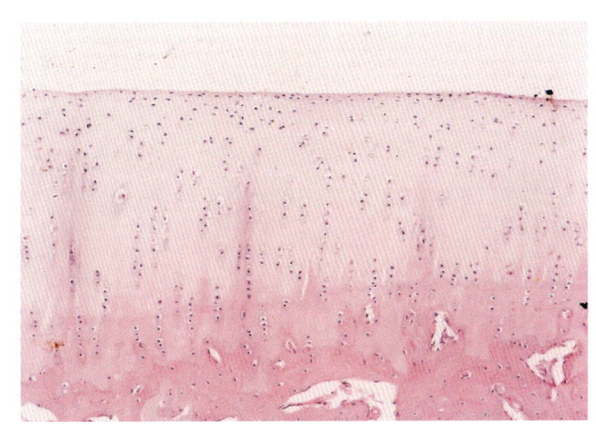

图5-2-2　实验组术后6个月组织学
HE染色可见范围较大的软骨纤维化现象，而且深达深层。细胞数量减少，潮线消失（×100）

个月时可见火山口样软骨缺损，底部可见暴露的软骨下骨质，周边为断裂的胶原纤维。而对照组表面呈排列紊乱的垄沟样结构，可见细小的胶原纤维网（图5-2-3）。

以上说明PCL损伤后造成的膝关节退行性变随时间的推移而发展，虽然在6周时，大体上软骨损伤及骨赘增生不太明显，但组织学上可以看到软骨损伤，虽然只是轻度，但已经开始了退行性变。

临床研究证实股骨内髁与髌股关节为PCL断裂后继发损伤的高发区，Geissler等[3]关节镜下观察的慢性PCL损伤病人中关节软骨损伤以股骨内髁软骨损伤居多，其次为髌股关节，Keller等[2]报道17例患者伤后4年余X线检查中发现88%有关节退行性变，其中中度退变及以上占65%，而且在这些研究中股骨内髁软骨损伤率和严重损伤发生率更高一些。我们在实验中发现，滑车和内髁软骨损伤明显，所占比例高，以内髁为著；

骨赘形成部位以滑车内侧及内侧平台后缘为最多见，其中内侧平台后缘骨赘发生率最高。这说明PCL损伤后内侧间室退变最明显，其次是髌股关节，这与临床上相关报道符合[1, 3]。这是因为PCL断裂后破坏膝关节的动力学稳定性，引起关节不稳，胫骨平台长期处于后向半脱位状态，使关节内各间室组织受力改变而形成继发损害。生物力学实验发现，当切除PCL后，膝关节在屈曲60°并给予股四头肌和腘绳肌负荷下，胫骨后移及外旋均明显增大，使髌股关节接触压增高[7]，同时，内侧间室的接触压也增加[8, 9]，由于股骨内髁较股骨外髁大而平，且突出最不明显的部位即负重区的软骨较脆弱，PCL断裂后胫骨后移，此区软骨很容易被损伤，严重损伤较多。而且，Hay等[10]在狗实验发现，交叉韧带断裂后关节液内白细胞介素-6（IL-6）增高，肿瘤坏死因子（TNF）降低，可能诱导骨关节病的发生。

从兔膝关节PCL损伤模型，可以看到单纯

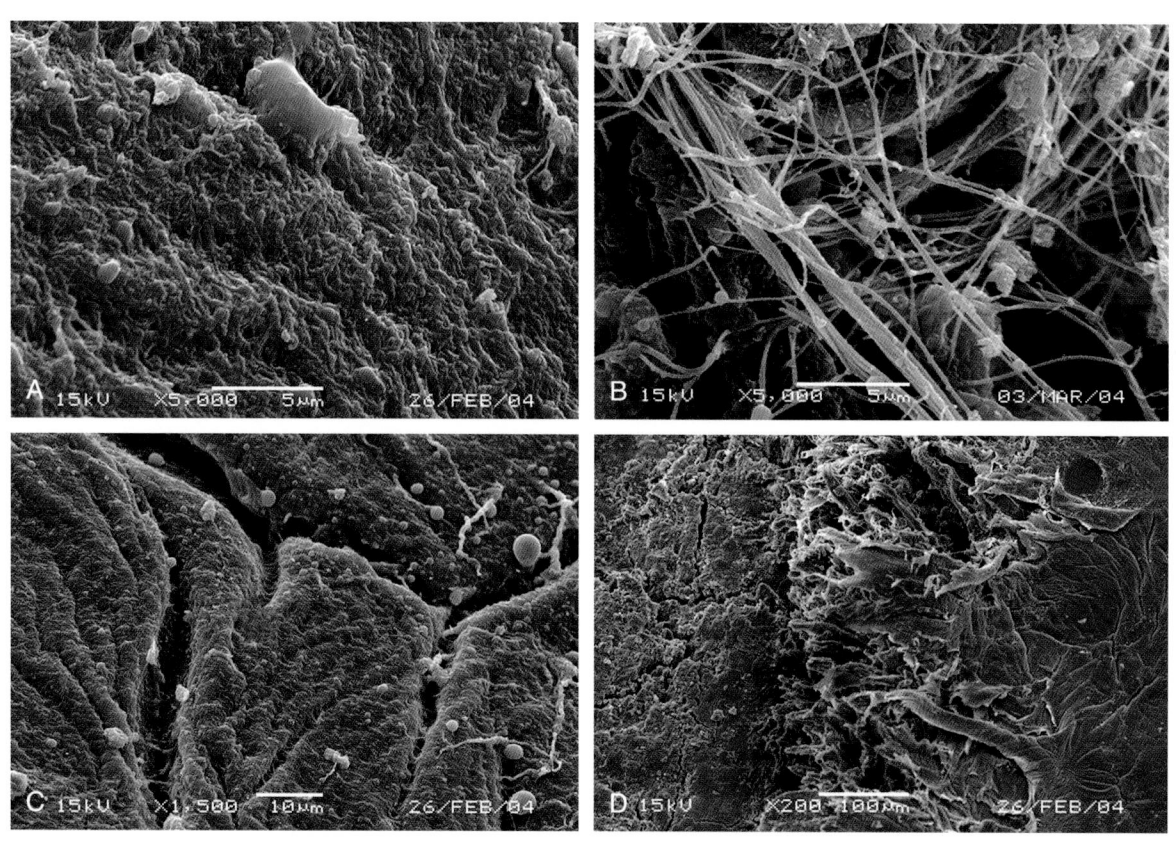

图5-2-3 电镜结果

A为对照组术后26周（SEM，×5000）；B为PCL切断术后6周（SEM，×5000），C为PCL切断术后12周（SEM，×1500），D为PCL切断术后26周（SEM，×200）

PCL损伤后关节退行性变随时间延长有逐渐加重的趋势,而且后期预后不好,关节可出现严重的骨性关节炎表现。因此理论上 PCL 断裂后稳定性的丧失对关节影响较大,需要进一步的治疗。

(王　健)

二、临床研究

PCL 损伤并不常见,很多情况下急性伤后采用了保守治疗,因而关于 PCL 断裂后出现继发关节软骨损伤及骨关节病的文献报道不多。Hamada 等统计 PCL 损伤后软骨损伤的发生率为 52%,其他文献报道发病率在 12%～31% 之间,北京大学运动医学研究所的研究结果中软骨损伤的总体发生率为 47.90%,与 Hamada 的研究结果接近,与其他报道有一定差异,可能因为对软骨损伤的评价标准更接近前者,且研究对象均为亚洲人群之故[11,19]。以伤后 6 周为限,软骨损伤在急性期和慢性期的损伤率是不同的,急性期为 26.32%,明显少于慢性期的 58.02%。可见二者的损伤原因有所不同。急性期软骨损伤主要是由造成 PCL 断裂的创伤直接引起的。前文已述,胫前伤是造成 PCL 断裂的最多见的创伤机制,这种暴力下,髌股关节可以直接受到冲击引发此间室的软骨撞击伤。其次,股骨内髁大而平,其最突出的部位即负重区软骨是最脆弱的,PCL 断裂时胫骨突然后移,易造成该部位软骨挫伤。PCL 明显较 ACL 粗大,若要使其断裂,所受暴力强度也就要更大,因而 PCL 断裂急性期软骨损伤的程度应较 ACL 断裂更重一些。很多情况下急性期合并骨挫伤,如胫前伤与过伸伤可致胫骨平台与股骨髁骨挫伤,此时软骨损伤因素已存在,但可能并无临床表现,随时间推移及关节不稳的出现逐渐发展,最终表现为慢性期的软骨退变,这也是慢性期软骨损伤明显增多的原因之一。发生 PCL 断裂后如不及时治疗,恢复膝关节的动力学稳定性,则会引起关节不稳。胫骨平台长期处于后向半脱位状态,使关节内各间室组织受力改变,同样可以形成继发损害。生物力学实验发现,当切除 PCL 后,膝关节在屈曲 60°并给予股四头肌和腘绳肌负荷下,胫骨后移及外旋均明显增大,使髌股关节接触压增高,同时,切除 PCL 还将增加内侧间室的接触压,导致这些区域出现软骨损伤并进行性加重,这是慢性期软骨损伤增多的另一原因[12,13]。

研究显示软骨损伤最多见的部位为髌股关节,其次为股骨内髁。另一些研究也证实股骨内髁与髌股关节为 PCL 断裂后继发损伤的高发区,不同的是在这些研究中股骨内髁软骨损伤率和严重损伤发生率更高一些[11,14,15]。ACL 断裂后软骨损伤的总体发生率与 PCL 断裂很接近,慢性期内髁软骨损伤明显增加,也与之相似,但 ACL 断裂后外髁软骨损伤更多见,而 PCL 断裂后髌股关节软骨损伤更多见。这与 ACL 断裂造成胫骨前向半脱位及内旋、股骨外髁与胫骨平台撞击引起外髁软骨损伤以及 PCL 断裂后髌股关节压力增高有关[16,17]。与 ACL 损伤不同,PCL 损伤后急、慢性期软骨损伤程度的变化不明显,可能与 PCL 断裂急性期重度软骨损伤的发生率较高有关,需进一步研究证实。

研究结果显示,运动员与非运动员之间软骨损伤发生率没有明显差异,各区域软骨损伤的发生率和重度软骨损伤发生率的二者间亦无明显差异。虽然运动员本身的肌肉力量较非运动员强大,本体反射及自我保护意识较强,但研究显示 PCL 损伤多发生于高速和对抗性强的运动项目中,联合伤中运动伤也占 46.61%,近一半可见伤时的暴力强度并不亚于非运动员的车祸伤等,因此,软骨损伤的发生率、部位和程度接近。

总之,PCL 损伤后即使是从事日常生活也不可避免地出现继发软骨损伤。PCL 断裂后早期正确诊断、治疗和康复是获得更好预后的关键。这一点也同样体现在 ACL 断裂的患者中。

PCL 断裂合并半月板损伤的总体发生率明显低于 ACL 断裂损伤,这种差别在急性期和慢性期均存在,这说明 PCL 损伤造成急性半月板损伤少于 ACL 损伤。同时,因关节动力学改变造成的半月板继发损伤的情况 PCL 断裂明显少于 ACL。PCL 主要作用是限制胫骨后移,仅有少量防止胫骨过度外旋的作用,而 ACL 对防止胫骨过度旋转亦有重要作用,因而 PCL 断裂后造成的旋转不稳明显小于 ACL 断裂,旋转不稳又是造成半月板继发损伤的重要因素,也就不可避免地出现 ACL 断裂后慢性期半月板损伤明显多于 PCL 断裂的现象了。然而研究结果也显示 PCL 损伤后慢性期外侧半月板损伤发生率高于急性期,说明仍存在不稳引起继发损伤的因素。运动员半月板损伤的发生率略少于非运动员,可能与运动员肌肉等动态稳定装置强于非运动员,使膝关节相对稳定有关。

从研究中发现,PCL 断裂后内外侧半月板均可在急性期发生损伤,外侧半月板以纵裂为主,内侧半月板以横裂居多。由于 PCL 止于胫骨平台后缘中线偏外侧,韧带断裂后引起胫骨后向及轻度后外向半脱位,导致外侧半月板前角被股骨外髁牵拉、捻挫,易发生纵裂。另外,外侧半月板较内侧半月板活动度大,外侧半月板前角的弹性模量最小,说明外侧半月板更易受到不稳的影响而致损伤,这可以解释慢性期外侧半月板损伤增多的原因。在急性后向半脱位及慢性后向不稳中胫骨平台后部处于股骨髁后方,也就是说半月板后角位于负重区以外,在急、慢性期都不易发生损伤。但在这种动力学关系改变的状态下,半月板前角被股骨髁和胫骨平台挤压并向前牵拉,容易造成半月板体部的放射状裂(横裂)。研究结果也显示半月板体部横裂的发生率较高。ACL 断裂与此相反,它造成的是前向半脱位及不稳,因此,在急性期更多损伤外侧半月板,在慢性期内侧半月板后角及体部损伤更多见。

Fowler 等报道急性 PCL 损伤的患者中软骨损伤发生最多的间室也是半月板损伤最多的部位,提示软骨损伤与半月板损伤有一定相关性[18]。而其他研究并未发现这种关系存在。北京大学运动医学研究所的研究结果亦提示半月板损伤并未造成关节软骨损伤的增多[19]。这就说明关节软骨及半月板损伤的发生主要是由于 PCL 断裂后膝关节动力学稳定性下降,关节长期处于半脱位状态及关节错动,引起软骨及半月板磨损所致。如果恢复关节的正常稳定性,将有助于减少这种损伤的出现。

长期以来,单纯 PCL 断裂的主要治疗手段是保守治疗,虽然功能上损失不多,主观评价尚可,但从客观检查来看,膝关节仍存在较大程度的松弛,并不理想。很多研究发现 PCL 断裂后关节退变进行性发展,累及以内侧为主的多个间室。如果在伤后及时进行医疗干预,恢复膝关节的动力学稳定性,则有可能避免后向不稳带来的继发损害。北京大学运动医学研究所的相关研究提示单纯 PCL 断裂后软骨损伤在慢性期明显增加,损伤程度也有所加重,以髌股关节与内侧间室为主,有不少患者因关节不稳及疼痛要求手术治疗[19]。可见如果早期重建 PCL 很可能减少或避免这种情况的出现。然而,目前的手术方法为缝合及重建两种。除止点撕脱采用止点缝合重建有较好的疗效外,多数患者缝合效果不佳,已少有人用。重建是最常用的手段,采用的移植物及重建方法多种多样,但术后疗效各异。目前没有一种方法可以达到完全恢复膝关节动力学特性的目的。既然不进行手术干预,膝关节不稳及继发骨关节病的问题不能解决,那么就应采取手术治疗。至于采用何种方法最终能够达到重建关节稳定性的问题,就需要更多的学者和长期的研究、探索来解决。

(焦 晨)

第三节 后交叉韧带重建后移植物组织学变化

移植物重建后移植物的转归可分为两个部分,一为关节内部分,另一为骨道内部分。

一、关节内移植物的转归

PCL 重建与 ACL 重建一样,是将无血供的移植物引入关节内,所以是结构移植,必然要经历坏死和替代的过程。这和 ACL 重建后移植物的转归类似,然而真正 PCL 重建后转归的实验研究很少。

重建移植物多为骨-髌腱-骨复合体,最近腘绳肌腱也在 PCL 重建中应用,两种移植物的转归并无明显差别,在动物实验中,正常 PCL(图5-3-1)中可见排列整齐、甲苯胺蓝染色异染的软骨细胞,细胞分布均匀。髌腱和腘绳肌腱移植物都经历了坏死、细胞重新长入、胶原形成和重塑阶段。在 3 周的标本中可以看到移植物中心为坏死组织,而韧带周边可见长入的成纤维细胞及血管;术后 6 周时韧带组织基本上被新长入的细胞替代,仅在中心有少量坏死组织;术后 12 周时可见胶原纤维形成,只是排列略紊乱,而且仍可见少量成纤维细胞;术后 26 周纤维排列已较整齐,

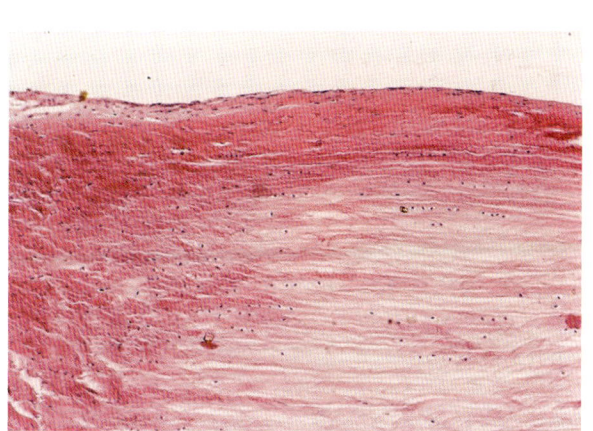

图 5-3-1　正常 PCL

胶原纤维排列整齐，大部分细胞核呈短杆状，有的呈圆形或卵圆形，可见软骨陷窝（HE，×100）

细胞以成熟纤维细胞为主，未见成纤维细胞，但细胞总数仍较多；术后 52 周（图 5-3-2）时比较接近正常 PCL，在靠近骨道入口处尚可见簇聚软骨细胞，这同文献报道一致。有人认为[20,21]重建移植物中簇聚软骨细胞的存在是由于移植物未完成韧带化进程、未转归为正常的 PCL 组织，以致移植物内的细胞产生退变。虽然各阶段在某个时间具有典型的组织化学表现，但各个阶段间并没有明确的时间界限，如早期以坏死为主，但此时已经有细胞长入，只是数量较少，组织学上表现不典型。

在实验中发现，移植物的Ⅰ型胶原从重建早期（术后 3 周）到重建后期（术后 26 周）浓度从低到高，Ⅲ型胶原初期呈低浓度的表达，中期（6~12 周）移植物内可见均匀高表达，后期在局部呈低浓度表达。在早期移植物以组织坏死为主，周边有

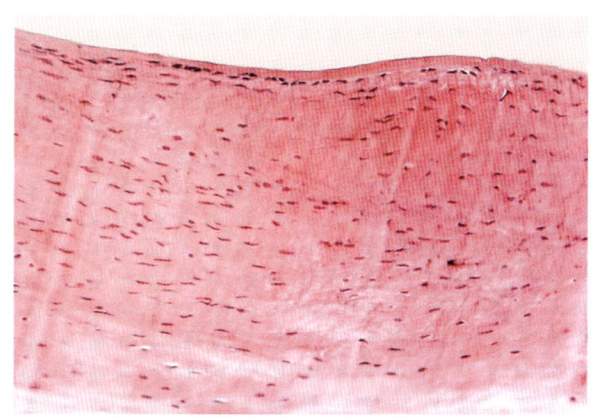

图 5-3-2　PCL 重建术后 52 周

移植物胶原排列规则，类似正常 PCL 形态结构（HE，×100）

细胞长入，此时移植物内Ⅰ型胶原呈低浓度表达，周边Ⅲ型胶原表达，而在中期细胞大量长入并伴有胶原的形成，细胞周边Ⅰ、Ⅲ型胶原均有表达，Ⅲ型胶原表达更明显，说明细胞长入的初期主要形成Ⅲ型胶原，后期Ⅲ型胶原在组织局部有低浓度表达，Ⅰ型胶原大量表达，说明重塑阶段不仅是胶原排列的重塑，也是胶原从Ⅲ型胶原向Ⅰ型胶原转变的过程。

Covey 等[22]的功能解剖学研究显示 PCL 纤维呈连续排列，而没有真正分开的束或带，为了更好区分，基于功能和形态基础，提出了"纤维区域"的概念，他们根据纤维的方向、关节活动时的生物力学行为及止点位置把 PCL 分为前、中、后内、后斜四个纤维区域。我们发现正常 PCL 的纤维排列不是在一个方向上，这与重建后的韧带不同，重建后 1 年时重建物纤维排列虽然较整齐，但主要是纵向排列的，因此承担应力的能力相对较弱；而且术后 1 年时移植物仍以纤维细胞为主，胞核呈长梭形，与正常 PCL 不同；此外，术后 1 年时的移植物Ⅲ型胶原仍可见部分表达，而正常 PCL 中未见表达，提示移植物胶原的成熟度及构成上与 PCL 仍有区别。Ⅲ型胶原的功能是修复损伤后的组织，其强度及韧性均较Ⅰ型胶原差，而在重建后期移植物中仍存在较多的Ⅲ型胶原，重建物的生物力学强度较正常 PCL 低。因此，临床在重建 PCL 时所选择的供体初始强度要高，这样可以弥补移植物重建后由于生物学转归而造成的生物力学强度的降低。Noyes 等[23]的研究显示，移植物在坏死阶段生物力学强度最低，随着细胞长入和胶原的形成和重塑，生物力学强度会逐渐恢复，最终其强度可达初始强度的 50%~60%。

实验的研究对象是新西兰兔，由于物种不同、韧带直径不同、膝关节活动范围及静止状态也不同于人类，因此结果仅作为参考。

二、移植物骨道内的转归（止点转归）

韧带和腱组织的止点分为两种，软骨止点（直接止点）和纤维止点（间接止点）。直接止点由四层结构组成，即：韧带、纤维软骨、钙化软骨和骨，由于具有此种结构，直接止点在承受负荷的能力上大大加强，ACL、PCL、髌腱都属于直接止点。纤维止点是纤维结构穿过骨膜后直接以

锐角插入骨组织中，而插入的纤维组织也被称为 Sharpey 纤维，这种止点能够承受滑动等负荷，一般的纤维止点都属于间接止点。

由于前、后交叉韧带所处位置及周围微环境比较相近，所以 PCL 重建后移植物的变化多借鉴于 ACL 的研究成果。采用骨-髌腱-骨复合物重建韧带时，由于髌腱止点与交叉韧带止点类似，均为直接止点，因此重建后经过坏死、替代后止点的转归仍和原来结构类似，形成直接止点。而采用腱性组织重建后大多数文献报道腱与骨道间的愈合是通过间接止点的形式。这表明形成止点的形式和采用的移植物有明显的关系。但 Petersen 和 Laprell[24] 取 ACL 术后翻修的患者（至少术后 6 个月）的止点进行研究，发现在胫骨端形成止点形式和固定方式有关，用界面螺钉固定的（骨块在骨道内），形成类似直接止点结构，而骨块固定在骨道外的，形成纤维止点。Weiler 等[25] 在羊模型上用生物可吸收界面螺钉固定腱性移植物，来研究腱骨间的愈合。他们发现骨道口的愈合是形成直接止点。推测原因是可吸收界面螺钉消除了骨道口处腱的摆动，从而使骨道口处的韧带受力改变，形成直接止点。

然而 PCL 周围血供较 ACL 丰富，且生物力学方面并不相同，因此 PCL 重建后移植物止点的转归需要详细研究。我所进行了动物研究来观察 PCL 重建后的止点转归。实验用新西兰大白兔半腱肌腱重建 PCL，研究发现腱骨间愈合是一个重塑过程。移植物重建后初期腱骨间由三部分组成，即骨道壁、移植物及中间的交界组织。愈合过程是骨壁-交界层-韧带的重塑。骨壁最初有新生骨形成，向骨道中间生长，逐渐成熟。交界层最初为肉芽组织，内含软骨样细胞团，开始时和韧带贴附，经过细胞和纤维有序化，最终变为连接韧带和骨组织间的止点结构。止点的最终形成是渐进的过程，实验中发现腱骨间在 6 周（图 5-3-3）时可见 Sharpey 纤维形成，此后腱骨间连接进一步成熟；在 12 周（图 5-3-4）时可见止点处有纤维软骨形成；术后 26 周（图 5-3-5）时形成的止点可见纤维软骨层排列较整齐，并在腱骨交界处形成潮线。此时形成止点为直接止点。

在 PCL 重建研究过程中发现术后同期骨道不同部位形成止点成熟程度有区别，即：①骨道口和骨道内：靠近骨道口处的止点形成更成熟（图 5-3-4）；②上、下骨道口：下骨道口处止点易形成；③同一骨道内背侧和腹侧：上骨道背侧及下骨道腹侧止点较同骨道的对侧更成熟，这可能和所受应力有关。原因：①靠近骨道口处止点所受应力较大，因此为适应应力，形成止点较骨道内成熟，而且随着骨道内止点成熟，骨道内所受应力相应减小，从而使骨道内止点的成熟过程减缓；②在下骨道口处止点易形成，早期即可见纤维止点形成，而上骨道外口处直到后期才有明显的止点形成。因为 PCL 的作用是限制胫骨后移，在屈伸活动时 PCL 要承受胫骨后向移动的牵拉负荷，因此下止点处承受较大的向后的牵拉力，重建后的移植物同样也经受这样的负荷，而移植物的下端要经过胫骨后缘，这样的后向牵拉负荷使移植物的下端牢固地贴附在胫骨后缘，从而提供了生

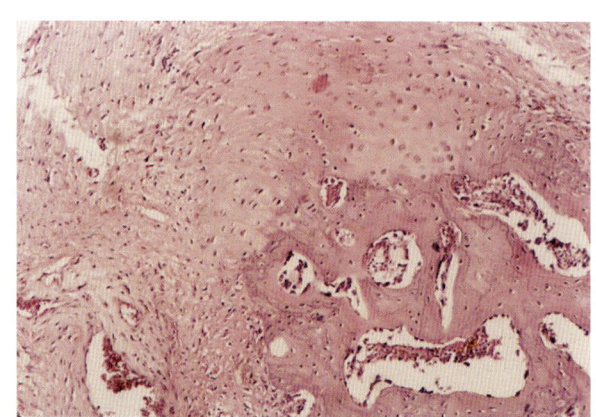

图 5-3-3　PCL 重建术后 6 周止点组织学
移植物和骨道间可见清晰的交界面组织（HE，×100）

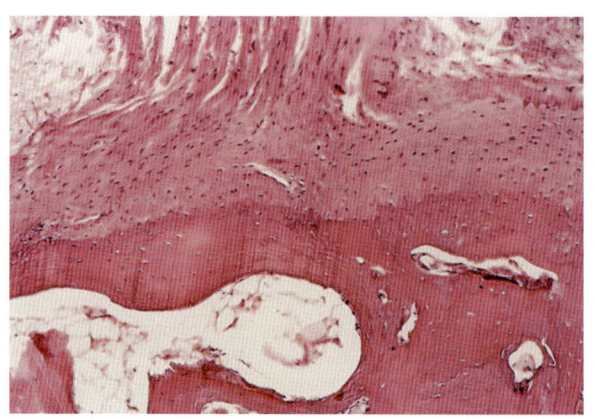

图 5-3-4　PCL 重建术后 12 周止点组织学
移植物与骨道间以致密规则的纤维结缔组织相连（HE，×100）

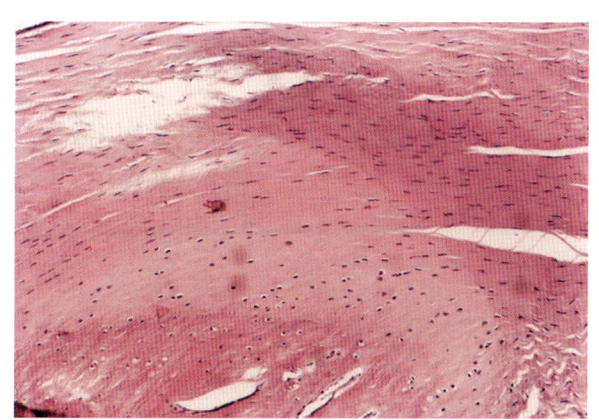

图 5-3-5　PCL 重建术后 26 周止点组织学

移植物骨道入口处可见移植物与骨以纤维软骨相连，形成直接止点（HE，×100）

长的环境。Pierre 等[26] 通过将羊的冈上肌切断后再予缝合固定，分别建立腱和松质骨、腱和皮质骨两种连接模型，观察愈合情况，发现两者形成止点无明显差异。因此移植物下端和胫骨后缘（皮质骨）间紧密的贴附容易愈合。在实验中术后 3 周下骨道外口处可以看到明显的成骨活动，移植物和胫骨后缘紧密贴附，在术后 6 周即有纤维止点形成。随着骨道口处止点的形成，骨道有缩小的趋势，在后期可见远端的下骨道已闭合。而上骨道情况不同，由于 PCL 不仅要维持后向的稳定，同时是关节旋转活动中的中心轴。而股骨在膝关节的屈伸和旋转中是轴心，因此 PCL 作为旋转时的中心轴时上止点处不仅要承受延 PCL 方向的纵向牵拉，还要承受与止点处界面平行的剪切力。移植物在引入关节后，和周围并无牢固的连接，在不断经受这种复合力的作用下，移植物会不断摆动（又称为 Bungee 作用），骨道口处很难形成止点。本实验中上骨道口处一直到术后 12 周均未能形成清晰的止点，并且在术后 6 周可见上骨道口的扩大，说明应力对腱骨间愈合有明显的影响。因此，临床上采用腱性移植物重建 ACL 或 PCL 可通过加用可吸收界面螺钉来消除腱的摆动；③同理，由于上骨道的背侧及下骨道的腹侧所受牵拉应力强，因此止点形成更迅速。

（王　健）

第四节　后交叉韧带双束重建的临床解剖学基础

PCL 很强大，最大拉伸载荷为 739～1 627N，约为 ACL 的 2 倍，为膝关节主要的后向稳定性结构，其作用达 90%[27]。PCL 位于膝关节深部，起于股骨内髁外侧面，止于胫骨上端后面，为关节内、滑膜外结构，滑膜在后关节囊处反折，其内侧、外侧、前侧均为滑膜组织覆盖，其后方远侧与后关节囊及骨膜相延续。PCL 解剖结构复杂，由不同长度、不同止点纤维束组成[28]。为了研究其结构与功能，指导 PCL 重建，人们将 PCL 进行了分束研究。

一、PCL 分束情况

1975 年 Girgis 等[29] 首先将 PCL 分为两束，两束纤维股骨止点分别位于 PCL 胫骨止点的前外侧部与后内侧部，将二者命名为前外束（anterolateral bundle，ALB）与后内束（posteromedial bundle，PMB），引入了 PCL 的两束概念（图 5-4-1）。此后，该观念得到了认可与发展，成为 PCL 分束的主流观点，现在的 PCL 双束重建均以此为基础。

我们研究发现 PCL 是一个连续的整体，在未加载条件下，PCL 各束均处于较松弛状态；在胫骨后向加载时，不同屈膝角度均有相应的纤维束紧张，保持膝关节的后向稳定性，各纤维束的紧张-松弛模式明显不同。止于股骨内髁外侧面的纤维束仅在膝关节过伸位与膝关节高度屈曲位（大于 120°）时紧张，而止于髁间窝顶及髁间窝顶与侧壁交界区的纤维在 0°～120° 范围内处于紧张状态，显然，后部纤维束在维持膝关节后向稳定性方面起着主要作用，且与前部纤维束作用明显不同，因此，将 PCL 分为两束是合理的[30]。另外，在 PCL 超微结构研究及生物力学研究方面也为 PCL 分为两束提供了实验依据[31, 32]。其中 ALB 明显强大，Girgis 等[29] 与 Harner 等[33] 认为 ALB 中纤维束约占 PCL 的 2/3，Race 等[31] 则认为 ALB 横断面积占 PCL 的 85%。

PCL 分为两束的具体方法文献记录不严格[34-36]，一般在重复屈伸膝关节动作中观察纤维束张力变化，寻找纤维束松紧分界并将其分束，没有

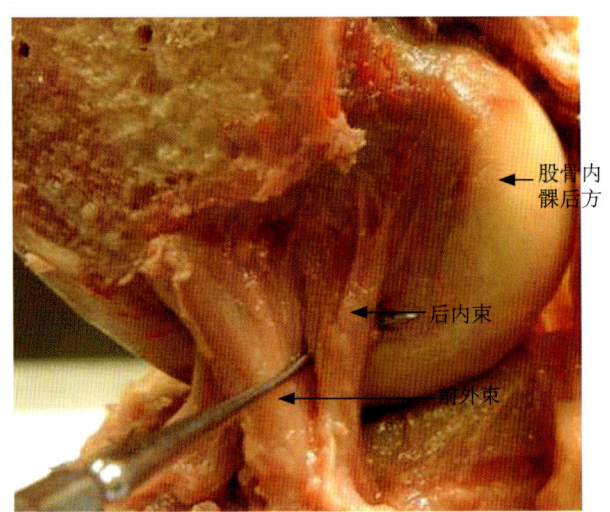

图 5-4-1 PCL 分束情况

具体的分束角度，或者说既往很多作者不是在某固定屈膝角度下将 PCL 分为两束，导致分束标准不统一，影响研究结果。Harner 等[37]方法较为具体，在胫骨后向加载时，分别于屈膝 90°位及屈膝 30°位确定 ALB 与 PMB。我们发现 PMB 仅在膝关节过伸位及高度屈曲位时紧张，ALB 在 0°~120°位紧张，在屈膝 60°位时 PCL 中松弛的纤维束最多，松弛与紧张的界限最明显，因此选用在该角度将 PCL 分为两束[30]。

关于 PCL 两束功能的研究较多，有人报道 PCL 中的 ALB 主要负责 60°~120°胫骨的后向稳定性，PMB 主要负责 0°~60°[27, 38]；也有人报道 ALB 在屈膝中部紧张，维持屈膝 40°~120°时胫骨的后向稳定，PMB 在伸直位及高度屈曲位时紧张，维持伸膝位及屈膝大于 130°时胫骨的后向稳定[29, 33]。我们认为 ALB 主要维持 0°~120°胫骨的后向稳定，而 PMB 则维持过伸位及过度屈膝位（大于 120°）胫骨的后向稳定[30]。Girgis 等[29]及 Harner 等[33]的意见与此基本一致。

关于 PCL 分束研究还有其他报道：Makris 等[39]将其分为 4 束，包括前、中、后纵、后斜四部分；Inderster 等[40]将其分为前外、后内与后斜三部分；Mejia 等[28]认为应将其作为一个连续的统一体来研究。由于 PCL 结构复杂，真正意义上解剖重建 PCL 目前没有可能[35]，因此，将 PCL 作为连续整体研究不利于指导 PCL 重建，考虑到 PCL 横断面积、止点大小及现有移植物尺寸，将 PCL 分为 3 束及 4 束重建在临床上可行性不大，因此，目前 PCL 一般分为两束，临床上采用的 PCL 分束重建是双束重建。

二、PCL 纤维束紧张 - 松弛模式

PCL 中纤维束在屈伸膝关节时可出现不同的紧张 - 松弛模式，PCL 各种分束理论均以此为基础，而 PCL 分束又与 PCL 损伤理论及重建方法密不可分，可见，研究 PCL 纤维束紧张 - 松弛模式具有重要意义，是 PCL 重建的重要解剖学基础。文献报道 PCL 股骨止点位置对纤维束长度及张力的影响明显大于胫骨止点[41, 42]。目前该领域研究报道较多，一般研究到 PCL 分束水平，关于各束内纤维的紧张 - 松弛模式未见报道。

Fox 等[43]报道在不加载条件下，ALB 在屈膝时紧张，PMB 在伸膝时紧张，在胫骨后向加载时，两束均紧张；Harner 等[37]报道胫骨后向加载时，不同屈膝角度下，PCL 中不同的纤维束紧张；Makris 等[39]通过显微解剖研究将其分为前、中、后纵、后斜 4 束（图 5-4-2），发现伸直位时后部

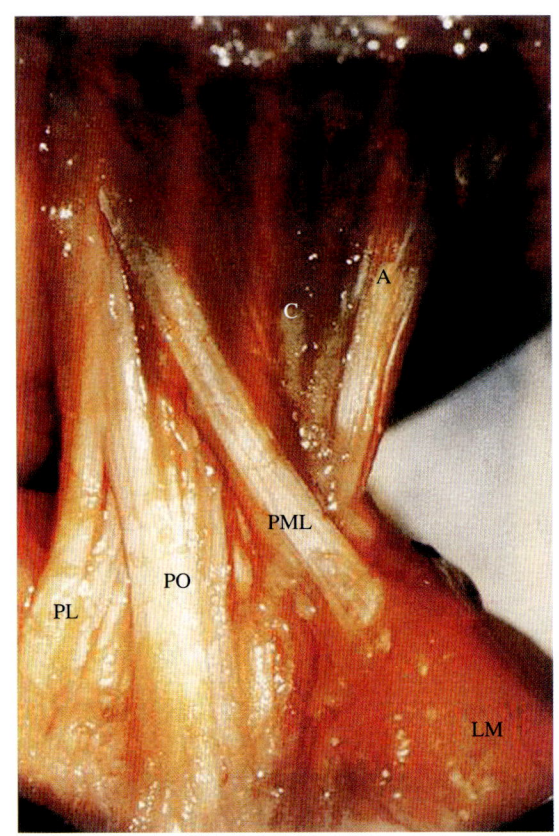

图 5-4-2 PCL 的显微解剖

分为前（A）、中（C）、后纵（PL）、后斜（PO）4 束，PML 板股后韧带，LM 外侧半月板

纤维紧张，前部纤维松弛，中部纤维稍松弛，屈膝小于90°位时，后部纤维逐渐松弛，前部与中部纤维逐渐紧张，90°～120°后部纤维再次紧张，前部纤维稍有松弛，中部纤维继续紧张。

我们研究[30]发现PCL在无载荷条件下屈伸膝关节时，基本处于松弛状态（过伸与过屈位除外），在胫骨后向加载时PCL中不同的纤维束紧张，ALB与PMB分工明确，膝关节过伸位时PMB紧张，方向与关节隙不垂直，起到稳定胫骨后向移位的作用，在伸直位ALB开始紧张维持胫骨后向稳定性。在膝关节过伸位与高度屈曲位时，ALB均松弛，分别呈向后与向前的弧形。在过伸位ALB与前面over-the-back（胫骨髁间嵴后方斜形骨面上部）紧贴，向后的弧形减轻了纤维束与骨面间的压力（图5-4-3），在过屈位ALB与股骨髁间窝后壁相靠近，向前的弧形使二者很少发生撞击。Amis等[34]则认为膝关节过屈位时ALB与股骨髁间窝后壁发生撞击，是造成PCL损伤的原因之一。ALB表现向后的弧形是由于PMB向后内牵拉所致，向前的弧形是由于PMB及Wrisberg韧带共同向前内作用所致（图5-4-4），而目前PCL双束重建中ALB与PMB不是一个整体，之间缺乏联系，并且没有重建Wrisberg韧带，因此，如

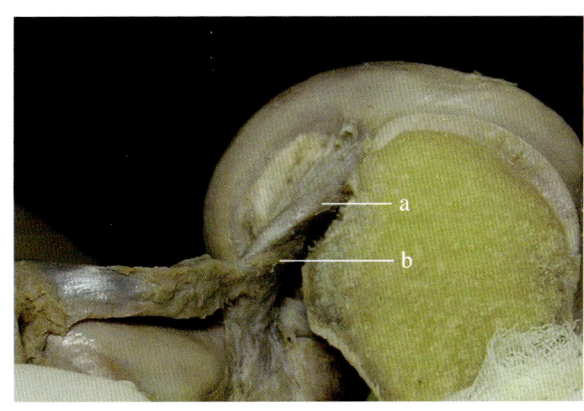

图5-4-4　过屈位PCL

a. PCL；b. Wrisberg韧带

果将ALB定位于原解剖止点位置，可导致ALB在过伸及过屈位时与over-the-back顶部、股骨髁间窝后壁发生撞击，造成移植物损伤。在PCL单束重建时，很多人主张将股骨骨道定位于PCL股骨止点的远前位置，即重建ALB[42]，我们发现采用该定位方法膝关节过伸或过屈时，移植物很可能分别与over-the-back顶部、股骨髁间窝后壁发生撞击，这很可能是造成PCL重建后松弛的重要原因之一。

三、等长束与"功能束"

为了提高PCL重建效果，人们对PCL等长性进行了研究，Grood等[41]将屈伸膝过程中止点间距离小于2mm的股骨止点区域确定为子弹形，基底部位于线处，指向后远侧（图5-4-5）；Inderster等[40]将其分为前外、后内与后斜三部分，认为后斜束在0°～90°具有良好的等长性；Mejia等[28]认为PCL中止于股骨止点中最近侧部分的少数纤维具有等长性，其他一些作者也有类似报道，认为股骨止点中约有5%～15%为等长区域[44]；而Ortiz等[45]认为在屈伸过程中，PCL纤维束的张力及方向在不断的改变，不具有等长性。我们发现在屈伸膝关节时PCL中没有持续紧张的纤维束，即所谓的等长纤维束不存在。

既往有人提倡PCL等长重建[46]，效果不佳，文献报道PCL等长重建只能在屈膝角度较小的情况下维持胫骨后向稳定性[47]。Galloway等[47]认为PCL微观结构及止点间距离变化复杂，更适合于非等长重建，但同样不能完全恢复PCL功能。我

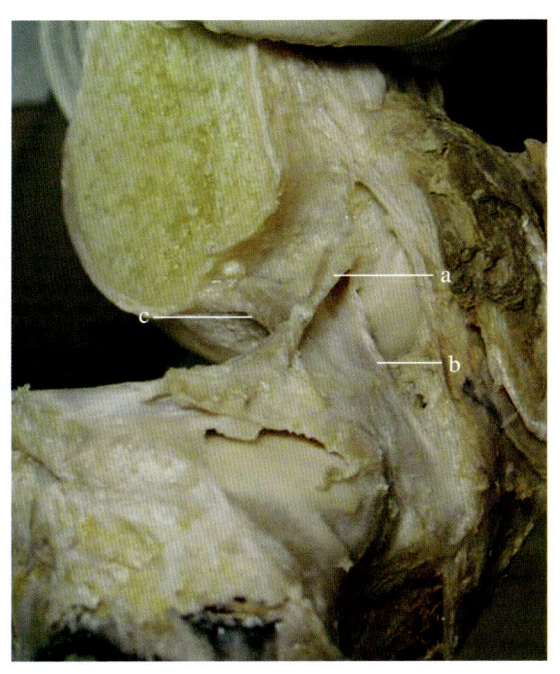

图5-4-3　过伸位PCL

a. Wrisberg韧带；b. PCL后缘；c. PCL前缘

们认为PCL中缺乏屈伸膝全范围内等长纤维束可能是单束重建不满意的重要原因。

移植物内纤维束应力分布高度不均匀导致移植物过度拉长是PCL重建失败的首要原因[47-49]。其原因是重建后PCL纤维束的紧张-松弛模式与原纤维束不同，纤维束在屈伸膝过程中应力过于集中，造成移植物的损伤。因此，模拟PCL纤维束紧张模式，进行PCL重建可以改善移植物在屈伸膝过程中的应力状况，提高PCL重建效果。Mejia等[28]认为在不同屈膝角度下，PCL中均有相应的纤维束防止胫骨后向移位，明确这些纤维束的股骨止点位置是进行PCL重建的基础。文献中报道单束重建只能部分恢复PCL解剖及功能[28,38]。双束重建可以更好地恢复PCL功能[33,38,48]，现在临床上应用的移植物与原PCL在形态上存在很大差别，既不能进行PCL的整体解剖学重建，也不能解剖重建ALB与PMB。目前一般采用各束止点中心定位法[50]，即将骨道定位于ALB与PMB止点的中心点（图5-4-6），该方法分别重建了ALB与PMB中间部分纤维束。目前，没有关于ALB与PMB束内纤维紧张-松弛模式的研究，

中间部分纤维束是否可以代表ALB或PMB的主要功能也没有报道。因此，研究ALB与PMB束内纤维的紧张-松弛模式，寻找ALB与PMB中最具代表性的纤维束进行重建，对模拟PCL中纤维束紧张模式及恢复PCL的功能具有重要意义。

通过研究ALB与PMB束内纤维的紧张-松弛模式，我们发现ALB与PMB中均存在能代表其主要功能的纤维束，即在屈伸膝活动中紧张范围最广及对胫骨后向稳定性作用最明显的纤维束，将其命名为该束的"功能束"，ALB与PMB中"功能束"联合作用基本可以保证膝关节活动范围中胫骨的后向稳定性。ALB与PMB"功能束"的止点不在该束止点的中心，其中，ALB股骨止点的近内侧部分为其"功能束"的股骨附着处，胫骨止点则位于ALB胫骨止点远外侧角；PMB"功能束"的股骨止点位于PMB股骨止点的近后部，胫骨止点位于PMB胫骨止点的远内侧部。根据实验观察，ALB"功能束"位置偏近内，在膝关节过伸与过屈位时基本不与over-the-back顶部或股骨髁间窝后壁发生撞击，可以避免移植物损伤。因此，我们认为应该重建PCL中ALB与PMB的"功能束"，而不是其中心束。另外，目前PCL重建一般采用单胫骨骨道或嵌入(inlay)技术，仅个别报道采用双胫骨骨道，我们发现ALB与PMB"功能束"的胫骨止点分别位于该束止点的远外侧

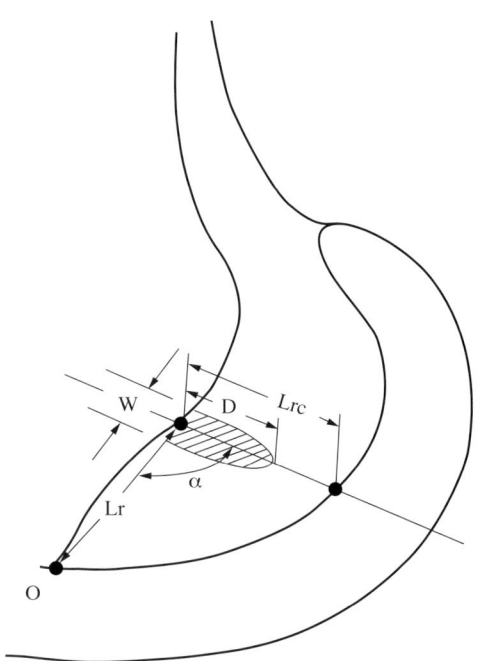

图5-4-5　阴影区域为PCL等长区域，轴线为最等长线

D：等长区长度；W：等长区宽度；Lr：髁间窝顶线与等长区中轴线及前方软骨缘交点间距离；α：等长区中轴线与Lr间夹角；Lrc：等长区中轴线与髁间窝顶线及软骨缘交点间距离

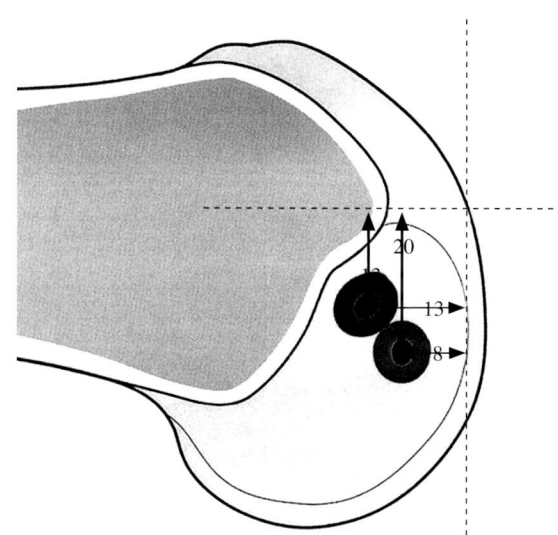

图5-4-6　Stahelin等采用的PCL双束重建定位方法

部与远内侧部，二者距离较大，应该采用双胫骨骨道重建[30]。

四、PCL 双束重建中的股骨骨道

对 PCL 股骨止点进行准确描述是 PCL 重建所必需的，尤其是对于 PCL 双束或多束重建[28]。在文献中，关于 PCL 股骨止点的测量方法有多种，既往研究中对 PCL 股骨止点的测量指标有多种，主要有时钟定位、方格定位、止点中心点与软骨缘距离、止点中心点与髁间窝顶距离、止点边缘与软骨缘距离等[28, 36, 51-53]。PCL 股骨止点是三维立体的，其 ALB 止点位于髁间窝及窝顶与髁间窝内侧壁交界处，与 PMB 所在的髁间窝内侧壁不在同一平面上，侧面观仅见 ALB 止点中位于交界处很小的部分，因此，应用 Edwards 等[36]的方格定位法进行测量有困难。时钟定位是文献中经常采用的描述方法（图 5-4-7），其结果受股骨髁形状、屈膝角度、时钟中心位置的设定等因素影响明显[28]，具体方法大体分两种，其一是参考线平行于股骨干（图 5-4-8）；其二是参考线平行于 Blumansaat 线（简称 B 线）（图 5-4-9）。Mejia 等[28]认为前者在测量 PCL 止点后部时准确，但在测量 12 点位及 1 点位时无法与股骨干平行，只能采用垂直于软骨缘的方法测量，存在不方便；我们发现二者在测量 ALB 止点时差别不明显，但后者在测量 PMB 止点时参考线明显变长，时钟位间隔变窄，增加了测量难度，并且在关节镜下应用可能更困难，因此，我们采用前者在屈膝 90°位进行测量。鉴于单一测量方法不能准确描述 PCL 股

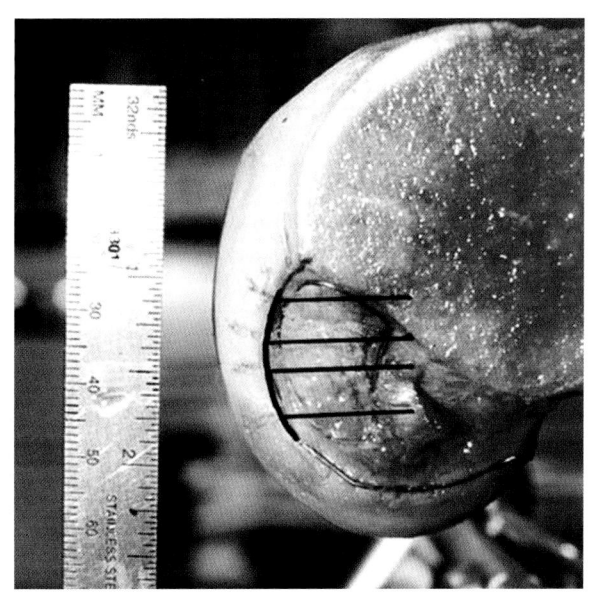

图 5-4-8　参考线平行于股骨干

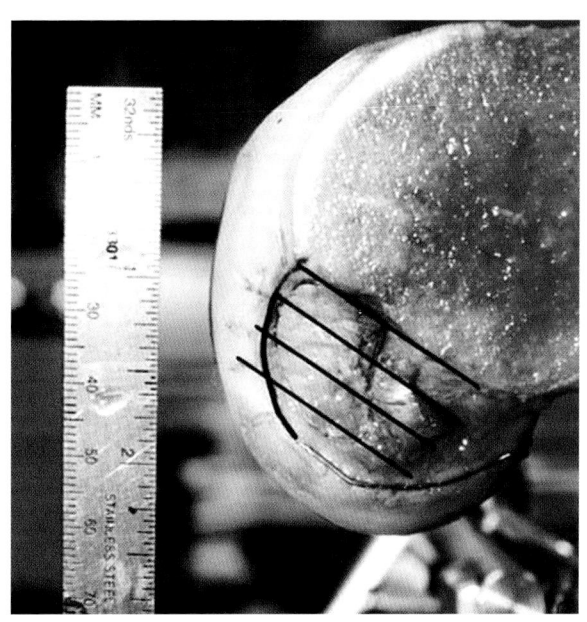

图 5-4-9　参考线平行于 Blumansaat 线

骨止点的解剖情况[28, 36]，建议通过测量 PCL 股骨止点边缘与股骨内髁软骨缘距离确定止点边缘的位置，通过测量止点中心与 Blumansaat 线、股骨内髁软骨缘距离及时钟定位三项指标共同确定止点中心位置（图 5-4-10）[54]。

既往缺乏对 ALB 及 PMB 束内纤维紧张 - 松弛模式的研究，也就没有关于"功能束"止点位置的研究，一般将止点中心作为骨道定位点。我们在研究中确定了 ALB 与 PMB 的"功能束"，同

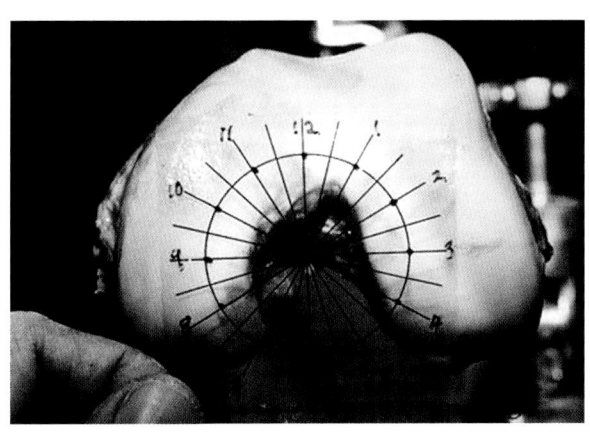

图 5-4-7　时钟定位法

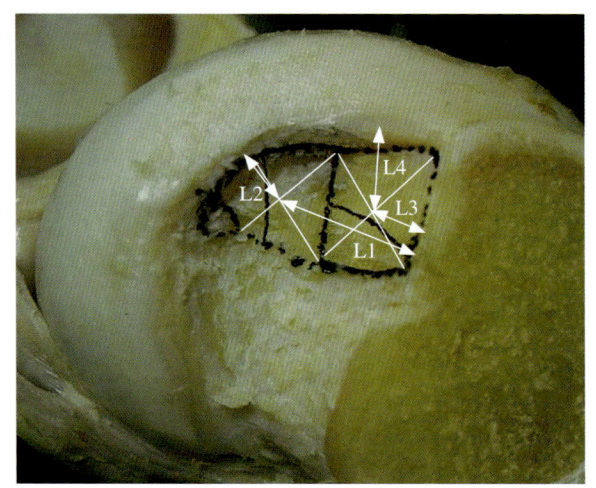

图 5-4-10　ALB 与 PMB 股骨止点中心位置确定方法

L1 与 L2 分别为 ALB 股骨止点中心与 B 线及软骨缘距离，L3 与 L4 分别为 PMB 股骨止点中心与 B 线及软骨缘距离

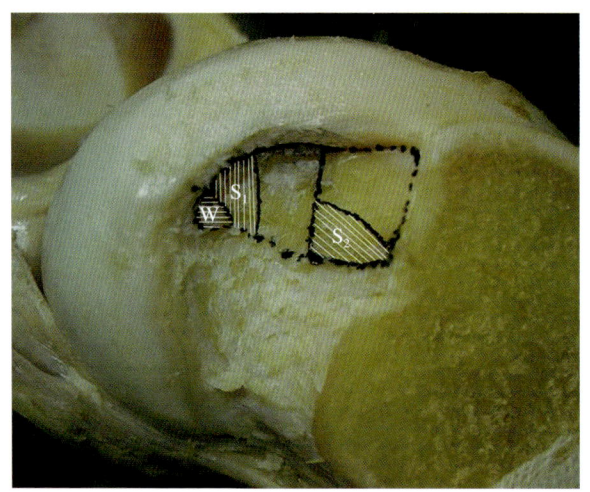

图 5-4-11　ALB 与 PMB 及各自"功能束"股骨止点

S_1 为 PMB "功能束" 股骨止点，S_2 为 ALB "功能束" 股骨止点，W 为 Wrisberg 韧带股骨止点

时对 ALB 股骨止点中心、PMB 股骨止点中心与各自的"功能束"股骨止点中心进行了比较研究，明确了各自的位置及大小（图 5-4-11）。关于两束中心位置有多篇报道，但没有关于两束止点中心间位置关系的研究[28, 36, 52, 53]。我们在研究中发现，PMB 中心点位置偏后，距离髁间窝顶较远，周围可靠定位标志少，ALB 中心点可以作为其定位参考标志，因此确定中心点间关系有利于 PMB 中心的定位，该规律同样适用于 ALB 与 PMB "功能束"。

具体研究结果如下：ALB 股骨止点接近于长方形，其近远径与左右径平均分别为 10.63mm ± 1.64mm 与 9.07mm ± 1.46mm，其边缘与股骨内髁软骨缘最近距离平均为 2.88mm ± 0.75mm，ALB "功能束" 股骨止点为梯形或三角形，其他测量数据见表 5-4-1。

PMB 股骨止点近似椭圆形，面积大于 ALB 股骨止点（$P<0.05$），其近远径与前后径平均分别为 10.24mm ± 1.64mm 与 16.20mm ± 4.80mm，其边缘与股骨内髁软骨缘最近距离平均为 2.98mm ± 1.03mm，PMB "功能束" 股骨止点为梯形，其他测量数据见表 5-4-2。

五、PCL 双束重建中的胫骨骨道

关于 PCL 胫骨止点与骨道位置的研究明显少于股骨止点与骨道位置[35]。PCL 双束重建中一般采用单胫骨骨道或胫骨嵌入技术（inlay 技术），为双束三骨道重建，与 PCL 解剖情况差别明显。在 PCL 双束三骨道重建中（单胫骨骨道），Garofalo 等[55]主张胫骨骨道定位于 PCL 胫骨止点的远外

表 5-4-1　ALB 及"功能束"股骨止点测量数据（$\bar{x} \pm s$）

指标	ALB 股骨止点	ALB 功能束股骨止点
平均面积（mm²）	82.77 ± 20.90	32.16 ± 18.96
中心与股骨内髁软骨缘距离（mm）	7.89 ± 1.26	8.23 ± 1.59
中心与 B 线距离（mm）	6.09 ± 1.18	5.07 ± 0.55
中心时钟定位	11：05	10：35

注：时钟定位均转换为左膝，两组比较差异均有统计学差异（$P<0.05$）

表 5-4-2　PMB 及功能束股骨止点测量数据（$\bar{x} \pm s$）

指标	PMB 股骨止点	PMB 功能束股骨止点
平均面积（mm²）	122.13 ± 38.05	36.89 ± 5.21
中心与股骨内髁软骨缘距离（mm）	7.47 ± 1.37	5.42 ± 1.18
中心与 B 线距离（mm）	14.07 ± 2.56	17.12 ± 3.11
中心时钟定位	9：35	9：10

注：时钟定位均转换为左膝，两组比较差异均有统计学差异（$P<0.05$）

侧部；Sekiya 等[56] 主张定位于 PCL 胫骨止点的中心；Kim 等[57] 主张定位于 PCL 胫骨止点陷窝内，关节面下方 13mm，中线稍外侧；Chuang 等[58] 认为 Inlay 骨块应稍高于 PCL 胫骨止点位置。

PCL 可以分为 ALB 与 PMB 两束[34]，两束的胫骨止点位置形态均存在显著不同，为了更好地解剖重建 PCL，提高重建效果，有人提出 PCL 双束四骨道重建，即将 ALB 与 PMB 胫骨骨道分开[35, 59]。在 PCL 双束四骨道重建研究中，Sheps 等[35] 首次确定了 PCL 胫骨止点四周边界、四个边角及 ALB 与 PMB 胫骨骨道中心位置。以外上角为参考，内移 3mm、下移 3mm，即为 ALB 胫骨骨道中心点；以内下角为参考，外移 3mm、上移 3mm 即为 PMB 胫骨骨道中心点。Makino 等[59] 首先将 PCL 双束四骨道重建技术应用于临床，其中 PMB 胫骨骨道位置以后关节囊为参考，如果后关节囊下止点不存在则以腘肌为参考辅助定位，ALB 胫骨骨道平行于 PMB 胫骨骨道，并位于其上方 3~4mm。

为了更好地模拟 PCL 纤维束紧张模式，提高 PCL 重建效果，我们提出了"功能束"概念，确定了 ALB 与 PMB "功能束"胫骨止点的形态、面积、位置以及与周围解剖标志的关系，进行了"功能束"胫骨止点中心与 ALB 及 PMB 胫骨止点中心的比较研究[60]。结果表明，ALB 与 PMB "功能束"胫骨止点均呈椭圆形，平均面积分别为 $35.26mm^2 \pm 12.03mm^2$ 与 $35.95mm^2 \pm 5.79mm^2$，均接近 ALB 与 PMB 胫骨止点面积的 2/5，分别位于 ALB 与 PMB 胫骨止点远外部与远内部。研究发现 PCL 断裂后内侧半月板上缘及"over-the-back"（胫骨髁间棘后面斜形骨面上部）视野清楚，在内侧半月板损伤或切除后内侧胫骨平台上缘可代替内侧半月板上缘作为解剖标志，因此，通过测量 ALB 与其"功能束"胫骨止点中心与上述 3 个解剖标志的距离可确定二者的位置；PMB 胫骨止点远侧以骨嵴为界，标志性明显[35, 61]，在确定 PMB 与其"功能束"胫骨止点中心位置时增加了该骨嵴作为解剖标志（图 5-4-12）。测量结果表明，ALB、PMB 与各自"功能束"胫骨止点中心位置不重合（差异具有统计学意义），即 ALB 与 PMB 中最能代表其功能的纤维束的胫骨止点并不位于各自止点的中心，PCL 双束四骨道重建中胫

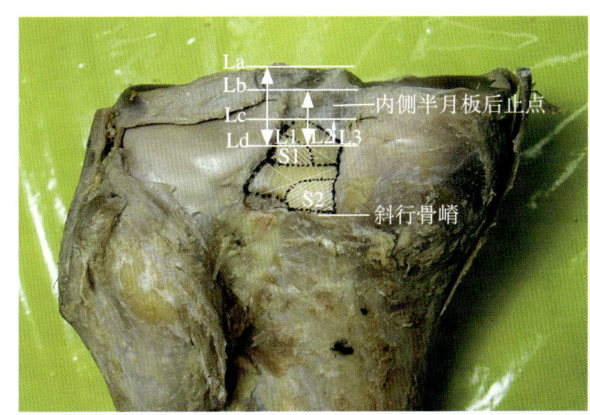

图 5-4-12　ALB 与 PMB 胫骨止点中心测量方法

S1、S2 分别为 ALB 与 PMB "功能束"胫骨止点，L1-3 分别为 ALB 胫骨止点中心与内侧胫骨平台、内侧半月板上缘及"over-the-back"点距离，La-d 分别代表"over-the-back"点水平线、内侧半月板上缘水平线、内侧胫骨平台水平线及 ALB 胫骨止点中心点水平线

骨骨道应该根据"功能束"胫骨止点位置确定，而不是定位于 ALB 与 PMB 胫骨止点中心。

具体研究结果如下：ALB 胫骨止点接近于菱形，其近远径（L1）与左右径（L2）平均分别为 $11.15mm \pm 2.30mm$ 与 $11.34mm \pm 2.17mm$，ALB "功能束"胫骨止点为椭圆形，ALB 胫骨止点其他测量数据见表 5-4-3。

PMB 胫骨止点近似长方形，面积与 ALB 胫骨止点无明显差别（$P > 0.05$），其近远径（L9）与左右径（L10）分别为 $8.41mm \pm 2.84mm$ 与 $14.69mm \pm 2.76mm$，PMB "功能束"胫骨止点近似椭圆形，其面积与 ALB "功能束"胫骨止点面积无明显差别（$P > 0.05$），PMB 胫骨止点其他测量数据见表 5-4-4。

表 5-4-3　ALB 及"功能束"胫骨止点测量数据（$\bar{x} \pm s$）

指标	ALB 胫骨止点	ALB "功能束"胫骨止点
平均面积（mm²）	90.46 ± 19.91	35.26 ± 12.03
中心与内侧胫骨平台距离（mm）	5.94 ± 2.84	8.02 ± 1.22
中心与内侧半月板上缘距离（mm）	11.04 ± 3.98	13.16 ± 0.29
中心与"over-the-back"点距离（mm）	15.99 ± 2.82	18.41 ± 1.66

注：两组比较差异均有统计学差异（$P < 0.05$）

表 5-4-4　PMB 及 "功能束" 胫骨止点测量数据（$\bar{x}\pm s$）

指标	PMB 胫骨止点	PMB "功能束" 胫骨止点
平均面积（mm²）	96.16±31.50	35.95±5.79
中心与内侧胫骨平台距离（mm）	11.03±3.06	12.11±1.26
中心与内侧半月板上缘距离（mm）	16.07±3.06	17.98±2.79
中心与 "over-the-back" 点距离（mm）	21.73±4.97	23.61±3.89
中心与胫骨上端后方骨嵴距离（mm）	6.01±1.32	4.56±2.19

注：两组比较差异均有统计学差异（$P<0.05$）

（刘　平）

参 考 文 献

[1] Shino K, Horibe S, Nakata K, et al. Conservative treatment of isolated injuries to the posterior cruciate ligament in athletes. J Bone Joint Surg Br, 1995, 77(6): 895-900.

[2] Keller PM, Shelbourne KD, McCarroll JR, et al. Nonoperatively treated isolated posterior cruciate ligament injuries. Am J Sports Med, 1993, 21(1): 132-136.

[3] Geissler WB, Whipple TL. Intraarticular abnormalities in association with posterior cruciate ligament injuries. Am J Sports Med, 1993, 21(6): 846-849.

[4] Yoshioka M, Shimizu C, Harwood FL, et al. The effect of hyaluronan during the development of osteoarthritis. Osteoarthritis Cartilage, 1997, 5: 251-260.

[5] Mankin HJ, Dorfman H, Lippiell O, et al. Biomechanical and metabolic abnormalities in articular cartilage from osteoarthritis in human hips. J Bone Joint Surg, 1971, 53A: 523-530.

[6] 薛海滨，敖英芳，于长隆，等. 前交叉韧带断裂和重建对膝关节软骨退变影响的实验研究. 中国运动医学杂志, 2002, 40:304-307.

[7] Li Guoan, Thomas GJ, Louis DE, et al. Biomechanical consequences of PCL deficiency in the knee under simulated muscle loads: an in vitro experimental study. J Orthop Res, 2002, 20(4): 887-892.

[8] Skyhar MJ, Warren RF, Ortiz GJ, et al. The effects of sectioning of the posterior cruciate and the posterolateral complex on the articular contact pressure within the knee. J Bone Joint Surg Am, 1993, 75: 694-699.

[9] MacDonald P, Miniaci A, Fowler P, et al. A biomechanical analysis of joint contact forces in the posterior cruciate deficient knee. Knee Surg Sports Traumatol Arthrosc, 1996, 3: 252-255.

[10] Hay CW, Chu Q, Budsberg SC, et al. Synovial fluid interleukin 6, tumor necrosis factor, and nitric oxide values in dogs with osteoarthritis secondary to cranial cruciate ligament rupture. Am J Vet Res. 1997; 58(9): 1027-1032.

[11] Hamada M, Shino K, Mitsuoka T, et al. Chondral injury associated with acute isolated posterior cruciate ligament injury. Arthroscopy, 2000, 16(1): 59-63.

[12] Li G, Gill TJ, DeFrate LE, et al. Biomechanical consequences of PCL deficiency in the knee under simulated muscle loads: An in vitro experimental study. J Orthop Res, 2002, 20(4): 887-892.

[13] MacDonald P, Miniaci A, Fowler P, et al. A biomechanical analysis of joint contact forces in the posterior cruciate deficient knee. Knee Surg Sports Traumatol Arthrosc, 1996, 3: 252-255.

[14] Parolie JM, Bergfeld JA. Long-term results of nonoperative treatment of isolated posterior cruciate ligament injuries in the athlete. Am J Sports Med, 1986, 14: 35-38.

[15] Geissler WB, Whipple TL. Intraarticular abnormalities in association with posterior cruciate ligament injuries. Am J Sports Med, 1993, 21(6): 846-849.

[16] Skyhar MJ, Warren RE, Ortiz GJ, et al. The effects of sectioning of the posterior cruciate and the posterolateral complex on the articular contact pressure within the knee. J Bone Joint Surg Am, 1993, 75: 694-699.

[17] Spindler KP, Schils JP, Bergfeld JA, et al. Prospective study of osseous, articular and meniscal lesions in recent anterior cruciate ligament tears by magnetic imaging and arthroscopy. Am J Sports Med, 1993, 21(4): 551-557.

[18] Fowler PJ, Messieh SS. Isolated posterior cruciate ligament injuries in athletes. Am J Sports Med, 1987, 15: 553-557.

[19] 焦晨，于长隆，敖英芳. 单纯后交叉韧带继发关节内损伤的临床研究. 中国运动医学杂志, 2003, 22(4): 337-343.

[20] Kasperczyk WJ, Bosch U, Oestern HJ, et al. Staging of patellar tendon autograft healing after posterior cruciate ligament reconstruction. A biomechanical and histological study in a sheep model. Clin Orthop, 1993, (286): 271-282.

[21] Bosch U, Kasperczyk WJ. Healing of the patellar tendon autograft after posterior cruciate ligament reconstruction--a process of ligamentization? An experimental study in a sheep model. Am J Sports Med, 1992, 20(5): 558-566.

[22] Covey DC, Sapega AA, Sherman GM. Testing for "isometry" during posterior cruciate ligament reconstruction. Anatomic and biomechanical consideration. Am J Sports Med, 1996, 24: 740-746.

[23] Noyes FR, Butler DL, Grood ES, et al. Biomechanical analysis of human ligament grafts used in knee ligament repairs and reconstruction. J Bone Joint Surg(Am), 1984, 66: 344-352.

[24] Petersen W, Laprell H. Insertion of autologous tendon grafts to the bone: a histological and immunohistochemical study of hamstring and patellar tendon grafts. Knee Surg Sports Traumatol Arthrosc, 2000, 8(1):26-31.

[25] Weiler A, Hoffmann RF, Bail HJ, et al. Tendon healing in a bone tunnel. II. Histologic analysis after biodegradable interference fit fixation in a model of anterior cruciate ligament reconstruction in sheep. Arthroscopy, 2002, 18(2):124-135.

[26] ST Pierre P, Olson EJ, Elliott JJ, et al. Tendon-healing to cortical bone compared with healing to cancellous trough: a biomechanical and histological evaluation in goats. J Bone Joint Surg Am, 1995, 77(12):1858-1866.

[27] Race A, Amis AA. Loading of the two bundles of the posterior cruciate ligament: An analysis of bundle function in A-P drawer. J Biomech, 1996, 29(7) : 873-879.

[28] Mejia EA, Noyes FR, Grood ES. Posterior cruciate ligament femoral insertion site characteristics. Importance for reconstructive procedures. Am J Sports Med, 2002, 30(5): 643-651.

[29] Girgis FG, Marshall JL, Monajem A. The cruciate ligaments of the knee joint. Anatomical, functional and experimental analysis. Clin Orthop Relat Res, 1975, 106: 216-231.

[30] 刘平，敖英芳．膝关节后交叉韧带及板股韧带临床解剖学研究．中国运动医学杂志, 2008, 27(2): 189-193.

[31] Race A, Amis AA. The mechanical properties of the two bundles of the human posterior cruciate ligament. J Biomech, 1994, 27(1):13-24.

[32] Baek GH, Carlin GJ, Vogrin TM, et al. Quantitative analysis of collagen fibrils of human cruciate and meniscofemoral ligaments. Clin Orthop Relat Res, 1998, 357: 205-211.

[33] Harner CD, Janaushek MA, Kanamori A, et al. Biomechanical analysis of a double-bundle posterior cruciate ligament reconstruction. Am J Sports Med, 2000, 28(2):144-151.

[34] Amis AA, Gupte CM, Bull AM, et al. Anatomy of the posterior cruciate ligament and the meniscofemoral ligaments. Knee Surg Sports Traumatol Arthrosc, 2006, 14(3):257-263.

[35] Sheps DM, Otto D, Fernhout M. The anatomic characteristics of the tibial insertion of the posterior cruciate ligament. Arthroscopy, 2005, 21(7): 820-825.

[36] Edwards A, Bull AM, Amis AA. The attachments of the fiber bundles of the posterior cruciate ligament: an anatomic study. Arthroscopy, 2007, 23(3): 284-290.

[37] Harner CD, Baek GH, Vogrin TM, et al. Quantitative analysis of human cruciate ligament insertions. Arthroscopy, 1999, 15(7): 741-749.

[38] Race A, Amis AA. PCL reconstruction. In vitro biomechanical comparison of 'isometric' versus single and double-bundled 'anatomic' grafts. J Bone Joint Surg Br, 1998, 80(1): 173-179.

[39] Makris CA, Georgoulis AD, Papageorgiou CD, et al. Posterior cruciate ligament architecture: evaluation under microsurgical dissection. Arthroscopy, 2000, 16(6):627-632.

[40] Inderster A, Benedetto KP, Klestil T, et al. Fiber orientation of posterior cruciate ligament: an experimental morphological and functional study, Part 2. Clin Anat, 1995, 8(5): 315-322.

[41] Grood ES, Hefzy MS, Lindenfield TN. Factors affecting the region of most isometric femoral attachments. Part I: The posterior cruciate ligament. Am J Sports Med, 1989, 17(2): 197-207.

[42] Oakes DA, Markolf KL, McWilliams J, et al. The effect

[43] Fox RJ, Harner CD, Sakane M, et al. Determination of the in situ forces in the human posterior cruciate ligament using robotic technology. A cadaveric study. Am J Sports Med, 1998, 26(3): 395-401.

[44] Sapega AA, Covey DC. The biomechanics of femoral and tibial posterior cruciate ligament graft placement. Clin Sports Med, 1994, 13(3): 553-559.

[45] Ortiz GJ, Schmotzer H, Bernbeck J, et al. Isometry of the posterior cruciate ligament. Effects of functional load and muscle force application. Am J Sports Med, 1998, 26(5): 663-668.

[46] Petermann J, Gotzen L, Trus P. Posterior cruciate ligament (PCL) reconstruction-an in vitro study of isometry. Part II. Tests using an experimental PCL graft model. Knee Surg Sports Traumatol Arthrosc, 1994, 2(2): 104-106.

[47] Galloway MT, Grood ES, Mehalik JN, et al. Posterior cruciate ligament reconstruction. An in vitro study of femoral and tibial graft placement. Am J Sports Med, 1996, 24(4): 437-445.

[48] Mannor DA, Shearn JT, Grood ES, et al. Two-bundle posterior cruciate ligament reconstruction. An in vitro analysis of graft placement and tension. Am J Sports Med, 2000, 28(6): 833-845.

[49] Markolf KL, Slauterbeck JR, Armstrong KL, et al. A biomechanical study of replacement of the posterior cruciate ligament with a graft. Part II: Forces in the graft compared with forces in the intact ligament. J Bone Joint Surg Am, 1997, 79(3):381-386.

[50] Stahelin AC, Sudkamp NP, Weiler A. Anatomic double-bundle posterior cruciate ligament reconstruction using hamstring tendons. Arthroscopy, 2001, 17(1): 88-97.

[51] Morgan CD, Kalman VR, Grawl DM. The anatomic origin of the posterior cruciate ligament: where is it? Reference landmarks for PCL reconstruction. Arthroscopy, 1997, 13(3): 325-331.

[52] Giron F, Cuomo P, Aglietti P, et al. Femoral attachment of the anterior cruciate ligament. Knee Surg Sports Traumatol Arthrosc, 2006, 14(3):250-256.

[53] Takahashi M, Matsubara T, Doi M, et al. Anatomical study of the femoral and tibial insertions of the anterolateral and posteromedial bundles of human posterior cruciate ligament. Knee Surg Sports Traumatol Arthrosc, 2006, 14(11):1055-1059.

[54] 刘平, 敖英芳. 膝关节后交叉韧带股骨止点与韧带重建股骨骨道定位的临床解剖学研究. 中国运动医学杂志, 2008, 27(3): 270-274.

[55] Garofalo R, Jolles BM, Moretti B, et al.Double-bundle transtibial posterior cruciate ligament reconstruction with a tendon-patellar bone-semitendinosus tendon autograft: clinical results with a minimum of 2 years' follow-up. Arthroscopy, 2006, 22(12):1331-1338.

[56] Sekiya JK, Kurtz CA, Carr DR.Transtibial and tibial inlay double-bundle posterior cruciate ligament reconstruction: Surgical technique using a bifid bone-patellar tendon-bone allograft. Arthroscopy, 2004, 20(10):1095-1100.

[57] Kim SJ, Park IS, Cheon YM, et al. Double-bundle technique: endoscopic posterior cruciate ligament reconstruction using tibialis posterior allograft. Arthroscopy, 2004, 20(10):1090-1094.

[58] Chuang TY, Ho WP, Chen CH, et al. Double-bundle posterior cruciate ligament reconstruction using inlay technique with quadriceps tendon-bone autograft. Arthroscopy, 2004, 20(4):e23-28.

[59] Makino A, Aponte Tinao L, Ayerza MA, et al. Anatomic double-bundle posterior cruciate ligament reconstruction using double-double tunnel with tibial anterior and posterior fresh-frozen allograft. Arthroscopy, 2006, 22(6):684.e1-5.

[60] 刘平, 敖英芳. 后交叉韧带胫骨止点与双束重建胫骨骨道定位的临床解剖学研究. 中华外科杂志, 2008, 46(14): 1080-1084.

[61] Racanelli JA, Drez D Jr. Posterior cruciate ligament tibial attachment anatomy and radiographic landmarks for tibial tunnel placement in PCL reconstruction. Arthroscopy, 1994, 10(5):546-549.

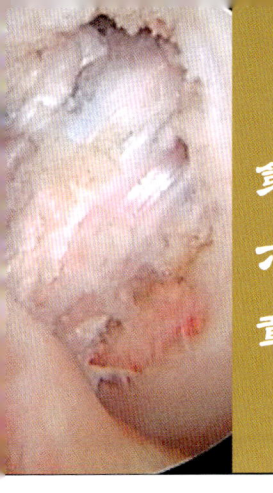

第六章 后交叉韧带修复与重建手术

第一节 自体骨-髌腱-骨（中1/3）
　　　　重建后交叉韧带 / 239
第二节 自体半腱肌腱、股薄肌腱单束重建
　　　　后交叉韧带 / 247
第三节 Leeds-Keio人工韧带辅助自体髌腱
　　　　（中1/3）移植重建后交叉韧带 / 250
第四节 单切口全镜内技术股骨双骨道双束
　　　　重建后交叉韧带 / 251
第五节 胫骨嵌入技术重建后交叉韧带 / 255
第六节 前、后交叉韧带同时重建 / 260
第七节 急性后交叉韧带断裂的早期重建 / 264
第八节 关节镜辅助后侧入路后交叉韧带下
　　　　止点撕脱骨折的治疗 / 264
第九节 关节镜下缝合治疗后交叉韧带胫骨
　　　　止点撕脱骨折 / 265
第十节 后交叉韧带内侧与后外侧结构
　　　　损伤的修复与重建 / 268
第十一节 后交叉韧带重建失败原因与翻修 / 271
第十二节 后交叉韧带损伤与重建临床
　　　　　经验探讨 / 275

第一节　自体骨-髌腱-骨（中1/3）重建后交叉韧带

膝关节前内、外侧关节镜入路置镜（30°斜面视镜）进行检查，首先明确PCL断裂后重点检查髌上囊、滑膜、关节软骨、半月板及ACL等，发现合并损伤，关节镜下予以处理。

一、双切口由外向内定位钻上骨道重建PCL

（一）切口（图6-1-1）

第一个切口位于膝前髌腱旁内侧，纵行切口，长约7～8cm，逐层切开至髌腱。该切口用于切取髌腱中1/3的骨-腱-骨复合体。第二个切口位于股骨内髁后上接近髁干交接的部位，做一小切口，长约3～4cm即可，逐层切开至骨面。该切口用于重建PCL上止点的定位与股骨侧骨道的钻制。

（二）取骨-腱-骨复合体（图6-1-2）

解剖出髌腱，根据测量数据切取髌腱中1/3的骨-腱-骨复合体，胫骨侧切取的骨块长2.5～3.0cm，厚1.0cm。上端宽同所取髌腱宽度，底宽为1.2～1.3cm的楔形骨，备以进行骨块嵌入法固

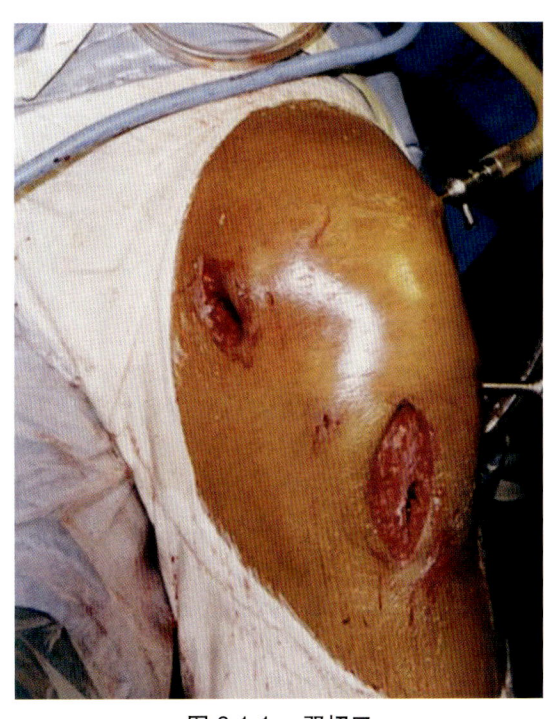

图6-1-1　双切口

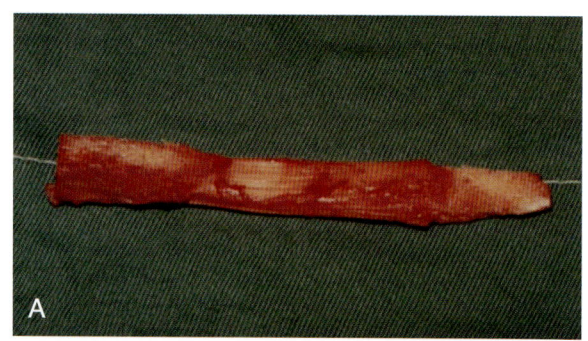

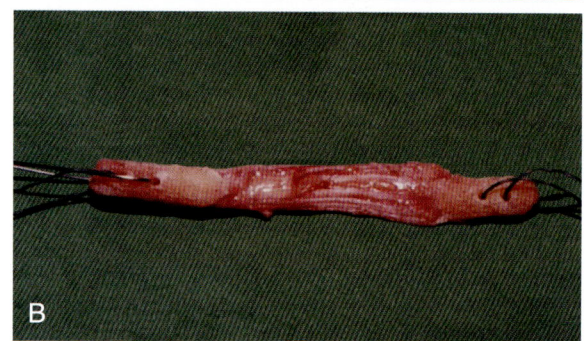

图 6-1-2　骨 – 腱 – 骨复合体
A. 胫侧楔形骨栓；B. 胫侧长方形骨栓（已备好）

定内髁上骨道内的骨栓。如果不采用骨块嵌入法固定，而采用挤压螺钉固定或后固定方法固定时胫骨侧切取骨块的上下宽度应该一致；髌骨侧骨长 1.5cm，厚 0.5～0.7cm，宽同所取髌腱。修整准备移植物：将骨 – 腱 – 骨复合体取下后要进行修整，使其易于穿经骨道。胫骨侧骨块及髌腱所能通过测量套管的内径即是钻骨道时所要用空心钻的直径。髌骨侧切取的骨块（将由内髁侧骨道引入关节内）分别穿引一根牵引线与一根固定用的钢丝，胫骨侧切取的骨块穿引一根牵引线（或一根胸骨钢丝备用）。移植物准备好后用湿纱布包好备以重建 PCL。

（三）镜下重建 PCL

1. 清理软组织　膝前内、外侧入路置关节镜操作，切除 PCL 残端，清理髁间内侧壁充分显露清楚 PCL 上止点定位处；清理关节腔后室的部分滑膜及结缔组织，用器械分离胫骨平台后缘下方软组织及关节囊，使其尽量与骨面分开，以利有效、准确地放置 PCL 下止点定位器。

2. 下止点定位与胫骨侧骨道制作　利用 PCL 定位器在胫骨平台后缘下部原 PCL 下止点附着处（1.0～1.5cm 的部位）定位重建 PCL 下止点中心点（将定位器尖端尽量伸向胫骨平台后下方），然后经胫骨结节取骨块时所出现的骨缺损处由前下斜向后上经定位器制作胫骨侧骨道（Acufex 定位器需先经定位器钻入导针，再经导针用空心钻钻制骨道）。亦可从胫骨结节旁内侧定位钻制胫骨侧骨道。

3. 上止点定位与股骨侧骨道制作　由内侧关节镜入口放入 PCL 上止点定位器，在股骨内髁侧原 PCL 上止点中心稍偏前上处定位，然后由内髁侧的切口安放定位导向器（适当调整方向，使其由内后指向髁间内侧定点方向），经定位导向器钻入导针，再经导针钻入空心钻钻制股骨侧骨道。上骨道的前缘要在内髁内缘以内，不要涉及软骨。

4. 适当扩清两侧骨道后利用牵引导线及诱导器将骨 – 腱 – 骨复合体（髌骨侧骨块在前）由股骨侧外口引入关节腔，再经胫骨侧骨道内口拉入胫骨侧骨道内。然后将胫骨侧所取的楔形骨块嵌入固定在股骨侧骨道内，尽可能向内嵌入，但要避免骨块进入关节内。屈膝 30° 位拉紧重建的韧带，胫骨侧骨道内的骨块根据其所在位置酌情可用挤压螺钉、门形钉或钢丝后固定的方法固定。术后伸膝位可调性膝支具固定。手术过程见图 6-1-3～7。

二、单切口全镜内技术自体骨 – 髌腱（中 1/3）– 骨复合体重建 PCL

（一）切口

切口位于膝前髌腱旁内侧，纵行切口，长约 7～8cm，逐层切开至髌腱。该切口用于切取髌腱中 1/3 的骨 – 腱 – 骨复合体。

（二）骨 – 髌腱（中 1/3）– 骨复合体

切取方法同前，但经胫侧骨块不需要切取成楔形，而应是宽等同于腱宽的长方形。

（三）修整准备移植物

将骨 – 腱 – 骨复合体取下后要进行修整，使其易于穿经骨道。胫骨侧骨块及髌腱所能通过测量套管的内径即为钻上骨道时所要用空心钻的直径（下骨道直径需要增加 1mm）。髌骨侧切取的骨块分别穿引两根牵引线（方法同 ACL 重建），胫骨侧切取的骨块穿引一根牵引线与一根胸骨钢丝备以固定用。移植物准备好后用湿纱布包好备以重建 PCL。

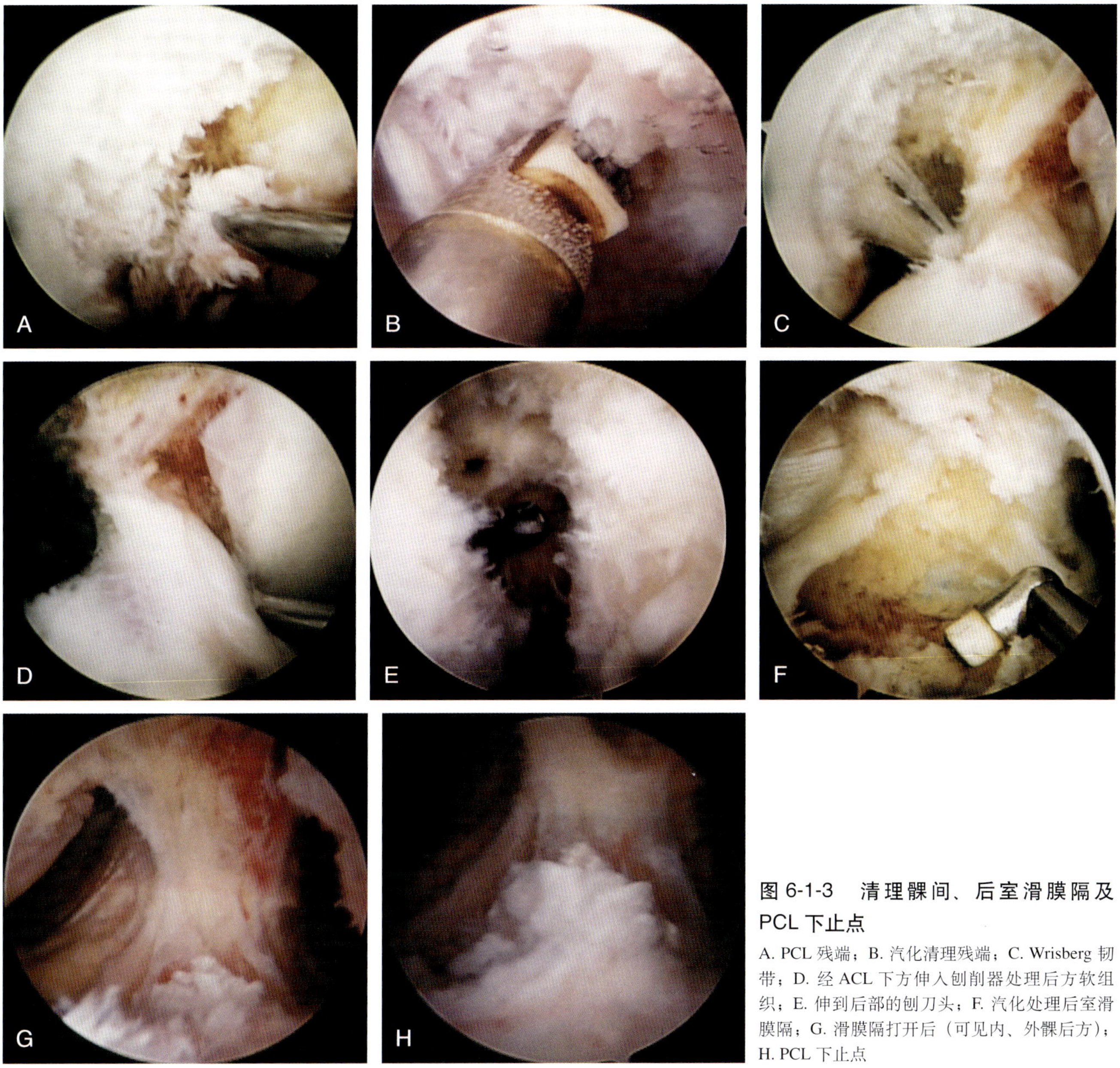

第六章 后交叉韧带修复与重建手术

图 6-1-3 清理髁间、后室滑膜隔及 PCL 下止点

A. PCL 残端；B. 汽化清理残端；C. Wrisberg 韧带；D. 经 ACL 下方伸入刨削器处理后方软组织；E. 伸到后部的刨刀头；F. 汽化处理后室滑膜隔；G. 滑膜隔打开后（可见内、外髁后方）；H. PCL 下止点

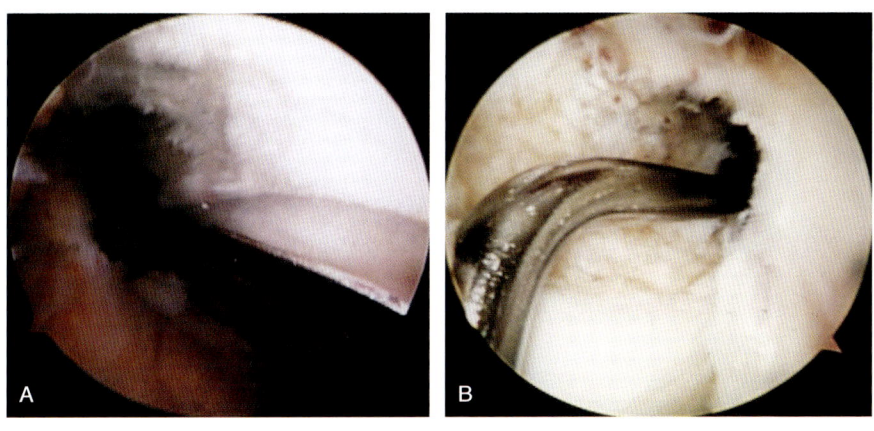

图 6-1-4 分离平台后下方软组织

A. 经 ACL 与内髁间伸入骨膜剥离器推剥；B. 伸入专用锉操作

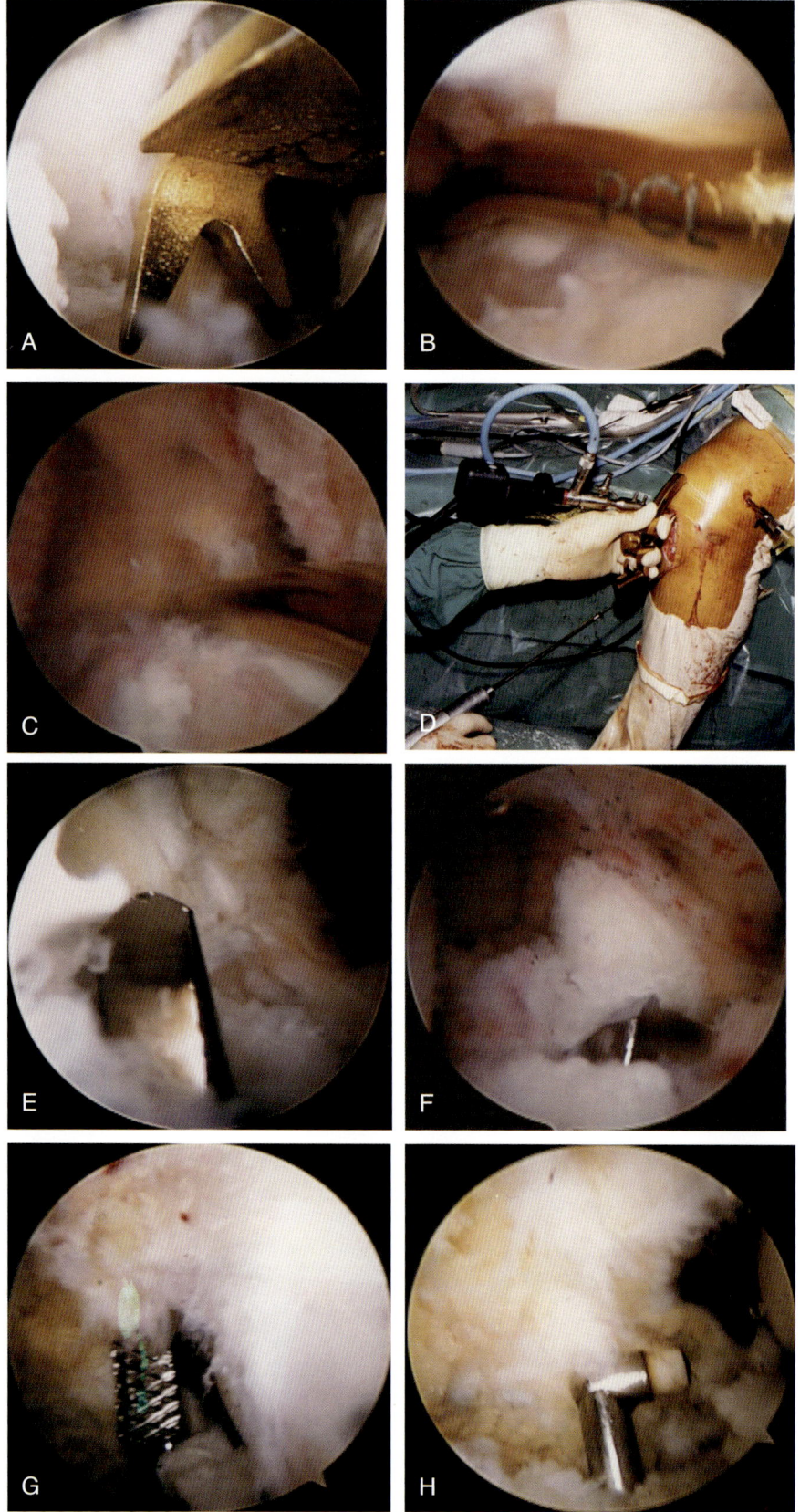

图 6-1-5　下止点定位与胫骨侧骨道制作

A. 伸进定位器；B. 摆放定位器（臂要向下压平）；C. 定位器放好；D. 钻入导针与钻；E. 导针尖端；F. 钻透下骨道的钻头；G. 锉修骨道内口；H. 汽化清理骨道内口周边软组织

第六章 后交叉韧带修复与重建手术

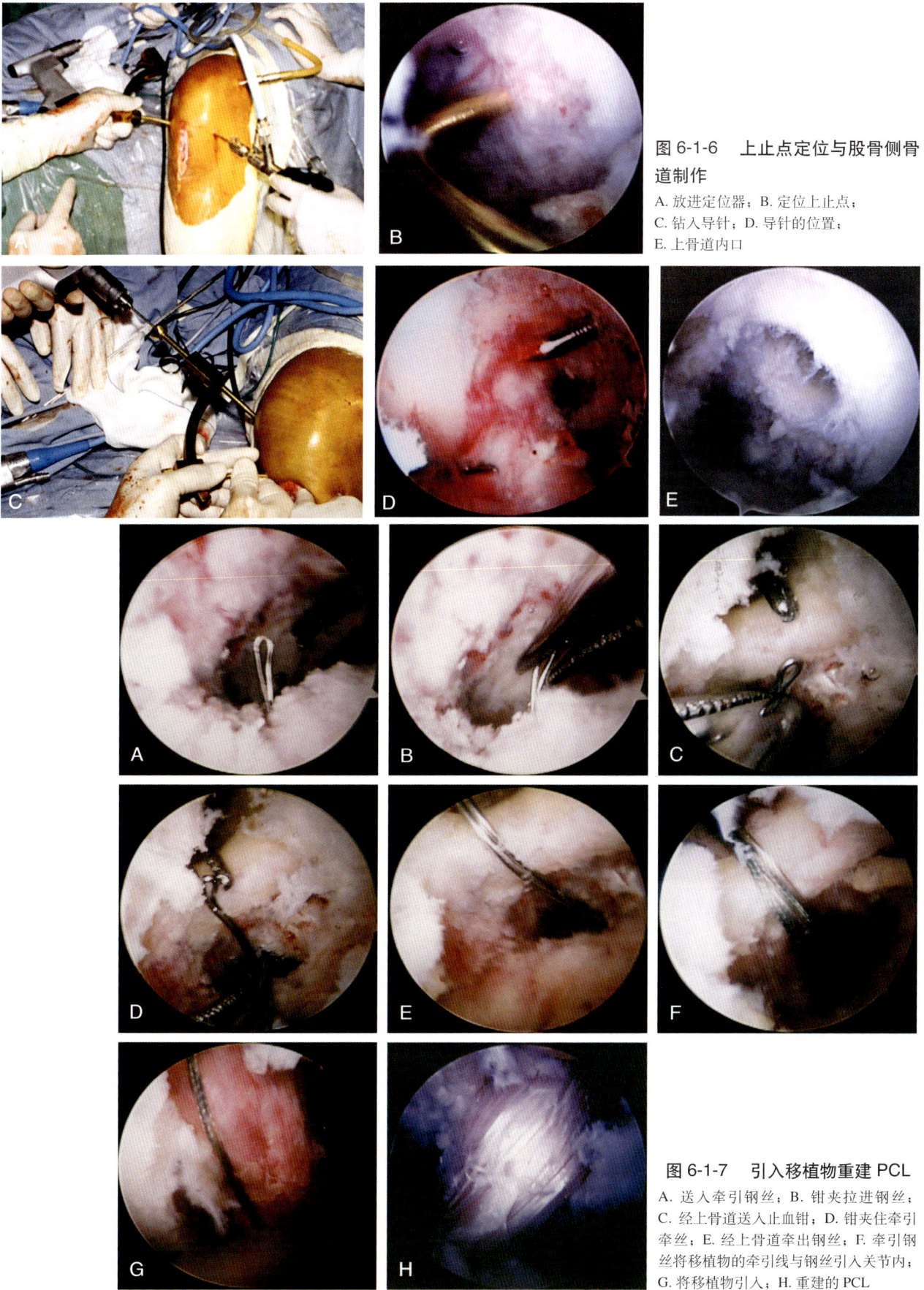

图 6-1-6 上止点定位与股骨侧骨道制作
A. 放进定位器；B. 定位上止点；
C. 钻入导针；D. 导针的位置；
E. 上骨道内口

图 6-1-7 引入移植物重建 PCL
A. 送入牵引钢丝；B. 钳夹拉进钢丝；
C. 经上骨道送入止血钳；D. 钳夹住牵引牵丝；E. 经上骨道牵出钢丝；F. 牵引钢丝将移植物的牵引线与钢丝引入关节内；
G. 将移植物引入；H. 重建的 PCL

(四)重建 PCL

1. 清理软组织、下止点定位及胫骨侧骨道制作同前。

2. 上止点定位与股骨侧骨道制作(图 6-1-8)由前内入口置镜观察,由前外入口置入定位器进行定位(取点同前)并钻入导针,再经导针引入骨钻钻制上骨道(内髁侧骨道)。

3. 引入骨-髌腱(中 1/3)-骨复合体(图 6-1-9)将牵引导线由胫侧骨道外口→内口→引入关节内后,再经前外侧关节镜入口引出关节外。将导针经前外侧关节镜入口置入关节伸入股骨内髁的上骨道,穿经皮肤将移植物的牵引线(牵引方法同 ACL 重建)牵回到关节内,再经股骨内髁的上骨道引到体外(与 B-T-B 法重建 ACL 时牵引骨块基本相似)。在体外牵拉牵引线,将上骨块引入上骨道内,骨块伸入骨道的位置以腱骨交界处

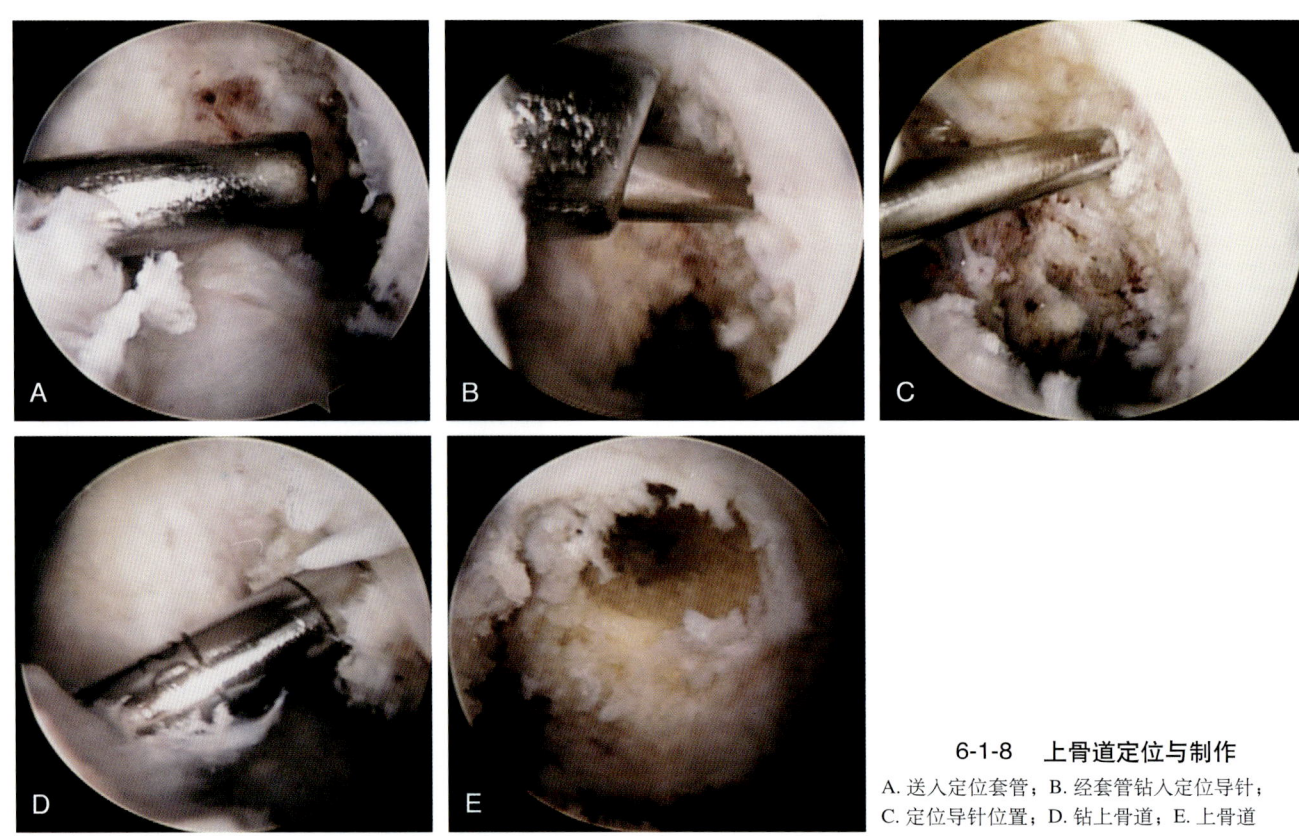

6-1-8 上骨道定位与制作
A. 送入定位套管;B. 经套管钻入定位导针;
C. 定位导针位置;D. 钻上骨道;E. 上骨道

平齐骨道内口或骨块稍向内进入 1~2mm 即可;骨块的摆放位置以靠后下为宜,即松质骨侧面朝向骨道的前上方向、韧带侧面朝向骨道的后下方向。由于移植物的引入要经过两个转折点,即胫侧(下)骨道在胫骨平台后下缘处的出口和股骨侧(上)骨道的入口。因此,不能像 B-T-B 法重建 ACL 时牵引骨块那样直接将上骨块引入上骨道内,需要在牵引的同时镜下辅助操作引入。尤其是骨块出下骨道的出口时,由于折转角度很大,单纯依靠牵拉是不可能将骨块拉出引入关节内的,需要用器械钳夹住骨块前端或牵引线在关节内顺着下骨道的走行方向向后上方施以作用力将骨块引出。上骨道的入口虽有转折,但角度不大,稍微调整骨块的方向即可将其牵引拉入骨道。

4. 移植物的固定(图 6-1-10)先固定上骨块,从前外侧关节镜入口放导针置于骨块与骨道壁之间,沿导针将挤压螺钉引入固定上骨块;然后将下骨块的牵引钢丝拉紧,屈膝 30°位将钢丝打结固定于骨道外口边缘的门形钉上。重建的 PCL 见图 6-1-11。

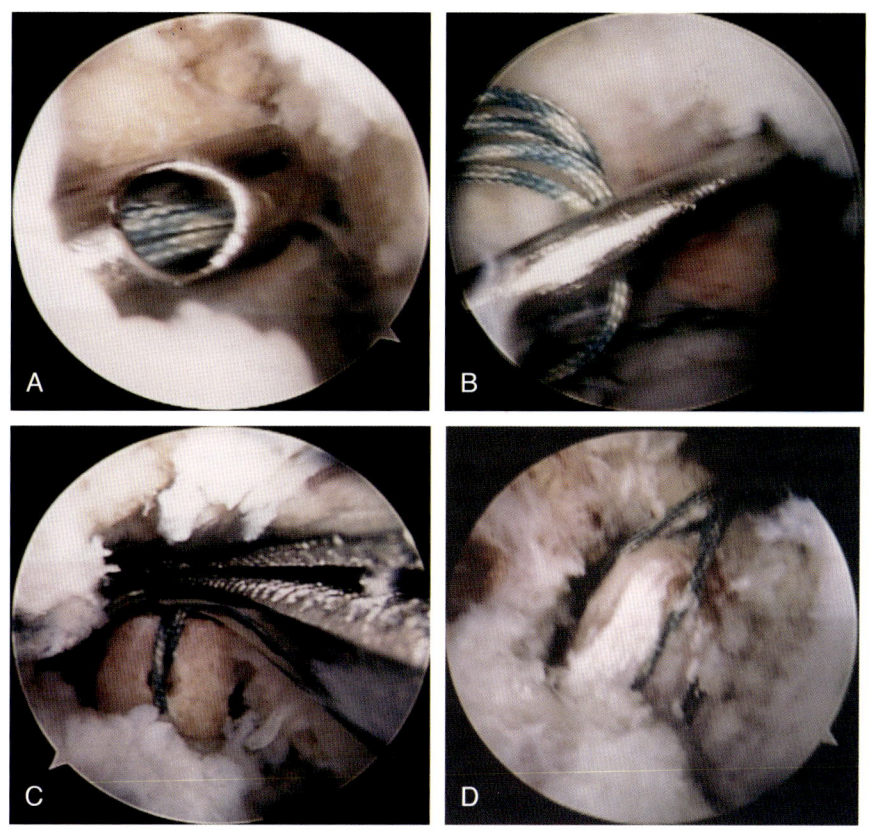

图 6-1-9　移植物引入

A. 送入引导导针的套管；B. 利用导针将移植物牵引线经上骨道引出体外；C. 将移植物引入关节内（上骨块）；D. 将上骨块引入上骨道

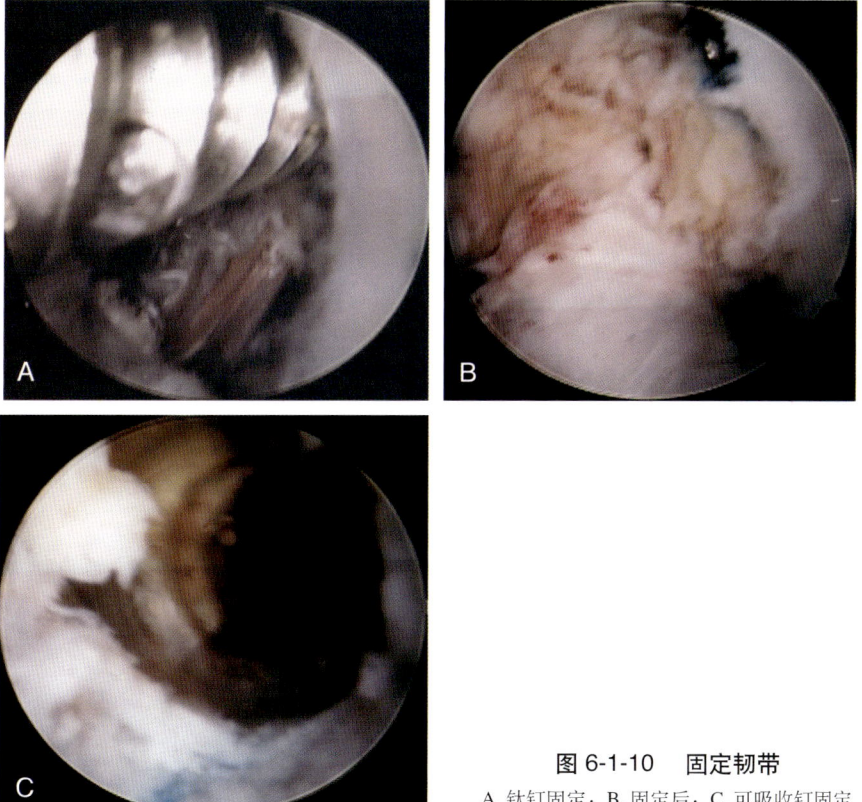

图 6-1-10　固定韧带

A. 钛钉固定；B. 固定后；C. 可吸收钉固定

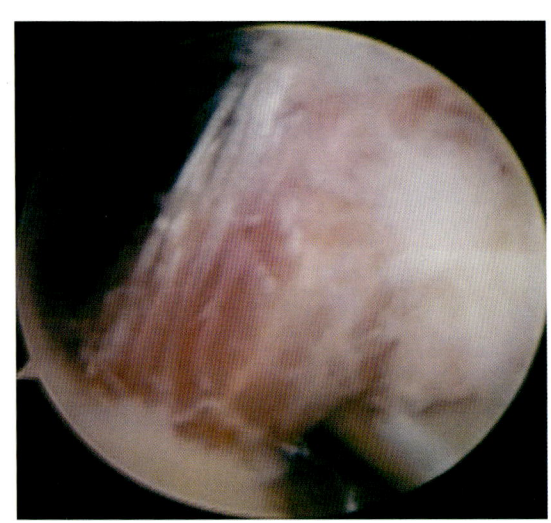

图 6-1-11　重建的 PCL

5. 术后同样采用伸膝位可调性膝支具固定。

三、术后康复

术后棉腿加压包扎，膝关节伸直位用可调性膝关节支具固定。

麻醉期过后即鼓励病人在膝关节支具内进行股四头肌收缩练习，48 小时后拔去引流，第 2～3 天可扶拐下地；1 周后膝关节开始 0°～60°范围内的功能练习，部分负重，并逐渐至 2 周全负重，弃拐；4 周屈膝应过 90°，6 周屈伸应在 0°～120°范围，8 周屈伸活动应达到或接近正常；保护性使用膝关节支具 3 个月，去掉支具后逐渐恢复日常活动，散步走路，练习静蹲；5 个月可上楼梯，6 个月可开始小跑，9 个月可恢复一般性体育活动；运动员恢复运动训练与比赛需要 1 年。

四、经验探讨

笔者单位从 1999 年 1 月至 2003 年 4 月在膝关节镜下利用自体骨 - 髌腱（中 1/3）- 骨复合体移植、单束重建 PCL 的方法治疗 PCL 断裂患者 61 例，取得较好临床效果和临床经验。61 例中，男 46 例、女 15 例，年龄 16～53 岁，平均 25.4 岁；其中运动员 11 例，非运动员 50 例；急性伤 11 例，陈旧伤 50 例；运动性损伤 20 例，交通伤 31 例，意外伤 10 例；单纯 PCL 断裂 40 例，合并 ACL 断裂 21 例，合并内侧副韧带（MCL）或外侧副韧带（FCL）断裂 3 例，合并 ACL 断裂与 MCL（FCL）断裂 4 例。PCL 重建材料均为患膝侧的自体骨 - 髌腱（中 1/3）- 骨复合体；PCL 断裂合并 ACL 断裂 21 例中，14 例取对侧膝关节的骨 - 髌腱（中 1/3）- 骨复合体重建 ACL，7 例取同侧半腱肌腱与股薄肌腱，采用全镜内技术、应用微孔钢板固定的方法重建 ACL。14 例合并半月板损伤，酌情予以修整、部分切除或全切除；发现游离体并取出 1 例，根据软骨损伤程度行病灶清理术 8 例。

术后随访 1 年～4 年 11 个月（平均 2 年 7 个月），取得良好临床效果，膝关节主观与客观稳定性均明显改善，Lysholm 韧带评分从术前平均 52.84 分（14～89 分）提高到 83.47 分（35～100 分）。其中 5 例按该评分标准改善提高不明显，主要由于原始损伤较重，复合伤多，术后出现取腱处及髌股关节症状，尽管客观检查膝关节稳定性明显改善，但主观满意度不高。30 例于重建术后 1 年在取内固定物时再次行关节镜检查，观察了重建韧带的情况，26 例重建的韧带改建良好，4 例韧带张力略松，利用 ArthroCare 低温等离子刀进行皱缩治疗。全组病例均未出现膝关节功能障碍，活动范围均恢复正常；1 例胫骨侧下骨道内的骨块从固定钢丝上撕脱有所移位，但对稳定性影响不大；1 例发生切口感染经切开引流后治愈，1 年后取内固定物，稳定性良好，关节功能恢复正常。

（一）有关手术进路

有关膝关节镜下前入路单一切口（取移植物）全镜内技术重建 PCL 报告在国际上有文献报道，笔者单位首先在国内报道了膝关节镜下前入路单一切口（取移植物）全镜内技术重建 PCL 的重建技术[1,2]，到目前已有很多单位随之开展工作[3,4]。临床经验与总结表明，该技术重建 PCL 使股骨内髁侧上骨道与胫骨侧下骨道的定位、钻制、移植物的引入及其固定等操作均可在关节镜下顺利进行，此外不需另外附加任何切口，所有手术操作均可在很小的取腱切口下完成，进一步减小了手术创伤并提高了手术精细程度。当然，该手术方法操作技术条件要求较高，需要一定的经验积累和技术培训。

（二）防止腘窝部血管神经损伤

由于 PCL 解剖部位深在，直接与腘窝部血管神经相邻，重建时制作胫侧骨道的 PCL 下止点定位很困难。因此手术入路成为切开手术中很关键的部分，直接涉及定位的准确，同时注意钻骨道时的危险性。后方入路，虽定位准确，但需经腘窝进入，还需附加切口，加大手术危险性及损伤。膝关节镜下重建，可以避免这些问题的困扰，在切取髌腱的切口下即可完成全部关节镜下重建手术操作，做到检查全面、骨道定位定点准确、手术创伤小。目前，关节镜下重建 PCL 在前侧入路手术的同时辅助后外侧入路进行后关节腔后室滑膜、韧带残端的处理及下止点定位的监测，并附加后外侧切口放入器械或术者伸入手指到后关节隙进行保护，防止钻胫骨骨道时定位导针或钻头伤及后方的血管和神经[5]。

（三）有关重建移植物的选用

目前，PCL 重建移植物的选择与 ACL 重建相同，仍是一个重要的课题。目前基本上有三大类：自体移植物、同种异体移植物和人工韧带替代物[6-9]。目前可选用的自体移植物主要有骨－髌腱（中 1/3）－骨复合体移植、股四头肌腱－骨、腘绳肌腱等；同种异体移植物有股四头肌腱－骨，腘绳肌腱，骨－髌腱－骨，跟腱－骨以及胫前或胫后肌腱等；两类移植物也可以联合使用。人工韧带重建亦有临床应用[10]。自体移植物的优点是最容易被移植部位接受，愈合时间短，容易取得；缺点是要受到病人自体肌腱情况和数量的限制，还可能带来相应取腱的并发症。同种异体移植物可避免取自体腱对膝关节局部生物力学变化所带来的影响和并发症，简化了手术，缩短了时间，且移植物的大小便于选择；但也有感染传染性疾病的风险，来源亦受到一定的限制[11]。

尽管目前人们认为取用自体骨－髌腱（中 1/3）－骨移植重建交叉韧带会引起膝前症状，但我们的临床研究表明利用自体骨－髌腱（中 1/3）－骨和自体腘绳肌腱移植重建 ACL 术后对髌股关节软骨的影响没有显著性差别。提示术后膝前症状并非完全是取髌腱（中 1/3）的结果。尽管随着可利用有效移植物种类的增多，髌腱（中 1/3）已失去原来"金标准"的地位，但自体骨－髌腱（中 1/3）－骨移植物仍是重建 PCL 的很好的可用材料。目前，随着同种异体骨－髌腱－骨移植物的应用，就更应掌握骨－髌腱－骨重建交叉韧带的技术。

（敖英芳）

第二节　自体半腱肌腱、股薄肌腱单束重建后交叉韧带

自体腘绳肌腱移植重建 PCL 手术由于取材快捷、重建操作时简捷容易而被广泛应用。利用自体腘绳肌腱移植、单切口前进路全镜内重建技术，重建 PCL 手术关节镜下处理关节内病变的操作与利用自体骨－髌腱（中 1/3）－骨移植重建 PCL 相同，但韧带重建的步骤有所不同。

（一）取腱切口

常用的有纵行切口与斜行切口，均与重建 ACL 的取腱切口相同。

（二）半腱肌腱、股薄肌腱的切取与准备

同 ACL 重建。

（三）髁间清理及上、下止点的处理和准备

与前述重建 PCL 的方法相同。

（四）骨道的定位与钻制

与上述的单一切口全镜内技术重建 PCL 方法相同，其骨道直径与所用肌腱的粗细相匹配。

（五）移植物的引入

移植物引入关节内的方法有以下几种。

1. 顺行经胫骨骨道引入　将微孔钢板侧的牵引线由胫骨骨道外口送入骨道，经胫骨骨道送出内侧开口到关节腔后室，然后由前内侧入口置入持线器将牵引线拉出到关节外，继续牵引将微孔钢板和肌腱头端（前部）引入关节腔内。再换从前外侧入路置入持线器将牵引线由前外侧入口拉出到关节外；利用导针经前外侧入口将牵引线通过股骨内髁上骨道，经骨道外口、皮下组织、皮肤引到皮肤以外后继续牵引牵引线，将微孔钢板与肌腱顺序拉进上骨道内，完成将微孔钢板与移植物由胫骨骨道引入关节内、再从内髁侧的上骨道将微孔钢板引出骨道外口以外位于软组织深方，最后翻转（翻袢）后横架固定于上骨道外口（同 ACL 重建）。PCL 重建的移植肌腱进入骨道内的长

度亦需在 1.5cm 以上。

2. 逆行经前外侧关节入口引入　首先将一根双折的牵引线折转部在前，由胫骨骨道外口送入骨道，经胫骨骨道送出关节侧开口到关节腔后室，然后由前内侧入口置入持线器将牵引线拉到关节前室内，再经前外侧关节镜入口置入持线器夹持牵引线后引出体外；经前外侧关节镜入口置入牵引导针（导针与牵引线要在同一口内，其间不能有软组织嵌入以防引入肌腱时相互干扰），利用导针将牵引线经前外侧入口牵引到股骨内髁上骨道，经骨道外口、皮下组织、皮肤引到皮肤以外，反复冲洗肌腱后将微孔钢板与肌腱顺序拉进关节腔内再至上骨道内，完成将微孔钢板与移植物由体外经前外侧入口引入上骨道的过程，然后从内髁侧的上骨道将微孔钢板引出骨道外口以外，位于软组织深方，最后翻转（翻袢）后横架固定于上骨道外口起到固定作用。

上端的引入固定完成后，还需将留在关节外的肌腱引入关节于骨道内完成重建，此操作需借助原有预留在由前外侧关节镜入口引出的牵引线（另一端留在下骨道外口处）完成牵引导入作用。适当扩大前外侧关节镜入口，以利肌腱的顺畅引入。由下骨道侧的牵引线在适当的力的牵引下将肌腱的另一端经前外侧口引入关节腔内，再经下骨道内口引入下骨道内完成整个肌腱的装置。

根据笔者的经验，逆行经前外侧关节入口引入重建的方法较为快捷、有效。

（六）移植物的引入固定

上端已用微孔钢板，下端固定可酌情使用门形钉直接固定、可吸收挤压螺钉固定加用后固定加强、Intra-fix 等方法在屈膝 70°位、前抽屉作用力下拉紧后固定。

（七）术后处理与康复

同单一切口全镜内技术使用骨 – 髌腱（中 1/3）– 骨复合体重建 PCL。

单切口前入路全镜内重建技术应用自体半腱肌腱、股薄肌腱四股单束重建 PCL 镜下简要步骤见图 6-2-1 ~ 5。

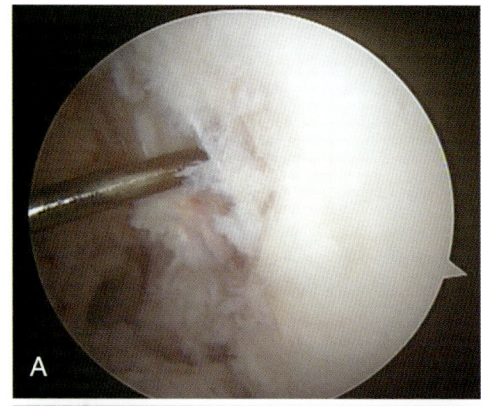
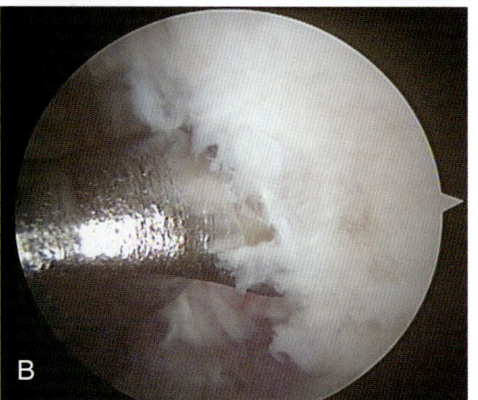
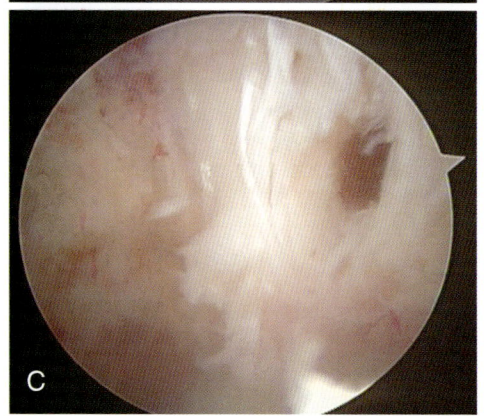

图 6-2-1　上骨道定位与制作
A. 导针定位；B. 经导针钻上骨道；C. 上骨道

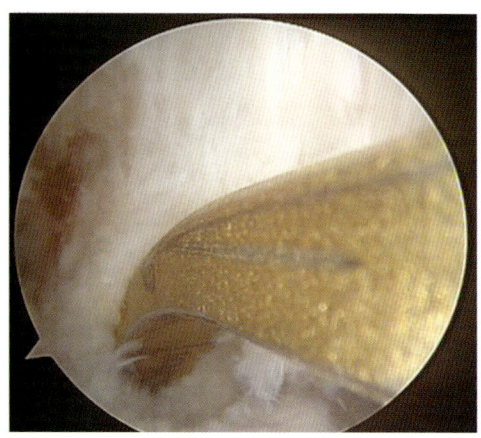

图 6-2-2　下止点定位

后交叉韧带修复与重建手术 249

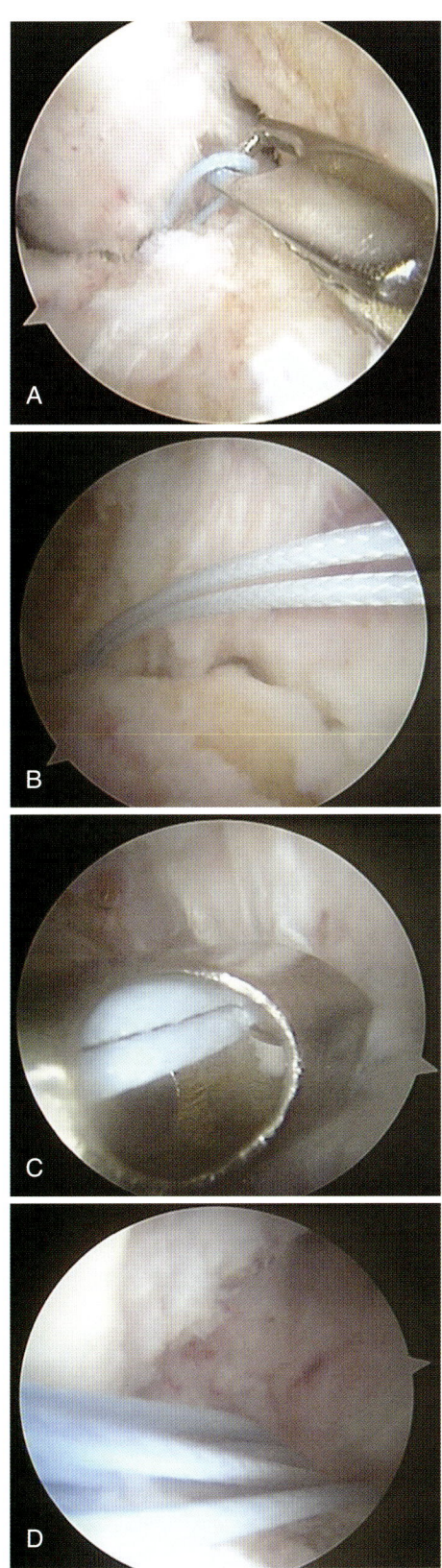

图 6-2-3 移植物引入

A. 经胫骨道送入牵引线；B. 将牵引线用持线器经外侧关节镜入口引出；C. 经外侧入口放入套管；D. 利用经胫骨骨道的牵引线将移植物另一端的牵引线经关节镜的外侧入口引入关节内，再继续将移植物另一端引入胫骨骨道并引出骨道外口以备固定

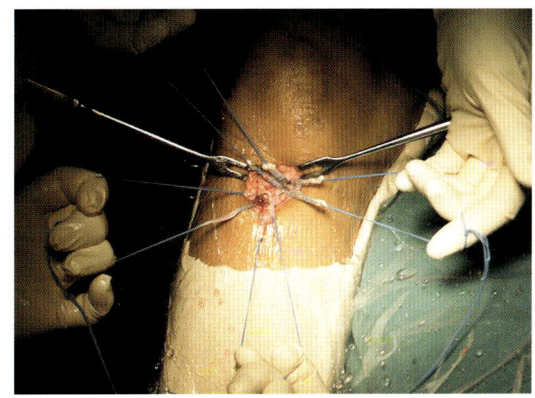

图 6-2-4 固定重建的 PCL（Intrafix）

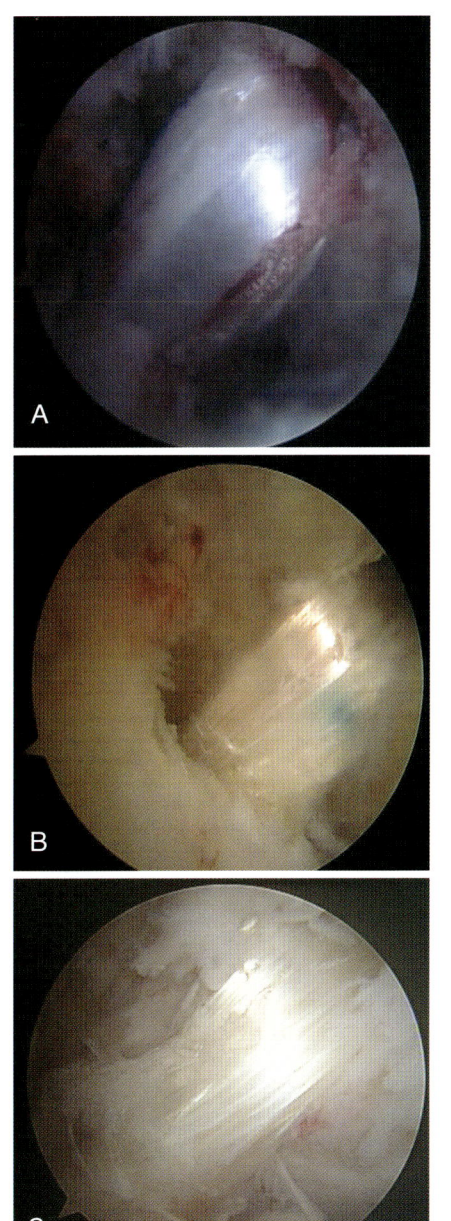

图 6-2-5 3 例重建的 PCL

（敖英芳）

第三节 Leeds-Keio人工韧带辅助自体髌腱（中1/3）移植重建后交叉韧带

与临床上用于 ACL 重建的移植物基本上分为自体移植物、同种异体移植物和人工韧带三种一样，重建 PCL 的移植物也是这三种。因此，人们一直在关注人工韧带在 PCL 重建方面的临床应用与研究。其应用的整个过程及命运也与 ACL 相同。因此，作为重建交叉韧带假体的人工韧带仍在临床应用与研究中。

Leeds-Keio 人工韧带是支架型人工韧带的最主要代表。笔者于 1995 年起在应用 Leeds-Keio 人工韧带作为韧带增强装置辅助自体骨－髌腱（中1/3）－髌前筋膜－股四头肌腱瓣重建 ACL 的基础上，同时应用此人工韧带与方法开展了重建 PCL 的工作。

一、手术方法

（一）膝关节探查

首先应用膝关节镜常规进行膝关节探查，确认 PCL 断裂，探查关节内其他结构，清理髁间及交叉韧带残断，处理半月板和关节软骨的合并损伤。

（二）移植物的切取与准备

1. 膝关节前内侧弧形切口进入，显露髌腱、髌骨及股四头肌腱。

2. 切取股四头肌腱－髌前筋膜－髌腱（中1/3）－骨（胫骨结节髌腱止点部，宽与中 1/3 髌腱相同，长 3.0cm，厚 0.7cm）连续的骨－腱－筋膜－股四头肌腱条自体移植物。

3. 在骨块中线上等距测量定位后钻制直径为 1.2mm、由前向后贯透的两个骨孔，用于缝编固定人工韧带。

4. 然后在等张牵拉状态下将 Leeds-Keio 人工韧带作为韧带增强装置用骨－腱－筋膜－股四头肌腱条自体移植物将其包裹在中间，用涤纶编织线将两者固定缝编成为一体重建 PCL 的复合性移植物，备用。

（三）重建 PCL

定位 PCL 下止点用直径与所取移植物宽度相匹配的钻头钻制上（股骨侧）骨道；定位 PCL 下止点于胫骨平台后下缘下止点附着部，由前下向后上方钻制下（胫骨侧）骨道（直径同前）。然后将移植物由胫骨侧骨道引入骨道经关节腔再由上骨道引出重建 PCL，胫侧骨块位于下骨道内，髌腱部分位于关节腔内段，以保证重建韧带材料的质量；屈膝 70° 位拉紧韧带，采用双门形钉返折固定方法，分别将人工韧带两端固定于胫骨与股骨内髁。合并侧副韧带断裂需同时重建者，单纯用人工韧带加固重建。术后关节腔留置负压引流管，棉花腿加压包扎后膝关节伸直位夹板固定。

二、术后康复

麻醉期过后即开始早期进行股四头肌肌力训练，减轻术后肌肉萎缩；术后第 2 天酌情拔引流管并可开始扶拐下床活动，逐渐负重；术后 1 周全负重并开始被动屈膝练习，2 周屈膝至 60°，3 周屈膝过 90°，4 周屈膝至 120°，6 周屈膝角度至基本正常，术后 3 个月恢复日常活动并加强肌肉力量训练；运动员术后 6 个月可恢复运动训练和比赛。

三、结果

术后总体效果良好，恢复稳定性与功能。未发生关节内与切口感染，未出现膝关节粘连与功能受限，未发生术后异物反应。

四、经验探讨

将 Leeds-Keio 这种支架型人工韧带作为韧带增强装置来加强自体移植物重建 PCL 的经验与应用该材料与方法重建 ACL 相同（见第四章第五节）。

（敖英芳）

第四节　单切口全镜内技术股骨双骨道双束重建后交叉韧带

近几年来，随着人们对 PCL 临床与功能解剖以及生物力学研究的深入[12-14]，随着关节镜技术和设备的发展使人们在单束重建 PCL 的基础上发展了双束重建技术[6-8, 15]，从而在临床及其相关研究方面引发了 PCL 重建技术上一些重大的创新和发展。

一、移植物的选择和制备

（一）移植物的选择

和 ACL 重建相似，有多种移植物可以选用。大体可分为两类：自体移植物和同种异体移植物。目前可选用的自体移植物主要有健侧或患侧的股四头肌腱 - 骨[6]、腘绳肌腱等。同种异体移植物有股四头肌腱 - 骨、腘绳肌腱、骨 - 髌腱 - 骨、跟腱 - 骨以及胫前或胫后肌腱等。两类移植物也可以联合使用。两种移植物的应用各有利弊。自体移植物的优点是最容易被移植部位接受，愈合时间短，容易取得。缺点是要受到病人自体肌腱情况和数量的限制，还可能带来相应的取腱并发症。而同种异体移植物则可以避免由取腱带来的并发症，缩短手术时间，且移植物的大小便于选择。但它有传染疾病的风险，可能有免疫排斥及延迟愈合，来源受到限制等。

（二）移植物的切（选）取和制备

1. 腘绳肌腱　一般选取一侧的半腱肌腱、股薄肌腱和（或）双侧的半腱肌腱。用专用的取腱器切取，要尽量切取全长。腘绳肌腱的制备有以下几种常用方法：①将股薄肌腱、半腱肌腱对折，各自独立或将两根腱的两端编织在一起，多用不可吸收的 2 或 5 号编织线，如 Ethibond 2 或 5 号线。这样，他们可作为双束中的一根（通常作为前外束的替代物）或者分别各作为一束的替代物；②根据肌腱长度可将两条肌腱对折或三折，一端编织在一起，另一端分别编织，使之最终形成"Y"形。这样，分开的那端较粗的一根就可作为前外束的替代物，较细的就用来替代后内束。要注意的是：腘绳肌腱编好后最好用 15～20 磅的力量做预张处理 10～15 分钟，以减少蠕变[16]。

2. 股四头肌腱 - 骨　选用它的优点是取腱也比较快，腱部分比髌腱要厚大约 50%[17]。肌腱端容易分为两束分别来替代 PCL 的两束。一般取髌上正中长约 6cm 切口，如果单纯用它来重建两个束，则需要切取股四头肌腱中间宽约 12mm 的部分，要求尽量切取全部三层（股直肌肌腱，股内、外侧肌肌腱和股中间肌肌腱）及其全长。髌骨端则需要切取长约 22mm、宽约 12mm、厚约 8mm 的非关节面侧的骨块。

股四头肌腱 - 骨有以下两种常用制备方法：①肌腱端从中央劈成两束，两束的末端用不可吸收的 2 或 5 号编织线编织。这种制作法还被 Noyes 等用在关节镜下胫骨双骨道重建技术中，即骨块引入股骨骨道，肌腱端分别被引入胫骨的两个骨道中。它的骨块端需根据具体情况适当修整外形及大小，一般还要在其上钻 1～2 个孔，可用来穿入线或钢丝做牵引，还可作为金属螺钉穿透固定的骨孔；②将四股肌腱中的三股编成较粗的一束，作为前外束的替代物；另一束较细，替代后内束。如将股中间肌肌腱或内侧肌肌腱单独作为后内束的替代物，另三束则编织在一起。

3. 同种异体跟腱 - 骨　方法与前者相似，一般就将其肌腱端纵行切开形成相同粗细或一粗一细的两束，末端用编织线编织，可用较粗的一束替代前外束。

4. 同种异体骨 - 髌腱 - 骨　将其一端劈开，修成分别能通过直径 8mm 和 10mm 骨道的两个长约 2.5cm 的骨块。胫骨端则修成可通过直径 12mm 骨道的骨块（应用经胫骨骨道技术时），或 20mm 长、13mm 宽、12mm 厚的骨块（应用 Inlay 技术时）。因为它的两端均为骨块，且可以按需要将一端分成符合双束粗细要求的两部分[18, 19]。

5. 同种异体胫后肌腱　可直接选用粗细不同的两根，分别替代两个束。也可以仅选用一根，折成三折，并编成"Y"形，其中两股编在一起作为前外束，单股的替代后内束。

6. 同种异体腘绳肌腱与股四头肌腱 - 骨　制备的方法同前。

二、重建基本技术

（一）关节镜探查、残端处理

前内、前外入路进镜全面检查，探查了解PCL的残端情况和附着点位置。可以附加后内侧入路观察后关节囊及PCL下止点情况[20]。对于单切口重建技术来说，不需附加后内侧入路即可完成手术。

因为PCL残端的血运较ACL丰富，故有些人主张可保留部分残端纤维，以增加术后移植物成活的几率及帮助定骨道位置。如果要清理残端，最好是留有少量的残端附着部组织，用以显示PCL的足迹并利用它确定骨道的位置。绝大部分作者主要是利用足迹来定点[21]。

（二）PCL股骨止点骨道的定位方法

股骨两个骨道的定位方法有很多，都有各自的解剖基础和原理，但基本原则都是相同的，即要求最好利用两束的原止点足迹来定位[22, 23]。主要介绍以下几类：

1. 时钟定位法（屈膝90°时）　这种方法被广泛应用，它是采用Outside-in技术时主要采用的定位方法。一般是采用克氏针做细导针钻孔定位，导针尖端进入关节处的点即作为骨道的中心点。而两骨道相应中心点的位置用钟点来描述：①前外束：位于髁间窝顶和壁的交界处，即在PCL上止点足迹的前上部分内。一般在1点（右膝）和11点（左膝）处或1：30（右膝）和10：30（左膝）处；②后内束：位于前外束的下方，PCL上止点足迹的后下部分内，一般在3点（右膝）和9点（左膝）处或3：30（右膝）和8：30（左膝）或2：30（右膝）和9：30（左膝）处。

2. "三·三"原则　即将PCL股骨止点在矢状面上分为两个"三"：前、中、后部和近端、中部、远端。然后用这六个部分的相互关系来描述骨道中心位置：①前外束位于前1/3，中部和远端交界处；②后内束位于中1/3，中部和后部交界处。Mannor、Noyes、Harner等认为这样最接近于屈膝时两束负荷的分布情况。

3. Morgan法（图6-4-1）　用两骨道中点分别到髁间窝顶和前方髁软骨最前缘的距离来定位，即对于前外束：这两个距离均为13mm；而在后内束：分别为20mm和8mm。

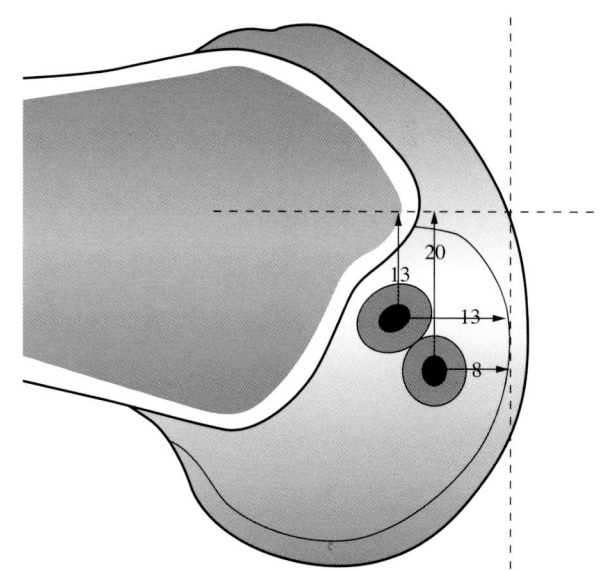

图6-4-1　双束重建PCL定位示意图

无论采用以上的哪种方法，都有两个基本原则应该遵循，否则容易造成此处的骨壁骨折或塌陷：①两骨道之间的骨桥尽量不薄于4mm；②骨道边缘距髁软骨边缘的最近距离尽量不小于4mm。

以上方法临床上都在应用，都有各自的解剖基础和原理。

（三）PCL股骨与胫骨骨道的钻制

定位就在足迹内，一般要求骨道中心距胫骨平台后缘的距离不少于15mm。

1. 股骨骨道的钻制

（1）Outside-in技术：是进行双束重建以来应用时间最长的技术。患者取屈膝位，在股骨内髁前内上方做一个辅助切口，逐层暴露至见到股骨内髁。用或不用定位器，由关节外向关节内分别钻入两根导针。它们在内侧髁间窝壁上的出点遵循前面所介绍的双骨道定位方法。当然，也可以先用导针钻孔，定好位后再作辅助切口。但这样不能准确地把握导针在内髁皮肤侧骨皮质上的进针点。因为有些人的经验表明两枚导针进针点之间和与关节软骨缘的距离不能太短，否则容易造成骨道壁骨折或塌陷。

（2）Inside-out技术：不用再做股骨内髁前内上方的辅助切口，改为采用一个前外下入路钻取股骨骨道，即位于标准的前外入路下方，半月板的上缘。它的优点是：可不用钻透皮肤侧骨皮质，骨道更容易做；术后患者的肌肉力量和屈膝角度的恢复比用传统 Outside-in 技术的患者要快。

2. 胫骨骨道的钻制

（1）单骨道技术：通常采用的 PCL 重建的单胫骨骨道技术，需要注意几个重要问题：①胫骨骨道与胫骨平台间的夹角一般不宜小于 50°，否则容易增加移植物的磨损[24]；②必要时可用术中 X 线透视定位，骨道方向最好与上胫腓关节面平行；③用电钻时钻到后方皮质时要倍加小心，以避免损伤后方血管、神经；④必要时加用后内侧入路，可以直视下观察胫骨止点及钻头钻孔时的情况，有利于准确定位和保护后方血管、神经。

（2）双骨道技术：分别从胫骨结节内外侧用 50°定位器向胫骨足迹处钻两个直径 8mm 的骨道，其出口处少部分重叠。它可用来分别容纳股四头肌腱 - 骨的两个肌腱端[25-29]。

无论采用何种钻取骨道的方法，有一点应特别注意：当完成了骨道的钻取以后，一定要用骨锉处理骨道在关节内口的周缘，将其锉得比较圆滑，以减少对移植物的磨损。

（四）移植物的固定

绝大多数作者都主张前外束应该在屈膝 90°时固定，有人采用 70°或 80°固定。而后内束则应在膝关节伸直或接近伸直时固定。也有人采用 10°、20°或 30°固定。所有的移植物，尤其是至少一端不带骨块的，必须在固定时保持一定的张力，一般为 10~15 磅。在固定前还必须做 10~30 次全范围的关节活动，一是要检查有无屈膝受限，二是尽量减少其在骨道中的松弛和微动。几乎所有的作者都认为：在固定时要对胫骨施加一定大小的由后向前的力，以使股骨和胫骨尽量维持在正常的解剖位置上[29-33]。然后再根据情况采用以下固定技术。

1. 一般固定技术　①骨块端主要采用金属挤压螺钉固定。可比骨道直径相同或细 1mm；②肌腱端多采用可吸收挤压螺钉固定，这样可以增加腱骨愈合的机会。一般用与骨道直径相同或相差 1mm 的螺钉。但最好再用骨桥、门形钉或用线栓的螺钉和（或）垫圈等来加强其固定效果。

2. 嵌入技术（inlay 技术）　采用膝后方切口逐层切开直至看到 PCL 的下止点足迹，清理残端并做一个大小与移植物胫骨端骨块匹配的骨槽，然后将移植物的骨块置入槽内，用 1 或 2 枚螺钉及垫圈固定牢固，或加用门形钉等。而螺钉的长度应以能穿透胫骨前方皮质为宜[25,34]。

三、临床重建

（一）微孔钢板固定半腱肌腱、股薄肌腱双束重建 PCL

1. 切口与取腱及其准备　胫骨结节内侧约 1.5cm 做 4cm 纵切口，暴露鹅掌，分离股薄肌和半腱肌腱，并用取腱器取其全长。修剪肌腱后对肌腱进行编织缝合及重建前的准备（方法同 ACL 重建）。

2. 关节镜下操作

（1）清理 PCL 残端，暴露胫骨与股骨侧止点。

（2）上骨道定位：屈膝 90°，按照股骨上侧骨道入口的中心位点于髁间窝顶下方 13mm、关节软骨缘后方 13mm；下侧骨道入口位于髁间窝顶下方 20mm、关节软骨缘后方 8mm 的定位原则定位股骨侧双骨道（见图 6-4-1）。

（3）股骨骨道的钻制：由前外侧关节镜入口放入定位器进行定位后，按照双股半腱肌腱的粗细钻制股骨上侧骨道，按照双股股薄肌腱的粗细钻制股骨下侧骨道。要注意两骨道入口相距 5mm，出口相距 10mm，避免骨道重叠。

（4）胫骨骨道的定位与钻制：用定位器中心点对准胫骨侧止点的下外部分，根据四股肌腱的粗细选用相应的空心钻头，经导针用空心钻钻出胫骨骨道。

（5）引入肌腱：从前外侧关节镜入路，使用与单束重建 PCL 相同的方法，利用专用的导针将移植物引入关节，先将半腱肌腱返折端连同微孔钢板引入股骨上骨道（前外束），然后再将股薄肌腱返折端连同微孔钢板引入股骨下骨道（后内束），最后通过牵引线将肌腱的四股游离端经关节内由胫骨骨道内口引入骨道后再引出固定。要注意的是重建韧带的肌腱在上骨道内的部分至少在 15mm 以上，在下骨道内的部分最好是长出骨道以利进行直接固定。双束重建 PCL 镜下表现见图 6-4-2。

（6）固定：翻转微孔钢板将肌腱上端固定；屈膝 70°位拉紧胫骨端的半腱肌腱（80N 力量），用门形钉嵌压打结方法固定；伸膝位拉紧胫骨端的股薄肌腱（80N 力量），亦用门形钉嵌压打结方法固定。如果下骨道内的腱较短不能进行直接固

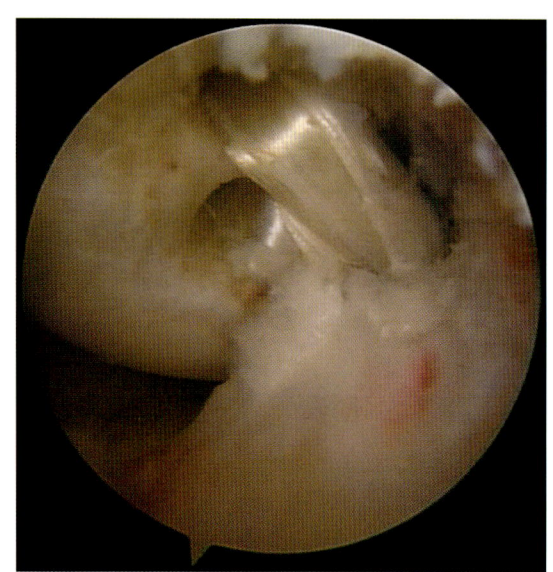

图 6-4-2 双束重建 PCL（镜下表现）

定时，将牵引线通过骨桥的方式打结固定，同时加用可吸收性挤压螺钉固定，会使固定更加牢固。

利用半腱肌腱和股薄肌腱进行双束重建 PCL 时，股骨侧双骨道内的肌腱亦可以用可吸收挤压螺钉固定，挤压螺钉可由前外侧关节镜入路送入进行固定，此时肌腱在骨道内部分至少 25mm[1,35]。

3. 术后康复　与股骨单骨道重建 PCL 相同。

（二）股四头肌腱与双股半腱肌腱股骨双隧道重建 PCL

1. 切口、取腱及准备

（1）自髌骨中点向近侧做膝正中切口，长 6cm。取股直肌腱和部分股内侧肌腱，长 8cm、宽 10mm、厚 6mm，肌腱末端用涤纶编织线编织缝合；取髌骨骨块长 20mm、宽 10mm、厚 8mm。骨块钻孔后穿线以便牵拉。

（2）胫骨结节内侧 1.5cm 做 2cm 纵切口，暴露鹅掌，分离半腱肌腱，并用取腱器取其全长。修剪肌腱至 20cm，返折后长度为 10cm。两端分别用涤纶编织线编织缝合。

2. 关节镜下操作

（1）清理 PCL 残端，分别暴露股骨侧和胫骨侧止点。

（2）胫骨骨道定位器置于 50°，中心点对准胫骨侧止点的下外部分，用直径 12mm 空心钻钻出胫骨骨道。股骨内髁内侧做 3cm 长切口，以便暴露股骨骨道出口。

（3）股骨骨道定位器中心点对准股骨侧止点的前部，用直径 10mm 空心钻钻出股骨前外侧骨道；再将股骨骨道定位器中心点对准股骨侧止点的后部，用直径 6mm 空心钻钻出股骨后内侧骨道。两骨道入口相距 5mm，出口相距 10mm，避免骨道重叠。

（4）股四头肌腱髌骨移植物从股骨前外侧骨道出口引入关节内，肌腱侧从胫骨骨道引出，骨块留在股骨骨道内，用 7mm×20mm 或 9mm×20mm 挤压螺钉固定。双股半腱肌腱移植物从胫骨骨道引入关节，再将返折端引入股骨后内侧骨道，并用 9mm×20mm 可吸收挤压螺钉固定。屈膝 70°，胫骨近端位于前抽屉位，拉紧股四头肌腱编织缝线并牢固固定在螺钉上（图 6-4-3）。伸直膝关节，拉紧半腱肌腱编织缝线并固定在同一螺钉上。测试膝关节的活动度和稳定性，缝合伤口。

3. 术后康复　术后用支具固定膝关节于伸直位，尽早开始股四头肌等长收缩、直腿抬高和被动的活动度练习。术后 1 个月内支具保护下屈膝至 60°，术后 8 周屈膝至 90°，术后 12 周恢复日常活动，9～12 个月开始参加体育活动。

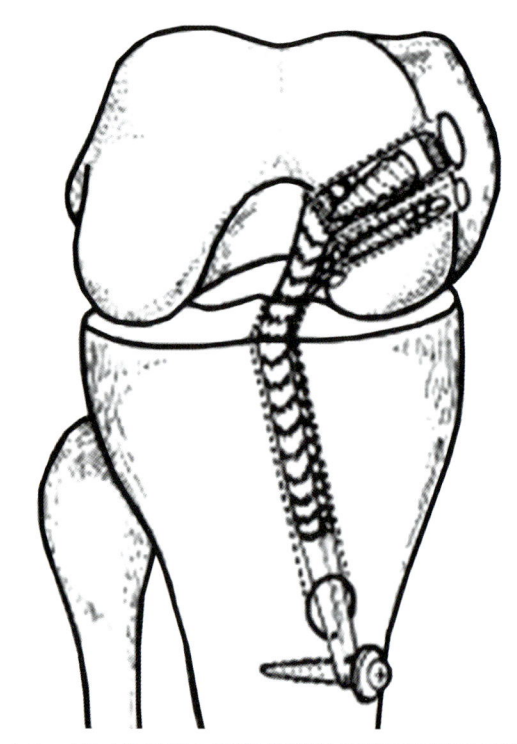

图 6-4-3　股四头肌腱与双股半腱肌腱股骨双隧道重建 PCL

（敖英芳）

第五节　胫骨嵌入技术重建后交叉韧带

PCL损伤与重建是目前关节镜与运动损伤学术界的热门话题，相关的生物力学、功能解剖的基础研究及临床研究在不断深入，有了较大的进展，产生了许多引人关注的概念，如单束与双束重建、后外复合体（posterolateral complex，PLC）损伤、手术技术的探讨、保守与手术治疗等。多数学者都认同单纯PCL损伤保守治疗可以获得很好的预后，并且对关节软骨不产生损害。然而对于PCL复合韧带损伤以及Ⅲ度以上的PCL损伤，应进行手术治疗，包括重建或早期修补。

目前关于PCL重建的临床研究报道很多，从总体上分析，PCL重建的手术疗效还不能与ACL相比，也没有统一的手术技术。常见的技术流派包括：经胫骨骨道（transtibial）技术与胫骨嵌入（inlay）技术，保留残存韧带技术，单束或双束重建技术等。经胫骨骨道技术是经典方法，为大多数医生所熟悉，可在关节镜下完成，手术损伤小，手术时间短。但该技术存在所谓"杀手转弯"（killer turn）的问题，即骨道与移植物成角小于90°，移植物与骨道口之间磨损，导致移植物变薄、机械强度下降、骨道扩大，最后的结果是出现残存松弛（residual laxity）。Bergfeld的尸体标本试验表明：6对标本分为2组分别进行经胫骨骨道与胫骨嵌入技术重建PCL，在经过72周的载荷后发现经胫骨骨道组的移植物在骨道口处变薄（图6-5-1），移植物松弛明显多于胫骨嵌入组。Markoff的更大数量的标本试验（31对标本）进一步支持上述观点：1/3的经胫骨骨道移植物失效，移植物厚度减少40%，长度增加9.8mm，而胫骨嵌入组的移植物没有失效，移植物厚度减少12%，长度增加5.9mm。

针对这一不足，一些学者对经胫骨骨道技术作了相应的改进，如：Fanelli主张利用高角度骨道加大骨道与移植物的成角，避免锐角形成；尽可能选择低位骨道内口（关节面下方1.2～1.5cm）；还有学者提出骨道外口在胫骨结节外侧；Ahn提出保留残端可以有效地防止机械性磨损。尽管如此，同时保证精确的骨道内

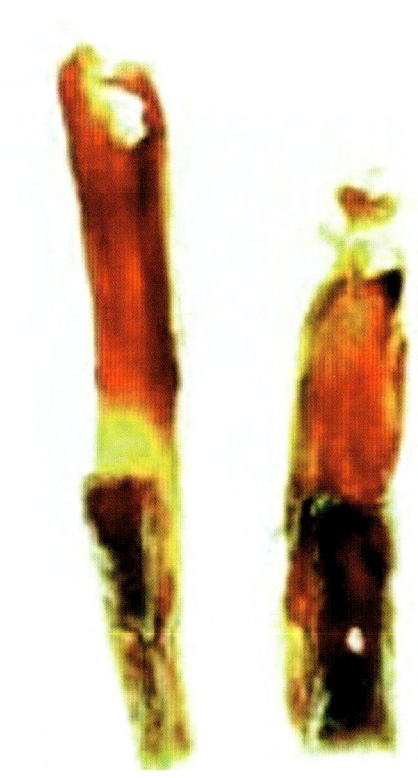

图6-5-1　两种移植物的比较

口位置和最佳的骨道方向是较为困难的，手术操作者之间的差异很大。另一派学者则放弃了胫骨骨道技术，1995年，Berg首先提出了利用将移植物的胫骨侧直接固定在骨槽内的嵌入法，并由此派生出一种技术流派。这种结合了切开与关节镜两种手术技术的方法，使得移植物的胫骨侧构形更接近于解剖形态，彻底消除了"杀手转弯"。同时直视下手术使得胫骨侧的固定点更加精确，固定方式更加牢靠。

一、临床查体要点

除了常规的病史采集及X线片，临床查体可以判断单纯或复合的PCL损伤，从而决定治疗方案。

急性单纯PCL损伤通常表现为轻中度关节积液，主诉关节周围疼痛不适。而复合韧带伤常为中重度积液、淤血和软组织肿胀。对于可疑膝关节脱位者，应注意检查神经血管状况。对于陈旧

性 PCL 及 PLC 损伤，需要观察下肢力线，对于严重不稳定者，还应该观察是否存在不稳定步态（medial thrust gait）。

PCL 的特殊检查首先是"台阶征（step-off）"的观察，与健侧对比，确定是 PCL 损伤还是 ACL 损伤。如果台阶变小或消失，需要进一步通过屈膝 90°位后抽屉试验（posterior drawer test，PDT）来确定松弛程度。后抽屉试验分中立位、内旋位及外旋位三个位置检查。单纯 PCL 损伤的松弛度通常不超过 10mm，内旋位后抽屉试验仍为阳性但松弛度比中立位略减小（内侧副韧带浅层的限制作用）。如果内旋位与中立位后抽屉试验明显阳性，提示 PCL 合并内侧副韧带损伤，而外旋位与中立位后抽屉试验明显阳性，提示 PCL 合并后外复合体损伤。因此，上述三个位置的后抽屉试验有助于判断单纯或复合 PCL 损伤。

单纯的 PCL 损伤不会出现内侧及外侧直向不稳定。如果中立位及内旋位后抽屉试验强阳性合并 0°及 30°位外翻应力试验阳性，提示 PCL 合并内侧结构损伤；而中立位及外旋位后抽屉试验强阳性合并 0°及 30°位内翻应力试验阳性，提示 PCL 合并后外复合体损伤。

二、治疗方案

包括非手术治疗及手术治疗。

1. 非手术治疗　适用于急性和陈旧性单纯 PCL 损伤。这些病例通常为松弛度 <10mm 的轻中度损伤。对于骨骺未闭合的 PCL 损伤也适于非手术治疗。有些没有条件进行手术治疗的复合韧带损伤也可进行保守治疗。

2. 手术治疗　适用于急性和陈旧性 PCL 复合韧带损伤，这些复合韧带伤通常为重度的后向不稳定，松弛度多数 >12mm；对于运动水平高、有髌前疼痛及不稳定症状的单纯 PCL 损伤也可进行手术治疗。

三、术前评估

包括病史、临床查体、应力 X 线片、KT-1000 测量、MRI。

四、手术方法

（一）手术体位

手术过程中需要在"关节镜手术体位"（图 6-5-2）和"嵌入法手术体位"（图 6-5-3）两种体位间相互转换。手术开始前首先摆放"关节镜手术体位"完成关节镜手术步骤，然后摆放"嵌入法手术体位"，即健侧卧体位，患肢在上，允许患

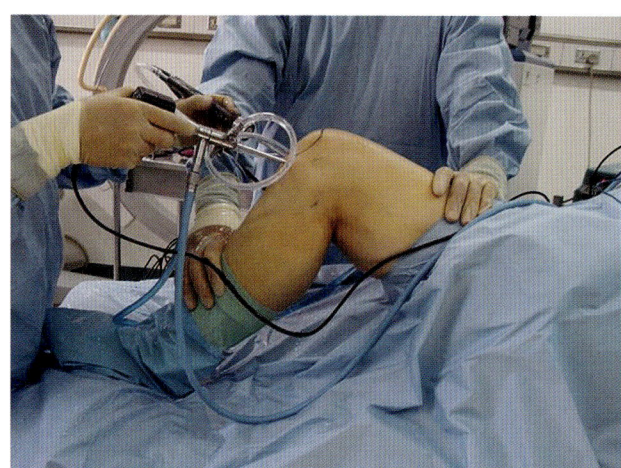

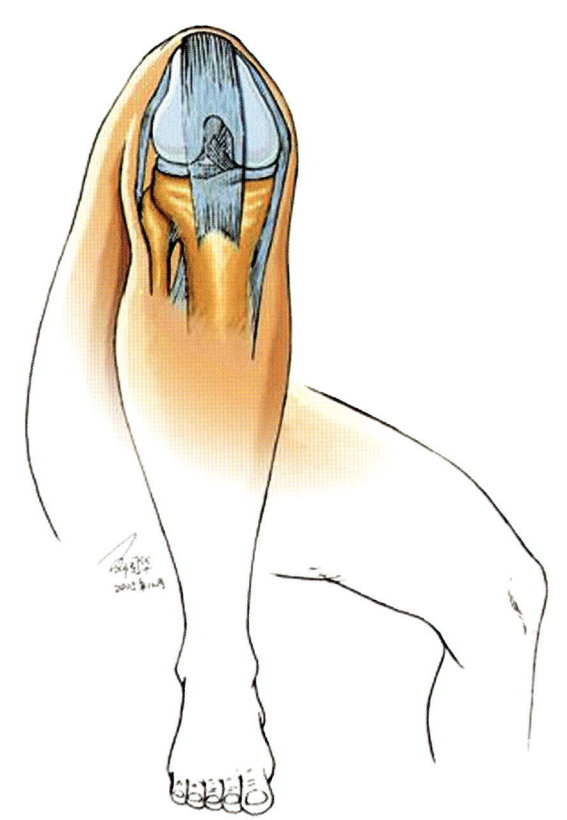

图 6-5-2　关节镜手术体位

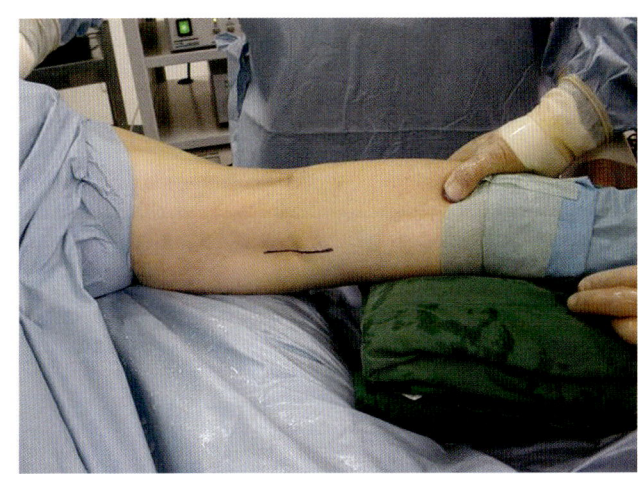

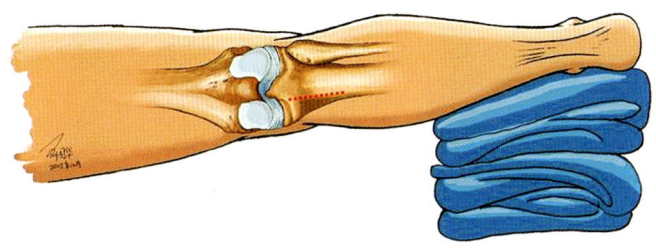

图 6-5-3　嵌入法手术体位

肢尽可能内旋，内踝处用手术单垫高，手术台向健侧倾斜 20°。术者戴头灯或利用关节镜光源作术野照明。嵌入法手术体位摆放后应保证患侧髋关节可以外旋、外展、屈髋、屈膝 90°，转换成为"关节镜手术体位"。

（二）移植物准备

自体移植物首选骨-髌腱中 1/3-骨（B-PT-B），异体移植物可选择跟腱或 B-PT-B。自体 B-PT-B 取材时，髌骨侧骨块取材为 10mm×20mm×8mm 大小，直径 10mm，髌腱取材 9～11mm 宽度，胫骨侧取材为 10mm×20mm×8mm。胫骨侧骨块拟作为移植物的胫骨侧，预制两个 2.5mm 直径钻孔，方向与骨面成角 60°，保证螺钉固定时与胫骨平台关节面平行。目前，作者改用一枚 6.5mm 松质骨螺钉加带齿垫片进行固定。如选择异体 B-PT-B 制备方法同上。如选择异体跟腱，将腱性部分制备成直径 9mm 或 10mm 作单束重建，或劈开两束制备成直径 8～9mm 及 7mm 两束作双束重建，骨块制备同上。移植物还可选用自体股四头肌腱，髌骨侧取骨块 10mm×20mm 大小，腱性部分通常 7～9cm 长，包括股直肌腱、股内外侧肌腱及部分股中间肌腱。可以制备成单束或双束移植物。取材时注意保持髌上囊的完整性，防止灌注水外漏。

（三）关节镜检查与股骨骨道制备

患者置于关节镜手术体位。进行标准的关节镜检查，观察 PCL 的连续性，标记股骨侧的解剖附丽区。尽可能保留 PCL 残存腱束及半月板股骨韧带（Humphry 和 Wrisberg 韧带）的完整性，标记 PCL 前外束点，位于 11 点或 1 点、距关节软骨边缘 5～6mm 的位置（图 6-5-4）。如作双束重建，可同时标记前外束与后内束两点。髌旁内侧作 3～4cm 切口，骨膜下剥离股内侧肌的最远端部分。于髌骨上 1/3、股骨滑车关节面与内收肌结节中点处标记股骨骨道外口的位置，保证骨道前缘距关节软骨面至少 1.5cm。安放 ACL 胫骨导向器，用由外向内的方法（图 6-5-5）钻取直径 9 或 10mm 的股骨骨道。双束重建则需钻取股骨双骨道。这种股骨骨道的制备方法使得骨道外口更接近软骨边缘，增大股骨骨道与移植物的角度，从而减小股骨侧的"杀手转弯"效应。将移植物引导钢丝通过该骨道置入，放置于后关节囊前方备用，股骨骨道塞入防水塞。如同时重建 ACL，可在此阶段进行股骨和胫骨骨道的制备。

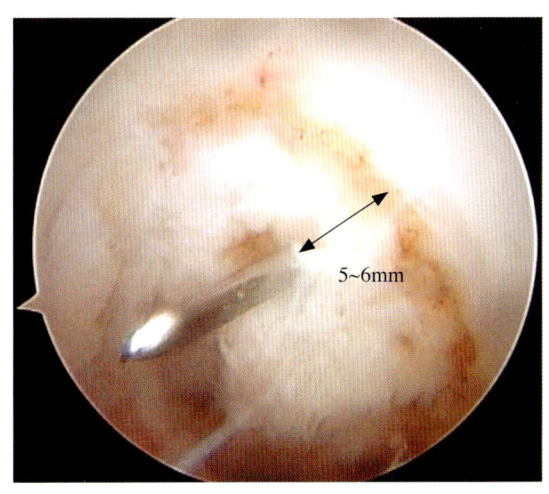

图 6-5-4　股骨骨道定位

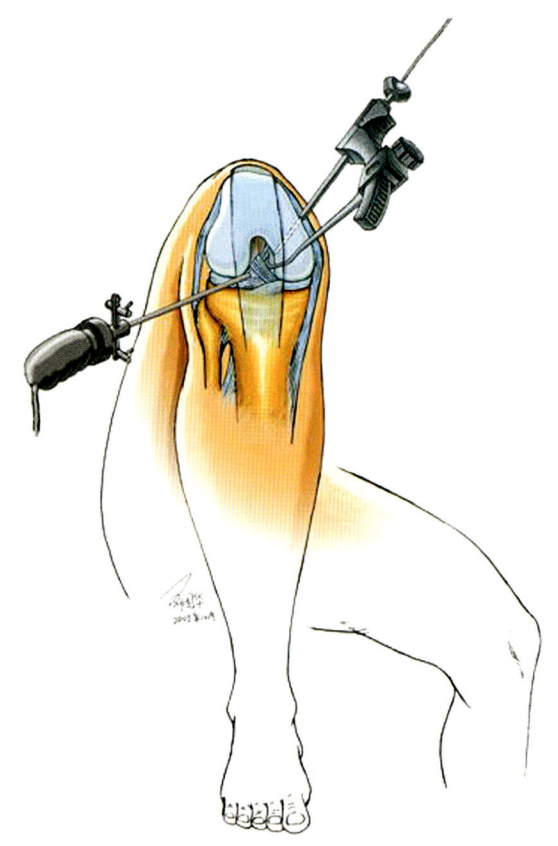

图 6-5-5 outside-in 方法制备股骨骨道

（四）胫骨嵌入步骤

患者转换为"嵌入手术体位"。腘窝内侧取 5cm 长纵行切口，2cm 于腘横纹近端，3cm 于远端。钝性分离腓肠肌内侧头与半膜肌间隙，将腓肠肌内侧头连同血管束拉向外侧，显露后关节囊。用 3～4 枚 2.0mm 克氏针自后向前钻入胫骨后方皮质，外露部分折弯，用于牵开腓肠肌。如果腓肠肌过于紧张或粗大，可部分切断其腱性起点。此时可触及 PCL 胫骨附丽区所特有的凹陷区域及内外侧嵴，可见斜行的腘肌肌腹及其上缘走行的小静脉，结扎该静脉。纵行切开后关节囊并将引导钢丝拉出。PCL 胫骨附丽的凹陷区行骨膜下剥离以充分显露，小腿内旋可辅助显露。用电刀标记 PCL 胫骨附着区域，用小骨刀及打磨钻头在该区域开骨槽，大小与移植物骨块相同，通常为 20mm×10mm×8mm。将移植物骨块嵌入骨槽，克氏针临时固定。用两枚 4.0mm×36mm 空心钉加小垫片固定（图 6-5-6）。如果选用一枚 6.5mm 松质骨螺钉加带齿垫片固定，可直接将螺钉拧入骨槽的松质骨内，不必预先钻孔。注意螺钉方向应与胫骨平台关节面平行，防止进入关节内。如同时进行 ACL 重建，可预先将同直径骨道钻头置入骨道内，防止嵌入固定螺钉与 ACL 胫骨骨道冲突。如果选择 B-PT-B 作为移植物，特别应注意的是移植物的腱性部分长度与 PCL 关节内部分长度是否匹配，防止出现移植物一端骨块在胫骨固定后，另一端骨块不能完全进入或过多拉出股骨骨道的"失匹配"现象。如出现此情况，可调整胫骨侧骨块的固定点后固定。如果选择股四头肌腱或跟腱，将移植物骨块端固定在解剖区域即可。

（五）移植物固定

再次转换为关节镜手术体位。移植物另一端通过上述引导钢丝引入关节内，此时再次翻转为

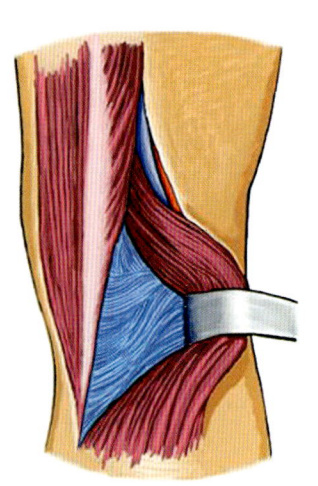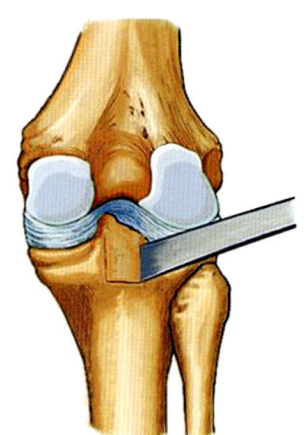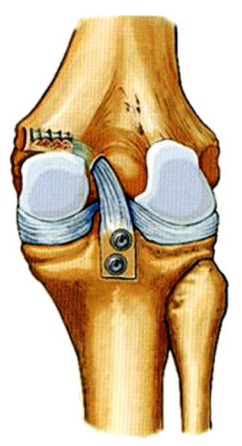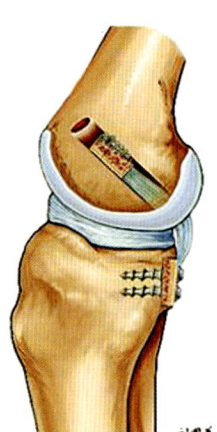

图 6-5-6 嵌入法手术步骤

关节镜手术体位，关节镜监视下将移植物另一端引入股骨骨道内。牵拉移植物股骨端，作20次全程屈伸膝活动。屈膝90°位做前抽屉实验，牵拉移植物股骨端，用7mm×20mm金属挤压螺钉（B-PT-B）或9mm×30mm可吸收挤压螺钉加辅助固定（跟腱移植物时）（图6-5-7）。

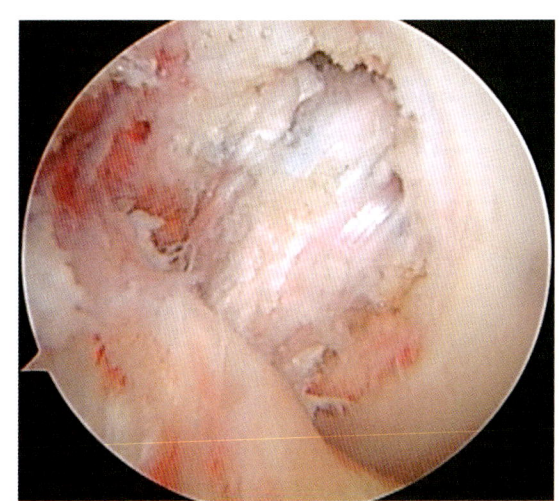

图6-5-7　重建后的PCL

（六）复合韧带损伤的处理

合并膝关节后外复合体损伤（PLC）时，根据损伤类型选择重建方式。按照Fanelli的分型，对于A型（单纯外旋增加）者，选择"L"形腘腓韧带解剖重建术（图6-5-8）；对于B型（外旋增加伴有轻度外侧副韧带松弛）者，采用Larson的"8"字术式重建腘腓韧带及外侧副韧带（图6-5-9）；对于C型（外旋增加伴有明显外侧副韧带松弛）者，进行腘腓韧带、腘肌腱和外侧副韧带解剖重建（图6-5-10）。移植物选同种异体跟腱或胫前肌腱、自体半腱肌腱。

（七）术后处理与康复

手术后患肢伸膝位支具固定，支具内于小腿后方加衬垫防止胫骨后沉。术后24~48小时拔除引流管，早期开始股四头肌等长收缩、直腿抬高功能训练。加强髌骨被动活动。术后3~4周后开始进行被动屈膝功能训练，要求术后8~9周达到90°，12周达到120°，6个月后进行大于120°的屈膝锻炼。3个月内禁忌腘绳肌主动收缩屈膝，

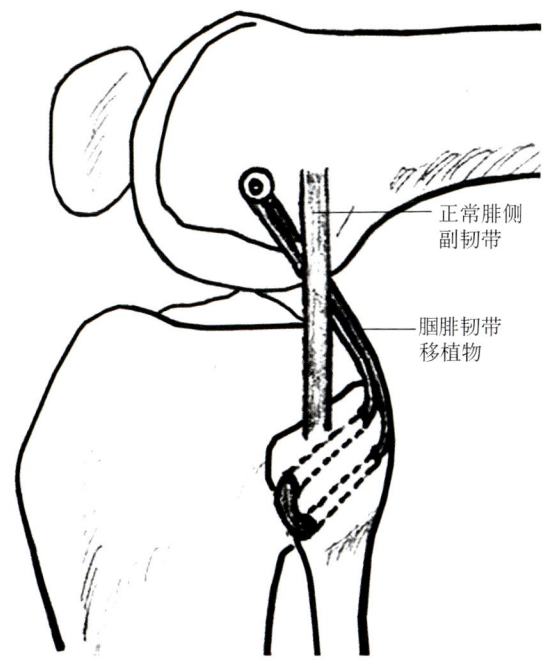

图6-5-8　"L"形腘腓韧带重建

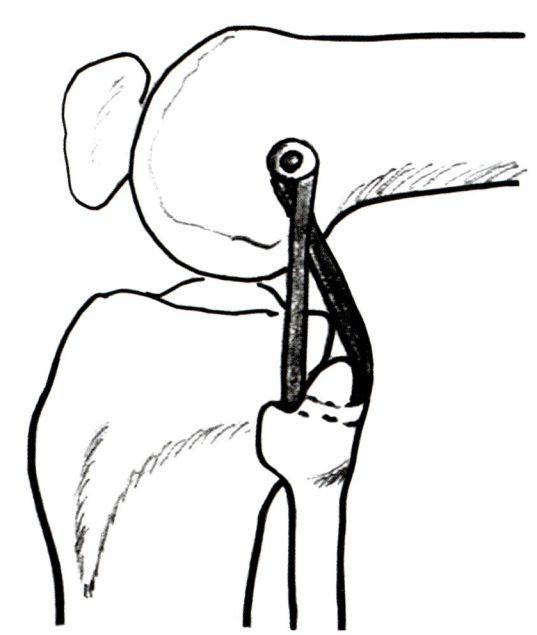

图6-5-9　"8"字术式重建腘腓韧带与外侧副韧带

避免外旋、盘腿、侧压等动作。术后3个月开始部分负重，术后4个月完全负重。

（八）临床疗效

自2005年4月至2006年6月，北京积水潭医院共连续完成该手术共40例，1年以上可随访

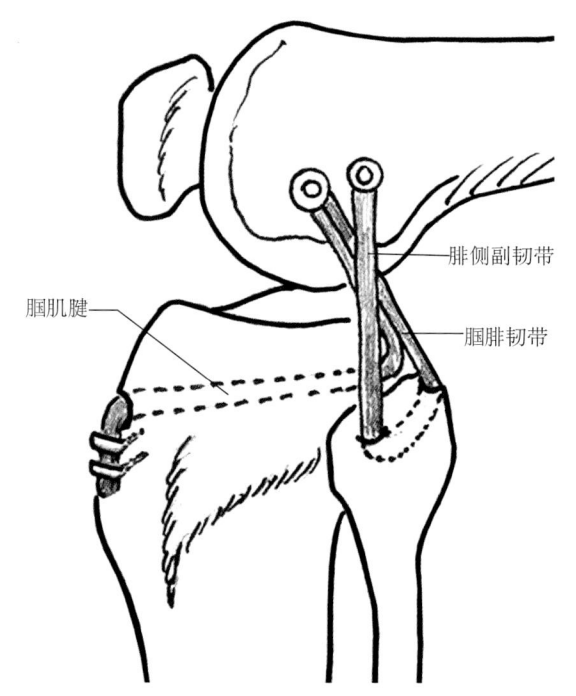

者33例，平均随访期24.8个月。复合韧带损伤31例，占94%（31/33）。包括PLC、ACL、MCL损伤。所有患者术前术后均进行IKDC主、客观评分、临床查体、KT-1000测量、应力X线片测量。术前IKDC评分由于膝关节严重后向不稳定评为C或D。全部病例的术前后抽屉试验均大于2个+（>10mm），其中3个+及4个+者占76%（26/33），平均3个+。KT-1000平均12.9mm（10~29mm）。应力X线片显示为平均13mm（10~29mm）。术后后抽屉试验结果：0（正常）8例（24.2%），1个+14例（42.4%），2个+9例（27.3%），3个+以上者2例（6.1%），平均1个+，较术前平均改善2个+（图6-5-11）；KT-1000平均4.6mm（0~18.2mm），较术前平均改善8.3mm；应力X线片显示为平均4.6m（0~18.2mm），较术前平均改善7.7mm。正常及1个+者占66.6%，2例（6.3%）术后松弛度大于12mm，认定为失效。膝关节活动度屈膝受限平均7.8°（0°~30°）。没有伸膝受限的病例。

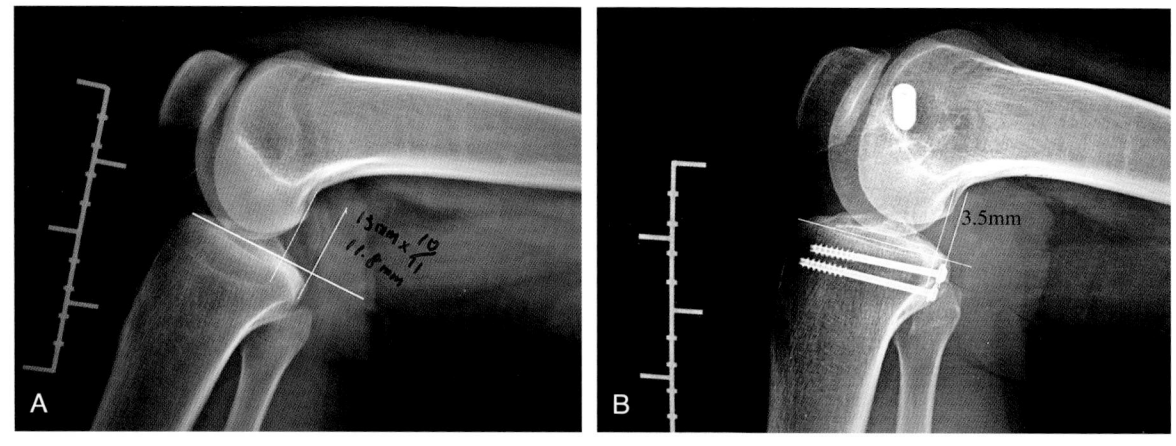

图6-5-11 应力X线片测量

（冯 华）

第六节 前、后交叉韧带同时重建

PCL和ACL损伤是很严重的复合性交叉韧带损伤，会引起严重的前后向不稳与旋转不稳。因此，应予以同时重建，尽早恢复其稳定性。PCL与ACL同时重建，对于纠正恢复、改善由于ACL、PCL断裂所引起的前、后向不稳和前、后向旋转不稳非常重要。目前，随着关节镜技术的成熟和发展，镜下重建ACL、PCL已成为可能，并取得了很好的临床效果。但由于镜下重建技术的难度较大，有些单位的技术、条件不甚成熟，很难在有限的止血带时间内完成两根韧带的重建，仍可见到没有同时重建再次手术重建的病例。尽管ACL、PCL同时重建是建立在这两种韧带重建技术方法上的综合融汇使用，要遵循其原则，但也有其特殊性。PCL与ACL同时重建的自体移植物可选用患膝的髌腱中1/3的骨-腱-骨复合体和半腱肌腱与股薄肌腱，亦可选用双侧的半腱肌腱与股薄肌腱，还可同侧的股四头肌腱与半腱肌腱、股薄肌腱等。选择自体重建移植物时，要根据患者的伤情具体考虑。此外，同种异体腱、人工韧带也可根据情况和条件选用。

一、利用自体双侧髌腱中1/3的骨-腱-骨合体移植同时重建前、后交叉韧带

（一）切取重建移植物

1. 重建ACL移植物的切取　利用骨-髌腱（中1/3）-骨复合体作为重建移植物。由健侧膝在上止血带条件下切取骨-髌腱（中1/3）-骨复合体并修整，予以重建ACL，重建移植物的切取方法与修整准备方式与ACL重建中所述相同。

2. 重建PCL移植物的切取　患侧膝切取骨-髌腱（中1/3）-骨复合体。髌骨侧骨块长在1.5～2cm间，不宜超过2cm，否则不利于将移植物引入关节腔内。胫骨侧骨长3.0～3.5cm，应为长方形，宽同切取的髌腱，厚0.8～1.0cm，如果采用内髁侧辅助切口的骨块嵌入法重建时可将胫骨侧骨块切取成楔形（图6-6-1）。

3. 关节内合并损伤的处理及髁间清理　ACL与PCL同时损伤，出现较严重的复合不稳，故对关节内结构的损害作用较重，可出现半月板、股骨髁软骨、髌股关节软骨损害，在髁间清理与骨道制作前要进行处理。

术中探查可见前、后交叉韧带同时断裂（图6-6-2），髁间与后室韧带残端与滑膜隔清理要充分（图6-6-3），用射频汽化仪进行较快，同时又可止血。髁间窝狭窄时可进行外髁髁间侧壁的成形。由于髁间已不存在正常结构，髁间清理相对较方便，髁间清理后髁间窝的整体情况清晰可见（图6-6-4），便于手术进行。

4. 骨道定位与制作（图6-6-5、6）前、后交叉韧带同时重建的骨道制作原则为先制作胫骨侧下骨道。

（1）首先定位PCL上止点，制作股骨内髁侧

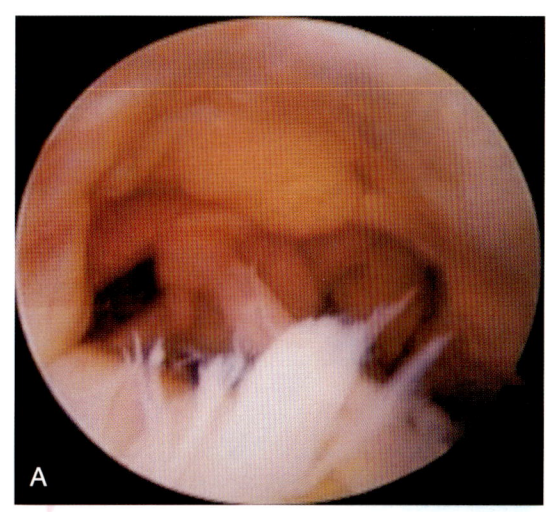

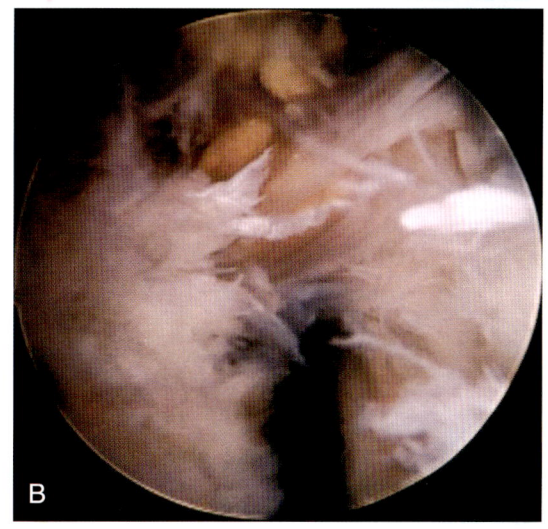

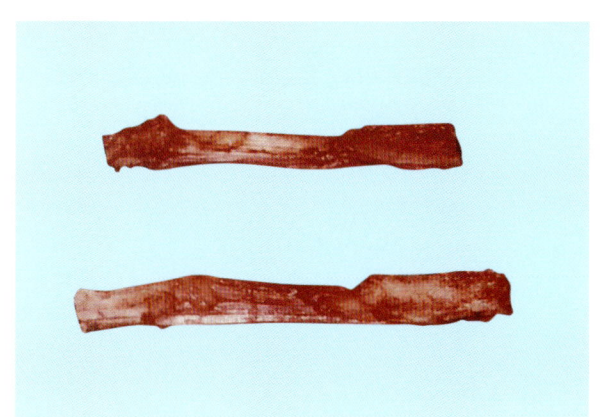

图6-6-1　重建前、后交叉韧带的骨-髌腱（中1/3）-骨复合体

图6-6-2　前、后交叉韧带断裂
A.陈旧性损伤；B.急性损伤

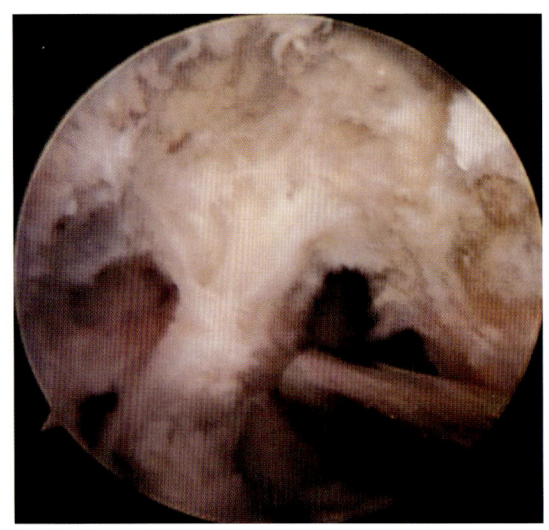

图 6-6-3 清理髁间后室滑膜隔

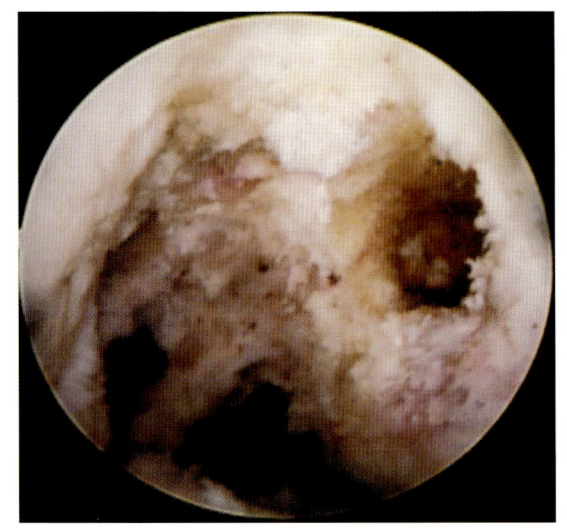

图 6-6-6 上骨道位置

右为 PCL，左为 ACL

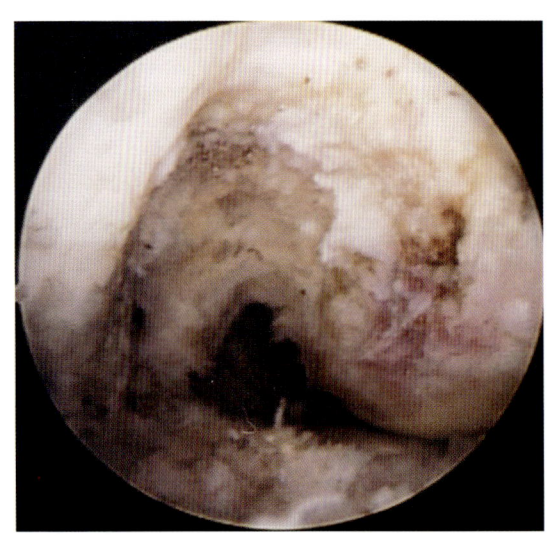

图 6-6-4 髁间清理完毕后镜下所见

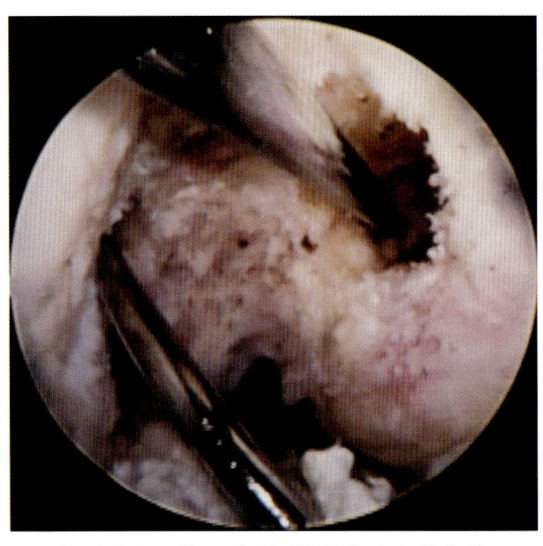

图 6-6-5 前、后交叉韧带上止点的定位

骨道：定位与钻骨道同本章第一节。

（2）定位 PCL 下止点制作胫骨侧骨道：定位及制作方法同本章第一节，但要注意定位时导向器的仰角应尽可能大，以避免与 ACL 的骨道相交叉。

（3）定位 ACL 下止点及制作胫侧骨道：同 ACL 重建。

（4）定位 ACL 上止点制作股骨外髁侧骨道：同 ACL 重建。骨道制作过程中由于从骨道外口流出的水量较大，不利于关节腔扩灌，应将先制成的 PCL 胫侧骨道外口封堵住，防止灌注液外流。

PCL 胫侧骨道的仰角尽可能高些，尽可能偏近中线部位。下止点出口应在胫骨平台后缘下方，同时 ACL 胫侧骨道的关节内出口不要过于偏后，以防止两骨道相交所造成的移植物引入困难。

5. 移植物的引入与固定　先将重建 PCL 的移植物引入骨道，再将重建 ACL 的移植物引入；先固定 PCL 的上骨块，再固定 ACL 的上骨块，然后固定 ACL 下骨块，最后固定 PCL 下骨块。具体采用的固定方法参照 ACL 与 PCL 重建章节。重建后的 ACL、PCL 镜下表现见图 6-6-7。

6. 术后处理　重建侧膝关节伸膝位可调性活动支具固定，术后第 2 天酌情拔引流管后即可扶拐下地，开始部分负重，并逐渐开始功能康复。康复程序与恢复运动安排同 ACL 重建与 PCL 重建。

对侧取腱的膝关节常规处理，无须特殊康复

一般的原则是分别用一侧的半腱肌腱与股薄肌腱重建PCL，另一侧的半腱肌腱与股薄肌腱重建ACL。有特殊需要时，为增强PCL会利用两侧的半腱肌腱重建PCL，用多股的股薄肌腱重建ACL。肌腱的匹配可以根据具体情况进行。

重建的技术与上面所述的方法基本相同，重建移植物的固定上端均用微孔钢板，下端根据肌腱在下骨道中的位置与长短情况酌情使用上面所介绍的固定方法。术后处理与康复程序同前。

笔者经验认为，应用双侧半腱肌腱与股薄肌腱同时重建PCL与ACL，尽管利用了对侧膝关节的肌腱，在对健侧膝关节造成一些损伤的同时对屈膝肌力会有些影响，但会使受伤膝关节的影响减少到最低，并可保证其伸膝肌力不受影响，而且重建手术快捷，术后康复快。因此，我们目前多应用此方法。

三、应用同侧髌腱中1/3的骨-腱-骨、对侧半腱肌腱、股薄肌腱重建PCL与ACL

此方法需切取同侧骨-髌腱（中1/3）-骨复合体重建PCL，切取对侧的半腱肌腱与股薄肌腱重建ACL。此种方法可以应用在重建前、后交叉韧带的同时又要处理内侧结构损伤，且利用半腱肌腱动力重建内侧副韧带的情况。通常重建两根韧带的移植物不要全在健侧切取，这样会对健侧膝关节影响太大。

四、应用同侧的髌腱中1/3的骨-腱-骨与半腱肌腱、股薄肌腱重建PCL与ACL

如果患侧膝关节条件许可，不合并内侧结构损伤，又不想在健侧切口造成新的伤口时可以采用此方法。笔者有很多应用此方法治疗的病例，临床效果亦很好。通常此时用骨-髌腱（中1/3）-骨重建ACL，用半腱肌腱、股薄肌腱重建PCL。

（敖英芳）

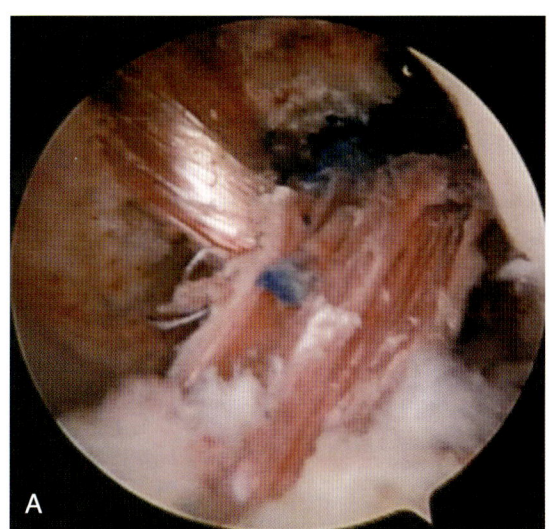
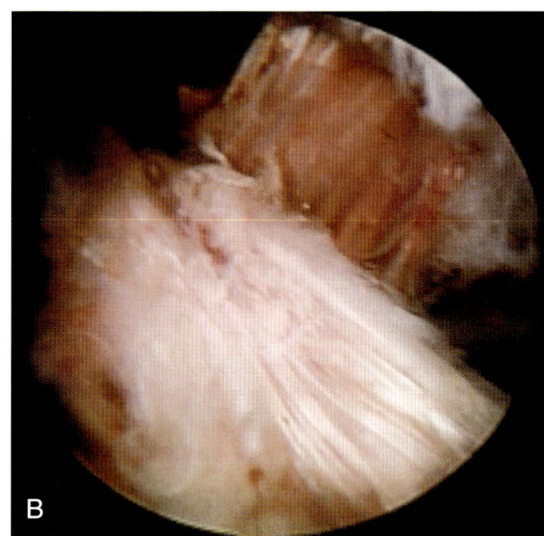

图6-6-7　重建的前、后交叉韧带
A. 左膝；B. 右膝

程序。

二、应用自体双侧半腱肌腱与股薄肌腱重建PCL与ACL

应用双侧半腱肌腱与股薄肌腱重建PCL与ACL时要准备两侧膝关节同时取腱后重建韧带。

第七节 急性后交叉韧带断裂的早期重建

急性 PCL 断裂的发生率明显上升，故急性 PCL 损伤处理已成为临床上的重要课题[36]，为早期恢复膝关节的稳定性和运动功能，急性 PCL 断裂的早期重建，尤其是关节镜微创重建已成为临床治疗的重要方法，并取得很好的临床效果。

一、急性单纯性 PCL 损伤

不合并其他侧副韧带损伤的 PCL 断裂，伤后可以适当保守一段时间（1 个月），待膝关节创伤期过后、局部条件准备较为充分后再进行韧带重建，治疗效果会更好。在此期间要进行围手术期内的术前康复，减轻肌肉萎缩，保证活动功能。如果技术设备条件具备，急性损伤期可以进行重建手术，并获得良好效果[37]。

PCL 断裂不同于 ACL 断裂，在 PCL 断裂时，往往并发后关节囊的撕裂，在手术时灌洗液将会顺着撕裂的后关节囊流到小腿后间隔内，直接影响手术的进行。如果急诊手术遇此情况应及时停止镜下操作，改为开放手术。如果检查认为小腿后间隔内压力很高，有必要进行后间隔切开减压，以防肌间隔综合征的发生。我所资料中有 1 例急性膝关节损伤，术前诊断髁间嵴撕脱骨折，关节镜检查时发现同时有 PCL 完全断裂，关节镜下进行髁间嵴撕脱骨折复位内固定后出现小腿后间隔明显肿胀，张（压）力很高，即进行后间隔切开减压并改为开放手术，重建 PCL，术后未出现并发症，恢复良好。

二、PCL 合并侧副韧带损伤

如果 PCL 合并侧副韧带损伤或后外侧结构损伤时，应早期修复。因为延迟手术，将失去对侧、后方稳定结构的最佳修复时机，不利于膝关节稳定性的恢复。如果后关节囊未撕裂，可考虑一期修复重建。如果条件不具备一次同时修复，可以先行修复关节外结构，二期镜下重建 PCL。因此，应根据技术成熟情况及患者条件酌情决定处理方案。

三、PCL 与 ACL 同时损伤

此种情况目前亦不少见，多由交通伤、严重的运动损伤所致，多有膝关节脱位，伤情很严重。遇此情况在注意到交叉韧带时，更要注意腘血管、神经是否合并损伤。如果合并血管、神经并发损伤要予以首先处理，后期再处理韧带损伤。前、后交叉韧带同时断裂，如果关节腔能够保守其封闭状态，急诊条件下亦可完成一次性重建，但技术要求更高[38-41]。根据笔者的临床经验，运动员急性 ACL、PCL 加侧副韧带断裂后一期修复与重建能够恢复伤前运动水平，临床效果很好。

（敖英芳）

第八节 关节镜辅助后侧入路后交叉韧带下止点撕脱骨折的治疗

PCL 下止点撕脱骨折是 PCL 断裂的另一种类型，类似 ACL 下止点撕脱骨折。如果骨折块分离移位明显时，由于 PCL 松弛可以引起 PCL 断裂同样的临床症状，出现膝关节后向不稳定以及相应由于关节不稳所引起的继发损害。由于 PCL 下止点撕脱骨折具有良好的原位修复的条件，并且有良好的临床效果，因此应予以积极治疗，修复撕脱的 PCL 下止点，尽早恢复其稳定性。

由于急性 PCL 下止点撕脱骨折可并发膝关节内结构损伤，陈旧性撕脱骨折可继发关节内结构损害或原有并发损伤存在，术中对膝关节内的检查和处理同样显得重要。目前，有技术条件的单位可以在关节镜下完成 PCL 下止点撕脱骨折的复位内固定手术。如果没有条件，关节镜辅助的后侧入路 PCL 下止点撕脱骨折的治疗。在陈旧性损伤中，需要根据 PCL 损伤或 PCL 损伤后的变化来决定是否由后侧入路切开进行骨折块复位固定。因此，在切开手术前进行关节镜检查判明其病损程度是非常必要的。

由于膝关节镜检查与膝后侧入路切开进行骨

折块内固定手术的体位不同，需要同时考虑到，以便术中调整。因此，需采用侧卧位进行关节镜检查（前入路），镜下操作完毕后将体位稍加调整就能变为俯卧位，即可从后侧入路进入膝关节后部进行手术。

进入膝关节后方需要打开后关节囊显露及松解 PCL（陈旧伤），清理骨折块与骨床使其形成新的创面并将骨折块复位，然后可用加压螺钉固定或用钢丝固定。笔者利用钢丝进行固定取得很好效果。手术时固定点的定位可用 ACL 瞄准器进行，并用引导 ACL 移植物的导针引导钢丝，使其绕经骨折块后在胫骨前内侧面引出并打结固定于皮下。骨折愈合后可将钢丝由膝前部打结固定处取出。

术后康复：伸膝位可调支具固定，2~3 天即可扶拐下地部分负重并逐渐过渡到全负重，2 周后可以弃拐行走，3 周后开始在 0°~30° 范围进行屈膝功能练习，并逐渐增加屈膝活动角度，6 周至 90°，8 周过 120°，带支具 3 个月。骨折愈合需半年左右，骨折愈合后即可拔除内固定钢丝。

（敖英芳）

第九节　关节镜下缝合治疗后交叉韧带胫骨止点撕脱骨折

膝关节 PCL 损伤约占交叉韧带损伤的 20%，在本研究所交叉韧带手术中约占 24%。随着交通损伤的增加，PCL 的损伤有增加趋势。手术治疗 PCL 仍然存在争议，但随着关节镜重建韧带技术的发展，手术治疗的效果明显好转，越来越多的医师尝试经关节镜手术重建 PCL。

一、手术方法

关节镜入路采用前内入路、前外入路、上后内入路和后外入路。患者采用仰卧位，经前内入路和前外入路进行关节探查及可能复合损伤的处理，对髁间窝滑膜进行清理，得到较好的视野后关节镜从前内入路置入，经 PCL 和股骨内髁外侧面之间进入后内关节间隙，用 30° 关节镜即可对 PCL 止点得到较好的观察，附加上后内入路，在股骨内髁和股骨干交界处稍向近端 1cm，关节充盈后屈膝 90°，锐穿刺器带 4.5mm 操作套管穿入后内关节间隙，Smith & Nephew 公司 4.0 刨削刀经过套管（套管和刨削刀可锁定）清理后方血块，彻底清理撕脱骨块和周围组织的联系，清理 ACL、PCL 之间组织以及 PCL 后方的隔膜，使骨块能够完全复位。刨削撕脱骨块和胫骨骨床的骨面，使骨折面新鲜化（图 6-9-1）。

刨削暴露 PCL 的内、外侧缘，关节镜经 ACL 外侧和股骨外髁内侧壁之间进入后外侧关节间隙，锐性穿刺器 4.5mm 套管穿入后外关节间隙上缘 1cm；关节镜经前内侧入路观察后内关节间隙，suture pierce（Smith & Nephew）带 0 号 PDS Ⅱ 线经后内侧入路向前外侧方向在撕脱骨块偏上部穿过 PCL 实质和骨块，进入后外侧间隙或外侧半月板后角的下方。若缝合器进入后外关节间隙，将关节镜经后外侧套管观察到 suture pierce 后，引导 suture pierce 向外侧穿入关节镜套管，suture pierce 尖端位于套管的外侧出口后，打开 suture pierce 开口，用 PDS 线引导爱惜邦 5 号涤纶编织缝线穿过缝合部位，一端自内侧入路退出；若经缝合器进入 ACL、PCL 间隙或外侧半月板后角下方，则将 PDS 线从前外侧入路勾出，引导 5 号涤纶编织

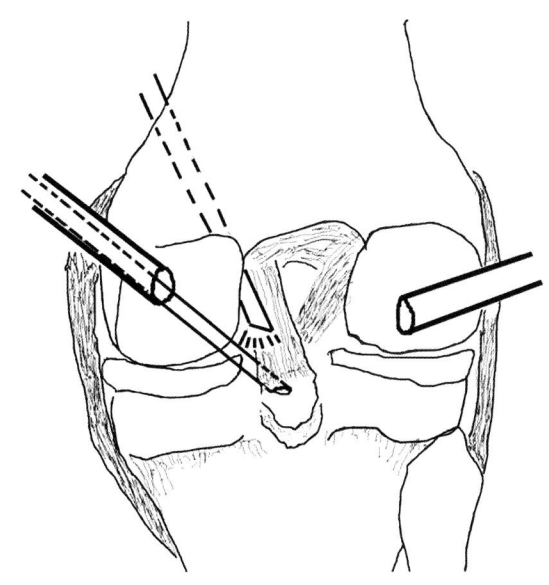

图 6-9-1　刨刀通过后内入路清理撕脱骨床

线穿过缝合部位。同样步骤再操作一次，在前一针的稍后下方、撕脱骨块的中部附近穿过骨块和韧带止点，将另一根 5 号涤纶编织线带出，这样在撕脱骨块和韧带内的不同部位有两根缝线穿过（图 6-9-2）。

胫骨结节水平、胫骨前内侧作一长 2cm 横行切口，Acufex 公司 PCL 瞄准器经前内入路放入撕脱骨床的内侧，关节镜经上后内入路放入撕脱骨块的前方观察，2mm 克氏针经瞄准器自前方钻到预定位置后，4.5mm 空心钻顺克氏针扩大骨道，用 PCL 瞄准器保护，防止克氏针穿入后方组织，损伤神经、血管结构，两个骨道在胫骨前方距离要大于 1cm，在后方出口尽量靠近骨床两侧并靠近下方。将 0 号 PDS Ⅱ 缝线穿入细的空心管内经骨道送入后方，关节镜经前内入路观察，夹线器经后内入路将内侧骨道内 PDS Ⅱ 缝线环和靠近内侧的 5 号缝线一起夹出，将缝线端穿入 PDS Ⅱ 缝线环内，牵拉 PDS Ⅱ 缝线，即将内侧缝线经内侧骨道引到前方切口处，同样方法，经后外入路或前外侧入路将外侧骨道内 PDS Ⅱ 缝线环和外侧缝线一起夹出关节腔，将缝线穿入 PDS Ⅱ 缝线环内，牵拉 PDS Ⅱ 缝线即将外侧缝线经外侧骨道引出，屈膝 90°，前抽屉位将两根缝线分别牵拉收紧，PCL 撕脱骨块即复位，观察复位满意后将缝线分别打结固定（图 6-9-3），检查后抽屉试验阴性后，缝合伤口，伸直位夹板固定患肢。术后拍 X 线片见骨折复位良好（图 6-9-4）。

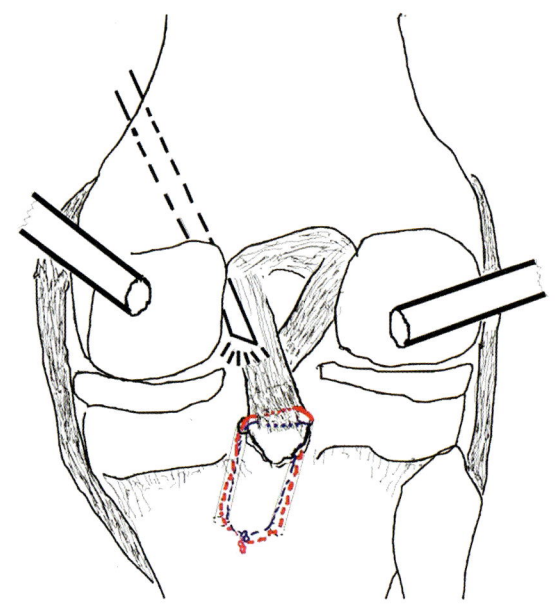

图 6-9-3 缝合线拉出骨道打结固定

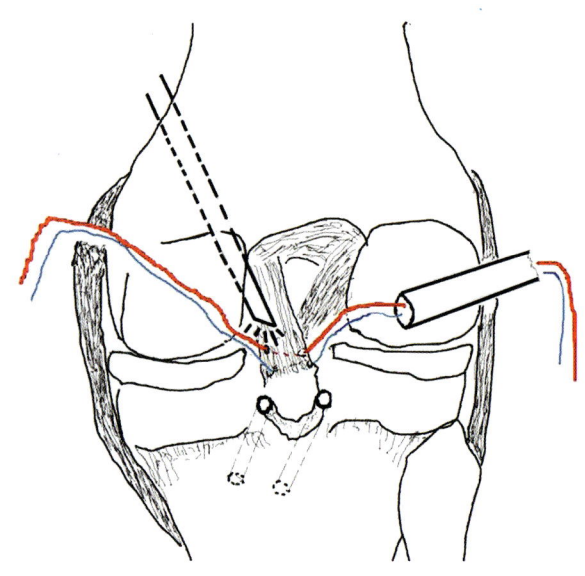

图 6-9-2 PCL 胫骨止点缝合和骨道钻取位置

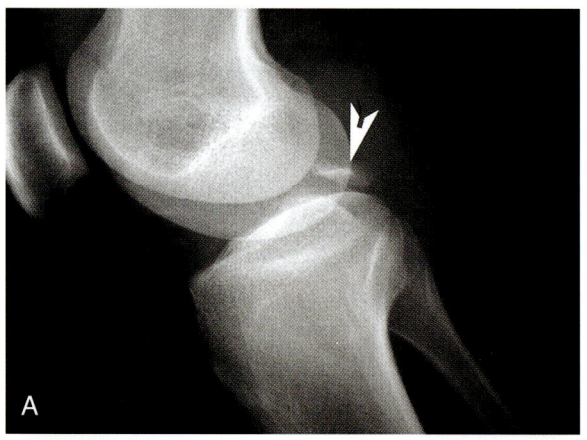

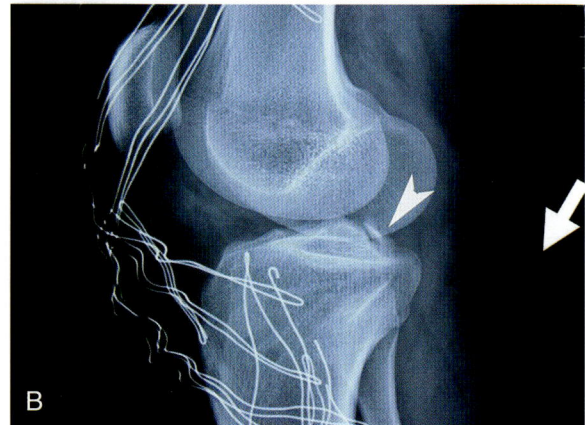

图 6-9-4 术后拍 X 线片见骨折复位良好（箭头所示）

A. 术前；B. 术后

二、术后康复

手术后铰链式夹板0°位固定2周，练习股四头肌收缩和直抬腿，2周后被动练习膝关节屈曲，术后1个月练习达90°，1个月内扶双拐行走。术后1~1.5个月夹板可逐渐增加铰链夹板角度，患肢开始部分负重，1.5~2个月扶单拐行走，术后2个月屈膝练习达120°。2个月后不扶拐行走，术后3个月练习达屈伸正常，可慢跑，手术后半年可恢复术前运动。

三、临床经验与探讨

2003年1月至2007年7月我们用本方法治疗了单纯PCL胫骨止点撕脱骨折患者12例，年龄13~72岁，均采用爱惜邦5号涤纶编织线缝合，手术时机为受伤后2周~3个月。平均随访18个月（6~52个月），术后复查X线片，进行KT-2000测量，并进行Lysholm和Tegner评分。

手术时间为50~70分钟，未发现神经、血管的损伤，有1例患者自行康复困难，术后6周时门诊推拿后恢复到正常屈伸角度。术前非急诊的7例患者KT-2000向后移位10~20mm，平均13.86mm；术后12例患者KT-2000结果从0~2mm，平均0.80mm。X线片12例患者均得到满意复位。所有患者膝关节屈伸无明显受限，12例患者均达到伤前运动水平，Lysholm评分平均97.8分，Tegner评分平均6.5分，有1例患者运动剧烈时有不稳感觉。

传统的切开手术治疗PCL下止点撕脱方法获得较好疗效，但手术切口大，经后正中入路需要分离保护腘窝部重要的神经和血管，并会损伤小的血管分支，而且一旦植入金属固定材料再次手术取出时较困难。关节镜手术具有切口小、创伤小、手术效果好的特点，近年来，越来越多的医师尝试通过关节镜的方法固定交叉韧带撕脱骨块。ACL胫骨止点的缝合取得了较好的效果，被广泛应用，而PCL的缝合技术相对较难，没有被广泛采用，国际上的报道亦相对较少。

1998年，Martinez-Moreno[42]等首先报道了关节镜下缝合PCL胫骨止点撕脱骨折的试验研究，胫骨止点的固定采用螺钉固定。Littlejohn和Geissler[43]报道了1例患者通过三枚空芯螺钉固定撕脱骨块的方法，此方法的操作复杂，需要在外侧后方附加入路，不易掌握。Deehan和Pinczewski[44]报道1例19岁患者采用3枚1.25mm克氏针固定撕脱的骨块，术中需要C形臂监视，而且克氏针要在骨块复位后再向后穿入1cm，并要在关节内折弯，有损伤后方血管、神经的危险性。螺钉和克氏针固定适合较大的撕脱骨块，较小的骨块容易爆裂，使固定失败，致手术失败的危险性增大，而且术中需要C形臂透视下完成，有的需要二次手术取出内固定。

Sung-Jae Kim[45]报道了通过缝合韧带的方法来固定撕脱骨折。通过穿刺针将细钢丝或缝线穿过骨块近端的韧带内，再经过两个2.5mm克氏针钻制的骨道将缝合钢丝导引至胫骨前方固定。此方法因为不穿过骨块，固定时骨块可能向近端翘起，使其复位困难。同时，钢丝的柔韧性不如缝线，在导出骨道时有一定困难，固定时有将骨块碎裂、导致固定失败的危险。Zhao[46]报道了29例PCL胫骨止点单纯撕脱骨折治疗。Zhao[46]的方法不缝合韧带本身，而在韧带与骨块交界处用缝线环套紧，再通过"Y"型骨道将缝线固定于前方的纽扣上。此方法放置缝线时有可能将Wrisberg韧带或Humphry韧带套入，影响骨块的复位，而且对于骨块较小的患者在收紧缝线时缝线可能从骨块两侧滑落，关节内打结送线必须在套管内操作，手术操作较复杂，较难掌握，有一定难度，不适合于骨块较小的患者。

本手术方法采用上后内入路，使刨刀经过后上容易到达PCL止点处，清理PCL骨床时较方便，能够达到骨床的最远端，而且，在夹取经细骨道送入后方的PDS缝线时较易操作。采用suture pierce缝合韧带方便快捷，由于缝合器坚韧，能够穿透骨块，缝合更加牢固。经后外套管观察并导出suture pierce的方法使缝合更加快捷。缝合线和引导线均为柔软的缝线，避免了钢丝引出时的困难，不同平面的缝合可一方面增加固定的强度，另一方面可使骨块和骨床接触面增加，防止骨块上翘导致的复位不佳。另外，两根缝线从不同部位的缝合，也减少了单根缝线的负荷，起到双重保险的作用，尤其对于没有骨块的韧带末端撕脱患者，两根以上的缝线在拉紧时，缝线相互之间将韧带锁牢，避免了单根缝线对韧带的切割。

缝线固定可使固定和复位同时完成，并避免了二次取出内固定的手术，也减少了手术耗材的费用。由于5号涤纶编织线强度较大，可以取代钢丝来固定交叉韧带的撕脱骨折。为了保证手术的成功，两个胫骨骨道之间要保持1cm以上的距离，而且缝线在打结时采用Tennessee滑结的方法可以使结打得更牢靠，为了避免滑动时缝线对组织的切割，在靠近骨道口处打一个较松的方结再拉紧缝线的一端，此结即可成为Tennessee结。此方法同样适用于末端撕脱的患者，本组患者中有1例末端撕脱未带骨块的患者，1年半的随访，后抽屉试验阴性，恢复正常的体育活动。

通过对本方法治疗患者的初步观察，KT-2000结果由术前的13.8mm改善到0.80mm，Lysholm评分平均97.8分，Tegner评分达到6.5分，手术的效果较好。由于此损伤并不多见，国际上大多为个例报道，仅Zhao[46]的报道例数较多，术后KT-1000结果有0~2mm的移位，与本方法效果一致。说明缝合方法可使撕脱骨块复位，并取得牢固的固定，但与对侧相比仍有一定的向后移位，不能完全达到正常。

对于老龄患者，各家均没有报道，Zhao[46]缝合的患者为21~47岁，相对较年轻。我们的12例患者中有2例高龄患者，年龄最大的72岁，患者术后均恢复较好，未出现并发症。由于撕脱骨折患者的手术效果较好，对于伤前没有严重骨关节病症状且无影响手术疾患的高龄患者，应积极采用关节镜手术治疗，恢复患者膝关节的稳定性，减少因不稳引起患者膝关节疼痛的可能性。

对于术后的康复，我们的12例患者采用比较早期的康复。较长时间的固定有引起患者膝关节僵硬的危险，由于撕脱骨折对韧带的完整性和血液供应影响不大，缝合线的强度较大使早期康复成为可能，随访时所有患者的骨块均没有明显的移位。由于本组病例较少，观察时间较短，其远期效果还需要进一步的观察。

（王健全）

第十节　后交叉韧带内侧与后外侧结构损伤的修复与重建

一、合并内侧副韧带损伤的处理

PCL断裂合并内侧副韧带损伤的正确处理对于保证PCL重建效果非常重要。内侧副韧带断裂将会导致膝关节内侧不稳。PCL合并内侧副韧带断裂将会在后向不稳的基础上出现内侧不稳而更加严重影响膝关节功能。因此，应予以治疗。急性内侧副韧带断裂应早期手术治疗（体部与上止点断裂采用缝合方法，下止点断裂采取下止点重建）。PCL是否重建需要酌情而定，有技术与设备条件者应予以同时重建。陈旧性内侧副韧带断裂出现内侧不稳者，在重建PCL同时需进行内侧副韧带上止点（带骨块）上移紧缩术。此时手术需用膝前内侧斜切口，沿内侧副韧带走行方向，上起股骨内髁内收肌结节斜行向下止于胫骨结节偏内侧，长约10~12cm（图6-10-1）。这样可以利用同一切口完成PCL的重建与内侧副韧带的修复手术。陈旧性内侧副韧带损伤上止点上移，由于带有骨块并用螺钉固定，固定很牢靠，术后可以早期活动；急性内侧副韧带断裂术后固定3周开始活动，进行屈伸功能锻炼。

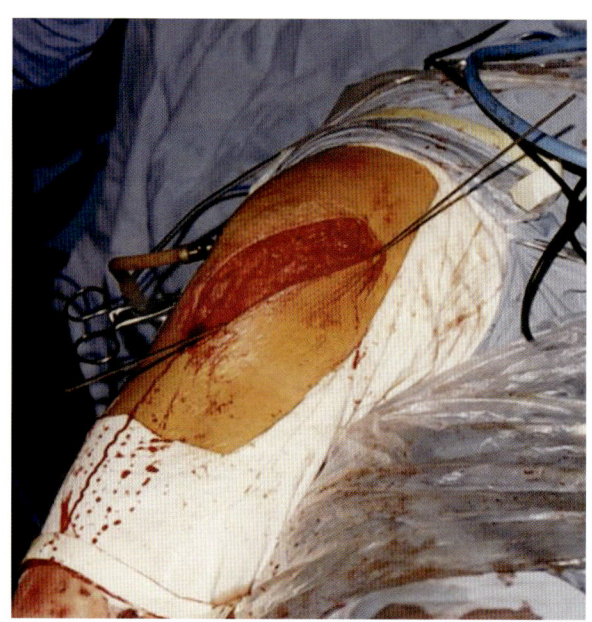

图6-10-1　需要处理内侧副韧带时的切口

二、合并后外侧结构损伤的处理

膝关节后外侧结构有静力性结构和动力性结构。静力性结构包括外侧副韧带、腘腓韧带、弓状韧带和后外侧关节囊；动力性结构有股二头肌腱、髂胫束和腘肌腱复合体。其中外侧副韧带和腘肌腱复合体是主要的后外侧稳定结构。根据损伤程度可分为3型（度）。Ⅰ型：腘腓韧带和腘肌腱损伤，胫骨外旋增加；Ⅱ型：腘腓韧带和腘肌腱、外侧副韧带损伤，胫骨外旋增加，屈膝30°内翻应力位外侧关节隙开口5~10mm；Ⅲ型：腘腓韧带和腘肌腱、外侧副韧带、关节囊均损伤，同时合并交叉韧带断裂，胫骨外旋增加，屈膝30°内翻应力位外侧关节隙开口>10mm。PCL断裂常合并后外侧结构损伤并在膝关节后向不稳的同时引起后外侧不稳，加重膝关节功能损害。此时在重建PCL的同时要进行后外侧结构的修复与重建。

陈旧性膝关节后外侧结构损伤的治疗原则：①恢复关节囊和侧副韧带张力；②当缝合断裂的组织不好时，可用肌腱、筋膜结构加强；③尽量保留半月板；④用动力性移植加强重建组织。胫骨在股骨上的前或后移位或旋转不稳定，可用关节外手术、关节内替代、或用关节内和关节外联合手术重建。常用的关节外手术是应用髂胫束、股二头肌或腓肠肌一部分进行关节囊和侧副韧带的重建。

（一）股四头肌腱－髌骨自体移植物重建外侧副韧带

自髌骨中点向近侧做膝正中切口，长6cm。取股直肌腱和部分股内侧肌腱，长6cm、宽10mm、厚6mm，肌腱末端2cm用5号Ethibond缝线编织缝合；取髌骨骨块长20mm、宽10mm、厚8mm。自股骨外上髁上方3cm向远端做纵切口至腓骨小头，显露髂胫束和股二头肌腱，注意保护腓总神经。纵行切开髂胫束，显露腓骨小头，清除外侧副韧带残端。在腓骨小头上表面中心垂直钻入直径3.2mm克氏针作为导针，再用空心钻沿导针钻制一9mm×20mm纵行骨道；标记定位外侧副韧带股骨侧止点（原上止点处），再用克氏针做引导，用空心钻钻制一横行直径7mm的骨道。将移植物骨块放入腓骨骨道内，松质骨面向骨道外侧壁，用9mm×20mm可吸收性挤压螺钉固定。将移植韧带肌腱端的缝线经股骨骨道从股骨内髁引出，屈膝30°、轻度外翻位拉紧缝线，9mm×20mm可吸收性挤压螺钉固定肌腱（图6-10-2）。

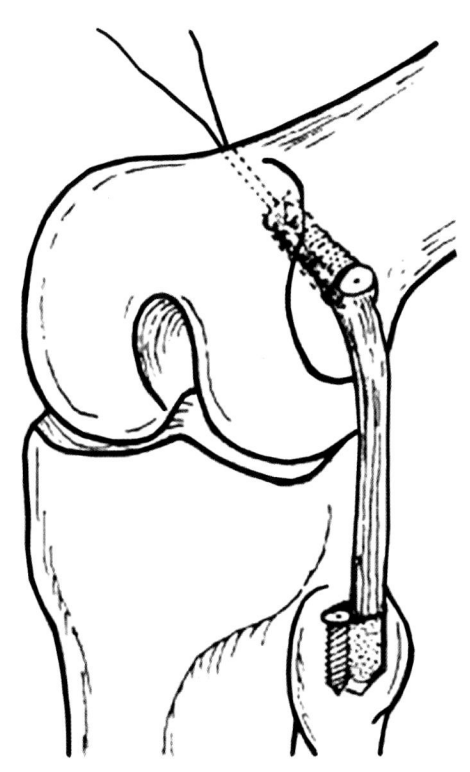

图6-10-2 股四头肌腱－髌骨自体移植物重建外侧副韧带

术后用膝关节支具固定膝关节于伸直位2周，尽早开始股四头肌等长收缩、直腿抬高练习。术后3~4周保护下屈膝至30°，5~6周活动度0°~60°，7~8周活动度0°~90°。术后12周去除支具，开始恢复日常活动；12个月开始参加体育活动。

（二）后外侧结构前上移位紧缩术

用于治疗后外侧结构在近端、体部断裂后韧带复合体的连续性存在而表现为后外侧不稳松弛的陈旧性损伤。手术取膝关节外侧切口进入，显露外侧副韧带、腓肠肌外侧头肌腱，沿外侧副韧带与腘肌腱前缘向上切开，再沿腓肠肌外侧头肌腱内侧缘切开，两切开线均切至韧带与腱止点的上缘，探查其张力后凿取带有韧带与腱止点附着部的骨块（厚约0.6~0.9cm），一并将弓形韧带、腘肌腱、外侧副韧带、腓肠肌外侧头肌腱及关节囊向前上移位拉紧，屈膝30°位拉紧，用带齿钉、骑缝钉或加压螺钉固定。

（三）绕腓骨小头的外侧韧带（后外侧结构）重建技术

外侧韧带断裂同时合并股二头肌腱损伤不能利用部分股二头肌腱进行修复时可以应用此方法。重建的材料可以选用自体半腱肌腱（笔者认为更好）、同种异体半腱肌腱。

重建方法：手术取膝关节外侧切口，自股骨外上髁上方3cm向远端做纵切口至腓骨小头，暴露髂胫束和股二头肌腱，注意保护腓总神经。纵行切开髂胫束，暴露腓骨小头，清除外侧副韧带残端。解剖出腓骨小头时，要注意防止腓总神经损伤。在腓骨小头横径最宽的部位用定位器定位，由前向后水平钻入横穿腓骨小头的导针，根据肌腱的粗细选用相匹配大小直径的钻头以导针为导向在腓骨小头上钻制骨道（通常用于重建交叉韧带手术器械中钻制细骨道的钻即可，直径为4.5mm）。标记外侧副韧带股骨止点，克氏针引导下用空心钻向内侧近侧钻制骨道直径与肌腱粗细相匹配骨道，深度25~50mm。半腱肌腱由前向后穿过腓骨骨道，从髂胫束深方将半腱肌腱两端向股骨止点处牵拉，使之成为穿经腓骨小头骨道的环状结构，再将其引入股骨骨道内，肌腱端缝线经股骨骨道从股骨内侧引出。屈膝30°、轻度内旋外翻位拉紧缝线，可吸收挤压螺钉固定肌腱（图6-10-3、4）。

笔者根据临床经验认为此种方法很好，操作不复杂，在重建外侧副韧带的同时，可以有效地纠正后外侧不稳。

（四）半腱肌腱重建后外侧结构

常规暴露半腱肌腱，保留远端止点，取腱器取肌腱全长，游离端用缝线编织缝合。外侧切口，显露外侧副韧带和腘肌腱。确认胫骨后外侧角靠近腘肌腱处的点，用ACL下止点定位器尖端对准此点，另一端靠近半腱肌腱胫骨止点处，将克氏针从内下钻向外上，从胫骨后外侧角钻出，再用直径6.5mm空心钻钻制骨道。将半腱肌腱游离端从骨道引到胫骨后外侧。屈膝30°，小腿内旋，测量骨道和腘肌腱止点的距离。在腘肌腱和外侧副韧带的股骨解剖止点处克氏针钻孔。测试肌腱在

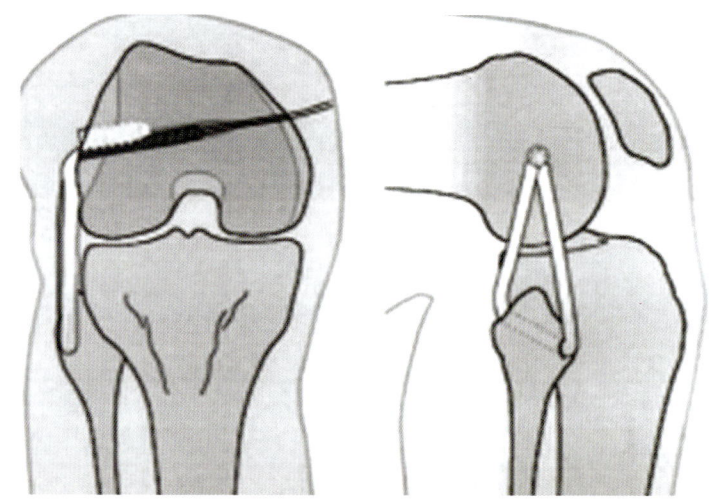

图6-10-3 取自体或同种异体半腱肌腱重建后外侧结构

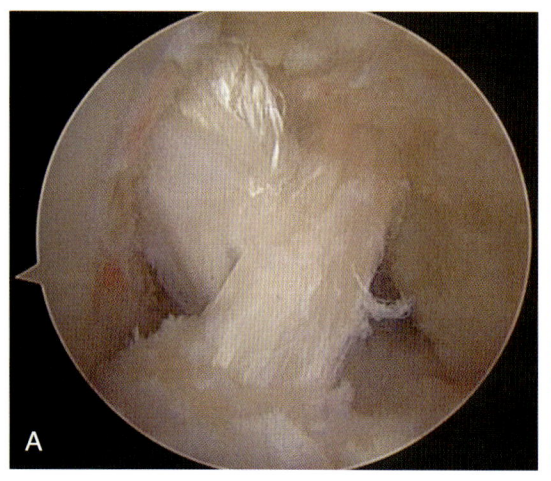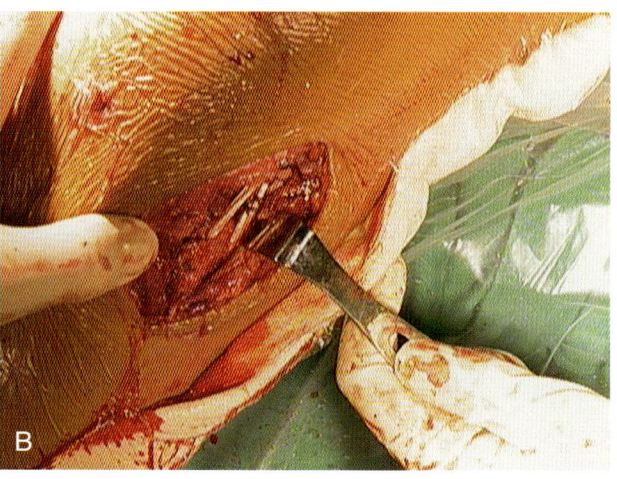

图6-10-4 ACL、PCL断裂合并后外不稳手术

A. ACL、PCL重建后；B. 自体半腱肌腱重建后外侧结构

此点的等长性，满意后用直径7mm空心钻钻出深15mm骨道。返折肌腱，返折部分编织缝合后将其引入股骨骨道并用直径7mm、长15mm可吸收螺钉固定。暴露腓骨小头前部，用直径5mm钻头从前向后钻骨道。将移植物的游离端向下牵拉，再由前向后通过腓骨骨道，然后向上牵拉，保持一定的张力，将移植物末端和重建的腘肌腱缝合。最后将重建的腘肌腱和原损伤的腘肌腱侧侧缝合（图6-10-5）。

（五）髂胫束前部进行重建

在髂胫束后缘前方的2cm处，沿髂胫束纤维作纵切口，经股骨外髁绕向下，至胫骨结节外侧。一般游离一条宽1~1.5cm，长16~20cm束条，从近端切断，向下翻转至止点，自前向后用4.5mm钻头通过胫骨平台钻一骨道，后面从胫骨平台关节软骨下穿出至腘肌腱，将从髂胫束切成的束条用粗丝线缝合成管状，经该骨道由前至后引出，再向上向前拉到股骨外髁腘肌腱止点部，用带垫圈的螺钉固定，并与周围滑膜及其他软组织缝合，加强固定。

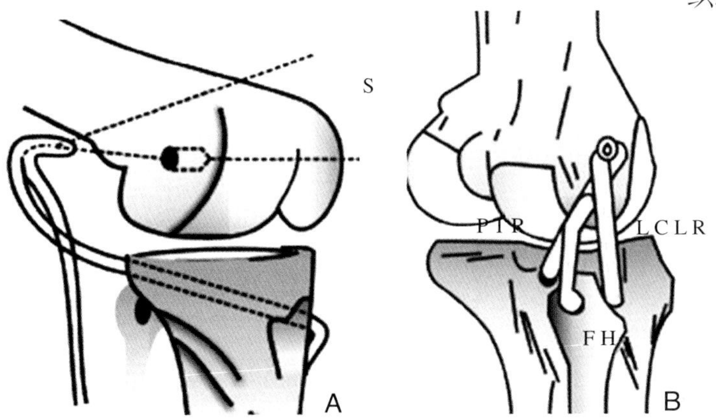

图6-10-5　半腱肌腱重建后外侧结构
A. 骨道与肌腱走行方向；B. 重建的后外侧结构，FH 腓骨小头，LCLR 重建的外侧副韧带，PTR 重建的腘肌腱，S 可吸收螺钉

（敖英芳）

第十一节　后交叉韧带重建失败原因与翻修

随着国内和国际上PCL重建手术的开展和手术例数的增多，已出现手术失效而需要翻修重建手术的病例。国际上已开始注意到PCL手术失效与翻修重建这一问题，但相关研究也非常少，国内尚无相关报告。随着关节镜下微创重建PCL手术的开展，国内也已出现PCL手术失效而需要翻修重建的病例。因此，有必要结合我们的临床经验进行总结，以提高手术效果，预防重建失效，从而减少翻修手术病例的发生。

一、北大运动医学研究所的临床病例与经验

从2001年11月到2007年5月间共收治8例PCL重建后失效再翻修手术患者。8例均为非运动员，其中男5例，女3例，年龄16~52岁，平均35.6岁；损伤原因中运动损伤3例（滑雪、跆拳道、铅球运动），交通伤3例，意外伤2例；外院病例7例，本院1例；初始损伤后到第一次手术的时间为2周（1例）~12个月，平均5个月；重建手术方法为双束重建1例，单束重建7例，重建移植物的使用1例为自体髌腱（中1/3），7例为自体STG（半腱肌腱与股薄肌腱）；8例患者均有明显后向不稳现象，第一次PCL重建术后出现临床不稳症状的时间为2周~9个月，其中3例分别在康复时限（1年）内4个月、8个月、9个月再伤后出现不稳，其他5例没有再伤史；第一次PCL重建术到再次翻修手术的时间为4~21个月，平均10.9个月。所有第一次PCL重建失效的病人，均经过详细病史询问、查体、术前检查，讨论明确有翻修手术适应证。8例患者中，膝关节后抽屉试验（PDT）与反向Lachman试验均为阳性，胫骨结节塌陷征阳性与阴性各4例。影像学检查骨道位置：7例股骨侧上骨道位置不佳，均偏后

并有 2 例同时偏下，此 7 例同时显示胫骨骨道偏前，其中有 3 例偏内侧。8 例中有 6 例术前进行了 KT-2000 测量，结果：屈膝 90° 位 KT-2000 测值为 3～11.5mm（平均 7.4mm）。翻修手术患者原手术后膝关节局部检查情况举例见图 6-11-1、2。

所有病例均在关节镜下进一步明确诊断与手术，在处理合并损伤的同时重建 PCL。术中所见：4 例原有重建的 PCL 已完全断裂、吸收，1 例双束重建韧带的后内束断裂，3 例重建的韧带有部分连接性，但已明显松弛失用；8 例中除 1 例双束重建上、下骨道位置正确外，其他 7 例骨道位置不正确（图 6-11-3、4），股骨侧上骨道明显偏后，其中有 2 例同时明显偏下；胫骨侧下骨道镜下未予以特别检查。翻修手术时原手术固定重建韧带移植物上端的微孔钢板均未取出，将影响重新制作骨道的原内固定物均予以取出。8 例均在关节镜下进行一期 PCL 翻修重建手术。翻修手术选用的移植物：自体患侧 STG 重建 1 例，自体对侧 STG 3 例；自体患侧 B-T-B 1 例，健侧 B-T-B 1 例；同种异体 B-T-B 重建 2 例。手术方法：应用自体 STG 单束重建 2 例、双束重建 1 例、后内束重建 1 例，自体 B-T-B 单束重建 2 例，应用同种异体 B-T-B 单束与双束重建各 1 例。

二、PCL 重建失效翻修的主要原因与经验探讨

PCL 是膝关节重要的稳定性结构和旋转轴心，在保证膝关节稳定性与功能方面起着重要的作用。PCL 断裂产生的膝关节后向与旋转不稳直接影响膝关节运动功能。目前，随着关节镜下微创手术的开展，PCL 重建已成为治疗 PCL 缺失膝的主要方法，并且取得了很好的临床效果。然而，随着国内关节镜下 PCL 重建技术的开展与例数的

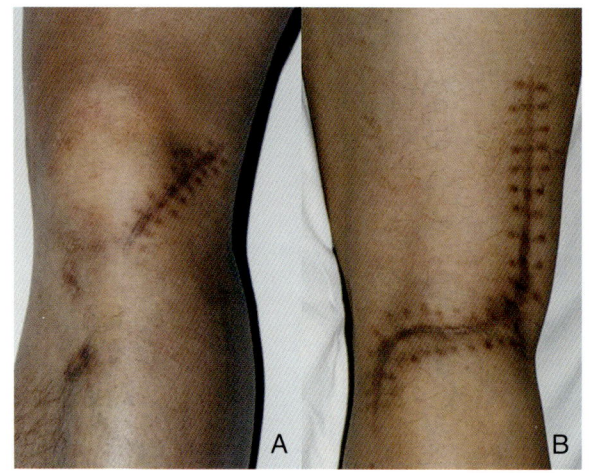

图 6-11-1　翻修手术患者原手术切口
A. 膝前侧；B. 膝后侧

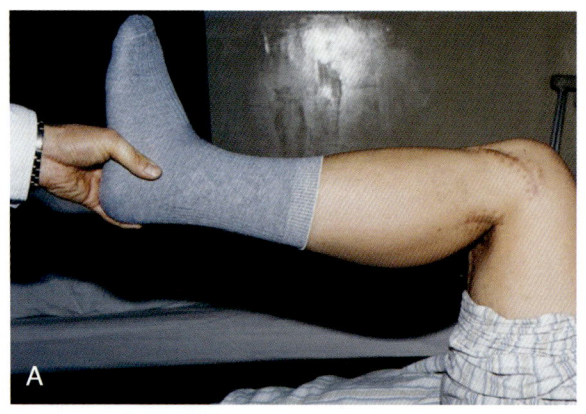

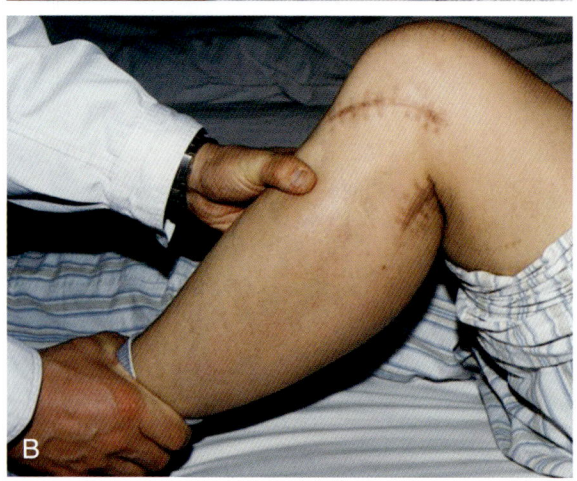

图 6-11-2　翻修手术前检查
A. 胫骨结节塌陷征（+）；B. PDT（+）

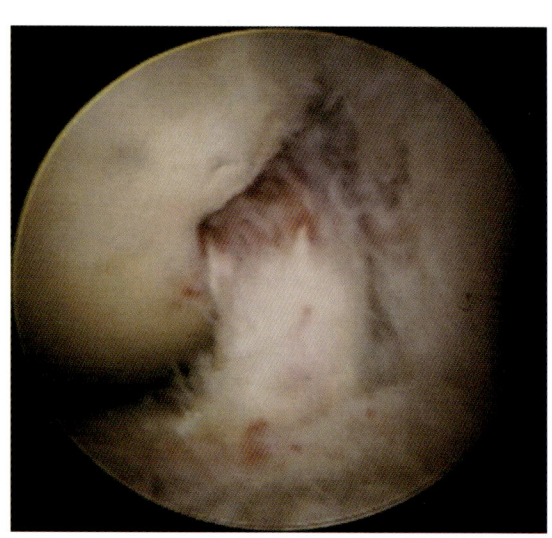

图 6-11-3　下止点明显偏前

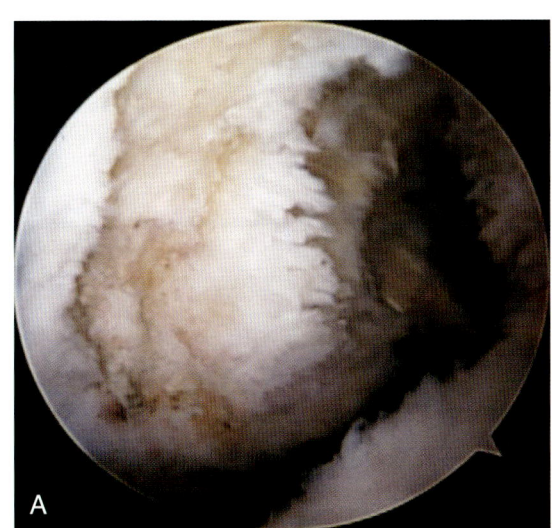
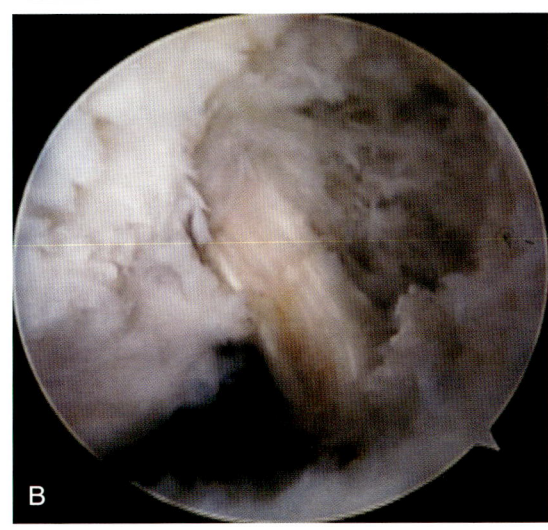

图 6-11-4　上止点明显偏后
A. 远侧观；B. 近侧观

增多，虽然有关 PCL 重建失效翻修手术的报道不多，但与 ACL 一样，手术后失效翻修问题已有出现[47-50]。

（一）初次重建手术时复合韧带损伤处理不当对 PCL 重建效果的影响

PCL 断裂多为严重性损伤所致，尤其是在交通伤中的高能量损伤，PCL 断裂往往合并有膝关节其他韧带结构损伤。如果 PCL 断裂复合韧带损伤处理不当，就会直接影响到 PCL 重建的临床效果，往往是 PCL 重建后失效导致翻修重建的重要因素之一。由于 PCL 断裂复合韧带损伤时影响重建后临床效果的因素为复合性，这种情况下 PCL 重建的失效可以认为是由于原始损伤严重，而初次手术时未予以及时有效的处理所致。因此，不论在处理 PCL 急性损伤，还是对于陈旧性损伤进行 PCL 重建时，对于膝关节其他韧带的整体情况进行全面的检查与了解，从而制定手术重建方案，能够在良好重建 PCL 的同时正确处理其他合并韧带损伤对于保证重建效果是非常重要的。PCL 断裂合并 ACL 断裂的病例不少见，如果没有很好修复与重建 ACL，膝关节的整体稳定性没能纠正，PCL 重建也会最终失败。临床观察研究表明前、PCL 的结构与功能的相互协调作用，这一点在交叉韧带损伤与重建中也至关重要。

PCL 断裂合并膝关节后外侧结构损伤是很严重的合并损伤，处理与否也直接关系到手术的效果。如果在初次手术中未予以很好修复与重建，膝关节会留有后外向不稳，会直接影响临床效果，必然导致 PCL 重建后失效。因此，不论急性损伤的早期 PCL 重建还是陈旧性 PCL 断裂的择期手术重建，对于合并的后外侧结构损伤和其他韧带结构损伤，均应一并进行修复与重建，否则将会直接影响重建效果，易于使 PCL 重建失败而导致翻修手术。

（二）骨道的位置

PCL 的股骨止点位于股骨内髁的外侧面，呈扇面形、水滴形、半月形、椭圆形等，其最前上部止点的纤维接近髁间窝顶，止点总面积约 33～38mm×14mm；胫骨止点位于胫骨平台后下方的中部及稍偏腓侧的骨槽里，距胫骨平台约 1cm，面积稍小于股骨止点。PCL 主要功能是限制胫骨后移，作为膝关节的旋转轴心还有部分限制其外旋的作用。PCL 在解剖形态上可分为相对独立的两束：前外束和后内束。前者直径大约是后者的两倍；前外束在屈膝时较紧张，伸膝时较松弛；后内束则相反。

目前，PCL 的重建方法基本上是根据 PCL 的功能解剖、生物力学特点以及尸体上重建后的生物力学结果进行设计的，主要分为胫骨与股骨单骨道的单束重建与胫骨单骨道、股骨双骨道的双束重建（也有胫骨双骨道技术，但临床上报告不多）以及嵌入技术（采用膝后方切口逐层切开直至看到 PCL 的下止点足迹，清理残端并做一个大小与移植物胫骨端骨块匹配的骨槽，然后将移植物的骨块置入槽内，用螺钉固定）。然而，由于 PCL 的解剖特点不同于 ACL，尽管在解剖和形态上也可分为相对独立的前外束和后内束，而前外束是主要的一束；PCL的纤维也不像ACL，它只有中部的少量纤维是具有等长性。因此，不论是单骨道的单束重建还是双骨道的双束重建都难以达到理想的生物解剖学重建。尽管如此，手术重建中上、下骨道的定位与骨道钻制都是非常关键的。胫骨侧下骨道的定位与骨道钻制，由于局部解剖部位深在且与膝后血管神经相比邻，手术操作与技术上是较为困难的，因此，骨道位置偏前是最常易发生的问题。此现象的出现与ACL重建中股骨侧上骨道易偏前的道理相同，同样亦会引起"垂直韧带"而使重建的韧带未能发挥作用，膝关节不稳仍然存在，最终韧带失用。股骨侧上骨道定位的局部解剖较为浅显，但没有较为明确的解剖标志与参考，不易很好把握，位置如果不正确，同样会直接影响术后临床效果，不论是单束重建还是双束重建。因此，重建韧带上、下骨道的位置，从手术技术层面是直接关系到重建韧带的临床效果的重要因素。文献与我们的临床资料均表明重建PCL手术中骨道位置的定位与制作与手术疗效的重要关系，亦是重建失败与翻修的主要原因。

（三）移植物的选择与应用

PCL重建移植物的选择也要遵循"以强代弱"的原则进行。由于PCL的拉断负荷约为2 500N，明显大于ACL，就需要重建PCL的替代材料有更强的初始强度，以利塑形改建后的PCL有足够的抗拉、抗张强度。如果选用重建PCL移植物的初始强度不够，重建就根本达不到效果。目前，重建PCL的移植材料同ACL相同，主要有自体腱、同种异体腱和人工韧带三种，根据不同的情况可以具体选择与应用。自体韧带与肌腱移植材料中髌腱（中1/3）有良好的初始强度，重建后经塑形改建的韧带可以有很好的强度而起作用。然而，由于使用自体髌腱（中1/3）重建手术中操作困难，取腱后对膝前的影响，逐渐被STG取代。单股半腱肌腱的断裂强度为1 216N，股薄肌腱的断裂强度为838N，将STG双折四股或更多股合用，可以明显提高重建PCL的初始强度，减少失效与翻修手术的发生率。自体股四头肌腱-骨常用于双束重建PCL，选用的优点是取腱比较快捷，腱部比髌腱要厚大，初始强度较大，肌腱端容易分为两束分别重建PCL的两束，而且一端带有骨块利于固定。然而，应用自体股四头肌腱-骨重建交叉韧带对于膝前的影响和对膝关节屈伸功能的影响以及术后会明显增加康复困难等问题都要考虑到。

同种异体肌腱重建PCL在国内已有较多报告，但尚未见有应用同种异体肌腱重建PCL翻修的文献。笔者在ACL翻修手术中遇有2例同种异体腱重建ACL后翻修病例，发现骨道明显扩大与韧带吸收现象，表明应用对同种异体腱重建ACL的免疫反应和韧带的塑形改建与成熟过程要有正确的认识，在使用同种异体腱移植重建PCL时也要注意这一点，考虑到失败的原因除手术技术条件外，也会有免疫反应而导致的移植物塑形改建不利、腱骨延迟愈合与不愈合等现象。

人工韧带重建交叉韧带近期临床观察结果已表明可以获得较好的稳定效果，但其生物相容性与材料疲劳问题仍是临床关注的问题，同时重建技术性问题也显现出来。尽管还没有人工韧带重建后翻修病例的报告，但在临床中已有遇到，因此，应予以认识和重视。

（四）移植物的固定

手术中根据重建移植物的不同而选择合理有效的固定方法与固定物并正确地进行固定是保证交叉韧带重建不失败的直接重要因素之一。尽管本组资料中没有因为内固定物固定位置异常直接导致的失败，但在手术中一定要予以注意。因为在PCL重建中其基本原则和ACL重建是一致的，有些带有共性的问题也是相同的，如果在PCL重建中不加以注意，ACL重建中所出现的内固定物固定不正确的现象亦会发生。因此，在PCL重建中要有充分认识，术中要认真操作与检查，注意固定物的位置正确与否以及固定的可靠性，出现问题及时纠正，必要时改用或加用其他固定方法，保证移植物两端的有效固定，防止由于固定物没有起到固定作用而导致的重建失败。

由于PCL的解剖与生物力学特性有别于ACL，重建时有其特殊性。尤其是重建韧带的解剖路径（关节内长度）和骨道的长度较长，较ACL重建容易出现所谓的"雨刮效应"与"蹦极效应"，如果移植物的固定不正确将会直接影响重建韧带的塑形改建和临床效果，严重者会导致重建失败。因此，

PCL重建尽量使用直接固定的方法,避免栓桩似的后固定,当采用后固定的方法时,骨道内加用可吸收挤压螺钉固定,在加强固定的同时可以防止"雨刮效应"与"蹦极效应"。但在使用可吸收挤压螺钉固定韧带时既要防止对韧带的直接损伤,也要避免对韧带的卡压损伤。笔者根据临床经验认为在利用腘绳肌腱重建PCL时,胫骨侧利用Intrafix固定是一个很好的固定方法。

(五)其他相关的因素

PCL重建手术中除以上明显的技术失误可以直接导致失败外,影响术后效果乃至使韧带重建失败的非显性因素如同ACL重建一样还有许多,例如胫骨骨道的角度、上下骨道直径大小与移植肌腱粗细的匹配、移植肌腱的预处理、固定物大小直径与骨道和移植肌腱间的匹配、肌腱固定时的牵引张力、固定韧带的角度、接受PCL重建手术患者局部骨质条件是否影响固定等。因此,做好关节镜下PCL重建手术的每一步骤与做好每一项操作都很重要,要防止可能由于重建技术性的因素引起的重建实效,减少翻修。

(六)术后康复锻炼与运动

交叉韧带重建后积极正确的康复程序对取得良好的临床效果起到了重要作用。随着关节镜下重建PCL开展与重建移植韧带初始强度的增加、固定方法的不断改进与重建韧带两端的固定强度的提高,PCL重建后的康复逐渐趋于应用早期康复的程序。但是,不论如何康复过程一定要遵循重建韧带塑形改建的自然规律,有计划地进行康复与功能锻炼,进而逐渐恢复运动。过度康复或过早、过急、过强的恢复运动就会造成移植物的损伤,导致重建失败;另外,在康复期间保护不当而发生的意外损伤,尽管有时不严重也会损伤正在塑形改建期间的韧带。我们的临床病例与经验中,有1例于术后4个月运动中再伤,2例分别在术后8个月与9个月再损伤,翻修手术中见原重建的韧带已断裂,表明再损伤对于塑形改建期间韧带影响的严重性,提示康复期间对重建韧带的保护和加强肌肉力量训练的重要性。我所近400例PCL重建术后康复的经验表明,采用术后伸直位功能性膝关节支具保护性固定,早期练习膝关节肌力与关节屈伸活动,术后2个月内以关节屈伸活动到正常为主,膝关节功能性支具保护3个月,3~6个月内以肌肉力量训练为主,6个月后逐渐恢复一般性运动,1年后恢复体育运动训练与运动比赛的康复程序取得了良好的康复效果,予以提供借鉴。

总之,随着PCL损伤发生率的明显增高和PCL重建手术例数的增多,加之PCL重建手术难度较大,关节镜下重建手术操作较为复杂,手术学习曲线较长,加之国内总体开展关节镜下PCL重建手术的时间较晚,微创重建技术培训与条件不够,更易出现PCL重建失效需要翻修手术的病例。PCL重建与ACL重建比较,在重建手术操作与技术方面有其特殊性同时,亦有一定的共性。尽管其影响因素更多,失效的原因更为复杂,但也同样除涉及伤时膝关节整体损伤的程度、初次重建手术前的处理与治疗情况、手术时合并损伤的处理、重建方法的选择、手术技术、移植物的选择与固定、术后处理与康复等临床因素外,与其功能解剖特点和生物力学特性以及重建韧带的塑形改建与止点形成等因素有关。因此,ACL重建翻修手术的经验与处理原则也可以相互借鉴。

(敖英芳)

第十二节 后交叉韧带损伤与重建临床经验探讨

以往,由于对PCL的重要作用研究不够,其解剖部位较深在,损伤发生频率较低,多认为伤后主观症状较少,并可利用股四头肌力的代偿作用使膝关节后向不稳得到纠正,加之手术重建较为复杂,效果不尽理想等,认为PCL断裂可以不进行重建修复。但近年来对PCL重要生物学特征及生物力学作用的研究表明,PCL是膝关节重要的静力稳定结构,在保证膝关节后直向稳定与旋转稳定方面起重要作用。PCL断裂后由于失去制导和限制作用,失去静力稳定因素而导致后向不稳。虽然加强膝关节周围肌肉力量训练,尤其是股四头肌力,可以补偿部分稳定作用,但很难完全代替 PCL 的重要作用。若不及时纠正，将会失去 PCL 韧带组合的整体稳定作用，使膝关节失去正常运动规律，引起或加重其他主要结构损害，反复后直向不稳，异常牵拉韧带及关节囊继发松弛，晚期出现后侧方旋转不稳。因此，PCL 断裂的诊治应予以重视，出现功能性不稳时应尽早进行重建修复，以恢复关节的稳定性，中止膝关节不稳对关节其他结构的继发损害，尤其合并其他韧带损伤时，更应积极治疗。笔者单位的临床经验表明手术重建的治疗效果优于保守治疗，因此，PCL 断裂应采取积极的手术治疗措施。

由于 PCL 解剖位置深在，直接与腘窝部血管神经相邻，重建时制作胫侧骨道 PCL 下止点定位很困难。因此手术入路成为切开手术中很关键的部分，直接涉及定位的准确，同时钻骨道时较危险。后方入路，虽定位准确，但需经腘窝进入，还需附加切口，加大手术危险性及损伤。关节镜下重建，可以避免这些问题的困扰，切取髌腱的前内侧单一小切口即可完成全部关节操作，并可利用该切口完成关节镜下重建操作，做到定位定点准确、创伤小。国外镜下重建 PCL 多采用后外侧附加切口放置刨削器械进行后关节腔的清理，并经此切口放入器械或术者伸入手指到后关节隙进行保护，防止钻胫骨骨道时定位导针或钻头伤及后方的血管和神经。本手术方法镜下操作不需附加后外侧切口，利用下止点定位器定位后直接钻骨道，定位器顶端可有效保护，避免钻头过度伸入。然后，在关节镜直视下操作，逐渐扩大骨道，直至能够顺利通过移植物，确保 PCL 的等长重建。

另外需要重点指出的是，膝关节后外侧结构对保证膝关节后外侧的稳定性非常重要，而 PCL 损伤多易同时发生后外侧结构损伤，尤其在严重的韧带复合损伤中。因此，不论急、慢性损伤均要予以注意，重点检查，发现损伤，要进行修复与重建。

（敖英芳）

参 考 文 献

[1] 敖英芳，等. 膝关节镜下后交叉韧带重建术. 中国运动医学杂志, 2000, 19(3):231-232.

[2] 敖英芳. 关节镜下重建膝十字韧带的临床现状. 中华骨科杂志, 2001, 21(10):588.

[3] 吴海山，等. 自体骨－髌腱－骨移植重建膝后交叉韧带. 中华外科杂志, 1999, 37(2):93-95.

[4] 滕学仁，丁利琼. 关节镜下中 1/3 髌腱移植重建膝后十字韧带. 中华骨科杂志, 2001, 21(10):589-592.

[5] Noyes FR, Medvechy MJ, Bhargava M, et al. Arthroscopically assisted quadriceps double-bundle tibial inlay posterior cruciate ligament reconstruction: An analysis of techniques and a safe operative approach to the popliteal fossa. Arthroscopy, 2003, 19(8):894-905.

[6] 冯华，洪雷，王满宜，等. 关节镜下股四头肌腱双束重建后交叉韧带. 中华外科杂志, 2003, 41(3):189-192.

[7] 陈百成，高石军，王晓峰，等. 关节镜下股骨单隧道与双隧道重建后十字韧带的疗效分析. 中华骨科杂志, 2004, 24(3):129-132.

[8] 孙康，汤继文，王立德，等. 关节镜下股四头肌腱－骨双束股骨双隧道重建膝后十字韧带. 中华骨科杂志, 2004, 24(8):491-494.

[9] McGuire DA, Wolchok, JC. Allografts for ligamentous reconstruction of the knee. Techniques in Knee Surgery, 2003, 2(3):166-183.

[10] 王丹，何国础. 关节镜下人工韧带治疗膝后交叉韧带损伤. 骨与关节损伤杂志, 1999, 14(5):314-316.

[11] Wang CJ, Chan YS, Weng LH, et al. Comparison of autogenous and allogenous posterior cruciate ligament reconstructions of the knee. Injury, 2004, 35:1279-1285.

[12] Lipscomb AB, Anderson AF, Norwig ED, et al. Isolated posterior cruciate ligament reconstruction. Long-term results. Am J Sports Med, 1993, 21:490-496.

[13] Harner CD, Janaushek MA, Kanamori A, et al. Biomechanical analysis of a double-bundle posterior cruciate ligament reconstruction. Am J Sports Med, 2000, 28:144-151.

[14] Chhabra A, Elliott CC, Miller MD, et al. Normal anatomy and biomechanics of the knee. Sports Medicine & Arthroscopy Review, 2001, 9(3):166-177.

[15] Wang CJ, Weng LH, Hsu CC, et al. Arthroscopic single- versus double-bundle posterior cruciate ligament reconstructions using hamstring autograft. Injury, 2004, 35:1293-1299.

[16] Richard SR, Claude TM, et al. Use of autograft quadriceps tendon for double-bundle posterior cruciate

[17] Chen CH, Chen WJ, Shih CH, et al. Double-bundle posterior cruciate ligament reconstruction with quadriceps and semitendinosus tendon grafts. Arthroscopy, 2003, 19(9):1023-1026.

[18] Kim SJ, Park IS, Cheon YM, et al. Double-bundle technique: Endoscopic posterior cruciate ligament reconstruction using tibialis posterior allograft. Arthroscopy, 2004,20(10):1090-1094.

[19] Sekiya JK, Kurtz CA, Carr DR, et al. Transtibial and tibial inlay double-bundle posterior cruciate ligament reconstruction: Surgical technique using a bifid bone-patellar tendon-bone allograft. Arthroscopy, 2004, 20(10):1095-1100.

[20] Yasumitsu O, Shinya N, Kazuki Y, et al. Description of a new endoscopic posterior cruciate ligament reconstruction and comparison with a 2-incision technique. Arthroscopy, 2003, 19(8):825-832.

[21] Ortiz GJ, et al. Isometry of the posterior cruciate ligament. Am J Sports Med, 1998, 26(5):663-668.

[22] Christel P. Basic principles for surgical reconstruction of the PCL in chronic posterior knee instability. Knee Surg Sports Traumatol Arthrosc, 2003, 11: 289-296.

[23] Fox RJ, Harner CD, Sakane M, et al. Determination of the in situ forces in the human posterior cruciate ligament using robotic technology, a cadaveric study. Am J Sports Med, 1998, 26: 395-401.

[24] Harner CD, et al. The effect of knee flexion angle and application of graft fixation on the biomechanics of a posterior cruciate ligament-reconstructed knee. Am J Sports Med, 2000, 28(4):460-465.

[25] Noyes FR. The all-inside technique and the tibial inlay technique using double bundle quadriceps tendon-bone autograft. Techniques in Knee Surgery, 2003, 2(4):214-228.

[26] Ma CB, Warren RF, MacGillivray JD, et al. Double bundle posterior cruciate ligament reconstruction. Techniques in Knee Surgery, 2003, 2(4):229-238.

[27] Bottoni CR, Parr RR, et al. Double bundle arthroscopic posterior cruciate ligament reconstruction using a new medial femoral cortical bridge technique. Techniques in Knee Surgery, 2003, 2(4):239-249.

[28] Rohrbough JT, Warren RF, Wickiewicz T, et al. Posterior cruciate ligament reconstruction: single- versus double-bundle technique. Tech Orthop, 2001, 16(2):119-126.

[29] Trawick, RH, Bair BA. Double-tunnel technique for the reconstruction of the posterior cruciate ligament. Tech Orthop, 2001, 16(2):127-135.

[30] Strobel MJ, Weiler A, et al. Management of the posterior cruciate ligament-deficient knee. Tech Orthop, 2001, 16(2):167-194.

[31] Bennett CH, Herbst K, et al. Review of emerging surgical techniques for posterior cruciate ligament reconstruction. Curr Opin Orthop, 2004, 15(2):75-78.

[32] Andreas CS, Norbert PS, Andreas W, et al. Anatomic double-bundle posterior cruciate ligament reconstruction using hamstring tendons. Arthroscopy, 2001, 17(1):88-97.

[33] Johnson DH, Fanelli GC, Miller MD, et al. PCL 2002: Indications, double-bundle versus inlay technique and revision surgery. Arthroscopy, 2002, 18(9):40-52.

[34] Oliviero J, Miller MD. Posterior cruciate ligament reconstruction: tibial inlay technique. Techniques in Knee Surgery, 2003, 2(1): 63-72.

[35] 王予彬，等. 双股半腱肌闭合拉出微型钢板法重建后交叉韧带. 中国修复重建外科杂志, 2000, 14(2):65-67.

[36] Shetbourne KD, et al. The natural history of acute, isolated, nonoperative treated posterior cruciate ligament injuries: A prospective study. Am J Sports Med, 1999, 27(3):276-283.

[37] Kim SJ, et al. Arthroscopic anterior and posterior cruciate reconstruction using a one-incision technique. Clin Orthop, 1999, 359:156-166.

[38] Noyes FR. Reconstruction of the anterior and posterior cruciate ligament after dislocation. Am J Sports Med, 1997, 25(6):769-777.

[39] Martinek V, Imhoff AB. Combined anterior cruciate ligament and posterior cruciate ligament injury-technique and results of simultaneous arthroscopic reconstruction. Zentralbl Chir, 1998, 123(9):1027-1032.

[40] Wascher DC, et al. Reconstruction of the anterior and posterior cruciate ligament after knee dislocation. Am J Sports Med, 1997, 27(2):189-196.

[41] Mariani PP, et al. One-stage arthroscopically assisted

anterior and posterior cruciate ligament reconstruction. The Journal of Arthroscopic and Related Surgery, 2001, 117(7)700-707.

[42] Martinez-Moreno JL, Blanco-Blanco E. Avulsion fractures of the posterior cruciate ligament of the knee. An experimental percutaneous rigid fixation technique under arthroscopic control. Clin Orthop, 1998, 237:204-208.

[43] Littlejohn SG, Geissler WB. Arthroscopic repair of a posterior cruciate ligament avulsion. Arthroscopy, 1995, 11(2):235-238.

[44] Deehan DJ, Pinczewski LA. Arthroscopic reattachment of an avulsion fracture of the tibial insertion of the posterior cruciate ligament. Arthroscopy, 2001, 17(4): 422-425.

[45] Kim SJ, Shin SJ, Cho SK, et al. Arthroscopic suture fixation for bony avulsion of the posterior cruciate ligament. Arthroscopy, 2001, 17(7):776-789.

[46] Zhao J, He Y, Wang J. Arthroscopic treatment of acute tibial avulsion fracture of the posterior cruciate ligament with suture fixation technique through Y-shaped bone tunnels. Arthroscopy, 2006, 22(2):172-181.

[47] 敖英芳, 马勇, 崔国庆, 等. 前交叉韧带重建失败的原因分析. 中华外科杂志, 2007, 45(2):86-89.

[48] Noyes FR, Barber-Westin SD. Posterior cruciate ligament revision reconstruction, Part 1: Causes of surgical failure in 52 consecutive operations. Am J Sports Med, 2005, 33:646-654.

[49] Noyes FR, Barber-Westin SD. Posterior cruciate ligament revision reconstruction, Part 2: Results of revision using a 2-strand quadriceps tendon-patellar bone autograft. Am J Sports Med, 2005, 33:655-665.

[50] Noyes FR, Barber-Westin SD, Albright JC. An analysis causes of failure in 57 consecutive posterolateral operative procedures. Am J Sports Med, 2006, 34:1419-1430.

第 四 篇

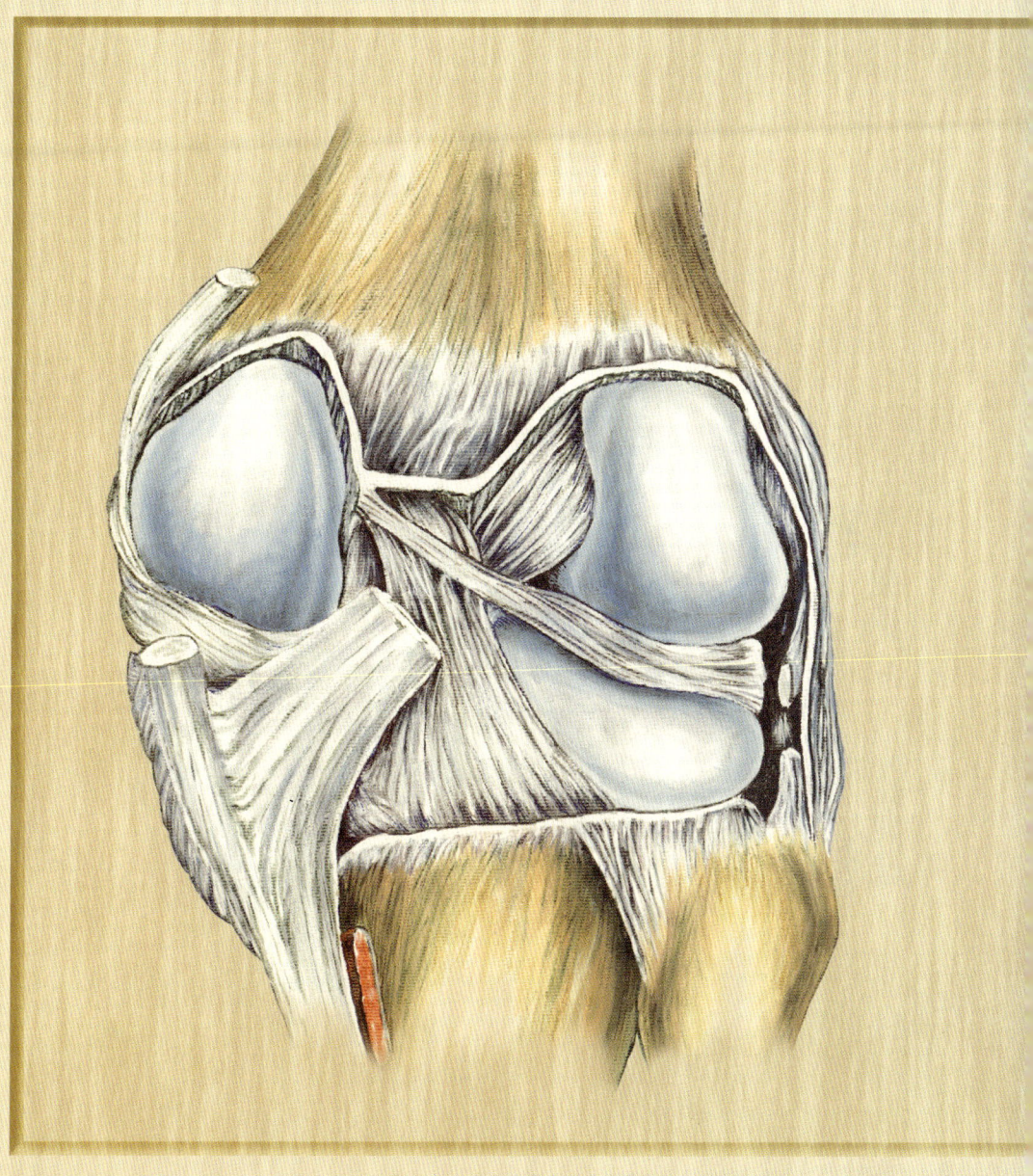

与交叉韧带重建相关的临床问题

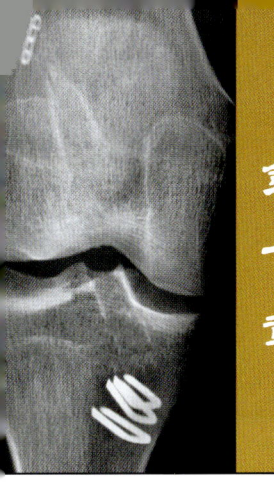

第七章 韧带重建后韧带、骨道与关节内外结构变化

第一节　交叉韧带重建后移植物转归的临床观察 / 281
第二节　前交叉韧带重建后骨道变化 / 283
第三节　前交叉韧带重建后膝关节软骨的变化 / 288
第四节　前交叉韧带重建术后半月板的变化 / 289
第五节　后交叉韧带重建后关节软骨的变化 / 292
第六节　自体半腱肌腱股薄肌腱重建前交叉韧带后取材部位的肌腱再生变化 / 293
第七节　自体骨－髌腱（中1/3）－骨移植重建前交叉韧带术后髌腱的形态变化 / 295

第一节　交叉韧带重建后移植物转归的临床观察

ACL重建后移植物的转归一直是人们关注的课题，因为它直接关系到预后。按照一般规律，用来重建ACL的生物移植物被置于关节腔这样一个特殊内环境中，应适应其承担的功能来重塑其自身的结构。动物实验的研究，无论使用自体还是异体的生物移植物，也无论采用何种动物模型重建ACL，比较一致的观点是关节腔内重建移植物在重建后均会经历一个组织坏死、新生细胞长入替代和塑形成熟的过程，一般称之为"韧带化过程"。至于时限的不同可能与移植物及实验动物的不同有关，一般认为小型动物如兔比狗、羊或猴的组织转归过程更快。动物实验虽然和临床可能遵循相同的规律，但因为其固有的局限性，其结果不能完全用来指导临床。

关于人体ACL重建后移植物转归的研究还比较少，评价人体ACL重建后移植物的生物学转归与功能一般有几种方式，一是临床评估：包括患者的主观感觉，膝稳定性的客观检查；二是通过影像学评价韧带的愈合情况；三是通过关节镜直视下大体评价韧带的愈合情况；四是通过组织病理检查进行评价。用临床评估的方法存在很多的影响因素，并不能直接评估移植物的情况，MRI虽然能看到重建韧带信号的改变，但也不能很好地反映重建韧带的实际外形。而进行组织病理活检由于伦理问题临床操作比较困难。再次关节镜检查可以对重建韧带进行直视下评估，可以较好的评价韧带的外形、张力等塑形改建情况。我们对近年来开展的ACL重建并进行了二次手术取内固定物时进行了关节镜观察。

一、临床资料

自2000年12月至2004年12月间共有约1 400例ACL断裂的患者在我科进行关节镜下ACL重建，其中有639例患者因为要取内固定物再次入院并进行了再次关节镜检查，其中左膝340例，右膝299例；男性433例，女性206例；平均年龄25.41岁±8.56岁（13～56岁）。运动员95例，非运动员544例。其中103例取自体中1/3骨－髌腱－骨重建ACL，529例取自体腘绳肌腱重建ACL，7例用异体骨－髌腱－骨重建ACL。受伤至ACL重建手术的时间（重建前时间）平均为21.13个月±39.94个月（0.1～360个月）。639例中仅ACL一条韧带断裂598例，合并其他韧带断裂者41例，其中合并内侧副韧带断裂32例、外侧副韧带断裂 1 例，合并 PCL 断裂 8 例。重建前进行了 KT-2000 检查，与对侧膝关节相比，屈膝 30°位时较对侧多出的胫骨前移位平均值为 5.90mm ± 2.30mm（1.0 ~ 14.0mm），屈膝 90°位时较对侧多出的胫骨前移位平均值为 2.42mm ± 1.69mm（0.3 ~ 11.0mm）。ACL 重建后至二次关节镜检查时间（重建后时间）平均为 14.17 个月 ±4.98 个月（5 ~ 52 个月）。重建后时进行了 KT-2000 检查，与对侧膝关节相比，屈膝 30°位时较对侧多出的胫骨前移位平均值为 1.98mm ± 1.47mm（-2.0 ~ 8.0mm），屈膝 90°位时较对侧多出的胫骨前移位平均值为 1.19mm ± 1.22mm（-1.5 ~ 7.0mm）。

二、镜下观察评价标准

我们的再次关节镜检查的韧带具体评价如下（表 7-1-1）：

1. 我们将韧带的完整性分为 3 个等级，韧带完整无断裂为等级 A，评分记录为 4 分；韧带部分断裂为等级 B，评分为 2 分；完全断裂为等级 C，评分记录为 0 分。

2. 我们将韧带的张力检查也分为 3 个等级，韧带张力正常，中立位与 PCL 张力相当为等级 A，评分为 4 分；张力较正常松弛 <5mm 为等级 B，评分为 2 分；明显松弛较正常 >5mm 为等级 C，评分为 0 分。

3. 韧带的滑膜覆盖评价也分为 3 个等级，明显的滑膜覆盖 >75% 为等级 A，评分为 2 分，中等的滑膜覆盖 25% ~ 75% 为等级 B，评分为 1 分；少量或没有滑膜覆盖 <25% 为等级 C，评分为 0 分。

4. 韧带的色泽也分为 3 个等级，颜色与正常韧带的白亮程度为等级 A，评分为 2 分；颜色较正常发白，光泽度差为等级 B，评分为 1 分；韧带明显苍白，无光泽为等级 C，评分为 0 分。

三、结果

我们通过 639 例关节镜再检查对重建的韧带进行评价，其中优 319 例，占 49.9%；良 204 例，占 31.9%；中 80 例，占 12.5%；差 36 例，占 5.6%。

1. 移植物的完整性　韧带完整无断裂（A）617 例，占 96.6%；韧带部分断裂为（B）22 例，占 3.4%；完全断裂（C）0 例，占 0%。

2. 移植物的张力　韧带张力正常（A）485 例，占 75.9%；韧带张力松弛（B）148 例，占 23.2%；韧带张力明显松弛（C）6 例，占 0.9%。

3. 移植物的滑膜覆盖　韧带滑膜明显覆盖（A）338 例，占 52.9%；韧带滑膜中度覆盖（B）265 例，占 41.5%；少量或无滑膜覆盖（C）39 例，占 6.1%。

4. 移植物的色泽　韧带色泽正常（A）82 例，占 12.8%；韧带发白（B）515 例，占 80.6%；韧带明显苍白（C）28 例，占 4.4%。

四、影响移植物形态的因素

（一）再次关节镜观察的时间

一般文献随访观察发现，随着术后时间的延长，患者的临床效果与随访评分有逐渐下降的趋势，也有文献发现重建韧带的塑形改建情况与术后时间相关，手术至二次关节镜检查时间越长，韧带的外形越差，但临床随访评分下降与韧带外形的变差是否有相关性我们不得而知。我们的病例资料通过统计发现，患者韧带形态与术后时间无明显相关性，我们并没有发现术后时间越长，韧带形态越差的证据，这可能是因为我们的病例大部分都集中在术后 1 年左右，其他时间的患者相对较少的原因。因此，临床上还需要更长期的观察来确切了解时间对于韧带塑形改建的影响。

表 7-1-1　重建 ACL 塑形改建评价及评分标准

等级	韧带的完整性	评分	张力	评分	滑膜覆盖	评分	色泽	评分	总分
A	完整	4	正常	4	>75%	2	光亮	2	
B	部分断裂	2	松弛	2	25% ~ 75%	1	发白	1	
C	全断	0	严重松弛	0	<25%	0	明显苍白	0	

如果以上四项指标评分相加总得分 >10 分为优，>8 分为良，>6 分为中，<6 分为差

(二)关节的稳定性

有些文献发现术后关节的稳定性与重建韧带的外形有相关性，韧带塑形改建好的患者具有更加好的膝关节稳定性，但他们的随访病例相对都比较少，我们对639例患者的统计发现重建韧带的塑形改建的优劣，与术后的KT-2000值无相关性，我们并没有发现韧带塑形改建好的患者一定就有更好的膝关节稳定性。分析其原因可能有以下的影响因素，首先影响关节稳定性的因素很多，关节的稳定性检查不仅是检查ACL的张力，与周围关节囊及其他结构的情况、肌肉的萎缩情况都有很大的关系，我们甚至发现ACL正常的患者双侧膝关节KT-2000检查差值能达到3～4mm，所以临床膝关节稳定性的检查并非单独检查ACL的张力情况，亦非检查重建韧带的全部，只要重建的韧带有一束张力较好的纤维束存在，就会得出较满意的KT-2000值。我们临床也发现，有些稳定性很好的患者，关节镜发现重建韧带的外形并非很满意，只是其中某些纤维张力很好。再者我们ACL重建的手术效果很好，大部分患者的双侧KT-2000的差值都在1～3mm左右，偏离这个数值的病例很少，这可能会影响统计分析的结果。在韧带的塑形改建期内过高的韧带张力是否对韧带有利仍有争议，有实验研究发现重建时给予韧带过高的牵张力并不能带来更好的临床效果，目前大部分作者认为给予韧带合适的张力才是最佳选择。韧带的塑形改建是一个复杂的过程，韧带的张力或膝关节的稳定性还只是影响韧带塑形改建的一个因素。

(三)年龄

韧带塑形改建的优劣与患者的年龄相关，年龄小的患者具有更好的韧带外形。这可能与年轻患者血运好，韧带具有更强的再生能力有关。

(四)不同的移植物选择

取髌腱重建ACL的患者与取腘绳肌腱重建ACL的患者，韧带的塑形改建没有显著的差异。韧带的塑形改建过程与结果可能与患者本身的内在因素相关，初始肌腱的外形并不是很关键的因素。

我们的临床观察发现ACL重建具有很好的临床效果，膝关节的稳定性也得到了明显的改善，通过再次的关节镜观察发现ACL重建后1年左右有80%的患者具有优良的韧带塑形改建结果。大部分的患者在韧带的外形、张力、色泽以及滑膜覆盖上接近正常的韧带，尽管外形接近正常并不代表韧带的组织学上接近正常，也不代表韧带的生物力学接近正常，但这种良好的塑形改建是保证术后效果的重要因素，也是重建韧带全面接近正常韧带的基础。目前，临床上哪些是会影响韧带塑形改建的最重要因素我们还不非常清楚。如何控制韧带塑形改建以达到更快的塑形改建与生物力学效果，最终取得更好的临床效果还需要深入的研究。

(龚 熹)

第二节 前交叉韧带重建后骨道变化

随着ACL重建手术数量的逐年增加，重建ACL术后骨道增宽(tunnel widening，TW)问题，受到越来越多的关注。

一、对骨道增宽的认识过程

自从Shino(1986年)报道首例使用异体新鲜冰冻组织重建ACL手术，90年代初大量关于异体肌腱重建ACL手术的报道出现，其中1990年Jackson最早描述异体肌腱重建术后骨道增宽的现象[1]。随后Roberts TS和Linn RM也先后报道了使用异体肌腱重建ACL术后骨道增宽这一现象。Fahey(1994年)比较了56个自体和87个异体骨－髌腱－骨(B-PT-B)作为移植物重建ACL的患者，发现异体肌腱组比自体肌腱组的骨道增宽更明显[2]。

对于骨道增宽原因的探讨始终未得到最终定论，早期多归因于用于异体肌腱消毒的环氧乙烷的毒性反应，后来更多研究显示采用自体肌腱移植也会出现骨道增宽的现象。L'Insalata第一次对自体腘绳肌腱(hamstring tendon，HT)和B-PT-B进行了比较，发现腘绳肌腱作为移植物术后骨道增宽发生率明显高于后者，并提出了著名的"雨刮效应"[3]。还有作者认为腘绳肌腱术后骨道增宽，主要是由于腘绳肌腱移植物的固定点远离关节线，造成移植物在骨道内纵向和横向运动，引起"蹦极效应"及"雨刮效应"，导致骨道增宽。Paessler等提出激进的康复方案会导致术后骨道增宽[4]。

二、骨道增宽的发生率

骨道增宽的发生率会因测量骨道方法的不同，及采用的移植物和内固定物等多方面因素的差异，存在很大的区别。Aglietti则研究了不同移植物的骨道增宽发生率，发现在股骨骨道B-PT-B和HT的增宽发生率分别为17%和51%（$P<0.01$），在胫骨骨道分别为32%和39%，因此他们认为HT较B-PT-B更容易引起术后骨道的增宽[5]。在本所的研究中[6]，使用自体腘绳肌腱作为移植物，术后股骨骨道的增宽率为94%（冠状位）和85%（矢状位），胫骨骨道均为65%，因此，我们认为腘绳肌腱重建ACL术后，股骨骨道的增宽发生率较胫骨骨道高。

三、骨道增宽的程度

骨道增宽的程度会因移植物及内固定物的选择而异，我们认为有三点规律可循：

1. 术后骨道增宽的程度，无论在股骨或胫骨骨道，腘绳肌腱组均较B-PT-B组更为显著。

2. B-PT-B组，胫骨骨道较股骨骨道增宽更为明显，这与B-PT-B移植物在骨道内的固定位置和方式有关。

3. 相反，腘绳肌腱组股骨骨道较胫骨骨道增宽明显，这可能与Endo-button固定方式及因此产生的骨道内的微动（蹦极效应）有关。

四、时间变化

骨道增宽主要发生于ACL重建术后6个月内，而术后6个月~2年期间骨道直径无明显变化或有轻度减小。Peyrache最早提出骨道增宽与时间之间的关系，他们认为术后3个月内骨道增宽最明显，3个月~2年间骨道直径无明显变化，到术后3年甚至会有骨道直径的减小[7]。有文章报道对使用自体B-PT-B行ACL重建的患者，在术后1周、6周、3个月、6个月、12个月、24个月分别行CT检查，发现无论冠状位还是矢状位上，胫骨骨道增宽最明显的阶段均为术后1~6周这一阶段。

五、骨道形状

Peyrache最早对骨道增宽的形状进行了分型，他将胫骨骨道分为锥形、空洞形和线形三型[7]。北京大学运动医学研究所[6]根据胫骨骨道近、中、远端三个测量点的数值（T1、T2、T3），将胫骨骨道增宽的形状分为6型，分别为A型（T1<T2<T3）、I型（T1=T2=T3）、O型（T1<T2, T2>T3）、V型（T1>T2>T3）、X型（T1>T2, T2<T3）、Y型（T1>T2=T3）（图7-2-1）。

通过测量研究发现，O型（空洞型）、V型（锥形）、I型（线形）是ACL术后骨道增宽中最为多见的形态。而这几型的形成却有其不同的机制和特点：O型主要是因为制作骨道的钻头或挤压螺钉对松质骨的破坏，以及关节液顺移植物流入骨道内，引起的"滑液浸泡效应"造成的；V型多为移植物在骨道内的微动引起，尤其当关节活动时，移植物的"雨刮效应"所致；I型可能是由于移植物在骨道内的"蹦极效应"引起，抑或由O、V二型的机制共同作用产生。

六、测量方法

常用的测量和评价骨道的方法有X线片、CT和MRI。X线片测量不仅可以测量骨道直径，还可以对骨道的位置及角度等进行计算，而且此方法简单、方便、经济，因此应用最为广泛。其常用的测量方式为，取骨道硬化壁增宽最宽处，垂直于骨道纵轴进行骨道直径的测量；有些作者则是通过骨道内某些自定义的点来进行骨道直径的测算，如胫骨骨道测量关节线以下1cm处的骨道直径。还有作者测量骨道内的几个不同位置，例如胫骨骨道的近端、中部及远端部分，这种方法能同时提供骨道增宽的具体形状，如锥形、线形、空洞形。另外，通过X线片还可以测量股骨和胫骨骨道的位置和角度（图7-2-2、3）。

X线片测量骨道直径固然简单、方便、经济，但缺点是无法精确评价骨道大小，且要在术后一段时间骨道壁硬化后才可测量。因此有人提出了用CT或MRI进行术后骨道增宽的研究。CT测

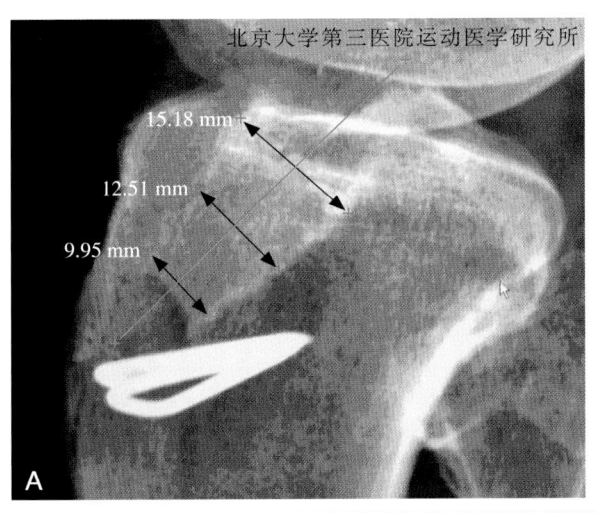
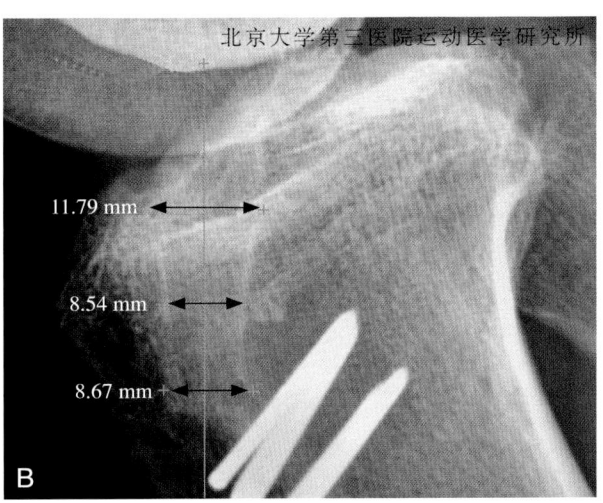
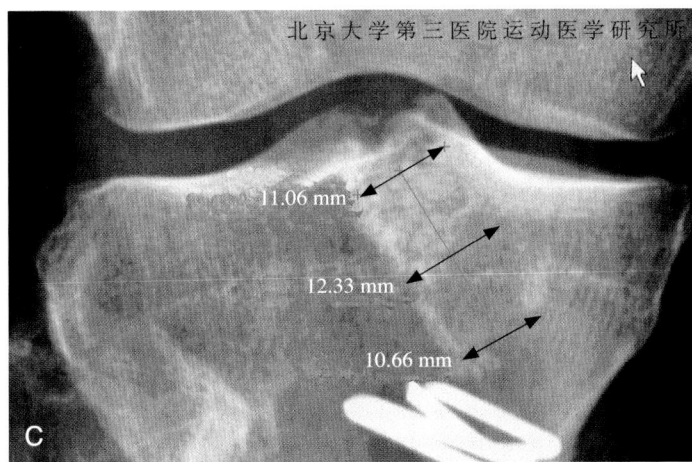
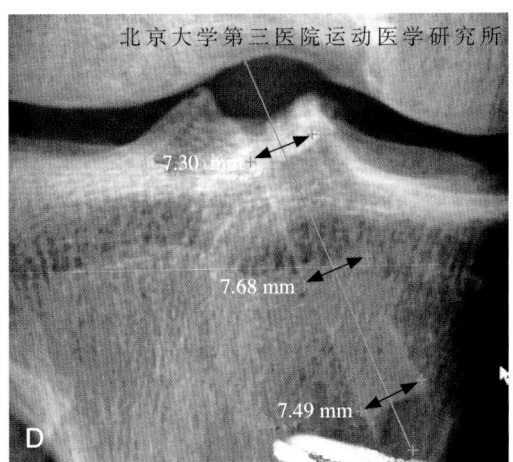

图 7-2-1 胫骨骨道增宽的形状

A 胫骨骨道形状为 V 型（T1>T2>T3）；B 胫骨骨道形状为 Y 型（T1>T2=T3）；C 胫骨骨道形状为 O 型（T1<T2，T2>T3）；D 胫骨骨道形状为 I 型（T1=T2=T3）

量骨道增宽较 X 线片敏感度更高，不但可以早期发现并进行骨道的测量，而且能够更精确测量骨道直径。尤其当术后早期（3 个月内）X 线片上尚无明显骨道壁硬化缘时，CT 比 X 线片显然就更为实用。

MRI 不仅可以用于评价骨道增宽的程度及形态，而且可通过骨道内信号变化分析替代组织的成分。Jansson 等[8]应用对比增强 MRI 测量四股腘绳肌腱重建 ACL 术后 2 年的骨道增宽情况，发现韧带周围组织有造影剂的增强信号，他们认为这些移植物周围的增强信号聚集可能是血管化或类似硬膜外的瘢痕组织，且与骨道的增宽有关。还有作者通过动态 MRI 观察到，膝关节活动时移植物在骨道中的"雨刮样摆动"。

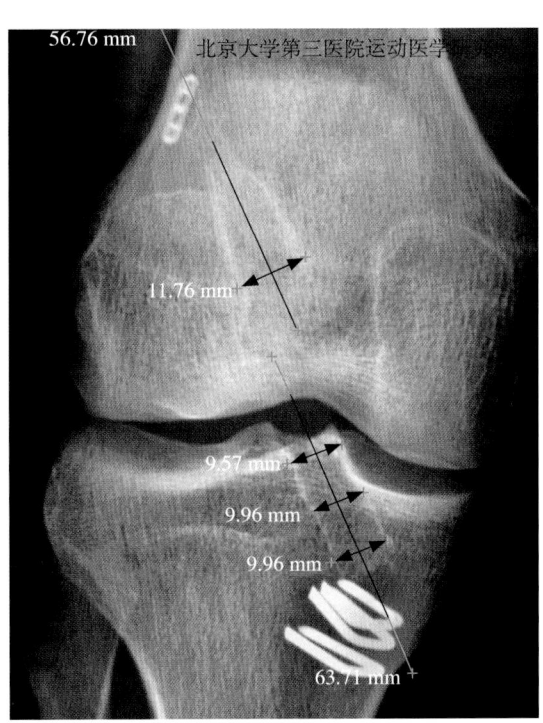

图 7-2-2 骨道直径的测量

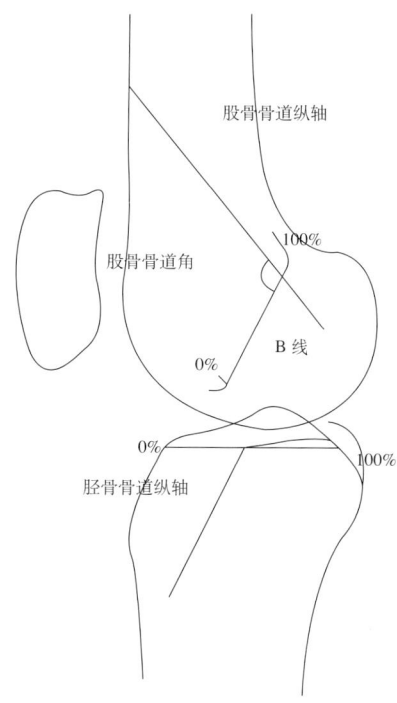

图 7-2-3　骨道位置和角度的测量

七、原因探讨

关于骨道增宽的原因已有大量文献报道，但均限于探讨及假说阶段，这些假说大致可分为机械力学因素和生物学因素两大类。机械力学因素，包括移植物在骨道中的微动、固定装置及方法、移植物的压力屏蔽、不恰当的骨道定位，以及激进的康复计划等。生物学因素包括移植物的肿胀、异体组织移植物、骨道内滑液的渗透及关节腔内细胞因子水平的增高等。

（一）机械力学因素

1. 骨道内的微动　移植物－骨道间的微动是目前关于 ACL 重建术后骨道增宽问题的主流理论。目前所用的 ACL 移植物及固定技术均不可能完全实现正常 ACL 的附着点，因此无论采用何种移植物或固定方式，都仍然会有骨道增宽现象发生。

以 B-PT-B 作为移植物的 ACL 重建的胫骨端骨块一般都固定在关节线以下远端的非解剖部位，因此在胫骨近端会产生移植物－骨道间的活动。膝关节在术后早期进行屈伸活动时，移植物与骨道间在矢状面上就会有微动，这一现象被 L'Insalata 等[3]定义为"雨刮效应（windshield wiper effect）"（图 7-2-4）。许多研究证实这一效应引起的骨道增宽多发生于 B-PT-B 作为移植物的胫骨近端至内固定物之间的骨道，而股骨骨道增宽则为少见。

腘绳肌腱移植物在许多研究中被证实有更高的骨道增宽发生率，在这些研究中有一个共同点，就是固定移植物采用的均是非紧密的远离关节线的固定方式，因此当关节屈伸时允许移植物有更大的延展性，即产生所谓的"蹦极效应（bungee effect）"。移植物的这种在骨道内的纵向运动，最多见于使用 Endo-button 作为固定方式的 ACL 重建（图 7-2-5）。

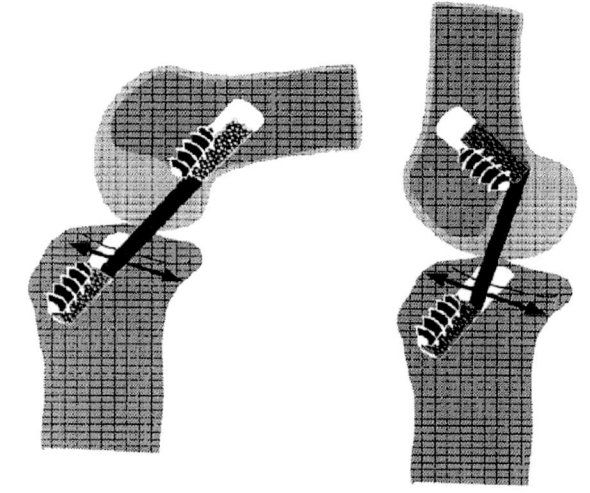

图 7-2-4　雨刮效应

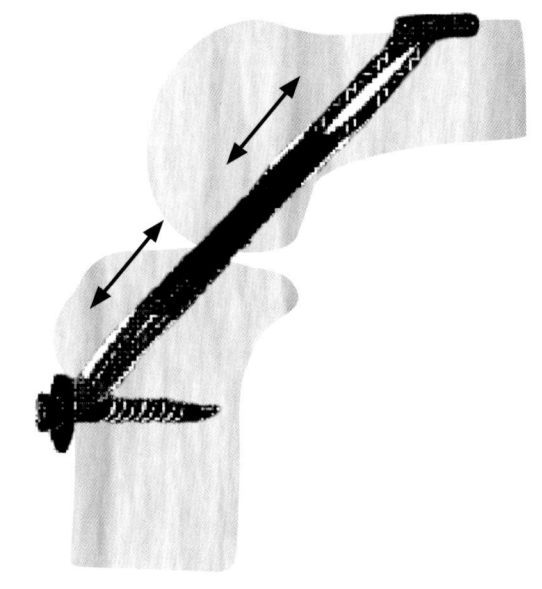

图 7-2-5　蹦极效应

2. 移植物　作为不同的韧带移植物，腘绳肌腱较 B-PT-B 更易引起术后骨道的增宽。在 Prodromos 关于骨道增宽的文献综述中[9]，他发现腘绳肌腱的骨道增宽程度为 20%～70%，而 B-PT-B 却不到 20%。文献中共有 7 篇文章对腘绳肌腱和 B-PT-B 骨道增宽的特点进行了对比研究，其中 2 篇报道腘绳肌腱和 B-PT-B 骨道增宽程度相同，而 5 篇报道腘绳肌腱组明显的骨道增宽程度。有文章指出是腘绳肌腱组固定点远离关节线造成骨道增宽；而也有人认为固定点只是起到轻微的作用，移植物本身的作用更大，B-PT-B 的骨－骨界面固定有利移植物愈合、减少骨道增宽；Webster 则提出 B-PT-B 的骨块产生的 BMP7 有促使骨道愈合，减少骨道增宽的作用。Petersen 通过对 ACL 重建术后翻修患者骨道内移植物标本的研究，发现腘绳肌腱骨道内为纤维化愈合，而 B-PT-B 则为软骨化愈合，他们认为 B-PT-B 的软骨愈合对防止骨溶解、骨道扩大有直接作用。

3. 固定方式　腘绳肌腱较高的骨道增宽发生率，被认为是由于其特定的移植物固定方式引起。多数腘绳肌腱采用的是非紧密的远离关节线的固定方式（如股骨端采用 Endo-button，胫骨端采用门形钉固定），因此，当膝关节屈伸活动时，更容易发生骨道内的微动（蹦极效应和雨刮效应），从而产生的移植物对骨道壁的压力更大，并最终引起明显的骨道增宽。

有文献报道以可吸收挤压螺钉固定韧带移植物，术后骨道的增宽率与可吸收挤压螺钉相对关节线的固定位置呈负相关（即，可吸收挤压螺钉越靠近关节线固定，术后的骨道增宽率越低）。因此，使用挤压螺钉在靠近关节线的位置固定韧带移植物，会有助于降低术后骨道增宽的发生率。但也有人持相反意见，他们认为采用挤压螺钉固定移植物的同时，其本身就会造成骨道的增宽。

4. 骨道位置　有很多文献报道胫骨骨道位置不当与术后骨道增宽发生的关系。有人发现胫骨道位置前置越明显，术后 X 线片上骨道增宽也越显著。他们认为移植物位置前置会引起髁间窝撞击，从而增加移植物应力，这种移植物增加的应力作用到骨道口处，造成骨道增宽。Segawa 指出股骨和胫骨骨道位置和角度是导致骨道增宽的主要因素之一，他们发现股骨定位偏前引起股骨骨道增宽，胫骨骨道定位偏前引起胫骨骨道增宽，股骨骨道角偏小引起股骨骨道增宽[10]。这点在我们的研究中也得到了证实[6]。

我们通过数码 X 线片测量 ACL 重建术后的骨道直径，同时还测量了股骨和胫骨骨道的位置，及股骨骨道角（FTA）和胫骨骨道角（TTA）。经统计学相关性分析最终发现，股骨骨道位置偏前与股骨骨道增宽相关，胫骨骨道位置偏前与胫骨骨道增宽相关，股骨骨道角或胫骨骨道角偏小均会造成股骨骨道的增宽。因此，我们认为骨道定位有误会使移植物张力改变，从而加重移植物在骨道内的微动，引起"雨刮效应"和"蹦极效应"，最终造成骨道增宽的现象。

5. 康复过程　自 1990 年出现了 ACL 重建术后"激进的康复"程序后，现在已经成为大多数 ACL 重建术后的常用康复方案。通过这种康复方案，显著减少了关节粘连、活动度丧失、术后膝前痛等并发症的发生率，并且明显改善了术后的关节功能。但是，这种激进的康复也有不利的一面，尤其对于采用较弱的下止点固定方式的腘绳肌腱，早期的激进康复会导致移植物 - 骨道间的不愈合及微动。Paessler 等认为[4]，激进的康复会导致骨道增宽，其原因可能为：早期进行激进的康复程序会使移植物在骨道中的微动更明显，以及诱发的"滑液浸泡效应"，产生多种细胞因子，并因此产生的炎症反应更显著。因此有人建议 ACL 重建术后早期膝关节制动，这样可防止滑液浸入及减少移植物的微动。然而有人却持相反意见，认为术后关节制动会明显增加骨道的增宽率。

（二）生物学因素

1. 异体移植物与免疫排斥反应　ACL 重建使用同种异体肌腱组织会较自体组织导致更明显的骨道增宽，其机制可能是由于宿主对移植物的免疫排斥反应，或由于异体移植物上残留的清洗剂、冷冻保护剂、辐射防护剂等类物质引起的化学反应。早期的文献报道多认为其首要原因是使用环氧乙烷消毒灭菌的程序，近年来使用新鲜冰冻和冷藏保存的非环氧乙烷消毒灭菌的移植物，仍可发现异体移植物较自体肌腱有明显的骨道增宽发生率。Fahey 等比较了使用自体及异体髌腱重建 ACL 的患者，胫骨骨道增宽两组间有显著性差别，他们认为是亚临床的免疫排斥反应引起的这一结果[2]。

2. 细胞因子及滑液浸泡效应　有研究发现 ACL 损伤患者伤后即刻以及几周后，关节液中 IL-1、IL-6、TNFα 及前列腺素 E_2（PGE_2）等细胞因子水平明显升高。这些细胞因子会导致骨的破坏并会引起骨吸收，因此与 ACL 重建术后的骨道增宽关系密切。他们认为当 ACL 受到急性创伤、重建手术中钻孔引起的骨坏死，以及术后移植物坏死等因素出现时，这些炎症细胞因子就会大量释放，导致骨的破坏与吸收，最终引起术后的骨道增宽现象。

一些 MRI 研究显示，ACL 重建术后 3 个月，甚至 1 年时，移植物与骨道壁之间仍有滑液的浸润。这样骨道就会暴露于滑液大量的细胞因子中，最终导致骨的破坏，并引起骨道增宽（滑液浸泡效应）。为了减少滑液浸泡效应的影响，有作者推荐 ACL 重建手术中，保留胫骨端的原韧带的残端，这样不仅有利于重建韧带的血供生长，患者本体感觉的保留，还可以减少术后关节液渗入胫骨骨道，可能起到减少骨道增宽的作用。

八、对临床效果的影响

骨道增宽不会引起骨折或韧带移植物失效等不良后果，也不会带来任何直接的临床上的副作用，唯一可能会引起的间接副作用是对 ACL 翻修手术的影响。明显增宽的骨道会增加翻修手术的难度，甚至可能会导致翻修手术需要分期进行，因此增加患者的痛苦和经济负担。

（王　成）

第三节　前交叉韧带重建后膝关节软骨的变化

ACL 断裂后很少能愈合，除了会引起不稳症状，还会继发半月板及软骨损伤，最终引起膝关节骨性关节炎，所以需要手术对 ACL 进行重建。关于 ACL 断裂后膝关节继发软骨损伤的文献报道很多，研究也比较深入，也有了较明确的结论。尽管成功的 ACL 重建手术能稳定关节，明显地改善患者的临床症状及运动功能，但 ACL 重建后能否防止关节软骨的继续损伤目前还没有定论。文献报道 ACL 重建后患者的骨性关节炎仍在继续加重，其发生率为 10%～87%[11-13]。这些研究大多是通过放射学方法来间接了解关节软骨的变化，存在很多局限性和不准确性，关节镜检查是评价关节软骨损伤的最好标准，但由于其有创性问题，再次关节镜评价软骨情况的研究不多，尤其缺乏大宗病例的观察研究。

我们对 2000 年 12 月至 2004 年 12 月间的 1 400 例 ACL 断裂的患者进行了关节镜下 ACL 重建，其中有 639 例患者因为要取内固定物于术后平均 14 个月再次入院并进行了再次关节镜检查。我们详细记录了这些患者二次关节镜检查的软骨损伤情况，分析研究 ACL 重建对关节软骨的影响以及影响关节软骨损伤的临床相关因素。

根据我们的大宗病例统计分析发现 ACL 重建后膝关节软骨损伤有一定程度的增多与加重，平均每例增加 0.71 处损伤，以髌股关节软骨损伤增多为主（占 71.6%），新增的软骨损伤主要以软骨毛糙等轻度软骨损伤为主（占 86.3%）。胫股关节的软骨损伤增加不显著，尤其是股骨内髁软骨损伤没有增多与加重。ACL 重建稳定关节后能防止胫股关节软骨损伤加重，这种保护作用在股骨内髁更加明显。

我们的研究发现 ACL 重建后，女性患者新增的软骨损伤较男性略多，分部位来统计发现女性患者更容易出现髌骨软骨损伤程度的加重。原因可能是由于女性的股四头肌肉力量比男性差，也可能是因为男性较女性运动较多，本体感觉较好。

ACL 断裂后运动员并不会比非运动员出现更多的软骨损伤，我们发现 ACL 重建后也不会更容易出现软骨损伤程度的加重。原因可能是虽然运动员运动更多，更容易出现软骨损伤，但同时运动员训练有素，肌肉力量更强，比一般人有着更好的本体感觉，更善于保护膝关节。

有文献发现 ACL 重建后软骨退变与年龄有关，软骨退变在年龄较大的患者更多，尤其是年龄超过 40 岁[14, 15]。但我们的研究发现 ACL 重建后再次进行关节镜检查发现各年龄组的患者重建后软骨损伤程度均较重建前重，但软骨损伤程度的加重在各年龄组之间无差异。ACL 断裂后由于一些内在的退变因素会使得年龄大的患者软骨损伤会比年轻患者重，但 ACL 重建后由于年龄大的患者活动较少，软骨损伤的加重在短期内不会显现出来。

目前应用最多的 ACL 重建材料为自体骨－髌腱－骨和自体四股腘绳肌腱，取自体髌腱有着较高的术后膝前症状，或许会有更高的髌股关节软骨损伤。但我们的研究发现取髌腱重建 ACL 的患者并不会比取腘绳肌腱的患者增加更多的髌股关节软骨损伤。取髌腱重建 ACL 患者更多的膝前症状并不是由于髌股关节软骨损伤引起，可能与取髌腱后脂肪垫组织的增生及瘢痕形成有关。

合并其他韧带损伤（PCL 与侧副韧带）的患者重建 ACL 后更容易出现髌股关节软骨损伤的加重，原因与手术创伤大、手术时间长及术后康复练习难度大有关，另外有合并伤患者在受伤时暴力较大，造成的关节内损伤也较大，由于受伤时间短，一部分软骨损伤在重建时没有显现，重建后这些软骨损伤随着时间推移得以逐渐显现。

我们按术后 KT-2000 的测量值进行统计分析发现，ACL 重建后关节软骨损伤的加重与 KT-2000 的测量值无关。ACL 断裂后由于膝关节不稳才会导致继发的关节软骨损伤，重建后膝关节的稳定程度与关节软骨损伤程度不相关的原因可能有：① ACL 重建后短期内，患者一般都未进行太多的剧烈活动，所以膝关节稳定性较差的危害还未得以显现，如果随访时间更长，或许能发现重建后膝关节稳定性与关节软骨损伤程度的相关性。② ACL 重建后，虽然部分患者膝关节稳定性较差，重建的韧带较松弛，但连续性仍存在，恢复了 ACL 本体感觉功能，也增强了保护关节软骨的作用。

有很多文献表明，单纯半月板切除后会明显加速关节的退变，但我们的研究发现 ACL 重建伴半月板切除的患者并没有比单纯 ACL 重建的患者增加更多的软骨损伤，这也许只是短期现象，长期随访后半月板切除对软骨的影响才会显现。

ACL 重建后关节软骨损伤仍会继续，而且主要是引起髌股关节软骨损伤的加重，但是什么因素引起的髌股关节软骨损伤加重，这种加重与年龄、职业、重建前时间、术后关节的稳定程度均不相关，取腘绳肌腱重建 ACL 也并不会比取髌腱重建减少髌股关节软骨损伤。我们考虑引起重建后软骨损伤加重有以下原因：①合并有其他韧带损伤、女性患者会使髌股关节更容易出现软骨损伤的加重；②手术创伤对于关节的影响持续也会引起术后软骨损伤的继续加重；③ ACL 重建后尽管恢复了关节的稳定性，但膝关节的生物力学特性并未得以完全改善，ACL 的双束重建在解剖和生物力学上更接近于人体正常的 ACL，也许双束重建能减少术后的软骨损伤；④ ACL 重建时对移植物施加过大的牵张力会导致胫骨的轻度向后错位，加大髌股关节的应力，这也可能会加重髌股关节的软骨损伤；⑤术后反复的康复练习也会是加重髌股关节软骨损伤的一个重要因素。ACL 重建后短期内髌股关节软骨损伤的加重也许只是手术创伤及康复过程中的一个过程，我们需要更长时间的关节镜随访及更多的研究来明确 ACL 重建对于关节软骨损伤的影响。

（龚 熹）

第四节　前交叉韧带重建术后半月板的变化

ACL 是限制胫骨前向移动的第一层装置，同时它也作为限制胫骨旋转和内、外翻的第二层装置。ACL 损伤后将导致膝关节松弛和功能性不稳，这也导致了长期的继发性损害，如半月板损伤、关节软骨损伤、膝关节第二层稳定装置的损伤以及骨性关节炎的发生等，严重时明显影响患者运动能力。

ACL 断裂急性期半月板损伤率为 38%～50%，其中外侧半月板明显高于内侧半月板损伤。随着时间推移，陈旧性 ACL 损伤的半月板撕裂率会增加。根据文献的报道[16, 17]，ACL 断裂患者 1 年后半月板损伤率为 40%，5 年损伤率为 60%，10 年损伤率为 80%。徐雁报道 ACL 断裂慢性期损伤率为 89.8%，其中外侧半月板损伤率无明显变化，内侧半月板损伤率明显随着时间变化增加。我们的资料中ACL断裂后引起关节功能性不稳，不稳时间越长，半月板损伤率越高。损伤率增高主要因素是内侧半月板的撕裂增加所引起。患者ACL断裂3周内，内侧半月板损伤为22.5%，随着时间的延长，内侧半月板损伤率显著增加，1年时43.9%，2年时62.8%，2年以上为79.2%，而外侧半月板损伤率基本维持于50%～60%，随时间变化不明显。

同样，ACL断裂后关节不稳的症状越短，半月板的损伤退变越少，半月板可缝合率越高。内侧半月板损伤中可缝合率由3周内急性期的41.2%降至2年以上的7.64%，而外侧半月板可缝合率变化不明显，维持于6%～10%，在ACL断裂的2年内明显低于内侧半月板缝合率。缝合半月板的适应证主要是位于半月板红-红区或红-白区的纵裂型损伤，而这种类型的损伤在外侧半月板损伤中的比率（26.06%）远远低于内侧半月板（56.72%），所以内侧半月板损伤可修复的比率高于外侧半月板。随着时间的延长，长期关节不稳引起内侧半月板损伤程度越来越严重，也使半月板损伤的可修复率降低，因此ACL断裂病史超过2年以上，内侧半月板损伤可缝合率下降至与外侧半月板基本相同的水平。

ACL断裂后半月板损伤率随时间延长而变化，这可能是受解剖和生物力学的影响。外侧半月板损伤一般在ACL急性断裂时发生，这是由受伤机制引起，当膝关节扭伤时，胫骨前外旋转，外侧半月板嵌在胫骨平台后外角和股骨外髁之间，随着膝关节复位，导致外侧半月板撕裂。而内侧半月板损伤更常见于陈旧性的关节不稳所致，内侧半月板牢牢固定于前后角附着处和内侧副韧带，所以当膝关节前向不稳胫骨前向移动增加时，内侧半月板向前嵌到股骨后髁和胫骨平台之间，起到限制不稳作用，这种高强度反复的剪切导致内侧半月板损伤。而由于外侧半月板松散地与关节囊附着，活动度较大，在膝关节稳定中不起主要限制作用，所以不会承受这种剪切力。另外也有半月板周围结构的原因，膝关节屈曲时，半膜肌腱止点在后内侧结构上的分支限制内侧半月板后角向前的活动，将后角向后方牵拉，防止嵌入胫骨和股骨之间。当ACL断裂后，前、后向不稳，内侧半月板嵌入胫骨和股骨之间时，半膜肌收缩引起内侧半月板后角同关节囊分离裂开。这也就是为什么陈旧性ACL断裂患者内侧半月板损伤高于外侧半月板，而内侧半月板后角损伤高于其他部位。内侧半月板是作为限制胫骨前、后向移位的第二层结构，在ACL断裂的患者中起到非常重要的稳定作用。因此在不稳定的膝关节中，单纯修复缝合内侧半月板的失败率较高，往往需要同时重建ACL为半月板的愈合提供稳定性环境。

ACL重建术对半月板的影响，主要有以下几方面：

一、ACL重建术后完整的半月板或部分切除的半月板再损伤发生率

重建ACL后，恢复了关节的稳定性，避免了内侧半月板长期处于反复作用力下，从而可减少半月板损伤。判断半月板的损伤依据是根据患者临床症状或二次关节镜下探查的结果。目前文献中报道重建ACL后完整半月板的损伤率为1.6%～2.9%[18]，在我所的资料中，半月板损伤率已下降至1.55%，远低于由于ACL断裂未重建的患者新增半月板损伤的发生率。从我们的资料中，ACL重建同时半月板部分切除术后，二次关节镜探查发现3.3%的半月板再次损伤并需要处理。因为部分切除后的半月板仍可传导负荷并受力从而引起损伤。ACL重建术在恢复关节稳定性的同时对半月板起到了有效的保护作用，能够防止半月板因关节不稳而发生二次损伤。

二、ACL重建对半月板缝合术的影响

半月板主要的功能就是传导负荷，其对关节软骨有重要的保护作用，半月板切除术后会出现关节面的纤维化。在尸体研究表明，半月板面积减少10%，接触性压力增加65%，半月板全切后关节接触面积减少75%，接触性压力增加到335%。所以关节腔内接触性压力与半月板保留的大小有关。缝合半月板后，可恢复半月板正常的结构和形状，股骨和胫骨之间接触压力和局部接触压力峰值也都可恢复与正常完整的半月板相同。半月板对膝关节的重要性已被大家公认，手术当中应该采用半月板缝合技术尽量保留半月板[16, 19, 20]。

文献中报道重建ACL的同时缝合半月板愈合率较高。原因可能为重建ACL稳定关节的同时可以开放关节内的骨髓腔，引起造血干细胞进入关节，促进半月板损伤处愈合。目前文献中关于半月板愈合率的判断大多采用临床效果评价，包括IKDC评分和关节绞锁、麦氏征、关节隙压痛等。文献中报道同期重建ACL的半月板缝合术后成功率为76%~93%[18, 20, 21]。但是临床上的愈合并不能表明半月板解剖上的愈合，二次关节镜下检查发现，很多没有半月板损伤临床症状的患者关节镜下半月板未能愈合或呈非全层愈合，即非全层愈合的状态。而这些非全层愈合的半月板很有可能随时间增加而逐渐变为不愈合。同样部分患者由于关节隙压痛、肿胀、偶有关节交锁，临床诊断为半月板未愈合，关节镜下观察发现半月板形态张力均好，可能由于半月板缝线打结、关节不稳、瘢痕组织、Cyclops、早期关节退变引起。因此通过关节镜下判断半月板是否解剖愈合显得更为准确。从我们的资料中，半月板完全愈合率80%，非全层愈合为10%，未愈合率为9.5%。这与Shintaro Asahina[22]报道16个月关节镜随访：74%完全愈合，13%非全层愈合，12%没有愈合基本相符。

半月板缝合手术时需参考的因素有：半月板损伤的部位和范围，损伤类型，半月板组织质量，患者年龄（一般患者年龄小于40岁）。最主要的影响因素是损伤的部位，半月板外周只要25%~30%有血管区（红-红区或红-白区），缝合后才能够愈合。对于有血管区半月板缝合修复后，半月板愈合率在内侧或外侧之间没有明显差异。随着年龄的增加，半月板血液供应逐渐减少，Egglis报道患者年龄超过30岁半月板愈合率明显下降。其他文献中报道，患者年龄并不像以前想象中那样明显影响半月板愈合。我们的资料中患者的年龄（小于30岁和大于30岁对比）对半月板愈合没有明显差异。目前文献中认为重建ACL后膝关节的稳定性影响半月板的愈合率，具有明显的趋势，但是数据没有统计学上的意义。这可能是由于仅统计了内、外侧全部半月板的愈合率与膝关节稳定性的关系，没有将内侧、外侧半月板分开分析。我们的资料得出，总体半月板的愈合率与膝关节的稳定性统计学上没有明显的差异，但是内侧半月板的愈合率与膝关节稳定性明显相关，差异具有显著性。术后关节KT-2000值<3mm组内侧半月板愈合率为97.5%，而同期KT-2000值>3mm的膝关节内侧半月板愈合率为60%，具有统计学意义。说明膝关节稳定性对缝合的内侧半月板影响大，对外侧半月板的愈合影响不大。原因可能为内侧半月板与关节囊附着紧密，关节活动度过大引起内侧半月板不稳定，活动度加大，不利于缝合处的半月板愈合。而外侧半月板与关节附着松散，膝关节活动度对外侧半月板缝合处的愈合影响不大。正如ACL断裂后关节不稳对于内侧半月板损伤影响较大的原因一样。

三、ACL重建术后非全层损伤半月板的变化

关于半月板的非全层损伤形成原因的意见不一。有些学者认为非全层半月板的损伤在急性期发生率高，陈旧性ACL断裂中半月板全层损伤发生率高，表明如果膝关节不稳定将导致非全层损伤发展为全层损伤，半月板非全层损伤为全层损伤的先期表现。而另外一些学者认为非全层半月板损伤是全层损伤的半月板自发愈合的过程，因为陈旧性ACL断裂时非全层外侧半月板损伤发生率低于急性期。半月板有自我愈合能力，由全层损伤转为非全层的损伤。文献中发现急性期时外侧半月板非全层损伤率高于内侧半月板。慢性期时内侧非全层损伤高于外侧半月板，这是由于膝关节扭转时作用于半月板上的力量引起半月板和胫骨、股骨的矛盾运动导致的损伤。急性损伤外侧半月板直接暴力损伤，而慢性期时内侧半月板处于限制胫骨前向移位的作用，后角嵌塞膝关节隙引起损伤率增加。关于ACL断裂重建时合并非全层的半月板损伤处理方面，文献上的研究报道不多[23]，处理方法一般有半月板周围滑膜清理、新鲜化、纤维凝块置入或仅观察，方法并不是很一致。对稳定的非全层的半月板损伤采用保守观察或予以半月板挫进行新鲜化等方法的报道，治疗效果良好。Lysholm评分和Tegner评分改善，与半月板未损伤和修复半月板的短期评价无明显差别。我们的病例通过二次关节镜时对非全层损伤半月板的观察，半月板非全层损伤采用旷置或新鲜化后治疗，半月板愈合率为77.4%，需要二次手术的比率仅为5.6%。对于非全层的半月板损伤

采用旷置或新鲜化后效果良好。考虑原因可能与重建 ACL 后半月板恢复了稳定，非全层的半月板处于血性关节腔内，大量的生长因子促进损伤部分愈合的因素有关。

四、新生半月板的情况

半月板全切除术后常有再生半月板形成，但再生的半月板并不具备正常半月板的生物力学性能，无法避免因负荷传导紊乱所致的关节软骨退行性病变。起初填充裂伤的纤维凝块和细胞可能来源于滑膜，细胞最终合成同种的基质，然后经历一个塑形的过程，产生一种大体上和显微镜下都类似纤维软骨的组织。再生半月板一般近似半月板形状，触之质韧，形状在垂直切面上和正常半月板一样，也是三角形。有些学者认为再生半月板可以发生于部分切除和大部分切除半月板后，再生半月板与正常半月板分界清楚，但组织结构不同，再生半月板大部分为透明软骨，随着时间的延长，大部分再生半月板明显钙化[24]。我们的病例资料中，内侧新生半月板发生率为 19.9%，外侧新生半月板发生率为 29.5%。二者基本相同，差异无显著性。再生半月板在形态上细小、窄，边缘光滑，但是一般都是表面不平整，髁软骨与全切除半月板无明显区别。新生半月板虽然没有半月板功能，但仍可发生再损伤。

ACL 断裂后随着不稳时间的增加，半月板损伤发生率也明显提高，半月板损伤情况加重且变得复杂难以修补，可缝合率下降，最终半月板不得不采用部分切除术，甚至全切除术。而 ACL 重建术在恢复关节稳定的同时，防止了半月板的再损伤。半月板完整性对患者 ACL 重建的效果有很大的影响。对 ACL 重建患者进行了长期随访，无论在主观评分和 IKDC 评分上，以及恢复运动水平方面，半月板完整组明显好于半月板切除和部分切除组。放射学检查也显示的骨性关节炎发生率在半月板完整组明显较低[25]。因此 ACL 断裂后尽可能早期手术重建治疗，在半月板损伤前进行 ACL 重建术，既可以防止不稳引起的半月板继发损伤，也能有效保护半月板，另一方面对于损伤的半月板进行缝合的机会也会增加，患者保留完整半月板的可能性也会增加，同时也提高了 ACL 重建术后的效果。

（何震明）

第五节　后交叉韧带重建后关节软骨的变化

前文已述，PCL 断裂造成膝关节后向不稳和少量旋转不稳，引起髌股关节和内侧间室应力集中，接触压增加，从而引起软骨损伤[26]。严重程度以内侧间室为重。文献报道约 50% 的患者膝关节会出现继发关节软骨损伤，为恢复关节的动力学稳定性和预防关节软骨损伤，多数医生选择进行 PCL 重建手术，但有关韧带重建后继发软骨损伤的长期随访研究缺乏，因此韧带重建是否可以预防软骨退变至今仍无明确的结论。

Gill 等将 8 个膝关节标本分为 PCL 完好、切断和重建三组，在屈膝 30°、60°、90° 和 120° 时给予肌肉负荷，模拟股四头肌和腘绳肌运动方式，测量髌股关节的接触压。结果显示峰值接触压和肌肉负荷相关，而 PCL 重建并未减少接触压。因此得出结论，PCL 重建对远期软骨退变影响不大[27]。

Ramaniraka 等应用 CT 和 MRI 建立三维膝关节模型（屈伸 0°~90°），对正常、切断、单束重建和双束重建 PCL 的膝关节模型测量胫股关节和髌股关节的压力。结果显示 PCL 切断后内侧胫股关节和髌股关节压力增高，单束重建和双束重建后关节压力较重建前降低，两种重建方法的压力测量值接近，但单束重建移植物内的张应力更小。提示 PCL 断裂后应手术重建，以减少关节内压力，预防关节软骨退变的发生。单束和双束重建均重建关节部分生物力学特性，但双束重建后韧带内张应力过高[28]。

Harner 等在尸体膝关节标本上比较重建后的移植物和正常 PCL 对膝关节作用的生物力学特性，发现在限制胫骨后移及膝关节屈伸时韧带的应力上两者无明显差别。通过 PCL 重建，可以有效恢复膝关节正常的动力学，从而有可能预防骨关节炎的发生[29]。

北京大学运动医学研究所对 PCL 断裂和重建后的组织学变化进行了研究，采用 33 只新西兰大白兔，共分为三组，21 只兔右膝关节 PCL 切断作为实验 I 组，左膝行单纯关节切开术作为对照组，12 只兔右膝关节 PCL 切断后即刻重建作为实验 II 组。对照组、实验 I 组术后 6、12、26 周处死动物，实验组 II 术后 12、26 周处死动物。通过墨汁染色、HE 染色、甲苯胺蓝染色、免疫组化染色（I 型胶原、II 型胶原和 III 型胶原单克隆抗体）及扫描电镜方法对各组膝关节软骨退变的情况进行观察分析。结果显示，实验 I 组 PCL 切断后 26 周标本有明显膝关节退行性改变，膝关节内滑膜充血不明显，增生明显，软骨表面裂隙、纤维化主要在滑车及内髁，内髁软骨可见缺损，骨赘形成明显，主要在内髁内侧、滑车内缘和内侧胫骨平台后内缘。标本关节软骨继发损伤明显重于对照组术后同期标本。内髁软骨可见范围较大的软骨纤维化现象，达深层，细胞数量减少，Mankin 评分平均 7.7，纤维化的软骨层 I、III 型胶原染色阳性，II 型胶原染色较浅。扫描电镜上股骨内髁各时间段内都可见软骨损伤，而对照组只表现有垄沟样结构的紊乱。实验 II 组仅部分标本有轻度软骨损伤，术后 26 周时滑车及内髁处软骨继发损伤较实验 I 组明显减轻。由此可见，PCL 断裂可以继发关节软骨的退行性改变，且以内侧间室和髌股关节为主，并随时间的延长逐渐加重。PCL 断裂后即刻重建可以有效阻止关节软骨继发损伤的发生[30]。

目前为止，对于 PCL 断裂后造成膝关节动力学改变已经有基本统一的认识。PCL 重建后可以使关节动力学特性得到一定程度的恢复，但是否能够完全恢复至正常水平仍是疑问。PCL 重建后软骨损伤能否被阻止或延缓仍然没有定论，也缺乏大样本、前瞻性、随机性长期随访的研究结果。上述研究从组织学角度对 PCL 断裂后软骨损伤以及即刻重建后的软骨变化给予了初步答案，手术重建似乎是预防继发损伤的合理方法。进一步临床随访是以后研究的重点。

PCL 重建的方法主要包括单束重建和双束重建，技术上又可分为经胫骨骨道技术和嵌入技术（inlay 技术）。根据 Ramaniraka 等研究显示关节压力在单束重建和双束重建后均减小，有利于减少继发损伤的发生，但单束较双束移植物内张应力低，出现应力集中、造成移植物失效的可能性较低。而 Bergfeld 等的研究显示嵌入技术重建的韧带在反复应力负荷后前后移位较经胫骨骨道重建明显减小，移植物机械强度也明显强于后者。关节高稳定性意味着继发损伤的可能性减少，由此可以认为嵌入技术更有利于预防继发软骨损伤，但目前尚无有关临床报道及长期随访结果。

随着 PCL 重建技术的逐步提高，相信在今后会找到一种理想的治疗方式，恢复膝关节的正常动力学特性，使继发关节软骨损伤等问题得到根本的解决。我们将在这方面做进一步的深入研究。

（焦　晨）

第六节　自体半腱肌腱股薄肌腱重建前交叉韧带后取材部位的肌腱再生变化

目前，应用自体半腱肌腱、股薄肌腱重建 ACL 已经越来越流行，它具有很好的临床效果，较少的取腱区的并发症，而且切取的半腱肌腱、股薄肌腱能够再生。关于半腱肌腱、股薄肌腱再生的研究已经很多，但有些问题仍没有确切的答案。

一、肌腱再生的形态学观察

关于半腱肌腱、股薄肌腱切取后的肌腱再生情况主要是通过 MRI、CT 或 B 超等影像学手段进行观察，目前的研究表明，切取自体半腱肌腱、股薄肌腱重建 ACL 后肌肉肌腱复合体能够再生，文献报道的再生率为 55%～100% 不等[31-33]。肌腱再生的类型也并不完全相同，尤其是再生肌腱的远止点的位置差异较大，Cross[34] 等的研究发现再生肌腱起自肌腹，向下延伸，呈扇形止于腓肠肌水平腘筋膜的内侧，并未在胫骨形成止点。但大部分的临床研究显示再生肌腱止于胫骨内侧，较原止点偏高数厘米。还有的研究发现切取的肌腱于原止点再生,但他们的手术方式只是切取半腱肌腱,保留的股薄肌腱像向导一样有利于半腱肌腱的解剖再生。

半腱肌腱、股薄肌腱的再生是个渐变的过程,Rispoli[35] 的 MRI 研究发现,术后 2 周局部为血肿信号,6 周时在髌骨水平可见肌腱样结构,随着时间延长逐渐向远侧延伸,术后 7~12 个月肌腱样结构到达鹅掌的位置。Papandrea[36] 等通过 B 超研究也显示了肌腱逐渐再生的过程,术后 2 周时局部为水肿的软组织信号,1 个月时局部显示为不规则低回声结构,2 个月时低回声结构截面积较术前明显大,6 个月时显示局部为肌腱等回声结构,1 年时肌腱边界清晰,截面积缩小,到术后 18~24 个月时局部肌腱结构基本正常。尽管术后 2 年再生肌腱在结构和外形与正常肌腱很接近,但肌腱内部仍有散在的不均匀信号,说明肌腱内仍有散在的瘢痕组织,肌腱组织仍未完全恢复正常。

切取半腱肌腱、股薄肌腱重建 ACL 后,有少部分肌腱未再生,此时半腱肌、股薄肌的肌肉组织明显萎缩,并与半膜肌形成粘连。而大部分患者尽管肌腱有再生,但半腱肌、股薄肌的肌腹组织也有萎缩,只是萎缩的程度较肌腱未再生的程度轻。其他的屈膝肌肉如半膜肌、股二头肌表现出代偿性肥大,来弥补萎缩的半腱肌和股薄肌的功能。

二、再生肌腱的组织病理表现

通过影像学检查,能从形态上判断出肌腱有无再生以及肌腱再生的过程,但再生的肌腱组织结构上是否是正常的肌腱,单凭影像学很难确定,组织病理检查才是金标准。Eriksson[37] 等切取了 7~28 个月后的再生肌腱进行组织病理检查,发现除了肌腱内部有散在的瘢痕组织外,组织结构上与正常肌腱无差异。组织学上肌腱的再生也是个渐变的过程,早期为纤维结构,后来逐渐变成腱组织,术后 6 个月,局部为明显的成纤维细胞增生和少量的血管组织,外周为纤维组织包绕,纺锤状细胞排列散在,仅可见少量排列正常的胶原纤维。2 年后,再生组织显示为排列正常的肌腱样组织,纺锤状细胞分布均匀,胶原纤维排列有序,说明再生的组织为基本正常的肌腱。兔的动物模型研究结果也类似,通过组织病理学检查切取半腱肌腱后,85% 以上的兔有肌腱再生,但再生肌腱的生物力学特性明显低于正常肌腱,在取腱后 16 周,再生肌腱强度只有正常肌腱的 23%;28 周时,再生肌腱的强度只有正常肌腱的 62%。

三、切取肌腱对肌力的影响

取自体半腱肌腱、股薄肌腱重建 ACL 后,尽管肌腱能够再生,但再生的肌肉肌腱复合体能否完全恢复正常肌肉肌腱复合体的功能更值得关注。目前的研究表明切取半腱肌腱、股薄肌腱后尽管肌腱有再生,但患者在较大角度(大于 70°)的屈膝力量和胫骨的内旋力量却有下降,而且半腱肌腱、股薄肌腱同时切取比单取半腱肌腱的力量下降更明显。虽然在较小的屈膝角度屈膝力量并没有明显减少,但出现最大力矩时的角度较正常减小,这是由于其他的屈膝肌肉代偿肥大导致屈膝力学模式改变的原因。半腱肌腱、股薄肌腱的主要屈膝作用是在较大角度,而其余的屈膝肌肉在较小的屈膝角度起作用,虽然切取半腱肌腱、股薄肌腱后肌腱有再生,但半腱肌和股薄肌的肌肉组织仍是萎缩的,所以在大角度屈膝力量降低较明显,而其他屈膝肌肉的肥大使得在小角度肌力改变不明显,并使得屈膝最大力矩提前出现。

四、肌腱再生的机制

目前为止,关于肌腱再生的机制仍不明确,现在的研究认为肌腱再生的机制有以下两种。一是半腱肌腱、股薄肌腱位于膝内侧解剖的第一和第二层之间的筋膜壳内,半腱肌腱、股薄肌腱切取后,再生的肌腱由远而近像神经再生那样再生;二是半腱肌腱、股薄肌腱切取后,局部空间被血肿充填,以血肿为支架,逐渐化生为肌腱组织。我们通过大量的临床观察发现半腱肌腱、股薄肌腱外围也有一层类似腱鞘样的结构,切取肌腱后,血肿位于腱鞘样结构内,血肿机化,在应力的作用下逐渐化生演变为正常的肌腱,由于肌腱切取时对腱鞘样结构的破坏程度不同,导致再生肌腱的类型及止点位置的差异。但我们需要进一步的研究来明确肌腱是如何再生的。

五、再生肌腱能否再次被切取

半腱肌腱、股薄肌腱切取后能够再生是个不

争的事实，但再生的肌腱能否像髌腱一样能够再切取呢？目前还没有答案，也未见到对再生肌腱再切取的临床报道。目前的研究表明以下因素限制了再生肌腱的再切取。第一，再生肌腱的类型不一样，长度和截面积与正常肌腱有较大差异；第二，再生肌腱的生物力学强度明显低于正常肌腱；第三，组织学检查也发现再生肌腱内部还存在散在的瘢痕组织，并非完全正常的肌腱。但目前的研究大多是肌腱切取后2年内的研究，如果时间更长之后再生肌腱是否能完全恢复正常肌腱的结构和功能，能否可以再次切取还不得而知。

（龚 熹）

第七节　自体骨 – 髌腱（中1/3）– 骨移植重建前交叉韧带术后髌腱的形态变化

用自体骨 – 髌腱（中1/3）– 骨重建ACL曾经被认为是ACL重建的金标准，因为髌腱的抗蠕变能力较强，至少在股骨端可以获得可靠的固定和骨与骨的愈合，术后效果满意。然而取髌腱后的局部并发症成为限制其临床应用的主要原因，比如：膝前痛，髌腱短缩，髌腱炎，髌腱断裂，髌骨骨折等。我们研究所曾回顾性研究自体骨 – 髌腱（中1/3）– 骨重建ACL 36例[38]，术中缝合取材后的髌腱缺损，术后早期康复，术前和术后平均16个月拍标准50°侧位X线片，对比髌腱长度的变化，同时行双侧髌腱超声检查，对比宽度和厚度的变化。结果：侧位X线片测量：髌腱平均长度术前为49.7mm，术后平均16个月为48.2mm，术前较术后平均短缩1.5mm（-7～6mm），相对于术前长度，短缩率为3.0%，有显著统计学差异（$P = 0.007$），其中7例术后较术前延长，22例术后较术前短缩，7例长度不变。术后平均16个月超声测量髌腱宽度较正常对侧平均减少0.9mm（-5.6～10mm），减少率为3.2%，但无统计学差异（$P=0.101$），其中15例宽度增加，8例宽度减少。髌腱厚度则较正常对侧平均增加2.2mm（-0.4～4.2mm），增厚率为62.9%，有极显著统计学差异（$P<0.001$），其中仅有1例厚度减少（-0.4mm），1例厚度不变。

文献中有关自体中1/3髌腱重建ACL术后髌腱长度变化的报道较多，测量方法选用侧位X线片或MRI。在具体的统计数据中均有髌腱短缩、不变或延长三种情况，但数据平均后几乎均为短缩，短缩率各报道差别较大（1%～20%），经统计处理后，有的认为术后髌腱长度无变化，有的认为术后髌腱短缩，而没有髌腱延长的报道。导致髌腱短缩的原因有：①瘢痕增生，这是比较公认的主要原因。组织学检查显示不仅限于缺损处广泛的细胞增生、血管长入以及纤维结构排列紊乱、变性，还与取腱和对腱周剥离引起的创伤，并对整个髌腱血运造成的影响有关。然而Dandy[39]报道40例不取髌腱而用Leeds-Keio人工韧带重建ACL，术后也出现了髌腱短缩，并将原因归结于术中对髌腱内缘的暴露及牵拉，因此，在ACL重建手术中轻柔操作，尽量减少对腱周的剥离，将有助于减少术后瘢痕增生和髌腱短缩；②康复程序的影响。O'Brien[40]报道51例术后制动6周，结果55%有髌腱短缩，短缩率平均20%（10%～50%），明显高于本研究的结果，因此术后早期活动，执行积极的康复程序，可能有助于减少髌腱短缩的发生率；③缝合髌腱缺损。Shaffer[41]和Krosser[42]的研究结果证实缝合髌腱取材后的缺损不会引起髌腱短缩。Burks在狗的模型上发现是否缝合取材后的缺损对剩余髌腱的生物力学没有影响。文献中对是否缝合髌腱缺损仍有争议，Brandsson[43]报道60例结果认为：是否缝合髌腱缺损不会改善术后效果，也不会减少取材部位的并发症。因此是否缝合髌腱缺损是根据不同医院和医生的习惯而定的。我们研究所全部采用1个0涤纶编织线间断缝合髌腱取材后的缺损。

自体中1/3髌腱重建ACL术后髌腱变厚是各家一致的观点，其测量方法分别是动物实验、MRI和B超，髌腱变厚是剩余2/3髌腱的代偿性反应，无疑与瘢痕增生有关。

关于自体中1/3髌腱重建ACL术后髌腱

宽度的改变，文献报道较少。Bernicker[44]、Meisterling[45]和Kartus[46]用MRI测量，分别得出髌腱变窄、不变和变宽的结论。后者同时用超声测量结果髌腱宽度不变。

自体骨-髌腱（中1/3）-骨重建ACL术后髌腱的形态变化可能与术后取材部位的并发症有关。第一，髌腱的瘢痕修复过程理论上说与膝前痛及髌腱炎有关；第二，髌腱短缩可引起髌骨低位及髌股关节间关系的改变，导致伸屈膝受限和髌股关节的碎响、疼痛等症状；第三，术后髌腱变厚，相应刚性变大，而弹性和抗拉力下降，可能导致股四头肌无力和少见的创伤性髌腱断裂。因此术中尽量减少对髌腱的牵拉和对腱周的剥离，术后积极的康复练习，将有助于减少术后髌腱形态变化，从而减少与取材有关的并发症。

（王永健）

参 考 文 献

[1] Jackson DW, Windler GE, Simon TM. Intraarticular reaction associated with the use of freeze-dried, ethylene oxide-sterilized bone-patella tendon-bone allografts in the reconstruction of the anterior cruciate ligament. Am J Sports Med, 1990, 18:1-11.

[2] Fahey M, Indelicato PA. Bone tunnel enlargement after anterior cruciate ligament replacement. Am J Sports Med, 1994, 22:410-414.

[3] L'Insalata JC, Klatt B, Fu FH, et al. Tunnel expansion following anterior cruciate ligament reconstruction: a comparison of hamstring and patellar tendon autografts. Knee Surg Sports Traumatol Arthrosc, 1997, 5:234-238.

[4] Paessler HH, Mantes M, Mastrokalos D, et al. The effect of different rehabilitation protocols on tibial tunnel widening after ACL reconstruction with hamstring. 2001 International Society of Arthroscopy, Knee Surgery and Orthopaedic Sports Medicine Congress. Montreux, Switzerland, 2001. 122.

[5] Aglietti P, Giron F, Buzzi R, et al. Anterior cruciate ligament reconstruction: bone-patellar tendon-bone compared with double semitendinosus and gracilis tendon grafts. A prospective, randomized clinical trial. J Bone Joint Surg Am, 2004, 86-A:2143-2155.

[6] 王成，敖英芳. 前交叉韧带重建术后骨道增宽的临床研究. 中华外科杂志, 2008, 46: 90-93.

[7] Peyrache MD, Djian P, Christel P, et al. Tibial tunnel enlargement after anterior cruciate ligament reconstruction by autogenous bone-patellar tendon-bone graft. Knee Surg Sports Traumatol Arthrosc, 1996, 4:2-8.

[8] Jansson KA, Harilainen A, Sandelin J, et al. Bone tunnel enlargement after anterior cruciate ligament reconstruction with the hamstring autograft and endobutton fixation technique. A clinical, radiographic and magnetic resonance imaging study with 2 years follow-up. Knee Surg Sports Traumatol Arthrosc, 1999, 7:290-295.

[9] Prodromos C Joyce B. Tunnel widening and hamstring anterior cruciate ligament reconstruction. Tech in Orhtop, 2005, 20(3):230-232.

[10] Segawa H, Koga Y, Omori G, et al. Influence of the femoral tunnel location and angle on the contact pressure in the femoral tunnel in anterior cruciate ligament reconstruction. Am J Sports Med, 2003, 31:444-448.

[11] Kullmer K, Letsch R, Turoeski B. Which factors influence the progression of degenerative osteoarthritis after ACL surgery? Knee Surg Spans Traumatol Arthrose, 1994, 2: 80-84.

[12] Jarvela T, Kannus P, Jarvinen M. Anterior cruciate ligament reconstruction in patients with and without accompanying injuries: a re-examination of subjects 5 to 9 years after reconstruction. Arthroscopy, 2001, 17:818-825.

[13] Sommerlath K, Lysholm J, Gillquist J. The long-term course after treatment of acute anterior cruciate ligament ruptures: a prospective outcome study. Am J Sports Med, 1991, 19:156-162.

[14] Tandogan RN, Taser O, Kayaalp A, et al. Analysis of meniscal and chondral lesions accompanying anterior cruciate ligament tears: relationship with age, time from injury, and level of sport. Knee Surg Sports Traumatol Arthrosc, 2004, 12: 262-270.

[15] Barder FA, Elrod BF, McGruire DA, et al. Is an anterior cruciate ligament reconstruction outcome age dependent? Arthroscopy, 1996, 12:720-725.

[16] Fithian DC, Paxton LW, Goltz DH. Fate of the anterior cruciate ligament-injured knee. Orthop Clin North Am,

[17] 徐雁, 敖英芳. 前十字韧带断裂继发半月板损害的临床研究. 中华骨科杂志, 2002, 22(4): 216-219.

[18] Gill SS, Diduch DR. Outcomes after meniscal repair using the meniscus arrow in knees undergoing concurrent anterior cruciate ligament reconstruction. Arthroscopy, 2002, 18(6):569-577.

[19] Shelbourne KD, Rask BP. The sequelae of salvaged nondegenerative peripheral vertical medial meniscus tears with anterior cruciate ligament reconstruction. Arthroscopy, 2001, 17(3):270-274.

[20] Lee GP, Diduch DR. Deteriorating outcomes after meniscal repair using the Meniscus Arrow in knees undergoing concurrent anterior cruciate ligament reconstruction: increased failure rate with long-term follow-up. Am J Sports Med, 2005, 33(8):1138-1141.

[21] Ahn JH, Wang JH, Yoo JC. Arthroscopic all-inside suture repair of medial meniscus lesion in anterior cruciate ligament-deficient knees: results of second-look arthroscopies in 39 cases. Arthroscopy, 2004, 20(9):936-945.

[22] Asahina S, Muneta T, Hoshino A, et al. Intermediate-term results of meniscal repair in anterior cruciate ligament-reconstructed knees Am J Sports Med, 1998, 26(5):688-691.

[23] Zemanovic JR, McAllister DR, Hame SL. Nonoperative treatment of partial-thickness meniscal tears identified during anterior cruciate ligament reconstruction. Orthopedics, 2004, 27(7):755-758.

[24] 王亦璁, 等. 半月板切除及再生问题的实验研究. 中华外科杂志, 1988, 5: 267.

[25] Wu WH, Hackett T, Richmond JC. Effects of meniscal and articular surface status on knee stability, function, and symptoms after anterior cruciate ligament reconstruction: a long-term prospective study. Am J Sports Med, 2002, 30(6):845-850.

[26] 焦晨, 于长隆, 敖英芳. 单纯后交叉韧带继发关节内损伤的临床研究. 中国运动医学杂志, 2003, 22(4): 337-343.

[27] Gill TJ, DeFrate LE, Wang C, et al. The effect of posterior cruciate ligament reconstruction on patellofemoral contact pressures in the knee joint under simulated muscle loads. Am J Sports Med, 2004, 32:109-115.

[28] Ramaniraka NA, Terrier A, Theumann N, et al. Effects of the posterior cruciate ligament reconstruction on the biomechanics of the knee joint: a finite element analysis. Clinical Biomechanics, 2005, 20:434-442.

[29] Harner CD, Janaushek MA, Kanamori A, et al. Biomechanical analysis of a double-bundle posterior cruciate ligament reconstruction1 Am J Sports Med, 2000, 28:1442-1511.

[30] 王健, 敖英芳. 后交叉韧带断裂和重建对兔膝关节软骨退变的影响. 中华外科杂志, 2005, 43(24):1598-1601.

[31] Eriksson K, Larsson H, Wredmark T. Semitendinosus tendon regeneration after harvesting for ACL reconstruction. A prospective MRI study. Knee Surg Sports Traumatol Arthrosc, 1999, 7(4): 220-225.

[32] Nakamura E, Mizuta H, Kadota M. Three-dimensional computed tomography evaluation of semitendinosus harvest after anterior cruciate ligament reconstruction. Arthroscopy, 2004, 20(4): 360-365.

[33] Brown CJ, Steiner ME, Carson EW. The use of hamstring tendons for anterior cruciate ligament reconstruction. Technique and results. Clin Sports Med, 1993, 12: 723-756.

[34] Cross MJ, Roger G, Kujawa P. Regeneration of the semitendinosus and gracilis tendons following their transaction for repair of the anterior cruciate ligament. Am J Sports Med, 1992, 20: 221-223.

[35] Rispoli DM, Sanders TG, Miller MD, Morrison WB. Magnetic resonance imaging at different time periods following hamstring harvest for anterior cruciate ligament reconstruction. Arthroscopy, 2001, 17(1):2-8.

[36] Papandrea P, Vulpiani MC, Ferretti A. Regeneration of the semitendinosus tendon harvested for anterior cruciate ligament reconstruction. Evaluation using ultrasonography. Am J Sports Med, 2000, 28(4): 556-561.

[37] Eriksson K, Hamberg P, Jansson E. Semitendinosus muscle in anterior cruciate ligament surgery: Morphology and function. Arthroscopy, 2001, 17(8): 808-817.

[38] 王永健, 敖英芳. 自体骨－髌腱（中1/3）－骨重建前交叉韧带后髌腱形态学变化的临床研究. 中国运动医学杂志, 2002, 21(4): 349-351.

[39] Dandy DJ, Desai SS. Patellar tendon length after anterior cruciate ligament reconstruction. J Bone Joint Surg, 1994, 76B(2): 198-199.

[40] O'Brien SJ, Warren RF, Pavlov H, et al. Reconstruction of the chronically insufficient anterior cruciate ligament with the central third of the patellar ligament. J Bone Joint Surg, 1991, 73A: 278-286.

[41] Shaffer BS, Tibone JE. Patellar tendon length change after anterior cruciate ligament reconstruction using the midthird patellar tendon. Am J Sports Med, 1993, 21(3): 449-454.

[42] Krosser BI, Bonamo JJ, Sherman OH. Patellar tendon length after anterior cruciate ligament reconstruction. A prospective study. Am J Knee Surg, 1996, 9(4): 158-160.

[43] Brandsson S, Faxen E, Eriksson BI, et al. Closing patellar tendon defects after anterior cruciate ligament reconstruction: absence of any benefit. Knee Surg Sports Traumatol Arthrosc, 1998, 6(2): 82-87.

[44] Bernicker JP, Haddad JL, Lintner DM, et al. Patellar tendon defect during the first year after anterior cruciate ligament reconstruction: appearance on serial magnetic resonance imaging. Arthroscopy, 1998, 14(8): 804-809.

[45] Meisterling RC, Wadsworth T, Ardill R. Morphologic changes in the human patellar tendon after bone-tendon-bone anterior cruciate ligament reconstruction. Clin Orthop, 1993, 289: 208-212.

[46] Kartus J, Movin T, Papadogiannakis N, et al. A radiographic and histologic evaluation of the patellar tendon after harvesting its central third. Am J Sports Med, 2000, 28(4): 218-226.

第八章 主要并发症的处理

第一节 重建手术中会出现的意外事件与处理 / 299
第二节 前交叉韧带重建术后膝关节感染的诊断与治疗 / 307
第三节 前交叉韧带重建术后 Cyclops 综合征及其处理 / 310
第四节 交叉韧带重建术后胫骨骨道囊肿的处理 / 312
第五节 交叉韧带重建术后骨折 / 314

第一节 重建手术中会出现的意外事件与处理

尽管膝关节镜下手术重建交叉韧带较传统开放式手术具有创伤小、手术操作迅速、康复快等优点，但毕竟不是无创治疗方法。因此，在有手术并发症发生可能的同时，也有手术中意外事件（情况）出现的可能性。术中并发关节内结构损伤以及关节外结构损伤已在第二章第五节中讲述，本节针对关节镜下 ACL 重建术中可能发生的与技术操作相关的意外事件进行分析介绍，以利今后临床中进行预防，遇到问题时能有效处理。

一、与外界因素有关的术中意外事件（情况）

外界因素是指非手术操作本身引起的术中意外事件（情况），但也直接影响手术乃至手术效果。此种情况即便在手术操作人员的手术技巧、手术经验、配合程度都很好时也有可能发生，一般为客观因素。相对而言，这类意外事件的发生与报道极少。

1995 年文献报道了一起在关节镜手术过程中，由光源引燃患者身上所覆盖的手术巾造成的意外事件；2004 年文献报道了一起在手术过程中由于控制关节内液体流入量的泵数据显示错误而导致灌洗液突破关节囊进入后侧间室而引发的术中剧烈疼痛和患肢的肿胀僵硬，最终不得已切开减压。

2007 年有文献报道了由于放置灌洗液的暖箱控温失灵灌洗液温度过高，造成患者肢体部分全层烫伤伴感染坏死，并引发了关节内感染和关节僵直，最终不得不通过植皮和关节融合手术来修补皮损和稳定膝关节状况。

ACL 重建术中遇到过骨钻上的螺丝脱落，反转下来的电源线固定袢将器械护士的手套撕破，而脱落的螺丝无法找到的事件。

手术中关节镜系统的任何故障都将直接影响手术的进行。其中监视系统的故障最为严重。由于这些故障很难在术中排除，一旦出现难以再继续关节镜下手术，除非明确原因并更换零部件，或有可能更换另一套可更换的关节镜，或有其他科室的关节镜可借用，或厂家公司有应急的备用设备。因此，日常的检修非常关键，防止关节镜带"病"工作。

由此可见，这一类事件的发生率虽然不得而知，但在日常的手术过程中必然有出现的可能。这类事件的发生虽然与手术参与人员的经验、技术和配合程度相关性很小，但是如果手术的参与人员，包括手术医师、器械护士和巡回护士以及关节镜技术人员能够在术前、术中和术后对于手术室的环境和所用器械、耗材进行全面的核查和细致的维护，并且规范操作流程，必然能够在一定程度上降低这类事件的发生率。

二、与手术相关因素所致的术中意外事件（情况）

与手术相关因素所致的术中意外事件（情况）是手术中重点要注意的问题。目的是在临床上进行有效的预防，一旦出现可以有效对应与处理解决。关节镜下 ACL 重建术可以大概分为三个步骤：①移植物的切取与修整缝编；②骨道的定位与钻制；③移植物的固定。依采用手术术式与所用重建移植物的不同，这三个阶段会各有不同的意外及并发症出现，其原因及应对方法也不尽相同。应用同种异体肌腱重建不会出现移植物切取时的意外事件。

（一）移植物的获取、准备与转运

目前，关节镜下 ACL 重建术常用的自体移植物有骨－髌腱－骨、腘绳肌腱、股四头肌腱。骨－髌腱－骨移植物为较早应用于 ACL 重建术的移植物。

1. 骨－髌腱－骨移植物　由髌腱的中 1/3 和两端的髌骨及胫骨骨块组成，在获取移植物的过程中，若过度应用骨锯和骨刀均可能造成术中的髌骨骨折，从而需要复位和内固定。移植物骨块可能过于细小或因为切割不均匀而出现折断，从而必须通过在过于细小的或出现折断的骨块上捆绑附加新的骨块加以解决。避免类似问题出现的最好方法就是采用带有切割深度限制装置的骨锯。

2. 腘绳肌腱　获取移植物的过程中最常见的问题就是取腱时中途取断，切取的肌腱过短，文献报道其发生率为 6.2%，远高于获取骨－髌腱－骨移植物。常见原因为对于解剖结构辨识不准，对于其分支没能很好解剖切断，影响取腱器的顺利切取以至中间切断；有时送入的角度不正确，不能与肌腱相平行推进以至未到肌腱与肌腹交界即被切断；有时取腱的力量使用不匀时也会取断。因此，清楚局部解剖与放置取腱器前很好地游离肌腱很关键。出现这种情况要酌情利用肌腱的长度，采取不同的固定方法，其基本原则是韧带的强度要够、两段在骨道内的长度要够且又能很好地固定。在应用腘绳肌腱重建 ACL 的手术中，切取移植物时要注意到隐神经的损害。回顾性研究报告，接受过应用腘绳肌腱作为移植物的 ACL 重建术后，74% 的受访者报告了感觉障碍。

3. 移植物的转运　不小心移植物掉落是在这个过程中可能出现的一个不该出现而又严重的问题。主要包括有两个环节，一是切取后向修肌腱的操作台转运，二是缝修好后由修肌腱的操作台向移植部位转运。更有文献报道了由于操作者之间的配合失误和交流不够，致使器械护士将含有移植物的纱布丢入废物桶内的事件（极少见的情况）。不论采用何种移植物进行重建都有这种可能性，尽管发生率极低，一定要高度注意，防止意外。避免这一意外事件应当采取很好的预防措施，减少移植物在不同人之间手对手的传递，通过手对手来传递时一定要把握好传递交接，以免发生滑脱；移植物放置应当规范有序，避免与操作台上其他器械发生缠绕；当移植物编织完毕后置于洗涤盆中时，应当以血管钳钳夹固定两端缝线，避免滑落；如果条件允许，将移植物置于可密闭的洁净器皿内进行保存和传递。

4. 移植物沾染的处理　尽管移植物坠落沾染非常少见，但是当关节镜下前交叉韧带重建术中发生了移植物沾染时，所有手术医师都面临着一个两难的境地：究竟应如何处理受到沾染的移植物，究竟应当以何种术式完成手术。术者必须作出的决定就是：对沾染的移植物进行有效的处理后继续应用于韧带重建，或者从同侧或对侧肢体再次获取新的清洁的移植物，或者应用异体移植物。

笔者单位自 1993 年 1 月到 2007 年 12 月间共进行 4 101 例关节镜下前交叉韧带重建术，其间有 4 例患者移植物转运过程中出现意外。有 2 例移植物在编织完毕后，被放置在含有无菌生理盐水的清洗盆中等待移植，在助手用吸引器吸引盆中多余的生理盐水时被吸入吸引器中并直达吸引瓶内无法取出。在与患者交代情况征得知情同意之后，手术医师获取了对侧下肢的半腱－股薄肌腱作为移植物，手术顺利完成。另外有 1 例移植物在编织完成后，被包裹在浸透了无菌生理盐水的无菌敷料中等待移植过程中被不了解状况的手术器械护士扔进废物桶中；还有 1 例移植物在获取后传递的过程中被掉落在手术室地面上，其上无敷料包被。在后 2 例事件中，遭到沾染的移植物被迅速从污染环境中取出，去掉所有表面的包被，拆除去掉所有编织缝线后浸泡于 0.5% 浓度的碘伏溶液中 5 分钟，之后以无菌生理盐水充分冲洗以洗脱其表面的含碘溶液，然后移植物被重新修整编织移植重建韧带，手术顺利完成，术后应用抗生素，未发生关节内感染。

由于关节镜下前交叉韧带重建术中移植物沾染事件极为罕见，到现在为止，仍无令人信服的临床证据可以作为金标准指导对于此类事件的预防和处理，尤其是对受沾染移植物继续使用时的处理原则。文献报道最常用的解决方法是将移植物以无菌生理盐水清洗再以葡萄糖酸氯己定、抗生素溶液或碘伏溶液浸泡 90 秒至 30 分钟后重新应用；而重新获取自体移植物（同侧或对侧肢体）或应用异体移植物的报道均较少。所有这些报道的案例中，均没有发生术后感染或相关并发症。

（二）骨道的钻制

在交叉韧带重建的过程中，胫骨和股骨骨道的钻制决定了移植物置入后能否处于功能位置并起到稳定膝关节的作用，是决定手术成败的重要因素。虽然现在的定位器械及技术的进步使骨道定位工作的难度明显降低，但准确地确定骨道的位置很大程度上依然需要依靠术者的经验和对膝关节内解剖结构的准确辨识。文献报道这一阶段出现术中意外及并发症的总体发病率约为 3.4%，其中包括了骨道位置不佳、骨道壁破裂以及骨道钻取过程中的器械问题。

1. 骨道定位不佳　胫骨骨道定位偏前是常见的术中意外。偏前的骨道会产生等长性不良且由胫骨骨道定位股骨骨道时无法达到过顶位，造成股骨骨道偏前，术中置入韧带后发生撞击。因此，术中应准确确定 ACL 在胫骨上的足迹，在定位后在镜下进行伸屈膝以确定有无撞击出现。一旦发现骨道定位偏前，应当及时采用扩大成形术获得满意的骨道位置。股骨骨道定位时，定位准确是最关键的要点。在造成 ACL 重建术失败的因素中，股骨骨道偏前扮演了重要的角色。这会造成移植物在屈曲过程中张力过大从而导致手术失败。预防的方法是在定位钻入导针后就要明确其位点正确与否，不合适就要进行调整，以免在不良的定位基础上钻制骨道。一旦出现，需要在原有骨道的后方加钻一条新骨道。通常情况下，由于两条骨道间相隔距离足够，骨质足以承受固定移植物时的压力，从而收到较好的效果。两条骨道相距较近时则有可能相互出现新钻取的骨道在移植物固定的过程中与旧骨道相穿透的情况，这时微孔钢板固定改用生物可吸收螺钉固定或用骨块填补穿透后的空间可以起到较好的效果。在股骨骨道定位的过程中，有时会因为尽量避免出现骨道偏前而使骨道偏后，定位器偏距太小致使骨道后方皮质过薄，拉入移植物进行固定时，后方骨道壁破裂或向后凸出。这时应用界面螺钉无法获得牢固可靠的移植物固定效果。常见的解决方法多为改用微孔钢板（Endo-button）进行固定。

2. 骨道钻制过程中会出现的问题　最常见的器械问题是定位导针的变形、切割和断裂（图 8-1-1～3），这样的意外在手术过程中并不少见。其发生的原因在于术中骨钻的方向与定位导针方向不完全一致，致使在骨道钻制过程中发生剪切。例如，如果胫骨骨道钻制偏前，应用股骨骨道定位器钻取股骨骨道时，在屈膝 90°的过程中即可能发生定位器变形甚至断裂。当钻取过程中钻头位置发生偏移可使导针产生扭曲，这时强行进钻可以导致克氏针的变形和断裂。术中准确的定位和细致的操作能够在很大程度上避免类似事件的发生，术中要注意此意外，钻制过程中遇有阻力时要停钻进行检查。当胫骨骨道定位导针稍有偏差可以先用 4.5mm 的钻头钻一个细骨道，根据其位置与方向用止血钳夹持导针调整胫骨骨道定位的导针后再用粗钻头钻制骨道，此时要特别注意突然钻透胫骨平台骨质而进入到关节腔的钻头有可能将止血钳打断。遇此情况要将其取出。

（三）移植物的固定

利用骨-髌腱-骨移植物重建时固定移植物出现困难的因素很多，如螺钉型号与骨道不符、拧入螺钉的角度不合适、螺钉切割移植物、螺钉掉落、螺钉断裂等。在前两种情况中，选用适当型号的螺钉进行固定并采取正确的角度能够避免意外事件和并发症的发生。另外，当导针放入过深（长）且角度偏移，拧入挤压螺钉时会受影响，强行拧入还会引起导针折断，或拧入螺钉后导针被螺钉卡住取不出来，这时不得不将螺钉推出重新调整导针或取出导针。手术中固定股骨侧骨块时还会出现螺钉拧到骨道外的骨质内以及完全在骨道外掉入关节内的情况，笔者在外院转来

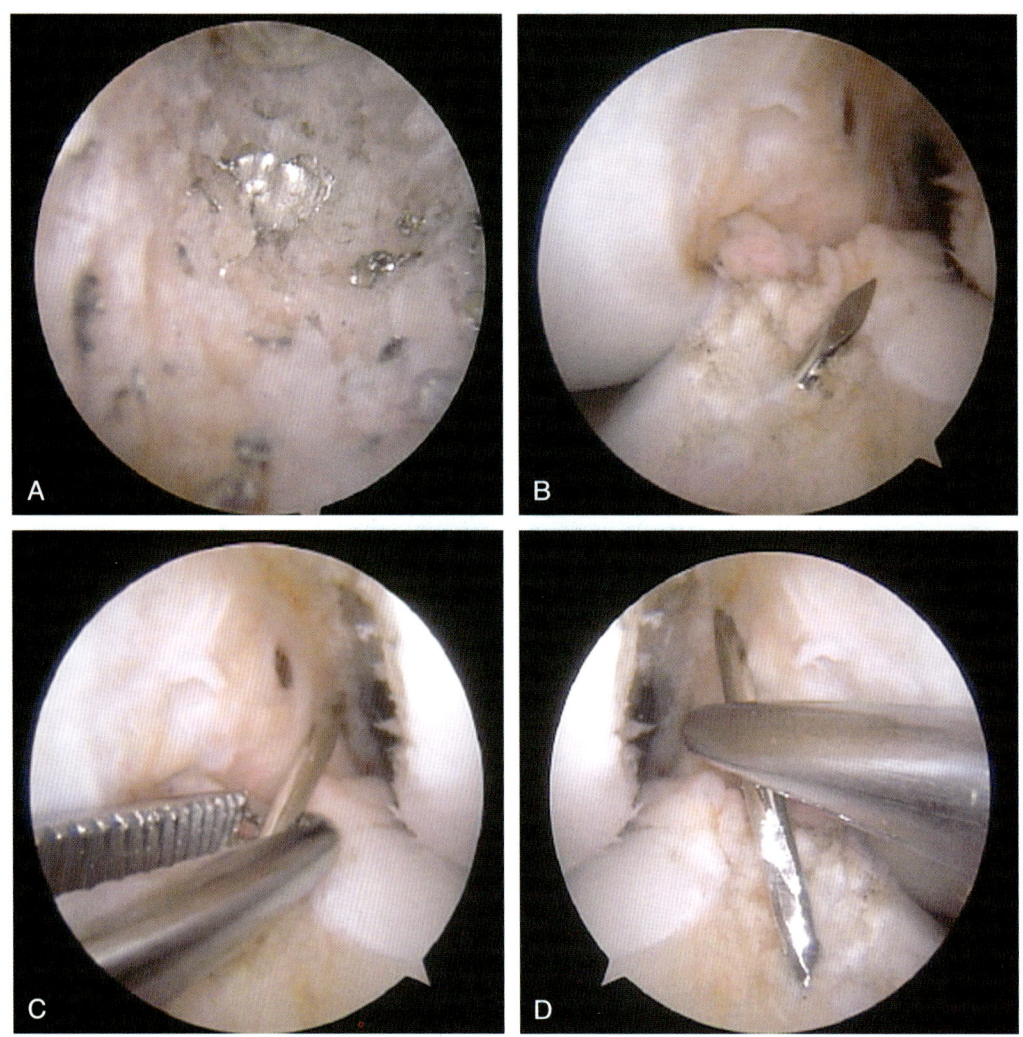

图 8-1-1　下骨道钻制过程中导针断裂
A. 断在下骨道内；B. 尖端露在关节腔内；C. 钳夹后引入关节腔中；D. 钳夹后取出

进行 ACL 翻修手术和门诊病例中发现过此意外情况（图 8-1-4～8），这时的固定物将完全起不到固定的作用。这种意外情况要予以高度注意，严防

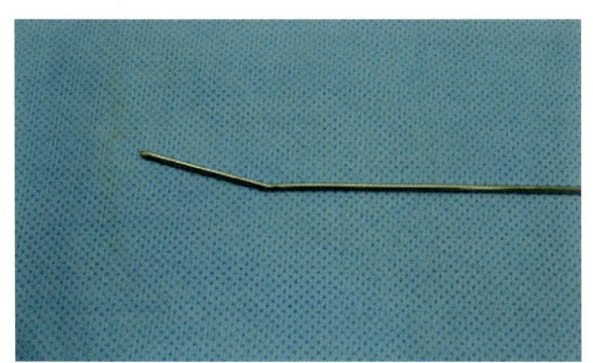

图 8-1-2　上骨道钻制过程中导针折损

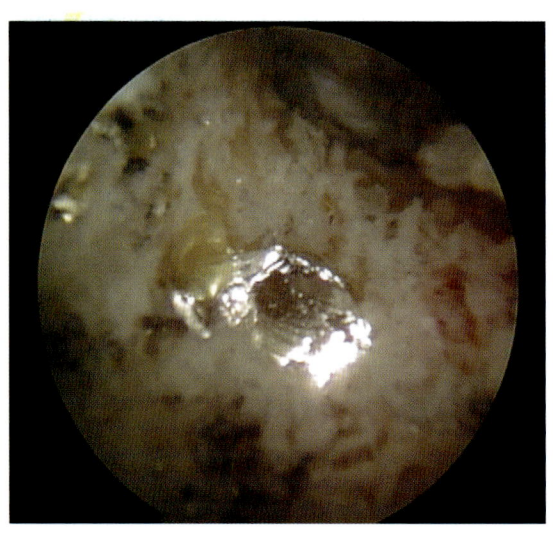

图 8-1-3　上骨道钻制过程中导针断裂在骨道内
发现后用 4.5mm 空心钻套钻后取出

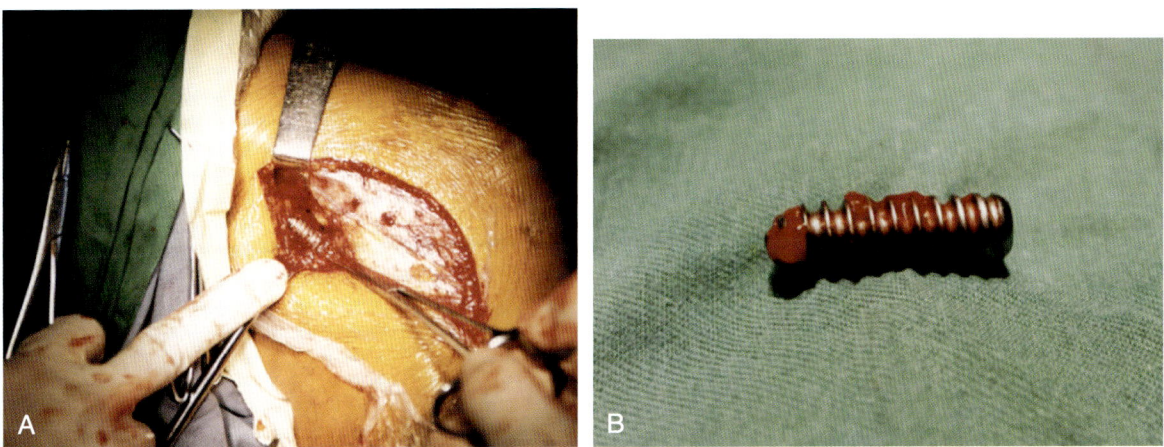

图 8-1-4　挤压螺钉穿破骨道后壁拧到髁后切开将其取出
A. 切开找到螺钉；B. 取出的螺钉

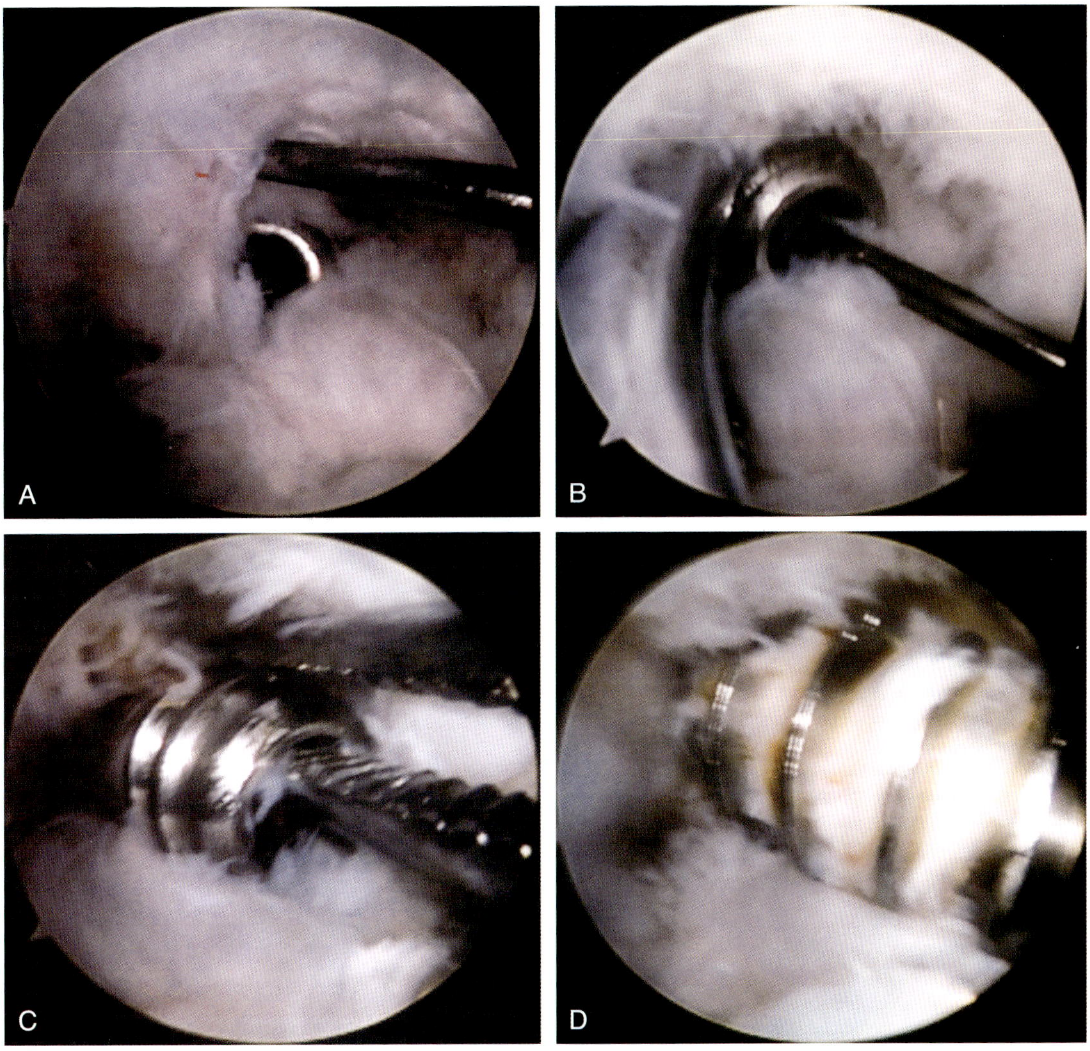

图 8-1-5　翻修手术中发现挤压螺钉在骨道外的软组织内
A. 挤压螺钉在骨道外的软组织内；B. 显露清晰后放入导针以利取出；C. 钳夹后向外取出；D. 取出过程中可见螺纹内填充覆盖的软组织

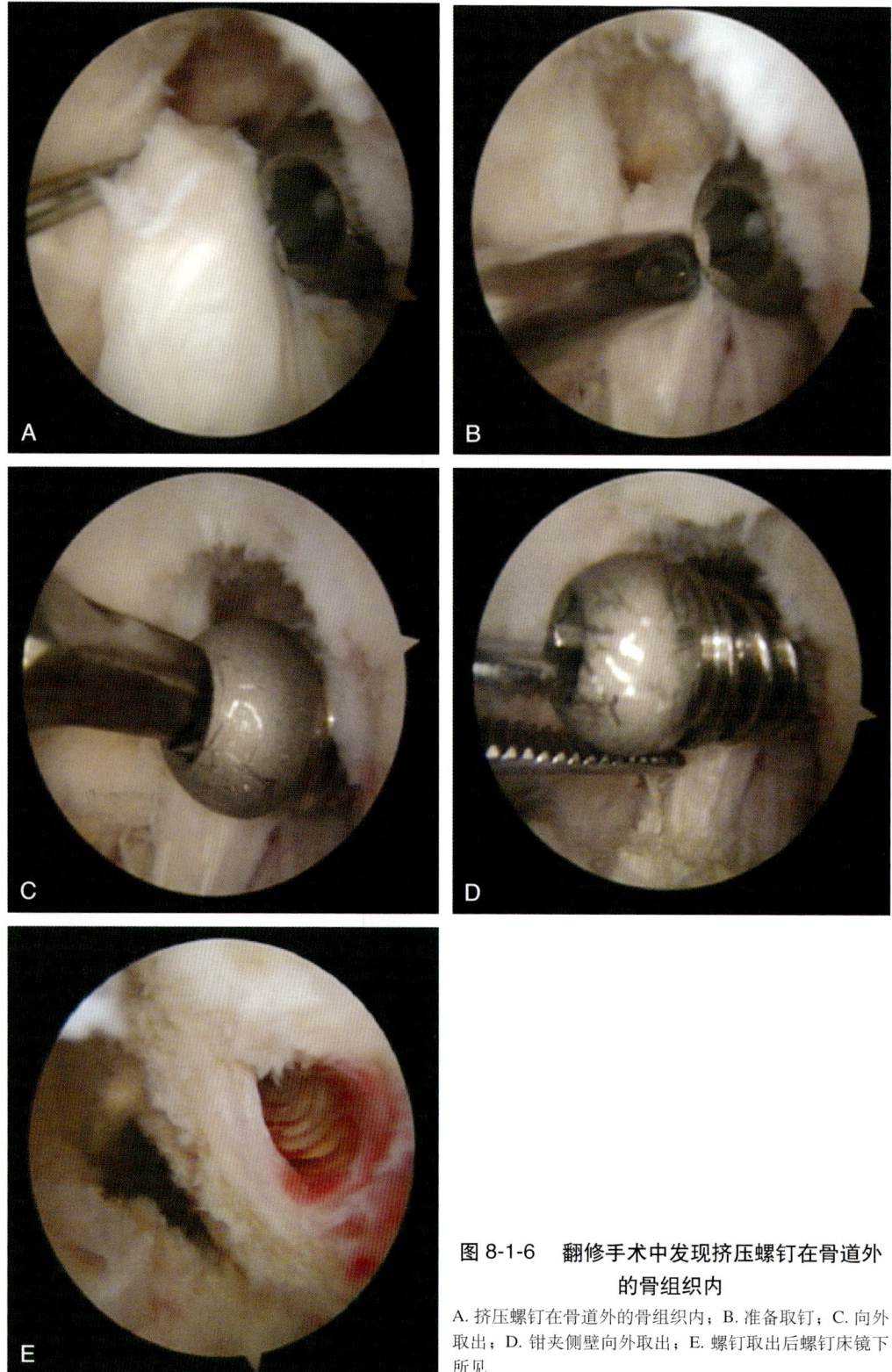

图 8-1-6 翻修手术中发现挤压螺钉在骨道外的骨组织内

A. 挤压螺钉在骨道外的骨组织内；B. 准备取钉；C. 向外取出；D. 钳夹侧壁向外取出；E. 螺钉取出后螺钉床镜下所见

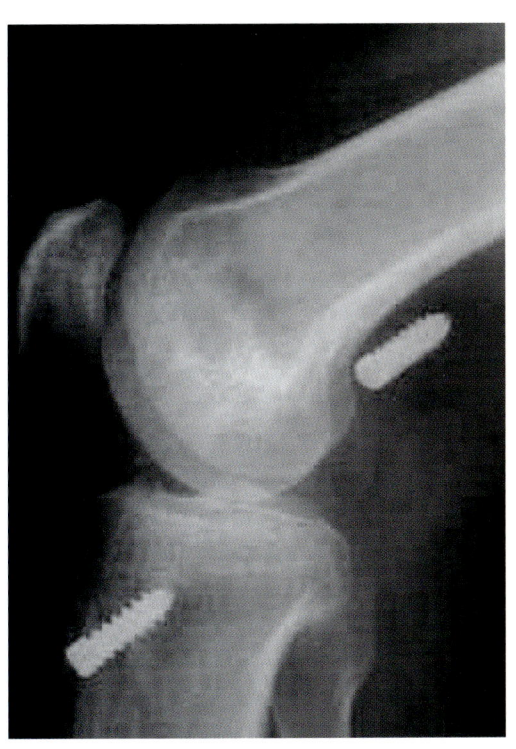

图 8-1-7 X 线片显示上、下骨道位置不正确，上骨道的挤压螺钉位于股骨后髁后方。

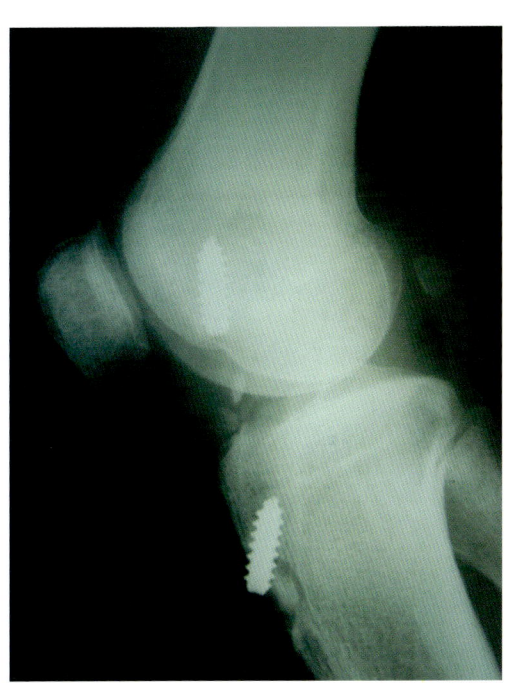

图 8-1-8 X 线片显示上骨道位置异常，挤压螺钉固定位置异常。

发生。此外，在上骨道后壁较薄时固定的螺钉有可能胀破后壁影响固定强度；也会有将螺钉拧到股骨后髁的现象而术中没有发现。后两种情况一旦出现且术中发现就要及时纠正，重新调整固定。在手术中将螺钉掉落在关节腔内的意外并不罕见，通常情况下，此类问题都可以通过关节镜器械取出来加以解决，但若螺钉被滑膜包裹或进入关节腔后部时，寻找的过程将艰难得多。螺钉断裂多见于应用可吸收螺钉的手术中，并且年轻患者骨质较硬，在这个人群中更为多见。多数情况下，断裂的螺钉均可以通过钳夹等方法取出。而在拧入螺钉前将其牢靠地固定在钻头上并缓慢拧入可以较好地避免此类事件。

目前应用腘绳肌腱作为移植物的手术上骨道已不采用挤压螺钉固定，但为了减少所谓蹦极与雨刮效应加用可吸收挤压螺钉固定时就要注意此情况。应用腘绳肌腱重建 ACL 上端用微孔钢板固定时，牵引线如果未捋顺将影响移植物的顺利引入（图 8-1-9）。另外，应用腘绳肌腱作为移植物重建 ACL 胫骨侧常用 Intrafix 固定，效果良好，也很少发生意外事件，但要注意固定物的外鞘有时会随着螺钉的拧入顺着肌腱之间隙向骨道内口方向滑移凸入关节腔内，这样将会对重建的韧带产生不利的磨损与影响，且不利于韧带的塑形改建与止点的重建。遇此情况，需将外鞘凸入的部分

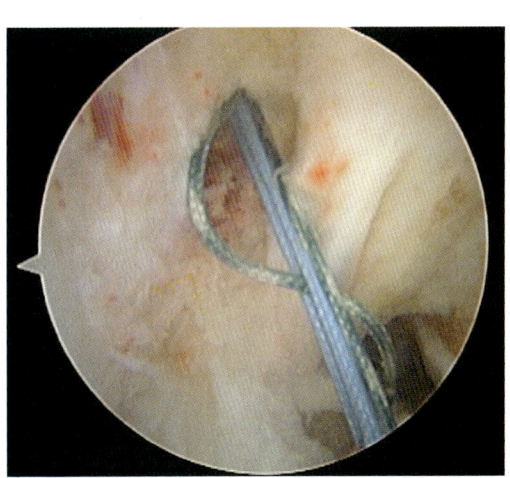

图 8-1-9 上端用微孔钢板固定时牵引线未捋顺影响移植物引入

用髓核钳咬切掉。

（四）其他情况

手术中使用了非关节内使用器械，如尖刀片通过关节镜入路切除半月板或进行其他操作会造成刀片折断在关节内的意外。这是很严重的情况，因为锐性很强的刀片会造成意想不到的损伤。应高度注意，按常规操作。遇此情况先在镜下取刀片（异物），有时镜下难以取出时必须施行关节切开手术进行寻找与取出。

关节镜专用器械较为精细，手术中使用暴力或不当操作会引起器械断裂。此外，器械长期使用老化亦是断裂的危险因素。器械断裂多发生在细小、有活动关节和薄弱易折处，如探针尖部断裂（图8-1-10）、半月板钩刀头部断裂、半月板剪刀在关节支点受力处断裂（半月板咬切钳亦如此）。除精细器械断裂的可能性外，在进行交叉韧带重建钻制骨道时，亦应考虑到钻头可能出现的断裂。关节镜手术中出现这种情况时，应停止其他手术操作，尽量不活动膝关节，以使关节内断裂部分保持相对稳定并争取在镜下将其取出。取器械断裂端金属异物时，要充分注意其移动性，可移动到关节内、外侧隐窝，半月板下方，腘肌腱沟内、后关节腔室等，有些较锐利的尖端部会进入滑膜软组织内，给寻找取出造成很大的困难。

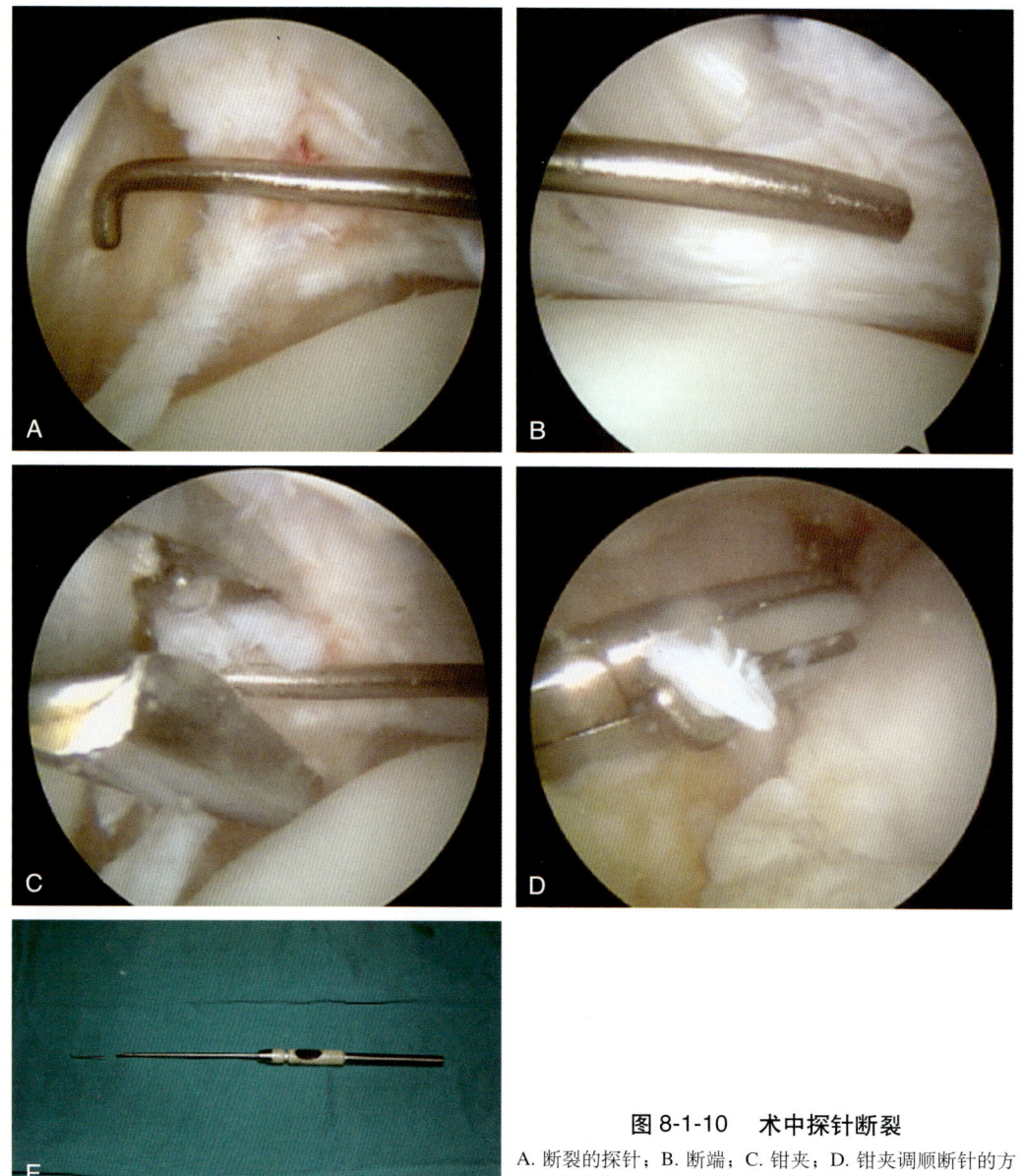

图8-1-10　术中探针断裂

A. 断裂的探针；B. 断端；C. 钳夹；D. 钳夹调顺断针的方向将其取出；E. 取出后所见，检查对合完整（无残留）

因此，镜下寻找不到的情况下需要借助床旁X线定位，当关节镜下取不到时还需切开取出。预防的关键是术中要正确合理选用器械，小心操作，防止强行暴力。开放手术用的小刀片脆弱易折，不宜在关节镜手术中使用。术中若明显感到剪刀、咬切钳等类器械断裂，但断端未脱落时（有明显的落空感，手动剪切时剪刀或咬切钳失去咬切时的开合动作），应小心将其退出到入路出口后将入路口扩大，防止取出过程中卡落在入路出口的筋膜和软组织内。

尽管关节镜手术整个过程很少使用手术无影灯的照明，但手术无影灯也是必备的手术条件，切开取腱、处理肌腱、缝合时都要使用。手术无影灯正好位于手术台或器械台上方，其上方的零部件松动、安放不到位时也可掉落，例如调整手术无影灯照射角度的把手亦可脱落掉到器械台上污染器械台与上面的器械（图8-1-11）。

交叉韧带重建手术是一项综合性手术操作过程，除韧带重建外还要处理合并损伤，难免会出现单纯韧带重建外的意外情况。半月板损伤是常见的合并损伤，需要同时处理。在半月板缝合时会出现可吸收半月板箭脱落、Fast-fix固定线断裂，或第二针缝合固定时固定物未能穿过半月板与关节囊从而未起到固定作用，以上这些情况出现时需要重新再换用一个缝合装置进行再一次缝合。

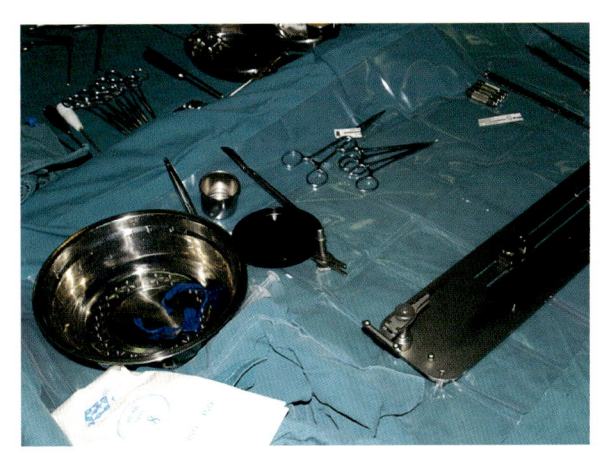

图8-1-11　手术室无影灯上的部件（把手盖）掉落到器械台上

（敖英芳）

第二节　前交叉韧带重建术后膝关节感染的诊断与治疗

随着ACL重建手术的数量明显增加，重建术后的膝关节感染越来越受到临床医师们的重视。尽管其发生率很低（0.14%~1.7%）（表8-2-1）[1-10]，但发生后若得不到及时诊断与有效的治疗，将会导致关节功能障碍、软骨破坏及韧带移植物失效等严重后果。

一、危险因素

ACL重建术后关节感染，与术中的无菌操作、手术时间的延长、止血带的使用、合并的切开手术操作、关节内注射激素、术后关节内引流的使用、移植物的选取（包括异体肌腱和人工韧带的应用），以及体内增加的异物反应（缝线和金属内固定物）等因素相关。而严格的无菌技术、预防性抗生素应用、全长防水服、减少手术时间、移植肌腱的仔细处理、适当的消毒程序等，则被认为是降低术后感染率的有效措施。另外，还有人指出韧带移植物，使用异体肌腱较自体肌腱、腘绳肌腱较骨-髌腱-骨有较高的关节感染发生率。还有研究发现，韧带重建手术器械的快速消毒方式（flash sterilization）较传统的高温高压的消毒方式，会明显增加术后关节感染的发生率。他们认为快速消毒的方式虽然能节省消毒时间，提高器械使用的效率，但这种消毒方式仅能达到最低限度的消毒标准，而且消毒后的器械，由于没有无菌单的包裹，在转运过程中也容易被再次污染。

二、临床表现

ACL重建术后关节感染可见于术后的2~79天（平均14.96天）（表8-2-2）[1-7]，北京大学运动医学研究所[10]的临床研究数据为3~29天（平均13.3天）；由此可见，重建术后的1~3周为感染的高发期。术后感染的典型临床表现有：术后持续高温，或体温恢复正常后再次升高；膝关节肿胀、疼痛，多以髌上囊为著，局部皮温升高，关节活动疼痛性受限，以及患肢腹股沟区淋巴结肿

表 8-2-1 ACL 重建术后关节感染的发生率

	病例分布（年）	手术例数（例）	感染例数（例）	感染率（%）
Williams	5	2 500	7	0.28
McAllister	11	831	4	0.48
Viola	6	1 794	14	0.78
Indelli	6	3 500	6	0.14
SB	3	575	10	1.7
Burks	11	1 918	8	0.42
Judd	8	1 615	11	0.68
Tongel	9	1 736	9	0.51
Schulz	10	513	4	0.78
北大运动医学研究所	11	4 068	21	0.52

表 8-2-2 ACL 重建术后关节感染（文献综述）

	年龄（岁）	移植物	合并切开手术#	症状出现时间*（天）	细菌培养	移植物保留	静脉抗生素使用时间
Williams	31 (17～50)	4 B-PT-B 3 HT	6/7	21 (3～79)	SA(4) SA＋SE(1) SA＋PS(1) SE(1)	3/7	4～6 周
McAllister	26 (20～34)	3 B-PT-B 1 HT	2/4	11.2 (8～18)	SA(4)	4/4	4.75 周（静脉）+ 3 周（口服）
Viola	21 (17～29)	14 B-PT-B	2/14	7.7 (2～20)	SE(2) neg(11)	14/14	2～13 周（口服）
Indelli	32 (20～51)	4 B-PT-B 2 AT	0/6	20 (9～34)	SA(3) SE(2) SN(1)	4/6	6 周
Schollin-Borg	28 (19～39)	6 B-PT-B 4 HT	0/10	9.5 (4～20)	CNS(6) SA(1) PB(1) neg(2)	10/10	4～12 周（静脉＋口服）
Burks	27 (15～40)	1 B-PT-B 7 HT	5/8	24 (20～29)	SA(3) PA(1)	1/8	6 周
Judd	28 (22～35)	11 HT	0/11	14.2 (6～45)	SA(1) SE(1) EA(1) CB(1)	10/11	4～6 周

#：指作 ACL 重建手术同时做了半月板缝合或副韧带等切开的手术
*：指体温升高等感染症状出现时距 ACL 重建手术的天数
HT 腘绳肌腱，B-PT-B 骨-髌腱-骨，AT 异体跟腱；CNS 凝固酶阴性葡萄球菌，SA 金黄色葡萄球菌，SE 表皮葡萄球菌，PS 消化链球菌，SN 非溶血性链球菌，PB 丙酸杆菌，PA 铜绿假单胞菌，EA 肠道产气菌，CB 棒状杆菌，neg 细菌培养阴性

大、压痛等。但是感染发生的早期或个别感染患者临床表现并不典型，如体温升高不明显，或关节肿胀轻微、髌上囊压痛不显著等，极易与非感染患者的术后反应相混淆，给诊断带来很大难度。因此，对于这些患者临床医生更应警惕，并积极辅以相关的试验室及细菌学检查，以明确诊断。

三、实验室检查

血白细胞（WBC）计数正常或轻度增加，中性粒细胞（N）轻度增加，血沉（ESR）、C 反应蛋白（CRP）、纤维蛋白原（FIB）显著升高（表 8-2-3）[10]。根据我们的经验，对于 ACL 重建术后的患者，当 ESR>50mm/h、CRP>6mg/ml、FIB>800mg/ml 时，应高度怀疑有感染病灶的存在。其中，CRP 更为敏感且特异性较强，其于感染发生后数小时即可出现显著升高。另有研究显示，正常术后 CRP 和 ESR 均会有升高，其数值分别于术后第 3 天和第 7 天达峰，而 CRP 较 ESR 能

表 8-2-3　实验室检查结果 *

	正常化验值	ACL 重建术后	
		未发生感染	术后发生感染
WBC（×10^9/L）	4～10	6.9（4.5～10.5）	9.1（4.2～15.2）
PMNN（%）	50～70	60.9（53.2～69.2）	71.7（60.3～82.9）
ESR（mm/h）	0～15	27.5（7～44）	59.71（9～108）
CRP（mg/ml）	0～0.8	2.23（0.28～5.55）	8.30（4.11～17.80）
FIB（mg/ml）	200～400	580.1（426～797）	774.7（502～1080）

* 北大运动医学研究所数据

较快回复正常值；因此，对于 ACL 重建术后 2 周时，若 CRP 仍显著升高或恢复正常后再次升高，则高度怀疑合并关节感染的可能性。

膝关节穿刺液可进行关节液常规检查、细菌培养和药敏试验。感染关节液多为黄（绿）色浑浊液，镜检可见白细胞显著增加。凝固酶阴性葡萄球菌（coagulase-negative staphylococcus，CNS）和金黄色葡萄球菌是 ACL 重建术后的常见致病菌。凝固酶阴性葡萄球菌包括表皮葡萄球菌、溶血葡萄球菌和人葡萄球菌等（表 8-2-2）。我们的研究中关节液细菌培养阳性率为 76.2%（16/21），其中以表皮葡萄球菌最多见（9 例），金黄色葡萄球菌其次（2 例），溶血葡萄球菌和人葡萄球菌各 1 例，混合感染 1 例（金黄色葡萄球菌 + 人葡萄球菌），其他菌属 2 例[10]。对于细菌培养阴性者，亦不能除外感染可能。我们就有 5 例患者细菌培养阴性，但通过临床表现、关节液镜检和病理检查结果，最终仍证实为关节感染。我们认为细菌培养阴性可能与早期使用抗生素治疗有关，因此对于怀疑感染的患者，应于治疗干预前行膝关节穿刺及细菌学检查。

四、治疗

通过对不同治疗方法的经验总结，我们发现对于术后关节感染患者，单纯行静脉抗感染治疗或关节腔冲洗等方法，存在见效缓慢、病情反复等缺点，从而使感染病程延长，增加患者痛苦及花费。因此，我们认为 ACL 重建术后关节感染的治疗原则为：及早进行关节镜下的清创及冲洗术，结合静脉抗生素治疗，感染控制后辅以积极有效的功能康复。

（一）手术治疗

术中应彻底清理关节内一切坏死及炎性物质，并以大量生理盐水冲洗关节腔，第 1 次清创术时若移植物完整可予保留。术后若症状无明显改善，可再次行清创及冲洗术。对于持续感染的患者，尤其对于使用异体肌腱作为移植物的患者，行第 2、3 次清创术时，应切除移植物并取出内固定物。移植物切除后行韧带翻修重建术的时间，建议在清创术后 6～9 个月进行。

（二）药物治疗

术后早期可予头孢类广谱静脉抗生素治疗，随后可根据细菌培养及药敏试验结果选用敏感抗生素。由于 ACL 重建术后关节感染的常见致病菌为金黄色葡萄球菌或表皮葡萄球菌等，其中又以耐甲氧西林葡萄球菌最多见，故早期也可根据经验用药选用万古霉素。静脉抗生素治疗时间应持续 4～6 周，或静脉给药治疗 2～3 周后换用口服抗生素治疗，总疗程达 6 周即可。我们认为静脉抗生素的停药时机为感染症状得到有效控制，且实验室结果恢复正常后 5～7 天，此时可更换为口服抗生素治疗。

（三）康复过程

清创术后应及早进行功能康复，防止关节粘连，改善关节功能。当感染症状控制稳定后，即可开始康复程序，以被动屈膝练习为主，同时行踝泵练习，及辅助性的主动活动度练习。若患者出现膝关节粘连，且手法推拿无效，可行麻醉下膝关节粘连松解手术，但建议在清理术后 3 个月，关节感染得到有效控制后进行。

五、临床预后

ACL 重建术后关节感染患者，如果诊断及时、处理得当，均会有良好的膝关节功能，仅少数患者可能会有关节功能障碍、软骨破坏及韧带移植物失效等严重后果。我们的研究中除个别患者出现轻度的关节粘连、继发软骨损伤外，大多数患者获得了良好的膝关节功能，韧带稳定性好。因此，ACL 重建术后膝关节感染患者，及早行关节镜下清理手术，结合抗生素治疗，辅以积极有效的功能康复，可以取得很好的临床效果。

（王 成）

第三节 前交叉韧带重建术后 Cyclops 综合征及其处理

Cyclops 综合征是由 Jackson 和 Schaefer[11] 在 1990 年提出的，定义为 ACL 重建术后纤维血管增生成团引起的膝关节伸直功能部分丧失。此项病变一经提出，引起了关节镜外科医生的广泛关注，其后许多文献相继报道，对这种病变进行了详细的陈述，并将之列为 ACL 重建术后的常见并发症。

一、发生率

文献报道的 Cyclops 综合征发生率为 2.2%~21%[12-14]，不过一般发生率不超过 10%。采用腘绳肌腱和髌腱移植物术后均可发生 Cyclops 综合征，文献报道两种移植物病变的发生率没有明显差异。Cyclops 综合征通常发生在术后 2 个月左右，病变发展到一定阶段后症状保持稳定，不再继续发展，而且切除后未见复发，虽然有个案报道[15] 术后 4 年时发现有症状的 Cyclops 病变，但作者仅是推测，并无明确的证据，而且也没有系统的研究报道来证实。病变产生部位也多有不同，有的在前外方，有的靠近上止点，有的在下止点附近，下止点处产生的居多，均和韧带表面相连。病理上总体是炎性肉芽组织，大部分是散乱排布的纤维成分，并含有血管，可能存在骨性组织或软骨组织（纤维软骨）。关于软骨或骨成分的由来有人认为是骨道残余，有人认为是纤维化生形成。有作者根据是否含有骨性组织来判断是否会引起伸膝受限[16]，但也有作者报道伸膝受限的病变并不一定含有骨性组织[12]。

由于术后使用关节镜探查，许多术后不引起伸膝受限的同类病变被发现，这类病变比较特殊，并无明显的临床症状，只是关节镜探查或 MRI 检查时发现。但其发生率高，文献报道其发生率在 10% 以上，由于没有明显临床症状，发生时间难以肯定，但病理基础及部位与其余两种差别不大，其体积也偏小。因为这种病变并不引起伸膝受限，不符合 Cyclops 综合征的定义，因此并不能作为术后并发症。

二、病因

关于病因的判断曾有许多推测，但都是根据引起伸膝受限的病变情况进行推测，大致为下述几种[12, 16, 17]：

1. 由于骨道位置不佳而产生撞击，从而造成增生。
2. 重建时骨道钻取的残留物增生而成。
3. 移植物表面残余物增生形成。
4. 移植肌腱表面断裂后增生引起。
5. 移植物的微创伤及移植物和骨道间的微动效应，撞击反应等。

三、病理学表现

我们回顾性研究 311 例 ACL 重建术后二次关节镜探查取出内固定物患者，结果发现在 311 例重建术后患者中有髁间窝结节样增生物（Cyclops 病变）形成 45 例，其中 6 例伴有伸膝受限（与健侧膝关节比较）（图 8-3-1）。产生伸膝受限的病变体积大于不产生伸膝受限的病变。所有伴有病变增生患者骨道定位准确，切除病变后韧带和髁间窝并无撞击现象。所有伴有伸膝受限的病变均在术后 2~3 个月左右发生症状。所有病理显示病变均为排列紊乱、增生的纤维结缔组织，偶伴有软骨化生，未见骨样组织形成，病变形态上类似增生变性的肉芽肿样组织（图 8-3-2）。我们在研究中对比了 Cyclops 组和非 Cyclops 组手术时间以及半月板损伤的发生无显著性差异，说明手术时机

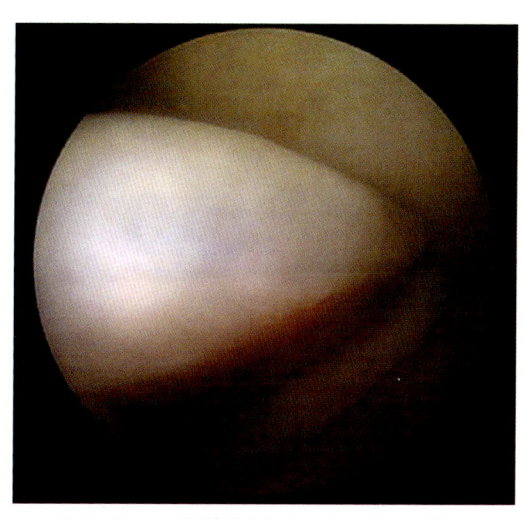

图 8-3-1　伴伸膝受限的 Cyclops 病变
关节镜下可见 Cyclops 病变位于韧带前方，成团状

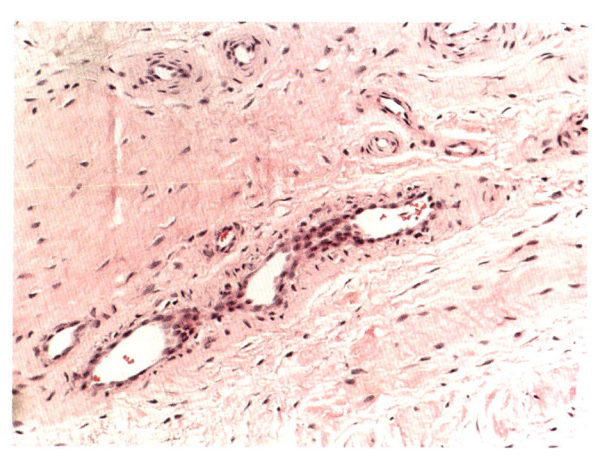

图 8-3-2　Cyclops 病变的病理表现
可见血管及纤维组织增生，周围组织变性（HE，×100）

受限的起始阶段伴有伸膝疼痛，这可能和炎性反应有关，但随着伸膝受限停止进展，此时并不一定伴有伸膝疼痛，患者多有伸直末期的响声，且对理疗无反应，伸膝受限角度一般在 10°内，也有超过 20°的，较少见，伸膝时有一定的弹性（bounce test），有时也伴屈膝受限。不伴伸膝受限的病变伴随症状很少，如果不进行 MRI 检查或二次关节镜探查，很难发现。伴有伸膝受限的病变有时伴随症状也不明显，因此需要进行辅助检查以确定。关于病变的 MRI 研究报道其诊断符合率在 84%，可以作为很好的辅助检查方法。

五、治疗

Cyclops 综合征治疗效果较好，切除术后要辅助相应的术后康复。预后情况较好，关节镜治疗有效，没有复发报道。对于早期发现的病例关节镜治疗后症状缓解较快，可以很快恢复伸膝功能，对于存在伸膝受限较长的患者术后需要加强伸膝功能的康复练习。而对于清除病变后的韧带仍和髁间窝有明显的接触，应该同时行髁间窝成形术。

随着对 Cyclops 病变的认识，这种病变不仅在 ACL 重建术后被发现，在 ACL 重建术前也被发现并报道，有些病变会产生伸膝受限，也有些不产生伸膝受限[18, 19]。关于术前产生的病变，多以个案报道的形式存在，尚无明确的发生率的报道，可见发生率低，我们从 536 例患者中仅发现 3 例，其中 2 例伴有伸膝受限（图 8-3-3），总体发生率

的选择以及 ACL 重建的同时修补半月板并不会增加 Cyclops 病变的发生率，并且由于半月板缝合患者术后练习时间相对较晚，术后的康复功能练习和病变的产生相关性也不明显。形成的结节和移植物连接紧密，我们推测这种病变是重建后或伤后韧带本身受炎性刺激而产生的增生物，伸膝受限症状可能因为伴有额外的诱发因素如骨道残余物、微创伤等引起 Cyclops 病变过度增生致体积更大，从而产生撞击所致。

四、临床表现

病变除伸膝受限外，还有一些伴随症状。病变的发生及发展期间很少有明显的肿胀，在伸膝

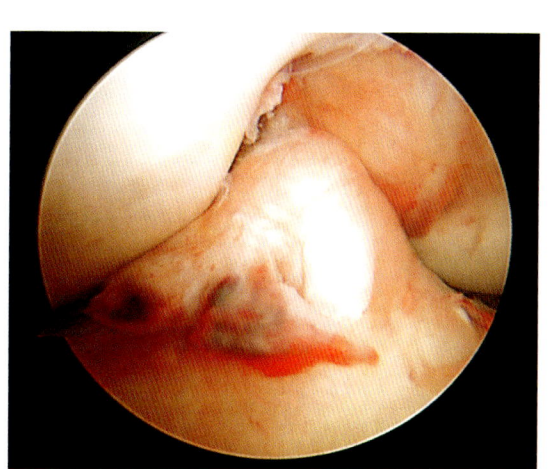

图 8-3-3　重建术前 Cyclops 病变
重建术前病变可见韧带残端增生成团，内有血肿形成

不足 1%。因为 ACL 损伤后韧带残端一般以吸收为主，所以出现这种病变较少。产生时间一般在术后 2 个月左右，我们观察的 3 个病例在术后 6 周至 2 个月左右发生，有个案报道伤后 20 余年发生 Cyclops 综合征，但作者也是推测，并无明确的证据，而且也没有系统的研究报道来证实。病理上虽然 Cyclops 病变和术后的不完全相同，主体为韧带结构，但表面与经典的病变相同，为杂乱排列的结缔组织伴炎性反应，有时可见内有骨样组织。由于这种病变的发现，Cyclops 综合征不能称为 ACL 重建术后的特有并发症。我们认为重建术后骨道处髓腔开放，局部生长因子较多，增生明显，所以术后容易产生这种现象。

（王　健）

第四节　交叉韧带重建术后胫骨骨道囊肿的处理

ACL 重建术后胫骨骨道囊肿是很罕见的术后并发症，目前文献报道很少，仅有个案或少数几例报道。Deie[21] 等对 89 例术后患者进行 MRI 检查，发现 2 例；Simonian[22] 等报道了 4 例并认为与骨道增宽有关；Victoroff[23] 等采用同种异体跟腱作为移植物，发现了 4 例，其余偶有单发报道。北京大学运动医学研究所随访了 1993 年 9 月至 2006 年 9 月在关节镜下完成 ACL 重建手术的患者共 1 909 例，发现胫前囊肿 5 例，患者平均年龄 22.4 岁，均采用自体腘绳肌腱作为移植物，固定方式：股骨骨道均为 Endo-button，胫骨骨道 4 例以金属 U 形钉固定，另 1 例以 LINVATEC 可吸收钉 + U 形钉固定。5 例患者术后的康复过程顺利，功能恢复满意。

一、发生机制和病因

由于病例罕见，且重建 ACL 的手术方法、移植物选择和固定方式各有不同，目前对囊肿形成的原因并不明确，除了腱性组织自身黏液变性等与关节内囊肿相同的机制外[24,25]，可能存在以下原因。

（一）与移植物选材可能有关

国外及我所的报道中采用四股腘绳肌腱作为移植物的病例占绝大多数，采用骨-髌腱-骨的仅 2 例报道[26,27]。相对腘绳肌腱提供的腱骨愈合的方式，骨-髌腱-骨的骨骨间愈合更加牢固，骨道间隙填充更紧密。我所徐雁[28] 等以四股腘绳肌腱重建兔 ACL，1 年后观察发现关节内腱束间仍有间隙存在。

（二）与移植物制备方法可能有关

在修剪制备半腱肌腱、股薄肌腱时，腱两端易残留腱膜、肌肉和脂肪组织，这些残留组织可以影响腱间及腱骨愈合，相对而言，股骨骨道内的中段腱残留组织很少，文献报道未发现股骨骨道内囊肿形成的病例。

（三）与移植物固定方式可能有关

单纯以 U 形钉固定移植物的胫骨端往往使胫骨骨道内保留了较大的间隙，这可能是骨道囊肿形成的原因之一。

（四）与骨道内残留丝线可能有关

Daniel 等报道 1 例以骨-髌腱-骨重建 ACL 的患者，在术后出现了股骨骨道外口的囊肿，认为与牵引骨块的不可吸收线残留骨道及软组织内有关。腘绳肌腱作为移植物，胫骨骨道内残留的丝线可能更多，对丝线的排异反应可以产生滑囊。

（五）与移植物暴露于关节内可能有关

正常的交叉韧带属于关节外结构，被完整的滑膜包裹而与关节液相隔，重建韧带则暴露于关节液中，屈膝时关节腔压力增高，关节液溢入骨道内可以形成囊肿。

（六）与 ACL 的生理解剖结构有关

在我所同期 235 例 PCL 重建的病例中，尚未发现胫骨骨道囊肿，这除了与病例数相对 ACL 少有关，可能与 PCL 重建胫骨骨道较长、腱间滑动小也有关；而 ACL 重建时胫骨骨道短，且与重建的 ACL 纵轴方向平行，腱束之间及腱与骨壁之间滑动大，易促进滑液及滑囊形成。

二、临床表现

胫前囊肿出现在术后 12.4 个月（3～19 个月），患者发现胫骨切口附近皮肤隆起，大小在

1~3.5cm 之间，活动量大后可能诱发。初期皮肤隆起伴疼痛，有时较剧烈，可以有触痛，甚至活动时衣物摩擦都会疼痛，疼痛可以随时间逐渐减轻，但囊肿体积一般不再缩小，不伴有发热或关节肿痛表现。

三、诊断和影像学表现

交叉韧带术后胫骨骨道囊肿的诊断可以根据临床表现初步判断，如有胫前隆起和局部疼痛，特别是肿物随活动量增加而增大，应考虑到为骨道囊肿可能，但应注意与胫前的鹅足滑囊炎、皮肤切口的瘢痕增生鉴别。影像学检查有助于明确囊肿性质和范围，B 超检查可以判断肿物为囊性，边界清楚，但不能确定囊肿与骨道是否相通。MRI 检查可以准确判断囊肿的位置、大小、边界及囊肿在胫骨骨道内的情况（图 8-4-1）。典型的 MRI 表现为位于皮下向骨道内延伸的囊肿，呈球拍或哑铃形，T1WI 中呈低信号，T2WI 中呈高信号（甚至高于脂肪信号），周围边界清楚。X 线和 CT 检查不能直接观察囊肿，但可以了解骨道有无增宽或骨质破坏。

四、治疗

（一）保守治疗

对于发现时间短、囊肿较小、症状轻微的患者，可先行保守治疗，定期观察囊肿变化，或配合理疗、外用药缓解症状。在对交叉韧带重建术后患者取胫骨内固定物的过程中，同样发现了一些无症状的胫骨骨道囊肿，这些病例往往囊肿很小，没有胫前疼痛或皮肤隆起的表现，因而缺乏影像学资料，术前诊断困难。

（二）手术治疗

1. 适应证　对于长时间疼痛明显、体积较大的囊肿，在影像学的支持下，可考虑手术治疗。

2. 手术方法　手术采用椎管内麻醉，切口的选择要考虑囊肿的中心，因为要清理胫骨骨道内的囊壁和线结，还要注意胫骨骨道外口的暴露；并尽量在原手术切口之上切开，避免增加过长过多的手术瘢痕。手术中可以看到囊肿位于胫骨骨道外口，与鹅掌分界清，壁厚，与周围组织粘连但可分离，囊肿蒂宽，向后延伸进入骨道（图 8-4-2）。术中切除囊肿后，逆行探查胫骨骨道，清理骨道内腱束间残留的胶冻样物和囊壁，清理骨道口附近的移植物残端及全部线结，并将骨道面新鲜化促进愈合，有 U 形钉的要同时取出。术中需要镜下探查关节内情况：了解移植物的胫骨止点愈合是否牢固，囊肿是否通过骨道与关节相通。国外报道及我所病例观察，胫骨骨道囊肿只波及骨道外口，而骨道内口愈合牢固，这可能是囊肿形成并没有影响膝关节稳定性的原因。

3. 国外的手术经验　手术切除囊肿，应注意同时清理周围的异物，Victoroff[231] 的 4 例中有 1 例采用 Washer 固定下止点，术后 5 个月发现囊肿，但第 1 次手术只切除囊肿而未取出内固定物，伤口长时间未愈，取出内固定物后伤口愈合。囊肿

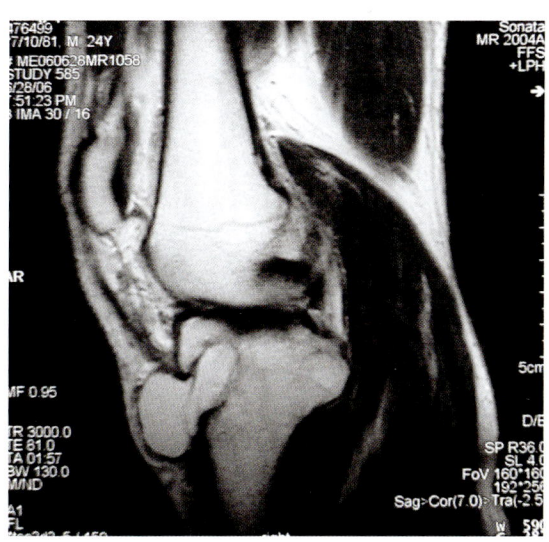

图 8-4-1　胫骨骨道囊肿的 MRI 表现
呈哑铃形，边界清楚

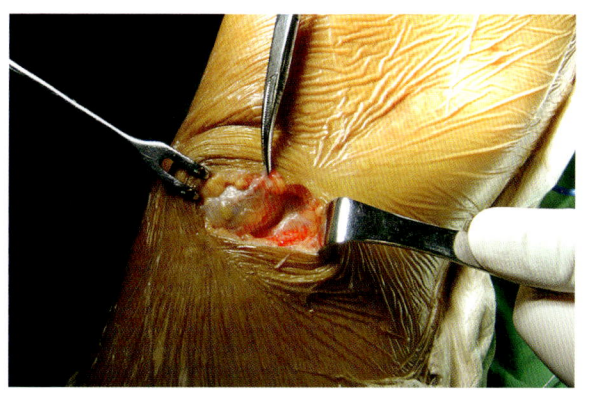

图 8-4-2　术中见胫前囊肿与骨道内相通，含黄色胶冻状液。

壁较厚者常有粘连，但尚可完整剥离；囊壁较薄的可用电灼处理。骨道外口清理后可用骨道锉或刮勺轻轻处理骨道壁，使新鲜化，有助于骨道愈合，Simonian[22]认为囊肿形成主要与骨道增宽有关，需要取骨块填充，并按此处理2例，效果满意。

4. 我们的一些处理要点和效果　我所观察的病例，囊肿蒂较宽，骨道内部分不易清除，可用刮勺，清理深度1～1.5cm，太深可能影响骨道内口移植物的愈合。术后患者切口均1期愈合，胫前疼痛消失，囊肿未复发，并恢复ACL重建术后的运动水平。

（梅　宇）

第五节　交叉韧带重建术后骨折

一、交叉韧带重建合并髌骨骨折

（一）病因

交叉韧带重建术相关的髌骨骨折是取自体骨-髌腱-骨的并发症之一，其发生率为0.5%～2.3%，易被漏报[29]。此种髌骨骨折的原因不一，但根本原因仍是取移植物导致骨缺损所致。取骨后，髌骨纵向抗拉强度会下降30%～40%[30]，而此类骨折线一般也经由骨缺损处。髌骨骨折一般发生在取骨-髌腱-骨时，也有可能在韧带重建术后出现。取移植物时骨折多由于所取骨块过厚或是撬取骨块时使用了不当暴力所致，骨折一般发生在矢状面。重建术后骨折一般是直接或者间接暴力引起，直接暴力往往会导致星形骨折；间接暴力源于伸膝和屈膝力量失衡，如伸髋屈膝位股四头肌突然收缩等一般导致髌骨横形骨折。髌骨骨折在术后发生的时间不一，文献报道一般在8～12周，但也有研究者报道ACL重建术后6个月发生有移位的横形骨折，7.5个月发生髌尖的撕脱骨折以及术后1年发生髌骨上极的无移位横形骨折[31]。

（二）诊断

交叉韧带重建术后髌骨骨折的诊断不难。一般来说，当患者主诉有髌股关节的创伤或是突然伸膝无力等时，应该考虑到有发生髌骨骨折的可能，这时一般需要X线片检查以助诊断。

（三）治疗

此种髌骨骨折的治疗方法取决于骨折类型。髌骨全切或者部分切除曾是备选方案之一，但因其导致伸膝装置毁坏等灾难性后果而饱受争议。目前一般用自体髂骨松质骨或者人工骨植骨配合以内固定来增强愈合。若是髌腱则须行止点重建术。固定方式因地制宜，可以单纯用松质骨接骨螺钉，也可常规用克氏针加钢丝张力带环扎固定。

（四）预防

预防髌骨骨折的技术包括：移植物髌骨骨块的宽度小于10mm，厚度小于8mm；斜形截骨以减小骨床的深度；用重建韧带时钻制骨道所获得的松质骨来填充髌骨缺损。当然，目前还没有临床研究可以证实植骨能减少髌骨骨折的发生率，但理论上松质骨填充髌骨缺损可使其恢复一定的完整性进而改善强度。因术后12周内是此类骨折的危险期，对于患者来说，术后3个月之内挂拐行走、尽量避免因摔倒或步态失稳导致股四头肌突然收缩等是康复过程中必须注意的。

二、交叉韧带重建过程中骨栓骨折或股骨骨道后壁骨折

（一）病因

这两种骨折一般见于股骨骨道拧入挤压螺钉时，原因如下：骨栓放置不当或螺钉拧入骨道时骨栓位置发生旋转导致螺钉直接挤压股骨骨道后壁；修腱时骨栓松质骨去薄不够或选择螺钉直径过大；螺钉拧入方向不正确或拧入过程中用暴力将螺钉顶入骨道。

（二）治疗

骨栓骨折一般需要将移植物取出，反向将完好的另一端骨栓植入股骨骨道，损毁骨栓端以缝线编织缝合，用挤压螺钉固定在胫骨骨道或配合门形钉栓桩固定。股骨骨道后壁骨折亦需将移植物取出，用骨块微孔钢板（Endo-button）或是钢丝在股骨端悬吊固定，后者需要股骨端切开栓桩固定。

（三）预防

目前，股骨端骨栓用微孔钢板（Endo-button）悬吊固定可避免此类并发症。当然，挤压螺钉的直接固定从强度和效果上都比悬吊的间接固定具备优势，术中需要注意：骨栓的宽度、厚度以及螺钉的直径须与骨道直径匹配，比如直径为10mm的股骨骨道，骨栓宽度一般为9mm，厚度一般为5mm，螺钉直径一般选择7mm；将螺钉挤压在骨栓前方；螺钉导针沿骨道与骨栓之间的缝隙平行放置，拧入螺钉时以施加旋转力量为主而避免用暴力顶入骨道。

三、交叉韧带重建后股骨髁骨折

（一）发病机制、病因及诊断

为了避免骨-髌腱-骨作为移植物重建交叉韧带所带来的髌前疼痛等并发症，腘绳肌腱作为移植物之一目前得到广泛应用。无论如何，股骨端钻制骨道会带来股骨髁强度的下降，有报道显示双束重建后交叉韧带时，股骨内髁强度会较完整髁下降3 257N；当然，这种股骨内髁强度下降能否导致骨折目前尚不肯定，但前交叉韧带重建术后的股骨髁相关骨折已见报道[32]。

1992年，Noah等[33]报道了用骨-髌腱-骨及髂胫束增强重建前交叉韧带后6个月经干骺端的股骨髁上骨折1例，骨折线经股骨骨道。1993年，Ternes等[34]也报道了前交叉韧带重建术后8周发生1例经骨道的股骨髁上骨折。1994年，Berg[35]报道1例骨-髌腱-骨重建前交叉韧带术后8周的单纯股骨外髁骨折，值得注意的是此病例的股骨骨道被粗钻打穿，而骨折线也是累及到股骨骨道。1998年，Manktelow等[36]报道的1例相关股骨外髁骨折比较有特殊性，该病例重建前交叉韧带的移植物是自体腘绳肌腱，而且其发生骨折距重建手术已经时隔2年，说明因股骨骨道带来股骨外髁发生骨折的风险可以延至术后较长时间。

一般来说，此类骨折的诱因也是外伤或暴力引起。患者一般有膝关节扭伤或者摔伤。有关其损伤机制观点不一。Smillie[37]认为这种骨折一般是患者膝关节微屈时股骨外髁后方受到胫骨髁的向上暴力引起。当然，也有报道膝关节过伸位导致此类骨折[32]。具体诊断还需结合患者的外伤史、膝关节肿痛、活动受限或畸形等临床表现以及X线片最终确诊。

（二）治疗

此类股骨髁发生骨折后须早期行内固定手术来确保骨折尽早愈合，在手术过程中应该尽量解剖复位以保证原来重建韧带的有效性及膝关节软骨的功能。当然，如果内固定术不能保证原重建韧带的有效性，则视情况还需择期行韧带翻修重建术。

（三）预防

当然，此类骨折在前交叉韧带重建术的相关并发症中只是占据较小比例，其具体预防措施仍然没有一致意见。有研究者认为偏向椭圆形的骨道可以降低骨道周围骨质对骨道的应力，因此，他们推荐骨道与骨皮质成角越小越好，但具体把握度及可操作性仍有待研究。

四、交叉韧带重建后胫骨近端骨折

（一）发病机制及病因

有关交叉韧带重建术后胫骨近端骨折的报道较少。一般认为，重建交叉韧带时取骨-髌腱-骨造成的胫骨结节缺损以及手术过程中钻制胫骨骨道造成的骨缺损的双重影响使得胫骨近端有骨折的潜在危险。Morgan[38]、Delcogliano[39]及Mithofer[40]分别于1998年、2001年及2004年各报道1例前交叉韧带重建术后胫骨平台骨折，他们采用移植物为自体骨-髌腱-骨，相关骨折均与创伤有关，骨折线均经过胫骨骨道。1998年，Moen[41]报道1例胫骨近端的横断骨折，骨折线经过取髌腱的胫骨结节及胫骨骨道。当然，用其他移植物时，单一骨道也会造成胫骨近端强度的下降。1998年，El-Hage[42]报道用异体跟腱重建前交叉韧带术后18个月发生经胫骨骨道骨折1例。2006年，Sundaram等[43]报道第一例用自体腘绳肌腱重建前交叉韧带术后1年发生胫骨近端骨折，他们认为单一胫骨骨道也会使胫骨干骺端承受应力能力降低。

（二）诊断及治疗

值得一提的是，此类骨折因移位不明显而易漏诊。所以，当相关患者有外伤史、有累及关节肿痛等临床表现时，有时不仅仅需要拍摄普通X线片，还需要进行MRI、CT等检查才能确诊。其治疗与普通胫骨近端骨折原则相似，移位明显需要尽早复位、内固定，移位不明显也可用石膏等外固定治疗。

（马　勇　敖英芳）

参 考 文 献

[1] Williams RJ, Laurencin CT, Warren RF, et al. Septic arthritis after arthroscopic anterior cruciate ligament reconstruction: Diagnosis and management. Am J Sports Med, 1997, 25:261-267.

[2] McAllister D, Parker R, Cooper A, et al. Outcomes of postoperative septic arthritis after anterior cruciate ligament reconstruction. Am J Sports Med, 1999, 27:562-570.

[3] Viola R, Marzano N, Vianello R. An unusual epidemic of Staphylococcus -negative infections involving anterior cruciate ligament reconstruction with salvage of the graft and function. Arthroscopy, 2000, 16:173-177.

[4] Indelli PF, Dillingham M, Fanton G, Schurman DJ. Septic arthritis in postoperative anterior cruciate ligament reconstruction. Clin Orthop, 2002, 398:182-188.

[5] Schollin-Borg M, Michaelsson K, Rahme H. Presentation, outcome, and cause of septic arthritis after anterior cruciate ligament reconstruction: a case control study. Arthroscopy, 2003, 19:941-947.

[6] Burks RT, Friederichs MG, Fink B, et al. Treatment of postoperative anterior cruciate ligament infections with graft removal and early reimplantation. Am J Sports Med, 2003, 31:414-418.

[7] Judd M, Bottoni C, Kim D, et al. Infections following arthroscopic anterior cruciate ligament reconstruction. Arthroscopy, 2006, 22:375-384.

[8] Tongel AV, Stuyck J, Bellemans J, et al. Septic arthritis after arthroscopic anterior cruciate ligament reconstruction. Am J Sports Med, 2007, 35:1059-1063.

[9] Schulz AP, Gitze S, Schmidt HGK, et al. Septic arthritis of the knee after anterior cruciate ligament surgery. Am J Sports Med, 2007, 35:1064-1069.

[10] 王成，敖英芳，王健全，等．关节镜下前交叉韧带重建术后膝关节感染的临床诊断与治疗．中华外科杂志，2008, 46: 745-748.

[11] Jackson DW, Schaefer RK. Cyclops syndrome: loss of extension following intra-articular anterior cruciate ligament reconstruction. Arthroscopy, 1990, 6(3): 171-178.

[12] Delcogliano A, Franzese S, Branca A, et al. Light and scan electron microscopic analysis of Cyclops syndrome: etiopathogenic hypothesis and technical solutions. Knee Surg Sports Traumatol Arthrosc, 1996, 44: 194-199.

[13] Dandy DJ, Edwards DJ. Problems in regaining full extension of the knee after anterior cruciate ligament reconstruction: does arthrofibrosis exist? Knee Surg Sports Traumatol Arthrosc, 1994, 22: 76-79.

[14] Tonin M, Saciri V, Veselko M, et al. Progressive loss of knee extension after injury: Cyclops syndrome due to a lesion of the anterior cruciate ligament. Am J Sports Med, 2001, 29:545-549.

[15] Stephen LN, Sharon LH. A symptomatic Cyclops lesion 4 years after anterior cruciate ligament reconstruction. Arthroscopy, 2001, 17: E8.

[16] Delince P, Krallis P, Descamps PY, et al. Different aspects of the Cyclops lesion following anterior cruciate ligament reconstruction: a multifactorial etiopathogenesis. Arthroscopy, 1998, 14: 869-876.

[17] Marzo JM, Bowen MK, Warren RF, et al. Intra-articular fibrous nodule as a cause of loss of extension following anterior cruciate ligament reconstruction. Arthroscopy, 1992, 8: 10-18.

[18] Tonin M, Saciri V, Veselko M, et al. Progressive loss of knee extension after injury: Cyclops syndrome due to a lesion of the anterior cruciate ligament. Am J Sports Med, 2001, 29: 545-549.

[19] McMahon PJ, Dettling JR, Yocum LA, et al. The Cyclops lesion: a cause of diminished knee extension after rupture of the anterior cruciate ligament. Arthroscopy, 1999, 15: 757-761.

[20] Muellner T, Kdolsky R, Groβschmidt K, et al. Cyclops and cyclopoid formation after anterior cruciate ligament reconstruction: clinical and histomorphological differences. Knee Surg Sports Traumatol Arthrosc, 1999, 7: 284-289.

[21] Deie M, Sumen Y, Ochi M, et al. Pretibial cyst formation after anterior cruciate ligament reconstruction using auto hamstring grafts: two case reports in a prospective study

[22] Simonian PT, Wickiewicz TL, O'Brien SJ, et al. Pretibial cyst formation after anterior cruciate ligament surgery with soft tissue autografts. Arthroscopy, 1998, 14 (2): 215-220.

[23] Victoroff BN, Paulos L, Beck C, et al. Subcutaneous pretibial cyst formation associated with anterior cruciate ligament allografts: a report of four cases and literature review. Arthroscopy, 1995, 11 (4): 486-494.

[24] 曲绵域, 于长隆. 实用运动医学. 4 版. 北京: 北京大学医学出版社, 2003. 780-781.

[25] 张羽飞, 王立德, 王福生. 膝前十字韧带腱鞘囊肿和滑膜囊肿的诊治. 中华骨科杂志, 2002, 8: 477.

[26] Feldmann DD, Fanelli GC. Development of a synovial cyst following anterior cruciate ligament reconstruction. Arthroscopy, 2001, 17 (2): 200-202.

[27] Brettler D, Soudry M. Tibial bone plug resorption with extra-articular cyst: a rare complication of anterior cruciate ligament reconstruction. Arthroscopy, 1995, 11 (4): 478-481.

[28] 徐雁 敖英芳. 四股半腱肌腱重建兔前十字韧带骨道内的末端形成. 中华骨科杂志, 2007, 2: 129-133.

[29] Busam ML, Provencher MT, Bach BR Jr. Complications of anterior cruciate ligament reconstruction with bone-patellar tendon-bone constructs: care and prevention. Am J Sports Med, 2008, 36(2):379-394.

[30] Carreira DA, Fox JA, Freedman KB, Bach BR Jr. Displaced nonunion patellar fracture following use of a patellar tendon autograft for ACL reconstruction: case report. J Knee Surg. 2005, 18(2):131-134.

[31] Salvi AE, Metelli GP, Musella G. Intraoperative fracture of patellar bone plug during anterior cruciate ligament reconstruction with bone-patellar tendon-bone: clinical case. Knee Surg Sports Traumatol Arthrosc, 2007,15(1):58-60.

[32] Wiley WB, Owen JR, Pearson SE, et al. Medial femoral condyle strength after tunnel placement for single-and double-bundle posterior cruciate ligament reconstruction. J Knee Surg, 2007, 20(3): 223-227.

[33] Noah J, Sherman OH, Roberts C. Fracture of the supracondylar femur after anterior cruciate ligament reconstruction using patellar tendon and iliotibial band tenodesis. A case report. Am J Sports Med, 1992, 20: 615-618.

[34] Ternes JP, Blasier RB, Alexander AH. Fracture of the femur after anterior cruciate ligament reconstruction with a Gore-Tex prosthetic graft. A case report. Am J Sports Med, 1993, 21: 147-149.

[35] Berg EE. Lateral femoral condyle fracture after endoscopic anterior cruciate ligament reconstruction [Case report]. Arthroscopy, 1994, 10: 693-695.

[36] Manktelow AR, Haddad FS, Goddard NJ. Late lateral femoral condyle fracture after anterior cruciate ligament reconstruction. A case report. Am J Sports Med, 1998, 26(4): 587-590.

[37] Smillie IS. Injuries of the Knee Joint. 3rd ed. Baltimore: Williams &Wilkins, 1962.

[38] Morgan E, Steensen RN. Traumatic proximal tibial fracture following anterior cruciate ligament reconstruction. Am J Knee Surg, 1998, 11: 193-194.

[39] Delcogliano A, Chiossi S, Caporaso A, et al. Tibial plateau fracture after arthroscopic cruciate ligament reconstruction. Arthroscopy, 2001,17: E16.

[40] Mithofer K, Gill TJ, Vrahas M. Tibial plateau fracture following anterior cruciate ligament reconstruction. Knee Surg Sports Traumatol Arthrosc, 2004, 12: 325-328.

[41] Moen KY, Boynton MD, Raasch WG. Fracture of the proximal tibia after anterior cruciate ligament reconstruction: a case report. Am J Orthop, 1998, 27: 629-630.

[42] El-Hage ZM, Mohammed A, Griffiths D, Richardson JB. Tibial plateau fracture following allograft anterior cruciate ligament (ACL) reconstruction. Injury, 1998, 29: 73-74.

[43] Sundaram RO, Cohen D, Barton-Hanson N. Tibial plateau fracture following gracilis-semitendinosus anterior cruciate ligament reconstruction: The tibial tunnel stress-riser. Knee, 2006,13(3):238-240.

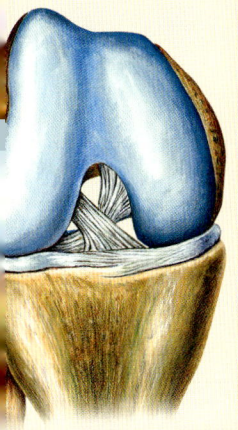

附录一 IKDC2000膝关节主观功能评分*

症状评分

1. 您在不产生膝关节疼痛的情况下，最大活动量有多大？
   - 5 运动量非常大的运动，如篮球或足球中的跳跃或旋转
   - 4 运动量大的运动，如重体力劳动、滑雪或网球
   - 3 中度的运动，如中体力劳动、赛跑或慢跑
   - 2 轻度的运动，如步行、家务或园艺
   - 1 因膝痛而不能从事上述任何一种活动

2. 在最近4周内，或从受伤时开始，疼痛发生的频率如何？

   从没有　11　10　9　8　7　6　5　4　3　2　1　经常

3. 如果您有疼痛，严重程度怎么样？

   不痛　11　10　9　8　7　6　5　4　3　2　1　可想象最痛

4. 在最近的4周内，或从受伤时开始，膝关节僵硬或肿胀的程度如何？
   - 5 没有　4 轻度　3 中度　2 较重　1 非常重

5. 膝关节无明显肿胀情况下，您能进行的最大程度的活动是：
   - 5 运动量非常大的运动，如篮球或足球中的跳跃或旋转
   - 4 运动量大的运动，如重体力劳动、滑雪或网球
   - 3 中度的运动，如中体力劳动、赛跑或慢跑
   - 2 轻度的运动，如步行、家务或园艺
   - 1 因膝关节肿胀而不能从事上述任何一种活动

6. 在最近4周内，或从受伤时开始，您的膝关节是否出现过绞锁？
   - 1 是　　2 否

7. 您在膝关节不发生明显酸软的情况下，能进行的最大程度的活动是：
   - 5 运动量非常大的运动，如篮球或足球中的跳跃或旋转
   - 4 运动量大的运动，如重体力劳动、滑雪或网球
   - 3 中度的运动，如中体力劳动、赛跑或慢跑
   - 2 轻度的运动，如步行、家务或园艺
   - 1 因膝关节酸软而不能从事上述任何一种活动

运动能力

8. 您能有规律地参加的最大程度的活动是：
   - 5 运动量非常大的运动，如篮球或足球中的跳跃或旋转

---

*Hefti F, Müller W, Jakob RP, Stubli HU. Evaluation of knee ligament injuries with the IKDC form. Knee Surg Sports Traumatol Arthrosc, 1993,1 (3-4):226-234.

4 运动量大的运动，如重体力劳动、滑雪或网球
3 中度的运动，如中体力劳动、赛跑或慢跑
2 轻度的运动，如步行、家务或园艺
1 不能从事上述任何一种活动

9. 您的膝关节对以下活动的影响达到何种程度

		无困难 （5分）	困难很小 （4分）	中度困难 （3分）	非常困难 （2分）	不能完成 （1分）
a.	上楼	☐	☐	☐	☐	☐
b.	下楼	☐	☐	☐	☐	☐
c.	向前跪下	☐	☐	☐	☐	☐
d.	爬	☐	☐	☐	☐	☐
e.	弯膝坐下	☐	☐	☐	☐	☐
f.	从椅子上站起	☐	☐	☐	☐	☐
g.	向前直跑	☐	☐	☐	☐	☐
h.	用患腿跳跃后落地	☐	☐	☐	☐	☐
i.	急起急停	☐	☐	☐	☐	☐

功能

10. 您如何评价自己目前的膝关节的功能？

不能进行　☐　☐　☐　☐　☐　☐　☐　☐　☐　☐　☐　日常活动
日常活动　　1　　2　　3　　4　　5　　6　　7　　8　　9　　10　　11　　不受限

$$\text{IKDC 评分} = \left[\frac{\text{总和} - 18}{87}\right] \times 100$$

术前评分 _____

术后评分 _____

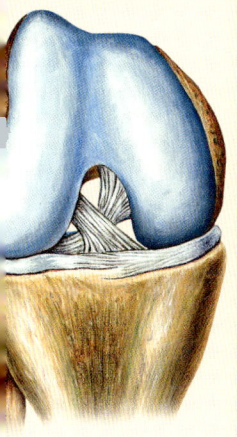

附录二 Lysholm膝关节评分表*

项目	术前	术后	项目	术前	术后
关节不稳（25分）			疼痛（25分）		
从不打软	25		无	25	
体育运动或其他剧烈活动中罕有不稳	20		剧烈活动中有时轻微疼痛	20	
体育运动或其他剧烈活动中时有不稳（或不能参加）	15		剧烈活动中显著疼痛	15	
日常生活活动中偶有发生	10		走2km后或以上显著疼痛	10	
日常生活活动中经常发生	5		走2km以内或后显著疼痛	5	
每步均不稳	0		持续疼痛	0	
有否跛行（5分）			是否需支撑物负重（5分）		
无	5		不需	5	
轻微或偶尔	3		需用手杖或拐杖	2	
持续严重	0		不能负重	0	
爬楼梯（10分）			肿胀（10分）		
无困难	10		无	10	
有轻微困难	6		剧烈活动发生	6	
一次只能上一级台阶	2		日常活动发生	2	
不能	0		持续	0	
膝关节是否有关节绞锁（15分）			下蹲（5分）		
无	15		没问题	5	
有卡的感觉但无绞锁	10		稍有影响	4	
偶然发生绞锁	6		不能超过90°	2	
经常发生绞锁	2		不能	0	
体检关节已绞锁	0				

*Lysholm J, Gillquist J. Evaluation of knee ligament surgery results with special emphasis on use of a scoring scale. Am J Sports Med, 1982 May-Jun, 10(3):150-154.

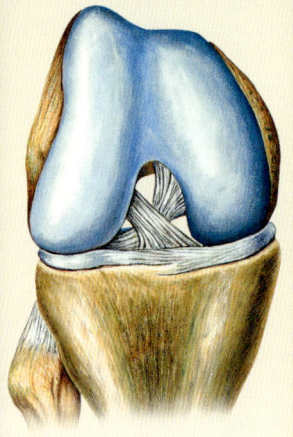

附录三 Tegner运动水平评分表*

10 竞技体育
  足球（国家或国际级）
9 竞技体育
  足球（较低级别），冰球，摔跤，体操
8 竞技体育
  垒球，羽毛球或壁球，竞技项目（跳高等），高山滑雪
7 竞技体育
  网球，竞技项目（跑步），摩托车越野赛及速度赛，手球，篮球
  娱乐体育
  足球，垒球和冰球，壁球，竞技项目（跳高），娱乐和竞技越野径赛
6 娱乐体育
  网球和羽毛球，手球，篮球，高山滑雪，慢跑，每周至少5次
5 竞技体育
  自行车，越野滑雪
  娱乐体育
  在不平坦的路面慢跑，每周至少2次
  工作
  重体力劳动（比如建筑，林业）
4 娱乐体育
  自行车，越野滑雪，在平坦的路面慢跑，每周至少2次
  工作
  中等重体力劳动（货车驾驶，重家务劳动）
3 娱乐体育
  游泳，在森林里行走
  工作
  轻体力劳动（比如护理）
2 工作
  轻体力劳动，可在不平坦的路上行走，但不能在森林里行走
1 工作
  坐着的工作，可在平坦的路上行走
0 因膝关节问题休病假或领残废补助

术前评分（0～10分）＿＿＿＿＿＿

术后评分（0～10分）＿＿＿＿＿＿

*Tegner Y, Lysholm J. Rating systems in the evaluation of knee ligament injuries. Clin Orthop Relat Res, 1985 Sep, (198):43-49.

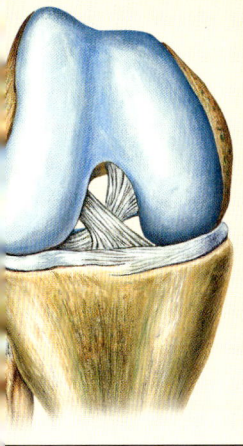

附录四 常用英文缩略语

ACL	anterior cruciate ligament	前交叉韧带
ACLR	anterior cruciate ligament reconstruction	前交叉韧带重建
ADT	anterior drawer test	前抽屉试验
ALB	anterolateral bundle	（后交叉韧带）前外束
AMB	anteromedial bundle	（前交叉韧带）前内束
AT	achilles tendon	跟腱
BMP	bone morphogenetic protein	骨形态发生蛋白
B-PT-B	bone-patellar tendon-bone	骨－髌腱－骨
CKC	closed kinetic chain exercise	闭链训练
CPC	calcium acid phosphate bone cement	磷酸钙骨水泥
CPM	continuous passive motion	持续被动运动
CRP	cAMP receptor protein	cAMP 受体蛋白
CT	computer tomography	计算机层析 X 线摄影法
FIB	fibrinogen	纤维蛋白原
FTA	femoral tunnel angle	股骨骨道角
HT	hamstring tendon	腘绳肌腱
LAD	ligament augmentation device	韧带加强装置
MCL	medial collateral ligament	内侧副韧带
MRI	magnetic resonance imaging	磁共振成像
neg	negative	（细菌培养）阴性
NWI	notch width index	髁间窝宽度指数
OKC	open kinetic chain exercise	开链训练
PCL	posterior cruciate ligament	后交叉韧带
PDT	posterior drawer test	后抽屉实验
PLA	polylactic acid	聚乳酸
PLB	posterolateral bundle	（前交叉韧带）后外束
PLC	posterolateral complex	后外侧复合体
PMB	posteromedial bundle	（后交叉韧带）后内束
ROM	range of motion	关节活动度
STG	semitendinosus and gracilis	半腱肌与股薄肌
TGF-ß	transforming growth factor-β	转化生长因子
TQ/BW	peak torque to body weight ratio	最大力矩与体重比
TRTK	time rate of torque development	力矩形成时间

TTA	tibial tunnel angle	胫骨骨道角
TW	tunnel widening	骨道增宽

索 引

B

Blumensaat线 14
半月板部分切除术 200
半月板次全切除术 200
半月板全切术 200
蹦极效应 12, 284, 286
闭链训练 107
并发症 299

C

Cyclops综合征 310

D

单骨道技术 253
单切口的全镜内技术 133
等长运动 26
等速运动 26
等张运动 26
独眼征（Cyclops lesion） 33
断裂区 9

G

刚度 9, 92
骨挫伤 89
骨道囊肿 312
骨道增宽（tunnel widening, TW） 283
过顶（over-the-top） 172

H

Humphery韧带 8, 46, 187
后抽屉试验 24
后交叉韧带 3
后内束 229
后外复合体 255
后外束 172
后外束（PLB） 82

踝泵练习 119

I

IKDC2000膝关节主观功能评分 319
Inside-out技术 252

J

间充质干细胞 15
间接止点（纤维止点） 10
经胫骨骨道技术 160, 255
胫骨近端塌陷（Sag sign） 23
胫骨嵌入技术 255

K

KT-2000 25
开链训练 107
髁间窝成形术 152
髁间窝宽度指数 153

L

Lachman试验 22
LARS 韧带 36
Leeds-Keio韧带 38
Lysholm膝关节评分表 321
类软骨区 5
离心收缩 26
磷酸钙骨水泥 15

M

末端抵抗感 9, 92
末端结构 9

O

Outside-in技术 252

P

PCL分束 229

平台区 9
坡脚区 9

Q

前抽屉试验 22
前交叉韧带 3
前内束 172
前内束（AMB） 82
前外束 229
嵌入技术（inlay技术） 253
强度 9, 93
屈服点 9, 47, 93
屈服区 9

R

韧带化过程 96
韧带加强装置 37

S

Segond骨折 34
Sharpey纤维 10, 11
"杀手转弯"（killer turn） 255
射频能量 69
射频汽化 69
生理溢流（overflow） 27
双骨道技术 253
双切口的后入路技术 133
双切口的前入路技术 133

T

Tegner运动水平评分表 322
Transtibia技术 160

塌陷试验（drop back test） 23
弹性模量 93
桶柄样撕裂 54

W

Wrisberg韧带 8, 46, 187
微孔钢板（Endo-button） 143

X

膝关节三联损伤 197
向心运动 26

Y

永久型人工韧带 35
雨刮效应 12, 284, 286

Z

载荷-位移曲线 9, 92
支架型（scaffold）人工韧带 38
直接止点（纤维软骨止点） 10
重建术后的膝关节感染 307
重建术后骨折 314
轴移试验 23
最大力矩（peak torque） 28
最大位移 93
最大应变 93
最大应力 93
最大载荷 93
最大载荷能量 93